U0320645

百病新治丛书

消化系统肿瘤新治

主　编　张霄岳　赵　娟　杜亚林
副主编　雷　威　唐建华　张亚晶
　　　　刘　喆　朱惊涛

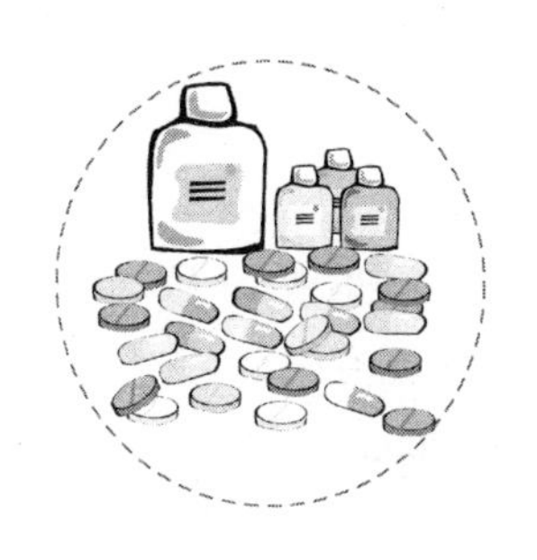

中医古籍出版社

图书在版编目（CIP）数据

消化系统肿瘤新治/张霄岳，赵娟，杜亚林编著. —北京：中医古籍出版社，2015.10

（百病新治丛书）

ISBN 978-7-5152-0991-3

Ⅰ.①消… Ⅱ.①张… ②赵… ③杜… Ⅲ.①消化系肿瘤-中西医结合-诊疗 Ⅳ.①R735

中国版本图书馆CIP数据核字（2015）第253967号

百病新治丛书

消化系统肿瘤新治

主编 张霄岳 赵 娟 杜亚林

责任编辑 焦浩英

封面设计 陈 娟

出版发行 中医古籍出版社

社　　址 北京东直门内南小街16号（100700）

印　　刷 三河市德辉印刷有限公司

开　　本 880mm×1230mm 1/32

印　　数 0001~2000册

印　　张 18.75

字　　数 460千字

版　　次 2015年10月第1版 2015年10月第1次印刷

书　　号 978-7-5152-0991-3

定　　价 48.00元

前言

QINA YAN

消化系统是人体重要系统，消化系统肿瘤是临床常见疾病，严重危害人们的健康。随着医学新技术的不断创新、新药物的不断问世和治疗方法的不断开拓，消化系统肿瘤的诊断治疗技术也取得了突飞猛进的发展。现代医学信息沟通和归纳使一些疾病的发生机制渐趋明朗，诊断手段更加科学，治疗更加合理、及时、规范。但更多的问题提示我们医学工作者仍需深入研究，对于消化系统肿瘤的诊治，还有待于我们不断努力！如何在21世纪里更好地提高消化系统肿瘤的诊治水平，仍是摆在医者面前的重大课题。祖国医学源远流长，在疾病的诊治及养生康复方面积累了丰富的经验，应该在消化系统肿瘤的诊治中发挥其应有的价值。本书正是基于这样的实际需要，本着内容丰富、资料新颖、科学实用的原则，在参考了国内外大量相关文献的基础上编写而成。

本书以临床实用性为主，确保其科学性与先进性。内容共分上下两篇，共16章，上篇总论部分介绍了消化系统肿瘤的西医与中医相关基础知识，包括西医解剖、生理、诊疗，中医病因、病机、辨证论治、养生康复等相关内容。下篇分论部分，详细阐述了食管癌、胃癌、肝癌、胆道肿瘤、胰腺癌、小肠肿瘤及大肠肿瘤，分别对西医诊疗常规及中医辨证论治与养生康复做了详细介绍。

本书编写过程中参阅了大量国内外相关文献，在此表示感谢。本书虽经编者多次审稿校对，然而消化系统肿瘤及其相关学科的发展日新月异，消化系统肿瘤还有待于医界同道共同开拓和探讨。由于编委会水平有限加之时间仓促，书中难免出现疏漏和不足之处，恳请广大读者给予批评指正。

《消化系统肿瘤新治》编委会

2015 年 3 月

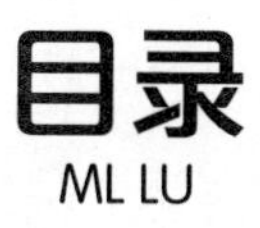

目录

ML LU

上篇　总　论

第一章　消化系统生理解剖与功能 …………………………… 1

第一节　概述 ………………………………………………… 1

第二节　腹膜解剖和生理 ………………………………… 8

第三节　胃解剖和生理 ………………………………… 10

第四节　小肠解剖和生理 ……………………………… 27

第五节　结肠、直肠和肛管解剖和生理 ……………… 34

第六节　阑尾解剖和生理 ……………………………… 41

第七节　肝脏解剖和生理 ……………………………… 44

第八节　胆道解剖和生理 ……………………………… 58

第九节　胰腺解剖和生理 ……………………………… 63

第十节　脾脏解剖和生理 ……………………………… 69

第二章　中医学对消化系肿瘤的认识与渊源 ……………… 74

第一节　历史渊源 …………………………………………… 74

第二节　中医肿瘤学的基本概念 …………………………… 78

第三节　古代中医对肿瘤的认识 …………………………… 82

第四节　中医肿瘤学的学科形成 …………………………… 90

第五节　中西医结合治疗肿瘤的思路 ……………………… 97

第三章 消化系统肿瘤中医病因与病机 …… 105
第一节 病因学 …… 105
第二节 病机学 …… 116

第四章 消化系统肿瘤的西医学诊断方法 …… 124
第一节 一般和全身检查 …… 124
第二节 腹部检查 …… 126
第三节 消化系统疾病的影像诊断技术 …… 131
第四节 实验室诊断 …… 153

第五章 消化系统肿瘤的中医诊断方法 …… 201
第一节 中医诊断的基本特点 …… 201
第二节 望诊 …… 203
第三节 闻诊 …… 217
第四节 切诊 …… 221
第五节 问诊 …… 232
第六节 八纲辨证 …… 249
第七节 气血津液辨证 …… 253
第八节 脏腑辨证 …… 258
第九节 肿瘤的中医辨病诊断 …… 263

第六章 消化系统肿瘤的中医特色治疗 …… 268
第一节 肿瘤的辨证论治 …… 268
第二节 肿瘤辨病论治 …… 271
第三节 肿瘤的中西医结合治疗 …… 274
第四节 肿瘤的中药介入治疗 …… 278
第五节 肿瘤针灸治疗 …… 282
第六节 肿瘤中医外治法 …… 295
第七节 肿瘤单方验方治疗 …… 297

第八节　肿瘤患者的饮食疗法 …… 300

第七章　消化系统肿瘤的饮食康复 …… 305
第一节　预防消化道疾病的合理膳食 …… 305
第二节　消化道疾病治疗营养的意义与种类 …… 311
第三节　消化道常用药物与营养 …… 320

第八章　消化系统肿瘤的中医预防 …… 323
第一节　注重防范　未雨绸缪 …… 323
第二节　调摄精神　保持乐观 …… 325
第三节　劳逸结合　起居有度 …… 329
第四节　戒避烟酒，饮食有节 …… 332
第五节　趋利避害　清除外因 …… 336
第六节　早期发现，防微杜渐 …… 337

第九章　中医肿瘤现代研究状况及进展 …… 340
第一节　中医肿瘤临床研究状况及进展 …… 340
第二节　中医肿瘤实验研究现状及进展 …… 351
第三节　中医、中西医结合肿瘤防治的研究前景 …… 361

下篇　分　论

第十章　食管癌 …… 365
第一节　食管癌西医诊疗常规 …… 365
第二节　食管癌中医辨证论治与康复进展 …… 378

第十一章　胃癌 …… 394
第一节　胃癌西医诊疗常规 …… 394
第二节　胃癌中医辨证论治与康复进展 …… 411

第十二章　肝癌 …… 431
第一节　原发性肝癌西医诊疗常规 …… 431
第二节　原发性肝癌中医辨证论治与康复进展 …… 449

第十三章　胆道肿瘤 …… 476
第一节　胆道肿瘤西医诊疗常规 …… 476
第二节　胆囊癌中医辨证论治与康复进展 …… 479

第十四章　胰腺癌 …… 487
第一节　胰腺癌西医诊疗常规 …… 487
第二节　胰腺癌中医辨证论治与康复进展 …… 500

第十五章　小肠肿瘤 …… 515
第一节　小肠肿瘤西医诊疗常规 …… 515
第二节　小肠肿瘤中医辨证论治与康复进展 …… 523

第十六章　大肠癌 …… 529
第一节　大肠癌西医诊疗常规 …… 529
第二节　结肠癌中医辨证论治与康复进展 …… 552
第三节　直肠癌中医辨证论治与康复进展 …… 571

参考文献 …… 586

上篇　总　论

第一章　消化系统生理解剖与功能

第一节　概　述

消化系统包括消化管和消化腺两大部分。消化管分为口腔、咽、食管、胃、小肠、大肠和肛门等部分。消化腺有唾液腺、肝脏、胰腺及消化管壁内的小腺体。消化系统的功能是：对食物进行消化和吸收。消化的方式包括机械性消化和化学性消化。消化管壁的平滑肌舒缩活动进行机械性消化，消化腺分泌的消化液进行化学性消化。另外，消化管壁粘膜层内还有内分泌细胞，分泌胃肠激素。

一、食管

（一）食管的解剖

食物从口腔进入胃所经过的管道，称为食管。其长约25cm。位于气管后面。食管自上而下有三个较狭窄的部位：第一个在食管开始的上段；第二个在食管的中段；第三个在食管的下段。如果吞咽时不小心，吞下大而硬的东西（如骨、钮扣等），往往会梗塞在该三个狭窄的部位。当然此三个狭窄部位也是食管癌的好发部位。食管的组织结构包括三层：内层（粘膜层）、中层（粘膜下层）和外层（肌层）。

（二）食管的功能

食管是食物由口腔进入胃的管道。食管肌层从上而下的收缩运动可帮助食物很快进入胃内。

二、胃

胃呈袋状，位于上腹部，上接食管，下连十二指肠。

（一）胃的结构

胃分三部分：胃底、胃体和胃窦。食管入口处称贲门，进入十二指肠的出口处称幽门。胃又分小弯和大弯。胃小弯和幽门部是胃溃疡病的好发部位。胃壁有四层结构：内层是粘膜层，在粘膜层内有大量腺体，称为胃腺。胃腺分泌胃液，对食物进行化学性消化。第二层是粘膜下层，其中有丰富的血管和神经。第三层是肌层，由斜行肌、环形肌和纵行肌组成，其收缩活动，对食物进行机械性消化。外层是浆膜层，为腹膜脏层的一部分。如果胃溃疡穿孔，可引起腹膜炎。

胃的神经支配来自植物性神经系统，包括交感神经和副交感神经（迷走神经），前者使胃活动减弱，后者使胃活动加强。

（二）胃的功能

1. 暂时储存食物。

2. 消化吸收作用

通过胃的运动。将食物磨碎。使食物与胃液充分混合。并将食物向下推送，进行机械性消化。胃液可分解蛋白质，进行化学性消化。胃也能吸收酒精及少量的水分和葡萄糖。

3. 防御作用

胃液中的盐酸能杀死进入胃内的细菌。胃液中的粘液和胃粘膜分泌的碳酸氢根共同构成“粘液－碳酸氧盐屏障”，发挥表面中和作用。保护胃粘膜，有效地防止胃酸和胃蛋白酶对胃粘膜的侵蚀。有些药物，如酒清、阿斯匹林等能破坏“粘液－碳酸氧盐屏障”，使 H^+ 侵入胃粘膜，破坏粘膜细胞，刺激盐酸和胃蛋白酶的分泌，并引起组织胺的释放，导致胃粘膜肿胀、出血和形成溃疡。

4. 内分泌功能

胃幽门部的 G 细胞可分泌胃泌素。胃泌素可促进胃酸和胃蛋白酶原的分泌，促进胃窦收缩和消化道粘膜生长。

三、小肠

小肠是消化道最重要的部分，是主要的消化和吸收的场所。人若缺少食管、胃或结肠仍可生存，但如果小肠被切除全长的70%以上，使人难以保证营养供应和生命的维持。

（一）小肠的结构

成人的小肠全长约 5～6 米，分为十二指肠、空肠和回肠三部分。

1. 十二指肠

是小肠的开始部分，长约：25cm。因大约等于 12 个指头宽，故得此名。

2. 空肠和回肠

空肠为十二指肠以下小肠的前 1/3，回肠为小肠的后 2/3。

小肠壁的结构同胃壁，也是由四层构成。但其粘膜层内有许多肠腺，分泌小肠液。对食物进行化学性消化。小肠的最大特点是粘膜有很多皱褶和大量绒毛，为吸收营养物质提供了有利条件。

（二）生理功能

小肠的主要功能是消化食物和吸收营养物质。此外还有内分泌功能。

1. 消化食物

小肠通过紧张性收缩、蠕动和分节运动，将食物与消化液充分混合，并向下推送，进行机械性消化。小肠内有来自胰腺的胰液、来自肝脏的胆汁和来自小肠腺分泌的小肠液，这些消化液中含有大量消化酶，如胰淀粉酶、胰脂肪酶和糜蛋白酶等，将食物中的三大营养素淀粉、脂肪和蛋白质分解成结构简单的可被吸收的小分子物质，即进行化学性消化。

2. 吸收营养物质

食物被消化后，变成了可被吸收的小分子物质。如葡萄糖、氨基酸、脂肪酸、甘油等；还有食物所含的各种维生素、无机盐和水等，大部分在小肠内被吸收。小肠是吸收的主要部位。

3. 内分泌功能

小肠粘膜内有内分泌细咆。可分泌胃泌素、促胰液素和胆囊收缩素等胃肠激素。

四、大肠

（一）大肠的结构

大肠从回肠末端的回盲瓣开始，到肛门为止。分为盲肠与阑尾、升结肠、横结肠、乙状结肠和直肠等部分。回盲瓣是回肠末端突入盲肠所形成的瓣膜，其作用一方面使回肠内食物残渣间断性进入结肠，另一方面阻止盲肠内容物倒流入回肠。在回肠与盲肠交界处有一蚯蚓样的突起，称为阑尾。如果肠内容物进入阑尾腔内并致成梗阻时，可引起阑尾炎。

（二）大肠的功能

大肠没有消化食物的能力，它的主要功能是吸收食物残渣中的水分，并暂时贮存粪便。另外，在大肠内寄生大量细菌。主要是大肠杆菌，其次是葡萄球菌等，称为“肠道常居菌群”或“共生菌”。细菌中含有酶，能分解食物残渣。糖和脂肪的细菌分解称为发酵。蛋白质的细菌分解称为腐败。分解产物中。有些被吸收后对人体是有害的，但细菌可在肠道内合成维生素 B 族和维生素K。被吸收后，对身体是有益的。当然，大肠内的细菌侵袭身体其它部位，可引起感染性疾病。由于结肠的蠕动，将食物残渣向下推送。当送到直肠并达到一定量时，便引起便意，通过排便反射，将粪便通过肛门排出体外。如果某些原因导致粪便在大肠内停留时间过长，水分过多地被吸收，使大便变得干硬，引起便秘。

五、肝脏

（一）肝脏的解剖

肝脏是休内最大的腺体。也是重要的代谢器官，成人肝脏重量约1200～1500g。肝脏分为右叶和左叶两部分。位于腹腔上方，大部分占右季肋部和上腹部，小部分在左季肋部。肝上缘达右侧4～5肋间，下缘到肋缘。肝脏上面靠横膈，其它各面分别与腹壁、胃和十二指肠等相连。呼吸时肝脏可随膈肌运动而上下移动。故医生在触摸肝脏时，嘱被检者作深呼吸运动。正常肝脏表面光滑，边缘薄，质地柔软。在镜下可见肝组织由肝小叶组成，肝小叶又由肝细胞组成。从胃肠吸收的营养物质和有害物质，在进入全身血液循环之前。必须先经过肝脏的处理。

（二）肝脏的生理

肝脏的生理机能相当复杂。不仅参与食物的消化吸收，对毒物的破坏、排泄等，而且象是一个化工厂，制造和加工各种代谢所需要的和机体许多生理功能活动所需要的物质。如果肝脏有病，可引起机体各种代谢紊乱和生理功能失调，使人难以生存。假如将动物肝脏全部切除，动物在1～2天内就死亡，可见肝脏的重要性。

肝脏的主要生理功能，简述如下：

1. 促使消化和吸收作用：肝脏通过分泌胆汁，促进脂肪的消化和吸收（见后）。

2. 对物质代谢作用

（1）碳水化合物代谢：肝脏能将葡萄糖、果糖、半乳糖等加工成肝糖元。贮存在肝内备用；当人体活动加强而增加葡萄糖的消耗时（如运动、脑力劳动发热等），肝糖元就分解成葡萄糖，以维持适当的血糖浓度；肝脏通过糖异生作用，将体内过剩脂肪蛋白质转化成肝糖元。

（2）蛋白质代谢：储存蛋白质；合成血浆蛋白；参与氨基酸的代谢和尿素的合成等。

（3）脂肪代谢：制造和转化胆固醇、磷脂、酮体等；影响脂肪的合成与贮存。

3. 造血和凝血作用

（1）肝脏是胚胎期和新生儿时期的造血器官；

（2）生成参与血液凝固的凝血因子，因此当肝功能受损时，由于凝血因子的减少，凝血时间延长，容易发生出血倾向。

4. 合成某些维生素：主要有维生素 A、B 族、D 和 K 等。

5. 解毒作用：体内某些有害物质或药物在肝内被损坏。

6. 排泄作用：胆色素（血红蛋白的代谢产物）通过胆汁由肠道排泄。

肝脏有强大的再生能力和代偿。动物切除肝脏的 3/4 后仍能维持正常代谢，而且肝脏在短期内又可恢复到原来的大小。

六、胆道系统

胆道系统包括胆管、肝管、胆囊管、胆囊和胆总管。

（一）胆道系统的解剖

胆管可分为肝内和肝外胆管两部分。肝内胆管起自肝内毛细胆管，汇合成较大的胆管出肝门于肝外胆管相接。肝外胆管是由左右肝管、总肝管、胆囊管和胆总管组成。胆总管开口于十二指肠壁。胆囊位于肝下面，是贮藏胆汁的器官，成人可容纳 30 ~

60ml 胆汁。胆囊可吸收胆汁中的碳酸氢盐，并使胆汁浓缩。胆汁由肝细胞分泌出，经肝管、胆总管直接排入十二指肠，称为肝胆汁；或经胆囊管流入胆囊，然后再经胆总管排入十二指肠，称为胆囊胆汁。

（二）胆汁的生理作用

成人肝脏 24 小时平均分泌胆汁约 800～1000ml。胆汁味苦，肝胆汁为金黄色或枯棕色，胆囊胆汁由于被浓缩颜色变深。胆汁成分，除水分外，还含有胆盐、胆色素和胆固醇等。正常胆汁中的胆盐和胆固醇的适当比例是维持胆固醇呈溶解状态的必要条件。当胆固醇分泌过多或胆盐减少时。胆固醇可沉积下来。形成胆结石，这是胆石症的机制之一。胆汁有以下重要生理作用：

1. 胆汁中的胆盐对脂肪有乳化作用，使之增加与脂肪酶的接触面积，促进脂肪的消化；胆盐与脂肪酸结合成水溶性复合物，促进脂肪的吸收，继而也促进脂溶性维生素 A、D、E、K 的吸收。

2. 排泄胆色素。

3. 利胆作用：被肠道吸收后可刺激肝细胞分泌胆汁。

七、胰腺

（一）胰腺的结构

胰腺位于腹后壁，在胃的后面。长约 12～30cm，厚 2～3cm 重约 60～160g。胰腺分胰头、胰体和胰尾三部分。中央有胰管贯通，胰管开口于十二指肠壁。

（二）胰腺的生理功能

胰腺是最重要的消化腺。成人 24 小时内分泌胰液约 1000～2000ml。

胰液中含有胰淀粉酶、胰脂肪酶、胰蛋白酶和糜蛋白酶等，是对食物中的淀粉、脂肪和蛋白质的主要消化酶。此外。胰液中的碳酸氢盐为酶的作用，提供最适酸碱度。

胰腺除分泌胰液外，还有胰岛分泌胰岛素、胰岛血糖素等。

第二节　腹膜解剖和生理

腹膜是一层很薄的浆膜，其表面覆盖单层的间皮细胞，表面积约为 1.8m^2。根据部位不同可将腹膜分为壁层和脏层两部分，腹膜壁层贴附于腹壁的内面；腹膜脏层覆盖在内脏的表面，并形成网膜、系膜以及多种不同形状的韧带，将内脏器官悬垂或固定于膈肌、腹后壁或盆腔壁，如连接肝脏与胃、十二指肠的腹膜称小网膜，连接胃和横结肠并向下悬垂者为大网膜。腹膜壁层和脏层之间的腔隙为腹膜腔，在男性腹膜腔是一密闭的空腔，而在女性则经输卵管、子宫、阴道与外界相通。腹膜腔又分为大腹腔和小腹腔（即网膜囊）两部分，网膜囊是位于胃和小网膜后方的小腔，借网膜孔与大腹腔相通，平卧时其上部是腹内腔隙最低的部位，因此，在弥漫性腹膜炎时宜让患者取半坐卧位，以防止腹腔内脓液积聚 F 网膜囊内而形成该处较隐蔽的脓肿。

腹膜的血液供应来自肋间动脉和腹主动脉的分支，其疏松结缔组织层内有丰富的毛细血管网，静脉血回流入门静脉和下腔静脉。腹膜的淋巴液先回流入腹部淋巴结，然后再汇入胸导管。脏层腹膜和壁层腹膜的神经支配不同。脏层腹膜是受交感神经和迷走神经的分支支配，属自主神经系统，对切割、烧灼等刺激不敏感，而对膨胀、牵拉及压迫等刺激较为敏感，刺激较重时可引起心率减慢、血压下降等反应，疼痛性质多为钝痛，定位较差。壁层腹膜神经支配来自肋间神经和腰冲经的分支，属躯体神经系统，对切割、烧灼、针刺和牵拉等刺激敏感，痛觉定位准确，受炎症刺激可引起腹壁肌肉反射性收缩而致腹肌紧张，是诊断腹内炎症性疾病的一项重要的临床依据。膈肌周边部的腹膜受刺激可在邻近体壁感觉出来，而中央部的腹膜受到刺激时，则可通过膈神经的反射引起同侧肩部牵涉痛。

腹膜除了对腹、盆腔脏器具有支持和保护作用外，尚具有强大的分泌和吸收功能。正常情况下腹腔内含有 50 ~ 100ml 浆液，主要起润滑脏器表面的作用，有助于减少胃肠道蠕动或其他脏器移动时的摩擦，它是由腹膜脏层分泌产生，经腹膜壁层不断吸收，分泌与吸收保持动态平衡。当腹膜受到某些刺激时，可有大量液体渗出，起到减少刺激和稀释毒素的作用；在炎症时，渗出液内含有大量吞噬细胞和纤维蛋白原，前者吞噬及包围进入腹腔的异物颗粒和细菌，后者转变成纤维素和形成粘连，对防止感染扩散和促进组织修复具有重要作用；另一方面由于腹膜能吸收大量的腹腔内渗液、毒性物质和空气等，故急性腹膜炎时容易并发中毒性休克。

腹膜后是一个潜在的范围广阔的大间隙，上以横膈为界，下达盆膈，两侧到腰方肌外侧缘；间隙的前壁为腹后壁的壁层腹膜，肝裸区，十二指肠第二、三、四段，胰腺，升降结肠以及直肠的腹膜后部分；间隙的后壁为脊柱，腰大肌，腰方肌，髂肌，闭孔内肌，梨状肌，提肛肌及尾骨肌。从广义上讲，肠系膜两叶腹膜之间亦属于腹膜后间隙的一部分。腹膜后间隙的内容物有：①脏器包括胰腺、大部分十二指肠、肾上腺、肾脏及输尿管；②腹主动脉、下腔静脉及其在腹部的分支；③淋巴系统包括区域淋巴结、沿腹主动脉上升的淋巴链及乳糜池；④神经组织包括交感神经节、交感神经干、内脏冲经丛及脊神经；⑤原始泌尿牛殖嵴残留及胚胎残留组织。由于腹膜后组织疏松，前方为腹腔、阻力小，因此腹膜后感染、出血可很快广泛扩散，肿瘤亦可长很大。

第三节　胃解剖和生理

一、胃的解剖、生理

（一）解剖

1. 胃的形态、位置：妊娠的第5周，在管状的胚胎前肠出现膨胀，即胃的雏形。通过下降、旋转及进一步的膨胀，再加上大弯不恰当的延长，到妊娠的第7周末，胃才表现为正常的解剖形态和位置。出生后的胃很容易辨认。胃有两壁、两缘和两口，两壁为前后壁，两缘为胃大、小弯，两口为贲门和幽门。胃的大部分位于左上腹，贲门部位于第11胸椎体左侧，幽门部则在第1腰椎右侧附近。胃食管连接低于位于第7肋软骨水平的膈食管裂孔2～3cm，胃与食管相连的部分是贲门，与在生理上存在的食管下端括约肌相连。远端胃（胃窦）通过幽门及幽门括约肌与近端十二指肠相连，胃小弯近幽门处有一角状切迹，即幽门切迹。尽管胃在胃食管连接及幽门处被固定，但胃的中间大部分是活动的。胃的最上部分是松垂膨胀的胃底，它上与横膈、侧与脾相邻，它的下界尚不确定，但一般认为是胃食管连接的水平线。胃的最大分部是胃体，位于胃底和胃窦之间，其上界即胃食管连接的水平线，下界为角切迹与胃大弯的连线，左界为胃大弯，右界为胃小弯，胃体含有大量的壁细胞。角切迹以下至幽门即胃窦部，其中有G细胞。另一重要的解剖角是胃底与食管下端左边缘的夹角，称为His角。

2. 胃的毗邻：大部分的胃前壁被肝的左叶覆盖，其余部分与横膈、胸腹壁相邻。胃前壁左侧半的下部与腹前壁相贴，通常称此部为胃游离面。胃下借胃结肠韧带与横结肠相连；后与小网膜囊、胰、左肾囊、结肠脾曲、脾、肝尾状叶、膈脚以及后腹膜神经血管相接，这些与胃后壁相邻的组织、器官统称为胃床。肝胃韧带（小网膜）附着于胃小弯，连接胃与肝；脾胃韧带连接脾与胃大弯近端。

3. 胃的血管：胃的血供非常丰富，它从腹腔干的4条动脉获得大量的血供：沿胃小弯的胃左、右动脉和沿胃大弯的胃网膜左、右动脉。近端胃的血供还可通过膈下动脉和来自脾动脉的胃短动脉供应。胃左动脉是供应胃的主要动脉，在手术中也最难显露，它起自腹腔干，在小弯分为升支和降支。迷走肝左动脉直接起源于胃左动脉与肝迷走神经左支伴行人肝并不少见（约15%～20%），偶尔它可成为左肝的惟一血供。在此情况下，近端胃左动脉的结扎可引起左半肝缺血。胃右动脉来自肝动脉或胃、十二指肠动脉。胃网膜右动脉在幽门管后面起自胃、十二指肠动脉。胃网膜左动脉起源于脾动脉。这些主要血管之间的联系确保了在大多数情况下，只要胃大、小弯的血管弓没有被破坏，在胃3/4的动脉被结扎的情况下，胃仍能保持存活。除了上述4条主要动脉外，胃尚有胃短动脉和胃后动脉供血。胃短动脉由脾动脉发出，一般为3～4支，走行于胃脾韧带中，分布于胃底部的前后壁。尚有60%～80%的人出现胃后动脉，它起自脾动脉，走行于小网膜囊后壁的腹膜后面，向上经胃膈韧带而入胃后壁，供应胃体后壁的上部。

一般来说，胃的静脉与动脉伴行。胃左静脉（冠状静脉）和胃右静脉汇入门静脉；胃网膜右静脉汇入肠系膜上静脉；胃网膜左静脉、胃短静脉和胃后静脉汇入脾静脉。幽门静脉汇入胃右静脉，幽门静脉是确认幽门的标志之一。

4. 胃的淋巴：胃的淋巴引流通常与胃的血管走向一致。贲门与胃体中部淋巴引流至胃左淋巴结；胃窦远端小弯侧引流至胃右淋巴结；胃大弯远端60%引流到胃网膜右淋巴结；近端胃大弯及胃底引流到胃网膜左淋巴结。腹腔淋巴结接受以上四组淋巴结的回流，然后注入胸导管。尽管术中及尸解的结果与上述淋巴引流叙述一致，但任何部位的胃癌均可转移到四组淋巴结的任何一组已成共识，且约30%的胃窦癌可转移到脾淋巴结。丰富的胃黏膜下淋巴网可以解释这些现象，并可以解释为什么在离肿瘤标本切缘外数厘米处仍可发现镜下肿瘤细胞，这也是腺癌行胃切除时要求做更广泛的淋巴结切除的解剖学基础。

5. 胃的神经：胃的内脏神经包括来自迷走神经的副交感神经和来自腹腔丛的交感神经。迷走神经起自第四脑室底的迷走神经核，经颈动脉鞘进入纵隔，并分为数支包绕食管。这些分支在食管裂孔的上方汇合形成左右迷走神经。在胃食管连接处，左迷走神经在前，右迷走神经在后。在近贲门处，迷走神经发出分支入肝，然后沿着胃小弯行走作为Latarget神经的前支。在行高选择迷走神经切断时，Latarget神经的胃窦和幽门部分支必须保留。右迷走神经发出分支到腹腔丛，然后继续沿着胃小弯的后部行走。有趣的是，绝大部分迷走神经纤维是传入神经，将内脏的刺激传向大脑。迷走副交感神经的传出纤维起源于髓质背核，与黏膜下及肠肌间神经丛的神经元形成突触，影响胃的运动和细胞分泌。

胃的交感神经来自于$T_5 \sim T_{10}$脊髓，经过内脏神经到达腹腔神经节，节后神经纤维随动脉分布到胃。因此，在进行壁细胞迷走神经切除时，由于小弯侧的血管结扎，不切除部分交感神经是不可能的。胃的内在神经系统包括Auerbach和Meissner自主神经丛，其中的神经元数目可能多于胃迷走神经传入神经元的数目，但其功能还不清楚。

6. 胃壁的层次结构：除了胃小弯、胃大弯及贲门近端和幽门窦远端的部分后壁外，胃表面由腹膜覆盖，形成胃的浆膜。其下为固有肌层，由三层平滑肌组成。中层平滑肌为环形，是胃惟一完整的平滑肌，它向幽门渐增厚形成解剖学上的括约肌。外层平滑肌为纵形，与食管外层纵形平滑肌相连。Aherbach 自主神经丛也位于肌层。在肌层和黏膜层之间是黏膜下层，富含血管、淋巴及胶原结缔组织，是胃壁最坚固的一层，此层尚含有 Meissner 自主神经丛。

黏膜层由上皮、固有层和黏膜肌层组成，后者靠近黏膜下层，是浸润性胃癌和非浸润性胃癌的镜下分界。胃黏膜上皮为柱状腺上皮，其功能和组成形态随区域不同而有区别。在贲门部，黏膜腺体成分支状排列，腺凹浅，并分泌黏液；在胃底和胃体部，腺体成管状，腺凹深；而在胃窦部，腺体又成分支状。贲门部腺体主要分泌黏液；胃体部腺体含有壁细胞和主细胞，分别分泌胃酸、内因子和胃蛋白酶原；胃底和近端胃窦含有少量壁细胞，而贲门和幽门管不含壁细胞；胃窦独特地含有 G 细胞，但不含主细胞。虽认为角切迹是窦体的解剖分界，但泌酸的胃体和分泌促胃液素（胃泌素）的胃窦的组织学分界并不清楚且随年龄而变化，其组织学分界通常在角切迹近端并随年龄增大而上移。在老年患者，泌酸区可仅存在于贲门及其下数厘米。窦体移行区是良性溃疡的好发部位。这些知识对确定手术方式很重要。

除了 G 细胞以外，胃还有其他内分泌细胞，如分泌生长抑素的 D 细胞和分泌 5 羟色胺的嗜铬细胞（EC 细胞），尚有 ECL 细胞、P 细胞、X 细胞等，它们的内分泌功能还不清楚。

（二）生理

胃是一外分泌兼内分泌器官。胃通过分泌和运动来完成它的各项功能。胃可通过盐酸杀死或抑制微生物的生长；在食物转运到小肠之前，须通过胃储存、混合和部分消化；胃还必须保护自己免受酸、胃蛋白酶的消化及胆汁反流的损伤。胃通过神经和激素调节它的功能，两者密不可分。激素介质如多肽、胺类、前列腺素等可通过三种途径到达靶细胞：内分泌、旁分泌和神经分泌。内分泌介质主要为多肽类，如促胃液素、缩胆囊素（CCK）、促胰液素、神经紧张素、抑胃肽（GIP）等，这些激素通过血液循环达到靶细胞，其他介质通过问质弥散达到靶细胞。旁分泌介质往往在局部代谢，而不能达到血循环检测水平，如组胺、血管活性肽（VIP）、生长抑素、前列腺素等。神经介质肽类由神经末梢释放，经过突触到达受体。促胃液素释放肽（GRP）和P物质是神经介质的典型例子，可能CCK、VIP、生长抑素、GIP等也是通过这种方式起作用的。

1. 胃的分泌： 胃液主要由壁细胞、主细胞、黏液细胞的产物以及吞下的唾液、十二指肠反流液组成。盐酸是胃液中最重要的非有机成分，壁细胞分泌等张的并含有160mmol/L盐酸的液体，其pH值为0.8。但通常测得的胃腔内的最低pH值为2.0，这是由胃其他细胞分泌的含Na^+、K^+、HCO_3^-等的溶液稀释所致。胃液中盐酸的最高浓度为150mol/L，产生了二百万倍的腔（黏膜）内外酸浓度差。人的酸分泌峰浓度与胃的壁细胞总量有关。

壁细胞膜有组胺、促胃液素和乙酰胆碱三种受体。当H_2受体饱和时，壁细胞对乙酰胆碱和促胃液素的反应明显提高，可解释壁细胞在对另两种受体兴奋剂反应时，H_2受体阻滞剂抑酸的效果更明显的原因。同样，在迷走神经切除或阿托品应用后，壁细胞对五肽促胃液素和组胺刺激的反应减弱。当这些受体被刺激时，它们激活第二信使。对乙酰胆碱及促胃液素受体的刺激使细胞内钙储存释放并提高细胞膜对钙的通透性，从而通过钙调蛋白途径启动了H^+分泌；对H_2受体的刺激激活了膜结合的腺苷酸环化酶，增加cAMP的产生。很多胃分泌抑制剂作用于此系统：H_2受体阻断剂竞争性阻断H_2受体位点；阿托品阻断乙酰胆碱受体；前列腺素与特异性受体结合通过抑制cAMP形成阻断组胺刺激的酸分泌；生长抑素抑制酸分泌的机制尚不明确，可能与三个主要受体之一起作用。

H^+分泌的最后通路是位于分泌小管膜的H^+-K^+依赖性ATP

酶的激活，它可促进 H^+ 分泌和腔内 K^+ 再吸收。Omeprazole 即为此酶的抑制剂。壁细胞每分泌一个 H^+ 离子，在细胞内即产生一个 OH^- 离子，并在碳酸酐酶的作用下转换为 Cl^-，故可在细胞基底膜侧产生伴随酸分泌的“碱潮”。酸分泌需要能量，胃酸分泌时伴有黏膜氧耗和 ATP 利用的明显增加。壁细胞线粒体数目仅次于心肌细胞，反映出酸分泌时的高能量需要。

胃酸产生的生理刺激是摄食。胃酸分泌有三个相：头相、胃相和肠相。头相产生于对食物的色、味感觉或对食物的想象，也可在低血糖时产生。垂体和下丘脑神经中枢受到刺激后，刺激信号通过迷走神经从高级中枢传到胃，刺激壁细胞的乙酰胆碱受体释放乙酰胆碱，同时生长抑素的释放被抑制。人体的脑相刺激是否增加促胃液素的分泌还不清楚，但胃窦切除术后假饲试验胃酸分泌减少 50%。头相刺激也可引起黏液和胃蛋白酶原的分泌。在十二指肠溃疡患者，假饲（咀嚼、吞唾液）可使胃酸分泌增加到五肽促胃液素刺激的最大酸分泌的 50%，但此反应在壁细胞迷走神经切除术后可消失。胃相胃酸分泌的介质是促胃液素，在胃窦膨胀、迷走神经刺激及未消化蛋白接触胃窦黏膜时，可刺激胃窦 G 细胞释放促胃液素。胃窦膨胀和局部的促分泌素似乎可刺激胃壁的感觉神经纤维，这些纤维与肌间神经丛形成突触，刺激促胃液素分泌细胞；局部的促分泌素直接刺激 G 细胞的微绒毛，导致促胃液素释放为另一可能机制。用局麻药或阿托品预处理胃窦黏膜可阻断胃窦膨胀引起的促胃液素释放，但对迷走神经刺激引起的促胃液素释放无效。GRP 是一种有效的促胃液素和酸分泌刺激肽，已从蛙皮肤中分离，现被认为是迷走神经介导的促胃液素释放的神经介质。胃分泌的肠相发生在胃排空之后，即在胃内部分消化的食物到达小肠近端时，但对肠相的了解还不是很多。现推测肠相是由一种还未被定性的小肠肽肠 Oxyntin 所介导。

在体外，用卡巴胆碱、乙酰胆碱、cAMP、CCK 和五肽促胃液素刺激主细胞可使其分泌胃蛋白酶原，而组胺基本无效；在体内，胆碱能的刺激可能是胃蛋白酶原分泌最重要的机制，而生长抑素可能起抑制性的作用。在酸性环境中（最佳 pH2.0），胃蛋白酶原被催化为有活性的胃蛋白酶；而在 pH7.0 以上时，则发生不可逆的降解。内因子在体外可经组胺、乙酰胆碱和 cAMP 刺激由壁细胞释放；而在体内它的分泌一般与胃酸的分泌平行。

2. 胃酸分泌的抑制：食物食入后，胃酸抑制机制即开始起作用。当进食停止后，刺激酸分泌的迷走神经输入信号逐渐消退，酸分泌停止；当胃进行排空时，胃窦膨胀减弱，使促胃液素和胃酸分泌下降；在胃窦酸化到 pH 值为 2 时，促胃液素释放停止。食糜团进入十二指肠启动了由神经和激素调节的肠胃反射，抑制胃分泌和运动。脂肪和十二指肠酸化是小肠抑制胃分泌的主要始动因素，它们可刺激肠肌间神经丛引起诸如促胰液素、CCK 等激素的释放。迷走神经切断和十二指肠切除显著地减弱肠目反射，未行减酸手术的胃空肠吻合术易引起吻合口溃疡，可能部分与十二指肠对胃酸分泌抑制作用的消失有关。

进一步深入的研究发现胃酸分泌的神经内分泌调节极为复杂，自主神经系统在胃酸分泌中起中心作用。免疫组化研究发现，在胃腺体旁的末梢神经中存在 P 物质、VIP、脑啡肽、促胃液素等多肽。在肠肌丛神经节细胞也发现毒蕈碱受体。现迷走反射和局部胆碱能反射的机制已清楚，即胃底膨胀增加壁细胞分泌 H^+，却不增加促胃液素的产生；刺激切断的迷走神经近端也可产生相似的效果，阿托品和西咪替丁可阻断此作用；低剂量的肾上腺素可增加 H^+ 和促胃液素的分泌，但可被普萘洛尔所阻断；在迷走神经去神经化和局部麻醉的胃囊，胃腔内氨基酸和多肽可刺激酸分泌，但不增加促胃液素分泌。虽尚缺乏结论性的证据，但胃内生长抑素细胞与壁细胞和 G 细胞位置很接近使人有理由相信生长抑素具有旁分泌作用。进食、胃窦酸化、迷走神经刺激和促胃液素释放都是生长抑素释放的生理因素；促胰液素、糖原、GIP、VIP 等也可刺激生长抑素释放。在分离的腺体，生长抑素抑制促胃液素和组胺刺激的胃酸和胃蛋白酶分泌；在体外，生长抑素与阿托品和促胰液素共同抑制促胃液素释放，而在体内生长抑素对促胃液素的作用则相反。VIP 是胃分泌的另一个神经分泌和旁分泌介质，它主要存在于神经中，已知的作用包括抑制酸和促胃液素释放、刺激胃蛋白酶释放、减少胃黏膜血流和舒张胃平滑肌。

3. 胃分泌的药物学：

（1）兴奋剂：如前所述，组胺、促胃液素和乙酰胆碱都是胃酸分泌的强效刺激剂；Bentazol 和五肽促胃液素常用于胃酸分泌的实验分析；胰岛素引起的低血糖可引起胃酸分泌的大量增加；除了在 Zollinger－Ellison 综合征患者，钙只是一个比较弱的酸分泌刺激剂。

（2）抑制剂：虽然阿托品阻断壁细胞的毒蕈碱受体和迷走神经刺激的促胃液素释放，但可能由于对迷走抑制纤维的阻断，它对酸抑制的作用很小；另外，阿托品可能会抑制进食时的酸分泌，但其抗胆碱样副作用令人厌烦。新近开发的药物 Pirenzepine，可抑制基础和五肽促胃液素刺激的胃酸分泌，可临床应用于十二指肠溃疡的治疗。西咪替丁和雷尼替丁是广泛应用的抗酸剂，它们是壁细胞膜 H_2受体的竞争性拮抗剂，可显著地减少促胃液素和胆碱能刺激引起的酸分泌。Omeprazole 通过抑制壁细胞 H＋－K＋ATP 酶完全阻断胃酸分泌，治疗剂量的 Omeprazole：可减少五肽促胃液素刺激和假饲引起的胃酸分泌的 90%，并可持续 24h。此类药物现仅限用于 Zollinger－Ellison 综合征患者，因为在动物实验中发现此类药物可致胃肠道肿瘤。前列腺素 E 系列可能通过阻止壁细胞 cAMP 的形成而抑制基础和五肽促胃液素以及组胺刺激的胃酸分泌，其合成产品 Misoprostil 和 Enprostil 对十二指肠溃疡有高达80%的治愈率。现已证实Misoprostil有致流产作用，此类药物与H_2受体阻断剂相比的优点也在争议中。

4. 胃的自身保护：正常胃不会自身消化，证明胃有强大的自身保护能力。胃黏膜屏障的解剖学基础是上皮细胞和所谓的细胞间紧密连接。屏障破坏导致H^+的逆向弥散进入黏膜下和Na^+进入胃液，引起黏膜电势差的下降和黏膜下pH值的降低，最终导致上皮细胞的丧失。胃黏膜自身保护的重要成分包括未中和的细胞旁黏液层、胃碳酸氢盐的产生、上皮细胞代谢和更新以及胃黏膜的血流等。胃的碳酸氢盐分泌机制还不太清楚。在体外，钙、卡巴胆碱、糖原、前列腺素和cGMP均可刺激胃碳酸氢盐分泌；在体内，阿司匹林、乙醇、吲哚美辛、甲状旁腺素和α－肾上腺素能受体阻断剂均可抑制胃分泌碳酸氢盐。促胰液素已证明可刺激人体分泌碳酸氢盐，但前列腺素E2在胃分泌碳酸氢盐中的作用还未完全明了，理论上认为碳酸氢盐分泌进入未被中和的黏液胶，产生保护性的成分，使上皮细胞膜顶端附近的pH值接近生理性，而腔内的pH值却低于2。黏膜下层间质液中的碳酸氢盐对缓冲氢离子弥散也很重要，而黏膜血流可根据逆向渗漏的程度自身调节，并可带走逆向弥散的胃酸。正常的表层上皮细胞能处理接触它的H＋，因为胃酸的刺激与增加的黏膜血流有关，可提高表层上皮细胞抵抗损伤的能力。迷走神经刺激、组胺、促胃液素和一些前列腺素增加胃黏膜血流，可能通过直接或间接地作用于黏膜下小动脉而起作用。迷走神经切除后与交感神经所起的作用类似，可减少胃黏膜血流。无髓鞘的传出感觉神经在提高胃黏膜血流、防止胃腔内容物损伤方面可能起重要作用。

5. 胃的运动：胃动力的起搏点位于胃大弯的上部，由可产生频率为3H2电节律的特殊平滑肌细胞组成。起搏点的电位向尾侧传播时，不断使胃平滑肌细胞去极化，使邻近的细胞接近于动作电位的阈值。尽管平滑肌的动作电位引起肌肉收缩，但起搏点的电位调节胃收缩的频率、节律和速率。胃的内在电活动指导胃的收缩，而外源性的自律信号，也可能是激素，又调节胃的电活动。空腹胃运动的特点是间隙期循环运动性复合过程（MMC），它开始于胃，一直推进到回肠。MMC 循环一次持续 53 ~ 130min，可分为四相：第一相为静止期；第二相为频率和振幅可变化的收缩期；第三相为节律恒定在 3Hz 的收缩期；第四相收缩逐渐减弱并恢复到静止。MMC 的第三相收缩运动约每 2h 清洁胃一次，故可称管家式起搏点。在消化食物时，胃收缩显得更有规律。吞咽可引起胃腔内压下降（容受性舒张），食物人胃后，可进一步加强（适应性舒张）。这些过程受胃内反射和迷走反射的调节，同时也可解释为何当胃容量由 100ml 增加到 1500ml 时，胃腔内的压力却增加很少。食管下段和胃壁的壁细胞传入神经受体与迷走抑制反射共同调节胃近端的容受性舒张，壁细胞迷走神经切除可消除容受性舒张。此时，当胃内容增加时，胃内压增加两倍，且不被乙酰胆碱所逆转。介入容受性舒张的神经递质还不清楚，但似乎不是肾上腺能和胆碱能性的。

胃的收缩在胃窦部最强，可为向前或向后推进性的，幽门的作用还不清楚，但知道它的收缩是独立于胃和十二指肠收缩之外的。胃对液体的排空主要依赖于胃和十二指肠内的压力，其中的三个因素为胃壁的顺应性、推进波和重力。由于容受性舒张、适位性舒张的丧失和重力的影响，在迷走神经切断和胃空肠吻合后，胃对液体的排空加强。胃对固体的排空更为复杂，主要依赖于固体颗粒的大小和胃窦幽门泵的作用。核素扫描显示，固体餐后首先填充胃底，然后是胃窦，最后是胃体。在固体食物扩张胃窦时，MMC 收缩运动被约 2Hz 的连续环状收缩运动所取代，持续约 1 ~ 2h。这种收缩运动起于胃的中部，一直传播到幽门窦，此时的胃内压可超过 13.3kPa（100mmHg）。开始时，幽门持续紧闭，食物傲前后推动以混合和碾磨，当胃内进行消化时，幽门开放，将食团排入十二指肠。胃牵张和迷走神经冲动足进食时胃收缩的生理性刺激。在人类，胃动素是惟一一种其血液浓度与胃动力活动相关的激素。

胃内容的渗透性、酸性及营养组成是胃排空的重要调节因素。近端小肠含有渗透压和pH受体，可通过神经激素途径反馈抑制胃的排空，尽管认为有许多胃肠激素町调节此反射，但在生理剂量时，仅发现CCK抑制胃排空。因为CCK由十二指肠和近端空肠在高渗透压和高酸（以及高浓度的蛋白水解物和脂肪）环境下释放，所以可能CCK是一种高渗透压和高酸引起胃排空抑制的介质。胃排空调节的其他机制可能有：胃牵张受体和十二指肠的葡萄糖受体激活影响了脑髓的孤束核和迷走背核的活性；部分或全部神经激素的效应牵涉到传入迷走神经的冲动，临床上可通过胃置管，X线和放射性同位素显像米测定胃排空情况。放射性同位素显像是在食人用^{111}In标记的液体或^{99m}Tc标记的固体后，用摄像和计算机技术，重建胃排空液体和固体曲线和图像，它是最有用的，也是最精确的方法。用胃置管的Hunt试验是在胃内灌入700ml盐水，30min后，若未排空留在胃里的盐水少于350ml，即为正常。液体钡餐和浸渗钡剂的固体钡餐现已很少应用，这是因为钡剂排出慢，且X线操作时有较高的射线暴露。

二、十二指肠的解剖、生理

（一）解剖

1. 十二指肠的形态、位置：十二指肠是小肠的第一部分，在脊柱右侧、第一腰椎平面起始于胃的幽门未端，呈C形包绕胰头，转向左侧，在第二腰椎水平通过十二指肠空肠曲与空肠相接。胆管和胰管在十二指肠的后中侧汇入十二指肠降部。十二指肠可通过它的后位、明显的固定、较大的肠腔及与胰胆管的连接与其余小肠鉴别。十二指肠壁由浆膜、含纵环肌的肌层、黏膜下层和黏膜层组成，但它的后壁和侧壁位于腹膜外，缺乏浆膜层。

2. 十二指肠的分部及毗邻： 十二指肠约为 25～30cm 长，因其长度约十二指宽而得名，其壶腹部以近部分称为前十二指肠或壶腹上部、壶腹前部；其壶腹以远部分称为后十二指肠或壶腹下部、壶腹后部。为了描述方便，可根据十二指肠方向改变人为地将其分为四个部分。十二指肠第一部又称上部、球部或冠部，长约 5cm，起自幽门后，向上、后至胆囊颈附近移行为第二部。其近半又称十二指肠球，被腹膜所包绕，可自由活动。球部的这些特点使得幽门和十二指肠的成形手术容易完成，也是十二指肠与胆囊易于粘连及胆石可经胆囊十二指肠瘘进入十二指肠的解剖学基础。第一部远侧段长约 2.5cm，仅前面被腹膜覆盖。十二指肠第一部上方为肝方叶及肝十二指肠韧带；下方为胰头；前方为胆囊；后方有胆总管、胃、十二指肠动脉与门静脉经过，它与下腔静脉仅隔一层疏松结缔组织。此部前壁是十二指肠溃疡穿孔的好发部位。十二指肠第一部以锐角与第二部相接，形成十二指肠上曲，其前面为横结肠跨过，而在此处横结肠无系膜。要完全游离十二指肠，必须将结肠肝曲向前中方向翻起。十二指肠乳头含有胆管和胰管的开口，位于十二指肠第二部的中后壁，通常在中点位置，但副胰管（Santorini 管）位置较高，在因溃疡行胃切除术和胃癌手术时可发生不可逆的损伤。胰十二指肠上动脉行于胰头和十二指肠之间的沟内。十二指肠第二部又称降部，上接十二指肠壶腹，向下与横部相接，长约 7～8cm。

十二指肠侧面脏腹膜与侧腹壁的壁腹膜移行融合，使得其位置固定。通过右侧侧腹膜的切口（Kocher 切口）可提供十二指肠后和胰内胆管的手术入路。十二指肠降部后方有右肾及右肾门、右肾上腺和腔静脉等重要结构。十二指肠第三部又称横部，长约 12～13cm，其与降部相接的弯曲称为十二指肠下曲。十二指肠横部水平地向左跨过左输尿管、下腔静脉，腰椎和腹主动脉，至第三腰椎左侧前面延续为升部。在横部的近末端，有空回肠的系膜根部从前方跨过，系膜根部中有肠系膜上动静脉。在十二指肠横部上缘与胰腺的沟中，有肠系膜上动脉的分支胰十二指肠下动脉通过。十二指肠第四部又称升部，接横部后沿脊柱的左侧向左上行走至横结肠系膜根部的十二指肠空肠角，长约2~3cm。在第二腰椎左侧，十二指肠末端突然向左前下弯曲，形成十二指肠空肠曲，此处有十二指肠悬韧带（Treitz 韧带）附着。十二指肠悬韧带是由肌肉和纤维组织构成的伸向腹膜后的三角形韧带，位于胰腺和脾静脉的后方、左肾静脉的前方，从左或右将十二指肠末端（有时是近端空肠）上缘与后腹膜连接。Treitz 韧带通常较弱小，也并不恒定存在。Treitz 韧带是重要的解剖标志，对手术中寻找小肠梗阻部位和胃空肠吻合的定位非常重要。

十二指肠的组织学与其余小肠相似，其特点是十二指肠近端黏膜下层含有 Brunnel 腺。Brunner 腺分泌碱性黏液，可对抗胃液的腐蚀作用，保护十二指肠黏膜。

3. 十二指肠的血管：十二指肠的动脉供应来自腹腔干与肠系膜上动脉分支，主要为胰十二指肠上动脉和胰十二指下动脉。此两动脉分别分为前后两支走行于十二指肠降部、横部与胰头之间的沟内，互相吻合成前后动脉弓。由于十二指肠与胰腺近端共享血供，因此，单独行十二指肠切除或胰腺切除几乎是不可能的，也是很危险的；同时，十二指肠周围丰富的动脉网往往使试图通过结扎或栓塞一、二条血管来控制十二指肠溃疡后壁出血的努力失败。十二指肠静脉与动脉伴随，后弓静脉在上方汇入门静脉，在下方汇入肠系膜上静脉；胰十二指肠上后静脉行于胆管前或后，最后向下从左缘汇入肠系膜上静脉，在汇入前可能接受空肠静脉或胰十二指肠前下静脉的汇入；前弓静脉多数汇入胃结肠干（Henle 干）。在胰十二指肠切除时，沿结肠中静脉追踪至胰颈下方结肠中静脉与肠系膜上静脉的汇合处，可找到肠系膜上静脉。偶尔，弯曲的肝动脉可被误认为胰十二指肠动脉，可通过钳夹动脉后触摸肝门部肝动脉搏动来辨认。

4. 十二指肠的淋巴、神经： 十二指肠的淋巴引流与血管一致，主要引流至胰十二指肠前和胰十二指肠后淋巴结，再分别引流至幽门下淋巴结和肠系膜上动脉起始部淋巴结。原发性十二指肠癌可直接侵犯胰腺，但通常已有十二指肠周围淋巴结和肝脏的转移。胰腺癌常转移至十二指肠上曲和十二指肠后的淋巴结。十二指肠外部有来自于迷走神经的副交感神经和来自于内脏神经的交感神经分布，而内部则有 Auerbach 和 Meissner 神经丛分布。

（二）生理

食物进入十二指肠后，尽管已被混合成为均一的食团，但仅一些大的蛋白水解产物和淀粉裂解物在此消化。十二指肠的功能包括：①作为食物碱化和食物消化的储备；②对胰胆液和胃液进行内分泌调节；③对上消化道的运动进行神经内分泌调节。其第一项功能的完成在很大程度上依赖于对第二和第三项功能的完成。

1. 十二指肠的内分泌： 十二指肠可产生很多激素，其中一些激素的功能才开始被认识；另一方面，尽管其中的很多激素可由胃肠道的其他部分产生，但对这些激素的正常生理刺激是从食物进入十二指肠开始的。

（1）促胰液素：在生理状态下，十二指肠腔内 pH≤3 可刺激促胰液素的释放，但生长抑素和部分前列腺素抑制此反应。促胰液素的作用很多，但其部分作用的生理意义还不清楚。促胰液素可被释放进入血液和肠腔，血液中促胰液素浓度增加刺激胰液和电解质的分泌，从而增加碳酸氢盐浓度，相应降低氯化物浓度，但钠离子和钾离子浓度保持稳定。促胰液素也可增加肠道黏膜的黏液分泌及胃液的胃蛋白酶分泌。在胃泌素瘤患者，应用促胰液素后增加促胃液素浓度，而在正常人的作用却是减少促胃液素产生和胃酸分泌。在实验模型中还发现促胰液素是一种对胰腺具有营养作用的激素。此外，促胰液素抑制胃排空、降低食管括约肌张力和抑制结肠收缩。在人类，促胰液素的释放不受迷走神经切断和阿托品的影响，似乎独立于迷走神经之外。

（2）缩胆囊素：缩胆囊素有多种形式，在人类主要为 CCK33 和 CCK8，它可作为经典的激素和神经递质而起作用。缩胆囊素可存在于整个小肠，但在十二指肠内浓度最高。生理条件下，食物进入十二指肠即可刺激产生缩胆囊素。十二指肠内的氨基酸或 C10～C18 脂肪酸可刺激缩胆囊素分泌至峰值。迷走神经切断可增强缩胆囊素的刺激分泌作用，但有可能是由于胃排空改变引起。生长抑素、肠内胆液、苯巴比妥和氟烷抑制缩胆囊素的分泌，此抑制反应是通过一种 CCK 释放肽介入的负反馈通路而起作用的。缩胆囊素有收缩胆囊和促胰酶分泌作用，但现已发现它有许多其他功能。缩胆囊素促进肠蠕动、保持胃和幽门平滑肌张力、维持肝胆液流动和十二指肠 Brunner 腺分泌、维持肠系膜上动脉血流、促进胰岛素释放和胰腺碳酸氢盐分泌。缩胆囊素可降低全身血压，降低食管下段括约肌及 Oddis，括约肌张力，降低活动收缩的胃平滑肌紧张性；此外，动物模型的结果显示 CCK 与食欲有关。

（3）抑胃肽：抑胃肽由十二指肠 K 细胞分泌，有 42 个氨基酸残基，与促胰液素有明显的同源性。食物可刺激抑胃肽分泌，葡萄糖和脂肪是促分泌的两个主要营养物质，氨基酸和胆汁也可一定程度刺激抑胃肽的分泌。迷走神经切断和 β－肾上腺素能刺激可增强促分泌作用，但 α－肾上腺素能刺激、糖原、胰岛素、生长抑素和 yy 肽则抑制促分泌作用。尽管 GIP、迷走刺激和酸分泌三者之间的确切关系尚不清楚，GIP 很可能抑制进食刺激的胃分泌，但 GIP 的主要生理作用是反应性地提高进食糖类后的胰岛素水平。

（4）生长抑素：胃肠道含有人体生长抑素总量的2/3，而且在十二指肠、胰腺、空肠和远端胃浓度特别高。对生长抑素释放的调控机制还不十分了解。血浆浓度测定显示，生长抑素浓度在进食后达到峰值，而在进食间期又回到基线，生长抑素的血浆浓度与其推测的功能之间的关系还不能确定。基础血浆生长抑素浓度由胆碱能神经和肾上腺素能神经输入信号、前列腺素及一天的节律三者相互作用来控制；餐后血浆浓度峰值似乎受食物、腔内酸或胆汁以及吸收的营养素的刺激影响。其他的胃肠道激素似乎在刺激生长抑素释放过程中也起一定的作用。生长抑素对胃肠道提供广泛的“关闸”功能，它可抑制下列各项功能：唾液分泌；胃的分泌和运动；胰的碳酸氢盐和胰酶分泌；胆囊收缩；小肠的运动和血流；糖原、胰岛素和胰多肽的释放；总的胃肠道激素释放。因为观察到生长抑素有对胃酸分泌、胃肠道血流和肠道分泌的抑制作用，所以它已被试用于消化性溃疡、食管静脉曲张出血和肠瘘的治疗，但它在治疗这些疾病中的作用尚不清楚。

（5）胃动素：含22个氨基酸多肽的胃动素是另一个在十二指肠黏膜中浓度相对较高的激素。在体内胃动素似乎影响内在兴奋性神经，使肠道和胆囊的平滑肌收缩。胃动素在胃肠道最可能的生理作用是影响消化间期的MMC，MMC的第三相运动与血浆中的胃动素活性显著增加有关。迷走刺激和十二指肠内的营养物可引起胃动素的释放增加，而生长抑素抑制胃动素的释放。实验性的胃动素应用可使胃排空加速、胆囊产生短暂性收缩，并使MMC第三相提前出现。在回肠术后患者，胃动素的血浆浓度下降，并随患者的胃肠道功能恢复而恢复正常；在肠激惹综合征患者，血中胃动素浓度升高；有研究显示，在急性感染性腹泻患者，胃动素的基础浓度和平均刺激浓度升高。

（6）5－羟色胺：5－羟色胺是由遍布胃肠道的嗜银细胞分泌

的一种非肽类胃肠道激素，可能通过内分泌、旁分泌和神经分泌机制起作用。5—羟色胺的释放可能受肾上腺素能和胆碱能神经两种途径控制。迷走刺激可排空黏膜内的5—羟色胺，引起门脉血及肠腔内的5—羟色胺浓度增加，此效应可被阿托品拮抗。迷走输入信号、肠腔内压增高、十二指肠内酸和脂肪刺激等均是刺激5-羟色胺释放的生理因素。对5羟色胺受刺激释放的生理意义还不清楚，Jeffe认为5-羟色胺在十二指肠反馈性抑制胃酸分泌中起作用。由于5-羟色胺的拮抗剂可增加人体的胃酸分泌，因此推测5-羟色胺在基础胃酸分泌中起背景性抑制作用。5-羟色胺还是类癌的一种产物，在很多类癌综合征中都有5-羟色胺的表现。

（7）其他激素：十二指肠分泌的其他激素包括VIP、神经紧张素、P物质、脑啡肽等，在此不再赘述。

2. 十二指肠的运动：小肠收缩的内在节律可能起源于肠道平滑肌本身，在无神经节平滑肌的制备标本中已观察到进行中的慢波和峰电位。在邻近平滑肌细胞间的电冲动传播是低电阻的，使得电冲动易于从一个细胞传到另一个细胞，但此内在电活动又受神经冲动和激素作用的调节。十二指肠平滑肌的电活动中的收缩纵波沿小肠传播一段距离，导致一个强烈的将十二指肠内容向前推动的运动，细胞内电记录显示此过程与十二指肠的慢去极化和峰电位有关。肠道运动的外在控制在很大程度上处于自主神经系统的控制之下。整个小肠，包括十二指肠，均有迷走神经传入和传出纤维的分布；十二指肠的交感神经纤维分布来自于腹腔神经节（近端十二指肠）和肠系膜上神经节（远端十二指肠），这些神经是胆碱能的而非肾上腺素能的。

迷走神经的节前输出纤维有两种类型，一种与腔内胆碱能性兴奋神经元联系，另一种与腔内非胆碱能非肾上腺素能的抑制神经元联系，在兴奋与抑制之间可能存在一种目前还知之甚少的生理性平衡。迷走神经干切断后可引起这些效应的不协调和迷走神经切断后胃排空紊乱。现已知道小肠分布的交感神经是抑制性的和非肾上腺素能的，很可能交感神经的抑制作用是通过神经节或直接产生平滑肌效应而完成的，但对这两种机制的相对生理重要性还不了解。对哺乳动物的研究发现，小肠平滑肌细胞膜上存在很多影响平滑肌收缩的激素受体，已被鉴定的有 CCK、促胃液素、P 物质、组胺、脑啡肽等的受体。这些激素如何调节十二指肠的收缩现还不清楚，但其机制无疑是很复杂的。另有一些物质调节平滑肌的松弛，包括 VIP、ATP 等。异丙肾上腺素可抑制体外的平滑肌收缩，提示 β－肾上腺素能受体调节平滑肌松弛的可能性。

第四节　小肠解剖和生理

一、小肠解剖

小肠近端连接胃幽门环，远端经回盲瓣与盲肠相连，包括十二指肠、空肠和回肠。小肠长度为 5～7m，十二指肠已在前面章节中介绍，以下着重叙述空肠与回肠的解剖。

空肠起自十二指肠空肠曲。空肠与回肠全部为腹膜包裹，以小肠系膜连于腹后壁，故又合称系膜小肠，活动度较大，中段活动度最大，系膜内含有血管神经、淋巴组织和脂肪。空肠与回肠无明显的分界线，一般认为近端 2/5 为空肠，主要占据左上腹，远端 3/5 为回肠，占据右下腹和盆腔。从外观上看，空肠管径较粗，管壁较厚，血管较丰富，色较红润，肠系膜内血管弓的层次较少，直小血管较长；从内面看，空肠黏膜环形皱襞较多而高，绒毛亦多而高，有少量小而圆的孤立淋巴滤泡。回肠则正好相反，并且在其黏膜内除有少量孤立淋巴滤泡外，还有块状的集合淋巴滤泡。

小肠绒毛分布于全部小肠，以空肠和十二指肠最多、最密集，至回肠逐渐减少。绒毛的形态，各段小肠均有不同，空肠绒毛多呈叶状，间有杆状或杵状，而回肠多为杵状。绒毛高度为0.5~1.5mm，许多绒毛顶端呈分叉状，特别是婴儿更多见。

1. 血管：小肠的血液供应来自肠系膜上动脉，该动脉在腹腔动脉下方由腹主动脉分出，自胰腺颈部下缘穿出后跨过十二指肠横部进入小肠系膜根部，继而向右下方斜行于小肠系膜的两层腹膜之间。除供应全部小肠外，还供应胰腺、升结肠与横结肠。小肠动脉的数目变化颇大，以12~16支为多。按照小肠的分布区域可分为空肠动脉和回肠动脉，每条动脉先分为两支，相邻的分支吻合成第一级动脉弓，动脉弓又分支，再吻合，如此发出分支，吻合可多达五级弓。动脉弓的存在，可保证迂回盘曲的小肠在蠕动时不致局部缺血。从最末的动脉弓发出许多小的直动脉，经小肠系膜缘穿入肠壁。空肠内的动脉弓只有1~2级，且直动脉长；在回肠动脉弓可多达3~4级，直动脉短。在剖腹探查时，主要靠肠系膜内动脉弓的多少区别空肠与回肠。

所有肠系膜动脉的分支都有同名的静脉伴行，最后汇成肠系膜上静脉，是构成门静脉的主要属支之一。

2. 神经：小肠的神经支配来自交感神经系统的腹腔神经丛及副交感神经系统的迷走神经。由腹腔神经节发出的神经纤维在肠系膜上动脉周围组成肠系膜上丛，然后沿肠系膜动脉分布至肠壁内。交感神经兴奋时小肠蠕动减弱，血管收缩，迷走神经兴奋时小肠蠕动及腺体分泌增加。在肌层之间形成肌间神经丛以控制平滑肌活动，在黏膜下层形成黏膜下神经丛，支配黏膜肌层及绒毛内平滑肌的活动。

空、回肠的内脏传入纤维经交感和迷走神经传入脊髓（T10~11）和脑。

3. 淋巴：肠系膜的淋巴结沿空肠动脉和回肠动脉及其分支配

布，排列成3级，一级沿小肠系膜缘排列，称远侧群淋巴结；一级沿肠系膜上动脉主干排列，称为近侧群淋巴结；中间一级位于小肠动脉分支形成的动脉弓处，称中间群淋巴结。空、回肠的淋巴管起自小肠绒毛内的中央乳糜管和肠壁内的毛细淋巴管。它们与血管伴行，输送淋巴和乳化后的白色的脂肪，最后经肠干输入乳糜池。

二、小肠生理

小肠是食物消化与吸收的重要部位。在小肠，食物受到胰液、胆汁和小肠上皮细胞内酶的作用以及小肠运动的机械作用，最后变成可被吸收的小分子物质。所有营养物质的消化产物以及水、无机盐和维生素等均主要在小肠内被吸收。因此食物通过小肠后，消化与吸收过程已基本完成，剩下不能消化和未被消化吸收的食物残渣通过回盲瓣进入大肠。

（一）小肠运动

小肠的运动是靠肠壁平滑肌的收缩来完成的。

小肠腔内食糜的混合、吸收以及朝肛门方向的推进都有赖于小肠平滑肌的运动。

1. 小肠的电活动：小肠平滑肌的电活动有慢波和快波两种类型。

（1）慢波：由纵行肌肌细胞膜电位的节律性波动所造成，这种电活动又称为基本电节律，起源于十二指肠乳头附近的纵行肌细胞，并向下传播，调节小肠的运动。慢波是频率较低的周期性自发节律，经常存在于胃和整个小肠中。慢波一般不直接引起平滑肌的收缩，但它决定平滑肌细胞收缩的频率、传播速度和方向，因此又称为起步电位。小肠慢波的频率自十二指肠至回肠末端逐渐下降。

（2）动作电位：它在慢波的基础上出现，当平滑肌受到各种刺激，如机械扩张、神经递质及电刺激后电兴奋性增高时，在慢波的顶端出现峰电位。动作电位能够传播到整个肌肉，引起平滑肌的收缩。峰电位对神经、内分泌及药物的刺激敏感，迷走神经兴奋、拟胆碱药物、盐酸、5 羟色胺及吗啡等可诱发峰电位产生；抗胆碱药物、自主神经节阻断剂、巴比妥和拟交感神经药物则能使其抑制。

2. 小肠的运动形式：小肠的运动形式有紧张性收缩、分节运动和蠕动。此外，尚有黏膜和绒毛的运动。

（1）紧张性收缩：小肠平滑肌的紧张性是其他运动形式的基础。当小肠的紧张性降低时，肠腔扩张肠内容物的混合与转运变慢；当小肠紧张性升高时，食糜在小肠内的混合与转运加快。

（2）分节运动：分节运动是小肠最主要的运动形式，它是以环形肌为主，规律地收缩和舒张。它受到胆总管开口处附近的纵行肌基本电节律的控制。分节运动以基本电节律为基础，故频率与基本电节律相同。小肠的基本电节律在小肠的上部较高，愈向下愈慢。人的基本电节律在十二指肠平均为11.8 次/min，在回肠末为9.39 次/min。分节运动在空腹时多半很少或不存在，进食后立即增强，并呈周期性的强弱变化。

分节运动具有对食糜由近端空肠向远端回肠的推进作用。一次分节运动使收缩波下的食糜向两端移动，但因为小肠上端的收缩频率较下端高，食糜在小肠中向下推移比向上推移得多；此外分节运动能增加小肠中的阻力，但小肠上部的收缩节律大，下部收缩节律小，故小肠下部的阻力小于上部的阻力，也可造成食糜向下推进。

（3）蠕动：小肠的蠕动是由纵行肌和横行肌协调地、有一定顺序地舒缩引起，它是一种推进性的波形运动。在食糜的前端有一舒张波，后侧形成收缩环将食糜推移或长或短的一段距离。小肠的蠕动波为1～2cm/min。每个蠕动波仅将食糜推进数厘米，而后消失，其作用是使经过分节运动的食糜向前推进一步，到达新的肠段后再开始分节运动。

在十二指肠和回肠末端，还可出现逆蠕动，它可使食糜在相应的肠段内来回移动，有利于食物的充分消化吸收。

在小肠内也可出现一种推进速度极快、传播很远的强烈蠕动波，称为蠕动冲。它可在数分钟内将食糜从小肠始端一直推送到小肠末端，有时还可推进大肠。这种蠕动波可由吞咽动作或食糜进入十二指肠引起，正常情况下不会发生，但当小肠受到强烈的异物刺激，如感染时，就可能发生。认为它的主要作用是尽快把小肠内容物驱人大肠，以缓解小肠异物的刺激。

3. 小肠运动的调节：

（1）外来神经的控制：小肠受迷走神经和交感神经的支配。迷走神经的影响是弥漫性的，迷走胆碱能神经兴奋使小肠运动加强。交感肾上腺素能神经则抑制小肠的运动。已知的交感抑制性反射有肠—目反射和肠—肠反射。在肠梗阻和局部缺血性损伤时，通过肠—肠反射可以防止肠腔内压过度升高，因而具有保护性作用。

（2）内在神经的控制：包括肌间神经丛和黏膜下神经丛，内有大量不同类型的神经元。根据递质的不同，可分为：胆碱能神经元，其终末释放乙酰胆碱，

对平滑肌起兴奋作用；肾上腺素能神经元，释放去甲肾上腺素，对胃肠运动起抑制作用；肽能或嘌呤能神经元，以抑制性作用为主。

（二）小肠内的消化与吸收

1. 小肠的解剖性因素：小肠能够吸收水、电解质和营养物质的多少是以小肠的表面积为基础的。人体小肠的黏膜面积为1.9～2.7m。小肠黏膜形成许多皱襞突向肠腔，大约使黏膜的表面积增加了3倍，十二指肠及空肠的黏膜皱襞更为明显；绒毛是小肠黏膜上

微小的突出结构，其长度为0.5～1.5mm，它的存在约使黏膜的表面积增加了10倍；绒毛上皮细胞的顶端又伸出许多突起，形成微绒毛，又增加了小肠的表面积约为20倍。因此，小肠黏膜的总面积约为小肠腔面积的600倍，约为250m^2。另外，在每个小肠绒毛内都有毛细血管、淋巴管、神经和平滑肌纤维，丰富的血管、淋巴管有利于水、电解质和营养物质的分泌与吸收；平滑肌纤维的收缩，可使绒毛发生收缩运动和来回摆动，绒毛每次收缩把血液和淋巴及其所含的物质挤走，而伸张时造成的绒毛内压降低，又促使营养物质从肠腔挤入绒毛内，这样就促使了绒毛的吸收作用和血液循环。

2. 水、电解质和维生素 B_{12} 的吸收：

（1）水的吸收：人每日摄入水分约为1.5L，摄入各种消化液约为6.5L，即每日经过消化道的液体总量为8L左右。大部分水分在小肠内被吸收，约有1.5L水经回盲瓣进入到大肠内。

（2）电解质的吸收：钠在空肠的吸收主要是被动的，是随着葡萄糖、半乳糖和水的吸收而被吸收的；仅小部分是主动吸收，为肠腔内的 Na^+ 与肠壁细胞的 H^+ 进行交换，伴有 CL^- 的吸收和 HCO_3^- 的分泌。回肠内钠的吸收过程是主动的，也是根据 $Na^+ - H^+$ 与 $Cl^- - HCO_3^-$ 的交换机制进行的，这种吸收不受葡萄糖和水吸收的影响。

钾在肠内的吸收是被动的。每日摄入钾为40～60mmol，大部分在空肠内吸收，小部分在回肠内吸收，每日从粪便内丢失的钾约为9mmol。

钙必须从结合钙的形式变成离子钙的形式才能吸收。它的吸收部位主要在小肠，十二指肠吸收钙的能力虽然最大，但由于整个小肠很长，所以其吸收总量比十二指肠多。食物中只有少量的钙被吸收，大部分随粪便排出体外。钙的吸收主要是通过肠黏膜的主动转运方式完成的，部分通过扩散进行。影响钙吸收的因素很多，钙盐有较大的溶解度，食物中钙和磷比例合适，肠内酸度较高，肠内存在的脂肪、乳糖及一些氨基酸如赖氨酸、亮氨酸及组氨酸等都能促使钙的吸收。而食物中的植酸和草酸能与钙结合成不溶解的化合物，影响钙的吸收。但决定钙吸收的主要因素是维生素 D 以及机体对钙的需要，维生素 D 促进小肠对钙吸收的原理是经肝脏和肾脏代谢转变成具有较强活性的 1，25（OH）$_2$D$_3$，经血液转运到小肠黏膜细胞内，与胞浆内的受体结合进入细胞核，使细胞合成钙结合蛋白而促进钙的吸收。

铁的吸收也与铁的存在状态有关，溶解的铁才能被吸收。人每日吸收的铁约为 1mg，仅为每日膳食中铁含量的 1/10，食物中铁大多数以高铁状态的氢氧化铁和铁盐存在。在酸性介质中，食物中铁易形成自由的高铁离子或结合疏松的有机盐，故胃酸中的盐酸及食物中的有机酸有利于铁的吸收。铁的吸收主要在十二指肠和近端空肠；同时，铁的吸收受铁的需要的调节。

阴离子中，空肠内 Cl^- 的吸收是伴随着 Na^+ 的吸收而被吸收的，属于被动吸收；在回肠，Cl^- 是以 HCO_3^- 与其进行交换而主动吸收的，余下的 Cl 在结肠内再被吸收。HCO_3^- 能逆化学浓度梯度而被吸收，是主动的吸收过程，HCO_3^- 既可以直接转运，也可以通过分泌 H^+ 而吸收。

（3）维生素 B_{12} 的吸收：维生素 B_{12} 是一个含钴的化合物，与其他 B 族的维生素比较，它是分子量最大的物质，不能像其他 B 族维生素一样以弥散的方式吸收。如果体内缺乏维生素 B_{12} 的吸收系统，就会产生恶性贫血。它在胃肠道内必须与胃壁分泌的内因子紧密结合才能被吸收。内因子是由胃腺的壁细胞分泌的。内因子和维生素 B_{12} 的复合体到达回肠末端后，附着于微绒毛上，以胞饮的方式被吸收，吸收后的维生素 B_{12} 便从与内因子的复合体中释放出来，转运到血流中去。

3. 糖的消化与吸收：糖类食物占人们日常食物的一半以上，

主要是以低聚糖和多糖的形式存在，而在小肠中能被吸收利用的完全是单糖，所以膳食中的糖类物质，必须在胃肠道内被彻底消化水解后，才能被机体利用。

食物中的多糖受到唾液淀粉酶、胰淀粉酶的作用而形成麦芽糖、麦芽三糖和α-糊精。这些多糖分解的产物和其他双糖，如蔗糖、乳糖，在小肠中又进一步受到低聚糖酶的水解而成为单糖。葡萄糖和半乳糖以游离糖的形式在黏膜细胞刷状缘的部位与载体结合，由载体转运进入细胞。

4. 蛋白质的消化与吸收：蛋白质的消化主要在小肠内进行。首先由胰蛋白酶对长的肽链进行分解，其产物为氨基酸和寡肽，寡肽再由肠上皮细胞中的分解酶进一步水解成氨基酸。肠腔内氨基酸需要通过耗能、需钠的主动转运才能被吸收。

5. 脂肪的消化和吸收：人们食入的脂肪类食物，主要是三酰甘油（甘油三脂），其余的还有胆固醇、磷脂和脂溶性维生素等。脂肪不溶于水，吸收过程复杂。它的消化依赖胰脂肪酶、胆汁和肠细胞的协同作用，食物中的脂肪通过机械粉碎，胆汁乳化溶解，胰脂肪酶消化后才进入肠细胞。由于脂肪颗粒较大，故不能进入门静脉，而直接进入淋巴系统。脂肪消化吸收主要在小肠的上部进行，吸收时不需载体，但其弥散受肠细胞表面水层厚度的影响。剩余胆盐则在末段回肠回收，完成肠肝循环。

第五节 结肠、直肠和肛管解剖和生理

一、结肠和直肠的解剖

（一）结肠各部的形态结构

结肠自回盲瓣续于回肠，终于第3骶椎体平面，与直肠连接。结肠的长度在成人平均约为150cm，它包括盲肠、升结肠、

横结肠、降结肠和乙状结肠。结肠各部的直径不一，自盲肠端的7.5 cm逐渐递减为乙状结肠末端部分的2.5cm。结肠的外形与小肠有明显的区别，具有3个标志为结肠袋、肠脂垂和3条结肠带。

1. 盲肠：盲肠位于右髂窝内，是结肠的起始部，下端以膨大的盲端起始，左侧以回盲瓣为界接末端回肠。盲肠的长度约6cm，直径约7cm，向上延续为升结肠。盲肠为腹膜内位器官，故有一定的活动性。偶见位于肝下或盆腔内。小儿盲肠位置高，随年龄的增长而逐渐下降。回肠末端开口于盲肠处有上、下两片唇样黏膜皱襞，称回盲瓣。此瓣具有括约肌功能，既可控制回肠内容物进入盲肠的速度，使食物在小肠内充分消化吸收，又可防止大肠内容物的逆流。由于回盲瓣的作用，结肠梗阻易发展为闭襻性肠梗阻。临床上常将回肠末段、盲肠、升结肠起始部和阑尾统称为回盲部。回盲部是肠结核和肠套叠的好发部位。

2. 升结肠：升结肠居盲肠和结肠肝曲之间，其下端平髂嵴水平续于盲肠，上端在右第10肋与腋中线相交处延为结肠肝曲。平均长度为15cm。升结肠为腹膜间位器官，前面及两侧有腹膜遮盖，其后面以疏松结缔组织与腹后壁愈着。自下而上毗邻髂筋膜、腰方肌筋膜和右肾下份，与右肾借腹膜外脂肪和肾筋膜前层相隔。故当外伤造成结肠后壁穿破时，可引起严重的腹膜后感染。同时，肾周脓肿偶尔也可穿入升结肠。升结肠外侧为右结肠旁沟，内侧有十二指肠降部，右输尿管、精索或卵巢血管，前方为系膜小肠。升结肠位置较固定，但约1/4的人有升结肠系膜，成为活动的升结肠。移动的升结肠本身并无症状，但可引起盲肠扭转和回盲部套叠，也可向下牵拉肠系膜上血管蒂而将十二指肠压迫在腰椎体上，造成十二指肠横部梗阻。

3. 结肠肝曲：居右第9和第10肋软骨深处。起于升结肠，位于肝右叶的下方和右肾下端的前方，然后向右与横结肠连接。它的内侧面邻接较浅在的胆囊底和较深的十二指肠降部，有腹膜覆盖。有时有一腹膜皱襞向肝十二指肠韧带延伸至结肠右曲，称肝结肠韧带，使结肠右曲相对固定，但不如结肠脾曲固定，其位置较脾曲浅和低。

4. 横结肠：横结肠是结肠各部中最长的一段，约为45cm，自结肠肝曲向左至结肠脾曲，横贯腹腔，为腹膜内位器官，完全为腹膜包囊。并借横结肠系膜悬于腹后壁，因此是结肠中较活动的部分，横结肠系膜在肝曲及脾曲较短，而中间部位较长，站立时，横结肠可降至脐下甚或盆腔。系膜右侧有中结肠动脉。在胃肠吻合术切开横结肠系膜时，应注意防止损伤动脉。横结肠上方有胃结肠韧带与胃大弯相连，下方与大网膜相连。

5. 结肠脾曲：位于脾的下方，相当于第10、11肋水平。横结肠末端向上、向后、向左，在脾下方又弯向下，与降结肠连接形成脾曲。脾曲较肝曲更成锐角，位置高且深是结肠各部中最固定的部位。脾曲的外侧面借膈结肠韧带连于膈肌下面，此韧带承托脾的下极。除脾曲后面与胰腺尾部连接处无腹膜外，均有腹膜覆盖。前方部分为胃大弯所掩盖，后与左肾及胰尾相连。

6. 降结肠：降结肠自结肠脾曲开始向下，一般认为至左髂嵴处续为乙状结肠，长约25cm。同升结肠一样，降结肠为腹膜间位器官，前面和两侧被以腹膜。降结肠后壁缺乏腹膜而借肾筋膜和腹内筋膜与左肾下部及左腰方肌相融并固定于腹后壁。其外侧为左结肠旁沟，后方有精索或卵巢血管，内侧有左输尿管，前方有小肠。

7. 乙状结肠：乙状结肠起自左髂嵴平面接降结肠，止于第3骶椎前方偏左，借直乙角续于直肠。乙状结肠的内径约为2.5cm，长度变异较大，15～50cm，平均约38cm。乙状结肠属腹膜内位器官，有较长的系膜，活动性较大，可向下至骨盆腔，也可移动至右下腹。如乙状结肠系膜过长，易造成乙状结肠扭转。

（二）直肠的形态结构

直肠位于小骨盆腔的后部，其全长 12~15cm。直肠上、下端以及与乙状结肠和肛管的界限仍存在争论。一般说来，从解剖学观点来看，直肠的上界为第 3 骶椎体平面，下界为齿状线。但从外科学和生理功能角度来说，其上界为骶骨岬或左侧骶髂关节高度，其下界为直肠穿盆膈处或肛管直肠环平面（肛直线）。直肠的行径并不直，在矢状面和冠状面都存在不同程度的弯曲。在矢状面上有两个弯曲：骶曲和会阴曲。骶曲与骶骨弯曲相一致，凸向后，会阴曲绕尾骨尖转向后下，凸向前。在冠状面有 3 个弯曲，上部和下部的弯曲凸向右侧。中间的凸向左侧。直肠上段管径与乙状结肠相同，约为 3cm。向下肠腔显著扩张，至直肠下部，膨大成为直肠的壶腹部，壶腹的下端相当于耻骨直肠肌上方处管径又明显缩窄至齿状线，续于肛管。直肠上 1cm 前面和两侧面有腹膜覆盖，属腹膜间位器官；中 1，3 段，仅前面被腹膜覆盖，为腹膜外位器官；直肠下 1/3 段全部位于腹膜之外，因而无浆膜覆盖。直肠无真正系膜，但其上后方，腹膜常包绕直肠上血管和蜂窝组织，这就是近年来外科临床称的直肠系膜。在两侧有侧韧带将直肠固定于骨盆侧壁。在直肠黏膜面，出现数条半月状高低不等的横行皱襞，称直肠横襞。横襞数目不等，1~7 个，但一般为 3 个且与冠状面 3 个侧曲密切联系，即上部和下部的横襞在左，中间 1 个在右且最恒定，距肛门约 7.5cm，相当于腹膜反折处平面，可作为结肠镜检测标志。

（三）直肠的肌肉及其周围间隙

1. 直肠肌肉：直肠周围环绕着许多肌肉，构成盆底，承托盆腔器官，控制着排便，具有十分重要的生理功能，这些肌肉可分为肛门外括约肌、肛门内括约肌、肛提肌和联合纵肌。

（1）肛门外括约肌：肛门外括约肌属于随意肌，有环形肌束和椭圆形肌束，围绕肛管。它可分为 3 部分：肛门外括约肌皮下部位于肛门缘皮下，只围绕肛管下部，是环形肌束，这部分括约肌位于肛门内括约肌下方，两肌之间有括约肌间沟。手术时如将皮下部切断，并不影响肛门功能。外括约肌浅部介于皮下部与深部之间，由联合纵肌纤维将浅部与其他两部分开，是椭圆形肌束，环绕内括约肌。外括约肌深部在外括约肌浅部的上外侧，也是环形肌束，有些纤维与耻骨直肠肌纤维合并。

(2) 肛门内括约肌：肛门内括约肌由直肠肌层的内层环肌部分在直肠下端增厚形成，属平滑肌，受自主神经支配，上起肛管直肠环平面，下抵括约肌间沟，环绕肛管上 2/3 部，肌束呈椭圆形。内括约肌切断后不会引起排便失禁。

(3) 肛提肌：左右各一，属随意肌，联合构成盆膈。肛提肌分 3 个部分，包括耻骨直肠肌、耻骨尾骨肌和髂骨尾骨肌，起自骨盆两侧壁，斜行向下止于直肠壁下部两侧，呈漏斗形，有承托盆腔内脏，协助排便，括约肛管等功能。此外耻骨直肠肌的收缩，能增加肛管直肠交接处的角度，形成“肛直角”，有重要的括约功能。同时肛提肌与直肠纵肌纤维联合，可使直肠固定，防止脱垂。

(4) 联合纵肌：直肠肌层的纵肌部分与肛提肌在肛管上端平面汇合时，肌束混合在一起，形成了集平滑肌纤维、少量横纹肌纤维、大量弹力纤维的肌束，称之为联合纵肌。联合纵肌在临床上有重要意义，它将内、外括约肌和肛提肌联合箍紧在一起，并将其向上外方牵拉，所以成为肛管的“骨架”，有固定肛管的功能。此外，它与肛管周围肌一起有协调排便的功能。

(5) 肛管直肠环：肛管直肠环是由外括约肌浅部、深部及肛提肌的耻骨直肠肌和内括约肌的一部分加上联合纵肌纤维组成的一个肌环。手术中不慎完全切断此环，将引起肛门失禁。

2. 肛管、直肠周围间隙：肛管、直肠周围存在着一些由脂肪组织填充的组织间隙，即外科解剖间隙，极易感染发生脓肿。以肛提肌为界，其下的间隙有：坐骨直肠间隙在肛管两侧，位于肛提肌以下，坐骨肛管横膈之上，左右各一，可在肛管后方相通；肛门后间隙，在肛门后方。肛门外括约肌浅部将此间隙分为深、浅两部。肛管后间隙的浅部位于皮肤和外括约肌浅部之间，深部界于外括约肌浅部和肛提肌之间，位于肛尾韧带的深层，并与两侧坐骨直肠间隙相通。在肛提肌上的间隙有：骨盆直肠间隙，在直肠两侧，左右各一，位于肛提肌以上，盆腔腹膜之下；直肠后间隙，又称骶前间隙，位于上部直肠与骶骨前筋膜之间，下为肛提肌，上为腹膜反折，与两侧骨盆直肠间隙相通。

（四）结肠、直肠及肛管的血管、淋巴和神经

1. 血管

（1）结肠的血管：结肠的动脉来自肠系膜上动脉发出的回结肠动脉升支、右结肠动脉、中结肠动脉和由肠系膜下动脉发出的左结肠动脉与乙状结肠动脉。肠系膜上动脉分支分布于升结肠至结肠脾曲的一段，肠系膜下动脉分支分布于降结肠和乙状结肠。以上这些动脉均分出两支至数支重要分支，并与邻近的动脉支吻合，形成沿结肠肠管方向走行的边缘动脉，从边缘动脉再发出终末动脉至肠壁。

结肠壁内静脉丛汇集成小静脉，在肠系膜缘合成较大静脉，与结肠动脉并行，成为与动脉同名的静脉。结肠中静脉、结肠右静脉和回结肠静脉合成肠系膜上静脉，入门静脉；乙状结肠静脉汇合和结肠左静脉汇合成为肠系膜下静脉，沿脊柱在左侧上行注入脾静脉，最后入门静脉。

（2）直肠、肛管的血管：直肠肛管部的血管十分丰富，动脉供应来自直肠上动脉、直肠下动脉、骶正中动脉和肛管动脉，其动脉之间有丰富的吻合支。

直肠上动脉是肠系膜下动脉的终末支；直肠下动脉由髂内动脉前干或阴部内动脉分出，左右各一，通过直肠侧韧带进入直

肠，与直肠上动脉在齿状线上下相吻合；肛门动脉由两侧阴部内动脉分出，通过坐骨直肠窝，供应肛管和括约肌，与直肠上、下动脉有分支吻合；骶正中动脉由腹主动脉分叉处后壁分出，紧贴骶前方下行，供应直肠下端的后壁。

肛管、直肠静脉的分布排列与动脉相似，以齿状线为界分为两个静脉丛，即痔内静脉丛和痔外静脉丛。痔内静脉丛位于齿状线上方的黏膜下层，汇集成数支小静脉，穿过直肠肌层成为直肠上静脉，经肠系膜下静脉汇入门静脉；由痔内静脉丛发生的痔，称为内痔。痔外静脉丛位于齿状线下方，汇集肛管及周围的静脉，形成肛门静脉和直肠下静脉，前者通过阴部内静脉后再通过髂内静脉回流到下腔静脉系；由痔外静脉丛发生的痔称为外痔。

2. 淋巴

（1）结肠的淋巴：结肠的淋巴沿结肠动脉排列，可分为4组：位于结肠壁的结肠上淋巴结；位于边缘动脉周围的结肠旁淋巴结；沿结肠右、中、左动脉和乙状结肠动脉排列的中间淋巴结；位于肠系膜上、下动脉周围的中央淋巴结。结肠的淋巴管开始于结肠壁内的毛细淋巴管和集合管，经各组淋巴结最终注入肠系膜上淋巴结和肠系膜下淋巴结。一般是前者汇合升、横结肠的淋巴引流，后者汇合降、乙状结肠的淋巴引流。

（2）直肠、肛管的淋巴：直肠、肛管的淋巴也以齿状线为界分为上、下两组，上组在齿状线以上，收集全部直肠和肛管上部的淋巴管，向上、向两侧和向下3个方向引流。向上沿直肠上血管到肠系膜下血管根部淋巴结，为直肠主要淋巴结；向两侧淋巴汇集直肠下段的淋巴，并与肛管淋巴管吻合，在直肠侧韧带内与直肠下动脉并行，入髂内淋巴结；向下的淋巴沿肛门、肛门周围皮肤的坐骨直肠间隙内淋巴管，到髂内淋巴管。下组淋巴在齿状线下方，汇集肛管下部、肛门和括约肌周围淋巴，向外经会阴到达腹股沟淋巴结，然后经髂外淋巴入髂总淋巴结。上、下两组淋巴均有交通。

3. 神经

(1) 结肠的神经：结肠的神经属自主神经，分交感和副交感两种。左、右半结肠的神经分布有所不同。右半结肠的交感神经来自肠系膜上动脉根部的肠系膜上丛，副交感神经来自右侧迷走神经的神经纤维形成的腹腔丛，左半结肠的交感神经来自肠系膜下动脉根部的肠系膜下丛；副交感神经来自盆神经发出形成的下腹下丛（内也含交感神经）。交感神经有抑制肠蠕动，收缩内括约肌的作用。副交感神经增加肠蠕动，促进分泌，使内括约肌松弛。

(2) 直肠、肛管神经：直肠神经同结肠一样由自主神经支配。交感神经来自上腹下丛（也称骶前神经）和下腹下丛（也称盆丛），副交感神经来自第2、3、4骶神经组成的下腹下丛。

肛管的神经丛性质上可分为自主神经和脊神经（躯体神经）两类。自主神经中的交感神经主要是骶前神经和交感干上的骶部神经节以及尾神经节发出的纤维；副交感神经是由直肠壁内肠肌丛连续而来，形成联合纵肌神经丛。肛管的脊神经来源主要为阴部神经发出的肛门神经，此外尚有阴部神经发出的括约肌前神经和会阴神经的肛门支，第2、3、4骶神经后支以及肛尾神经。

第六节　阑尾解剖和生理

一、解剖

胚胎时期阑尾是盲肠的延续，在盲肠的尖端呈一圆锥形憩室，出生时阑尾仍在盲肠顶端下延。婴儿时期，盲肠的右侧和前侧肠壁生长较快，遂使阑尾转向后内，成为成人阑尾所常见的位置。阑尾为一细长盲管，其长短粗细变异很大，一般为6~9 cm长，有的可长达20 cm，老年人则较短小。直径0.5~0.8 cm，阑尾腔很窄，为0.2～0.3 cm。阑尾的基底部在盲肠的后下方，回盲瓣下约2.5 cm处，3条结肠带汇集于此，手术时可循结肠带特别是沿前纵韧带向远侧找到阑尾。

阑尾和盲肠的发育是相互关联的，阑尾在腹腔内的位置取决于盲肠的部位。胚胎早期，腹腔很小，不能容纳中肠，中肠在腹腔外。胚胎10周时，腹腔发育，中肠又逐渐进入腹腔并开始旋转，中肠末端的盲肠，最初位于腹腔左侧，以后上升并向右旋转至右上腹，最后下降至右髂窝。当盲肠回转或下降不全时，必定合并有阑尾位置的异常，阑尾可在左侧脾脏的下方至右髂窝的任何位置上。如盲肠未固定，游动性大，阑尾也将随之移动。盲肠、阑尾位置的异常在临床诊断上有重要意义，常造成诊断的困难。阑尾基底部与盲肠的关系是固定的，但阑尾尖端的位置和指向可有许多变异，常见的是在盲肠后指向上方，或在盲肠下方指向髂窝或盆腔，也有的在回盲部前、后指向脾脏；如阑尾过长，其尖端可在右上腹、腹中线或跨过腰大肌进入盆腔，可盖住闭孔内肌，少数其尖端或整个阑尾在腹腔外。如内脏转位，则阑尾在左下腹部。此外，阑尾缺如、发育不全或阑尾重复症均属非常罕见的情况。

阑尾的组织结构与结肠相似，黏膜被以结肠型上皮，有许多杯状细胞可分泌黏液。黏膜的厚度随黏膜下淋巴组织的多少而不同。出生时黏膜下淋巴滤泡组织很少，一般在出生后两周开始出现，以后逐渐增多，10～20岁时最多可达200个以上，30岁以后明显减少，不及高峰时的半数，以后淋巴组织逐渐萎缩，至60岁则所剩无几甚或完全消失，代之以阑尾壁的纤维化，管腔部分或全部闭塞。阑尾肌层的内环层和盲肠的同层相连续，外纵层则由3个结肠带合并构成。阑尾的肌层在某些部位可很薄，仅为一薄层结缔组织，甚或缺如而使黏膜下组织直接贴近浆膜，这可能与阑尾炎症容易扩散和在某些部位易于穿孔有关。

阑尾系膜由两层腹膜组成，在末段回肠后方加入小肠系膜，两层中有血管、淋巴管和神经走行。阑尾动脉是回结肠动脉的一支，行走于阑尾系膜的游离缘侧，为一终末动脉，与盲肠的动脉血管无吻合支，如发生痉挛或血栓，阑尾血液循环即可因缺乏侧支而发生障碍。盲肠后动脉虽有一分支至阑尾但只供应阑尾的基底部。阑尾的静脉、淋巴管和神经与动脉并行，静脉血经阑尾静脉、回结肠静脉、肠系膜下静脉回流入门静脉，因而化脓性阑尾炎可引起门静脉炎和肝脓肿。黏膜下淋巴管呈纵向分布，回流至右半结肠和肝曲的结肠系膜淋巴结。阑尾的神经来自肠系膜上动脉周围的神经丛。

二、生理

阑尾壁有蠕动功能，能将进入阑尾腔的内容物排出，但蠕动活动很少。阑尾可吸收水和电解质，并可分泌含有黏液、淀粉酶等的碱性物质。

目前对阑尾的功能尚无确切了解，但倾向于认为阑尾有免疫功能。从比较解剖学看，温血动物大肠的淋巴滤泡大部分集中在盲肠，少数脊椎动物包括类人猿结肠的淋巴组织集中在盲肠尖端、阑尾部位。假如阑尾有生理功能，很可能和淋巴滤泡有关。鸟类的法氏囊控制淋巴组织的发育，如将其破坏，则免疫球蛋白的生成有缺陷。兔的阑尾组织与鸟类的法氏囊相似，如切除新生兔的阑尾，可影响它产生抗体的能力。有人认为人的阑尾是一发育良好的有用的淋巴器官，是肠道高度分化的一部分。在儿童及青年时期，其发达的淋巴组织能输送具有免疫活性的淋巴细胞，至成年后，这种免疫功能为全身淋巴结和脾脏所代替，因此阑尾切除后对人体并无不良影响，不会造成免疫系统可察觉的缺陷。有人报道，在尸解中观察到，阑尾切除后发生结肠癌或其他肿瘤者较对照组高，但目前的资料还不足以说明两者的关系。

第七节　肝脏解剖和生理

一、肝脏解剖

肝是人体内最大的实质性脏器，重 1300g～1500g，红褐色，质脆弱，表面光滑。顶部隆起，与膈肌相连，称为膈面；底部较凹陷，与腹腔脏器相接触，称脏面。脏面有左右两个纵沟和一个横沟，呈“H”形，内有左右肝管、门静脉左右支及肝左右支动脉，器肝门或第一肝门。肝脏的大部分位于右季肋部，小部分位于上腹及左季肋部。肝上界位于右锁骨中线第 5～6 肋间，下界与肋弓一致，左外叶前缘达剑突下 2～3cm，并随呼吸上下移动。

（一）肝脏韧带

肝脏除了肝裸区无腹膜包裹外，其余大部分表面均被腹膜所覆盖，并形成肝包膜。肝裸区通过纤维结缔组织与膈相连、固定，包被的腹膜反折形成肝韧带，使肝脏固定在膈和前腹壁。肝月韧带包括：镰状韧带、肝圆韧带、冠状韧带、三角韧带、肝胃韧带、肝十二指肠韧带、肝肾韧带和肝结肠韧带。

1. 镰状韧带：镰状韧带是前腹上壁的腹膜层反折至肝表面形成，并将肝分为左右两个部分。镰状韧带的上端向后上延伸与两侧冠状韧带相移行，下端与脐切迹和肝圆韧带相连。镰状韧带的前缘将肝固定于腹前壁和膈。

2. 肝圆韧带：肝圆韧带起自脐，经镰状韧带的下端止于门静脉左支的囊部并与静脉韧带相连。肝圆韧带为出生后的脐静脉闭塞所形成的纤维索。近 2/3 的人，其肝圆韧带内的静脉在出生后仍保持通畅。

3. 冠状韧带：冠状韧带是肝膈面与脏面腹膜反折至膈所形成，分为左右冠状韧带。左冠状韧带分前后两层，右冠状韧带分上下两层。左冠状韧带前层和右冠状韧带的上层与镰状韧带的左右延伸部相连接。右冠状韧带的上下两层之间为肝裸区，内有肝静脉及下腔静脉通过。

4. 三角韧带： 肝左右三角韧带是左右冠状韧带的两层组织向左右延伸、汇合而成，与膈相连，将肝的左右侧固定于膈上。左三角韧带中有血管与迷走胆管通过。

5. 肝胃韧带和肝十二指肠韧带： 肝胃韧带和肝十二指肠韧带的前部与左三角韧带相连续，后面与冠状韧带连接。肝胃韧带起自胃小弯，上方止于肝脏面的静脉韧带，内有胃血管及迷走神经通过，其右侧移行为肝十二指肠韧带。肝十二指肠韧带位于肝门横沟与十二指肠上部之间，左侧连接肝胃韧带，右侧游离，后方为网膜孔，韧带的两层腹膜间有肝固有动脉、门静脉主干、胆总管、神经纤维和淋巴管通过，称为肝蒂。

6. 肝肾韧带和肝结肠韧带： 肝肾韧带为右冠状韧带的下层沿肝后面下缘，经右肝的脏面在右肾前上方折叠而成，内有右肾上腺静脉通过。肝结肠韧带是连接右肝下缘与横结肠之间的腹膜。

（二）肝的分叶及分段

从外形上看，肝脏为一整体性器官，仅被镰状韧带分为左右两叶，但事实上这一分叶法并不符合肝脏内部的管道分布规律。通过对肝内管道分布的研究，发现肝内确实存在裂隙，并形成各叶、段间的分界线，称为肝裂。各叶、段内有相对独立的管道系统，并可作为独立的功能及手术单位，便于诊断定位及手术切除。根据肝裂及管道的分布，有多种方法对肝脏进行分叶、分段。目前国内临床普遍接受的是 5 叶 6 段的分界法，而国际上则接受的是 8 分段法。

1. 肝裂： 肝裂包括正中裂、左叶间裂、左段间裂、右叶间裂、右段间裂及背裂。正中裂在膈面，起自胆囊切迹中点，向后上延至肝左静脉汇入下腔静脉处，在脏面它与右纵沟一致，其连线又称 Cantile 线；此裂线将肝分为左右两个半肝（两叶），左半肝（左叶）占全肝的 30% ~40%，右半肝（右叶）占 60% ~70%；正中裂平面有肝中静脉通过。左叶间裂位于正中裂左侧，在膈面与镰状韧带一致，在脏面与左纵沟一致，裂间平面中有肝左静脉属支（左叶间肝小静脉）通过。左段间裂相当于肝左静脉汇入下腔静脉处与肝左缘的中后 1/3 交界处的连线，然后横向转向脏面与左叶间裂相交汇，内有肝左静脉的段分支通过。右叶间裂位于正中裂的右侧，起自肝右下角与胆囊切迹中点之间的中外 1/3 交界点，在膈面相当于该交界点与肝右静脉在下腔静脉的汇入点的弓形连线；该叶间裂中有肝右静脉通过。右段间裂在脏面以右切迹为标志，横向与右叶间裂相交，裂间有肝右静脉的段间支通过。背裂位于尾状叶的前方，为 3 个肝静脉的出肝处，与脏面的正中裂相交，将尾状叶分为左右两部。

2. 肝脏的 5 叶 6 段分界法：20 世纪 50 年代以后，吴孟超根据门静脉分布规律，提出对肝脏进行 5 叶 6 段的分界方法。根据门静脉的分支，肝脏被正中裂分成左右两个半肝，左右半肝再分为两叶。以左叶间裂为界将左半肝分成左内叶和左外叶，左外叶再被左间段裂分为左外叶上、下段。以右叶间裂为界，将右半肝分成右前叶和右后叶，右后叶再被右门静脉右支一般比左支横部短，成人平均为 2. 3cm，发出右尾状叶静脉支、右前叶静脉支和右后叶静脉支。右前叶静脉支发自门静脉右支的前缘，直径较粗大，很快分成多数小支，分布至右前叶的前下部和后上部（Ⅴ、Ⅷ段）。右后叶门静脉支为门静脉右支的终支之一，分支分布到右后叶上、下段（Ⅵ、Ⅶ段）。

尾状叶的门静脉小分支可分成左右两组，每组有 1 ~3 支小血管或更多。左段组起自门静脉左支横部上缘，右段组多发自门静脉右支上缘，少数发自门静脉主干。

（1）肝动脉：肝动脉起自肝总动脉，在肝门处分成肝左、右动脉，分别向左右半肝供血。肝动脉及其分支变异很多，如肝左动脉可起自肝动脉、胃左动脉或肠系膜上动脉。在肝内，肝动脉攀缘着相应的门静脉，在格里森鞘内逐次分支。肝右动脉分出右后叶动脉上段、右后叶下段、右前叶上部、和右前叶下部。

（2）肝中静脉：肝中静脉主干长26～40mm，行走于正中裂间，收集肝左内叶和右前叶的静脉血，多数与肝左静脉合干后汇入下腔静脉，少数直接进入下腔静脉。肝中静脉的属支主要有左、右两组，每组各有上、中、下3支。

（3）肝右静脉：肝右静脉是3支肝静脉中的最粗者，平均内径为14mm，行走于肝右叶间裂中，呈向右突出的弧形弯曲，其引流范围与肝右静脉的直径大小及有无副肝右静脉有关。肝右静脉粗大者，其引流范围为肝右后叶及右前叶上部，甚至右前叶下部；肝右静脉较小者，引流范围仅限于肝右后叶上段。

（4）肝短静脉：肝静脉系统除上述3支主要静脉于外，在肝后下腔静脉两侧还有两组短小肝静脉，单独开口于下腔静脉的左前壁、前壁及右前壁（第三肝门）。两组可有3～30支小静脉，平均为4～8支。第一组主要引流尾状叶的静脉血，第二组称肝后静脉，又称旁腔静脉、副肝右静脉或右后下静脉，引流右半肝脏面的静脉血。

3. 肝外管道：肝外管道为肝内管道的起始或延伸，肝外管道经不同的肝门进出肝脏，包括第一、二、三肝门。

（1）肝门（第一肝门）及其出入的结构：第一肝门在肝的脏面，位于由横沟、右切迹和矢状沟所组成的“H”型沟中。第一肝门中有肝蒂出入，肝蒂中包括门静脉、肝动脉、肝管、淋巴管和神经等。肝蒂被包裹在较为致密的结缔组织中，向上与肝包膜及格里森鞘相连，向下则移行于腹膜外组织。

①门静脉：门静脉由肠系膜上静脉和脾静脉汇合而成。主干在肝蒂内与肝固有动脉及胆总管的相互关系为：肝固有动脉居

左，胆总管居右，门静脉在两者的稍后方或在肝固有动脉的后方，少数人的门静脉可位居胆总管后方。在近肝门处，肝固有动脉、胆总管及门静脉均分为两支进出左、右半肝。在肝门部，三者分叉处的位置变异较多，常见的三者相互关系为：在前后方向上，肝左、右管及肝总管在前，肝左、右动脉居中，门静脉及其左右支在后；在左右方向上，门静脉的分叉在横沟的最右侧，肝左、右管的汇合点居中，肝固有动脉的分叉点在左侧，居肝中裂的左侧或左叶间裂平面；在垂直方向上，肝左、右管的汇合点最高，门静脉的分叉点次之，肝左、右动脉的最低（约在肝十二指肠韧带中点或胆囊管与肝总管汇合点水平的左侧1.5cm处）。

门静脉左支较长，根据其部位及形态特点分为横部、角部、矢状部和终末部（囊部）；横部位于肝门横沟左半，前上方为肝左管，下方为肝左动脉；横部向左至左纵沟为角部，进入脐静脉窝内成为矢状部，并发出左内叶、外叶支，终末部分进入左外叶。门静脉右支较短且位置较深，位于肝右管和肝右动脉的深部，进入肝实质前，分出右前叶和右后叶门静脉支，供应右半肝。

②肝动脉：肝总动脉为腹腔干三大分支之一。

正常情况下，肝总动脉发出胃和十二指肠的动脉分支后，主干延伸为肝固有动脉，近肝门部分为肝左、右动脉进入左右半肝。肝动脉的变异较多，其超源、肝蒂内的排列及肝门部的分叉情况均可出现变异，故称为迷走肝动脉。迷走肝动脉可起自肠系膜上动脉，甚至腹主动脉；起自肠系膜上动脉的迷走肝动脉在肝蒂内多行走于门静脉后方，进入肝十二指肠韧带分别替代肝总动脉、肝右动脉或肝左动脉。在肝门部，肝左、右动脉分叉部位亦可高可低，常伴有肝中动脉支同时入肝。肝中动脉可发自肝左、右动脉或肝固有动脉等，以起自肝右动脉者为多见，沿肝左管左侧进入左侧肝门，供应肝左内叶。

在肝门部，肝左动脉的部位较低浅，位于门静脉左支的前下方。由于肝左动脉的变异较多，故肝左动脉在左半肝的血供仅占50%左右，其余血供来自副肝左动脉和肝中动脉；尾状叶左段动脉亦起自肝左动脉。肝右动脉在经肝总管后方到达肝门切迹前（Calot三角区中），还发出胆囊动脉，然后在肝门右切迹内分出尾状叶右动脉、右前叶和右后叶动脉，供应尾状叶右段和右半肝。

③胆总管：肝内、外胆道的划分是以左右肝管的开口为界，开口以上为肝内胆道系统，开口以下为肝外胆道系统。肝外胆道系统包括肝总管、胆囊、胆囊管和胆总管。肝左管位于肝门横沟左半部、门静脉左支的前上方，管径较粗短，成人平均长度仅0.8cm。肝左、右管多在肝门外汇合，少数汇合在肝门内，其汇合点一般距肝门横沟2～3cm，比门静脉及肝动脉的分叉点高。在肝门处，肝左、右管位于最前方，肝左、右动脉居中，门静脉左、右支在最后。在肝门及其附近，有时有副肝管出现，并多汇入肝总管。肝左、右管汇合成肝总管后，行走在肝蒂的右前方，其长度约为3cm，直径0.4～0.6cm。肝总管与胆囊管汇合成胆总管后，行走于肝十二指肠韧带的右侧缘，开口于十二指肠乳头。

（2）第二肝门及其出入的结构：第二肝门位于肝顶部的下腔静脉窝上端，并被冠状韧带所覆盖。其肝外标志是从镰状韧带向后上方做一延长线，此线恰对着肝左静脉或肝左、中静脉合干在下腔静脉的入口处。肝左、中、右三支大静脉及一些小静脉在第二肝门处出肝并进入下腔静脉，这些静脉又称为肝上蒂。

肝左、中、右三支静脉进入下腔静脉的类型有两种：三支分别进入或左、中支合干后再进入。三支肝静脉进入下腔静脉的水平面亦不一致：肝左静脉位置稍高，肝右静脉稍低，肝中静脉居中，三者相差0.5～1.5cm；若左、中静脉合干者，其入下腔静脉处也比肝右静脉略高。第二肝门附近的肝小静脉（如肝左、右后上缘支）及副肝中静脉可汇入肝左、右静脉的近下腔静脉处或单独开口于下腔静脉。

（3）第三肝门：第三肝门位于肝后下腔静脉的远端，此处有两组肝短静脉出肝并直接开口于下腔静脉的左前壁、前壁和右前壁。两组肝短静脉有4～8支，直径为0.5～0.8cm。第一组主要引流尾状叶的小静脉；第二组又称肝后静脉或旁腔静脉，与肝右静脉相近，可引流右半肝脏面的静脉血。

4. 肝脏的淋巴及神经系统：

（1）肝脏的淋巴系统分为浅、深两层：浅层淋巴管位于肝浆膜下的结缔组织内，由密网吻合成丛，并汇合成集合淋巴管在浆膜下沿4个主要方向行走：①肝左叶的浅层集合淋巴管注入贲门淋巴结及胃左淋巴结，最后汇入腹腔淋巴管；②右半肝及尾状叶浅层的多向肝门集中，注入肝门淋巴结，然后进入腹腔淋巴结；③左、右半肝外侧的沿膈下动脉行走，注入腰淋巴结；④肝左、右叶膈面的穿过膈肌，注入膈上淋巴结，然后至胸骨旁淋巴结或膈前、后淋巴结。肝深部淋巴结的淋巴液生成于肝窦周围间隙即Disse间隙内，然后弥散入汇管区的毛细淋巴管，肝小叶内无毛细淋巴管；由毛细淋巴管汇合成的淋巴管在格里森鞘内攀缘肝内管道行走并渐汇集成集合淋巴管沿门静脉出肝，注入肝淋巴结。80%的淋巴液出肝后进入乳糜池及胸导管，并汇入左锁骨下静脉，20%的淋巴液环绕肝静脉、下腔静脉后经胸骨后淋巴结进入淋巴主干。

（2）肝脏和胆囊的神经支配来自：①脊髓7～10胸段的交感神经；②左、右支迷走神经；③左膈神经分支。左支迷走神经丛经小网膜上部走向肝门，交感神经和迷走神经右支与肝动脉伴行，神经纤维分布于血管、胆管和肝包膜。肝动脉只受交感神经支配；胆管同时受交感神经和迷走神经的支配。

二、肝脏的病理生理

肝脏具有复杂的生化功能。肝实质细胞是肝脏的主要功能细胞，约占肝细胞总数的80%，其次为肝窦内皮细胞、Kupffer细胞、胆管上皮细胞和成纤维细胞等。肝脏的主要功能为：①分泌胆汁；②合成蛋白质（血浆蛋白、白蛋白、凝血因子和脂蛋白等）、葡萄糖、脂肪酸、胆汁和磷脂；③解毒；④参与维生素、激素和微量元素的代谢，包括Vit A、vit D、vitK、甲状腺素、肾上腺皮质激素、性激素、胰岛素、铁、铜、锌、锰和硒等物质的代谢；⑤调控营养物质的摄入、储存和释放入血；⑥免疫作用，包括：产生抗体，吞噬微生物、异种抗原和抗原抗体复合物等。

肝脏有双重血液供应：门静脉和肝动脉，血流量约为1 500ml/min。门静脉是肝脏的主要供血系统，其供血量占全肝血量的70%左右，供氧量为50%，血中富含来自胃肠道的营养物质及肠道细菌代谢的有毒产物；门静脉左支及右支的血液未经充分混合已流入肝脏，门静脉左支主要接受来自脾及肠系膜下静脉的血液，门静脉右支的血液则主要来自肠系膜上静脉。肝动脉的血流量占全肝供血量的30%左右，供氧量占50%，压力远比门静脉高。生理情况下，肝细胞的血供主要来自门静脉；原发性肝癌的血供则主要来自肝动脉。门静脉和肝动脉的血液分别经小叶间静脉和小叶间动脉而共同进入肝窦状隙，再经中央静脉、小叶下静脉和肝静脉汇入下腔静脉。

（一）黄疸

由血浆胆红素浓度增高所引起的巩膜、皮肤、黏膜、大部分内脏器官和组织以及某些体液的黄染，称为黄疸。胆红素主要来自衰老红细胞产生的血红蛋白、肌红蛋白、过氧化氢酶、过氧化物酶和细胞色素等。血浆内的胆红素主要与白蛋白结合，以阻止胆红素进入各种半透膜。如血浆内间接胆红素浓度过高，超出了白蛋白的运载能力或血浆白蛋白浓度降低，间接胆红素便有透入细胞的危险。胆红素转运至肝，并与胆红素结合蛋白（Y蛋白和Z蛋白）结合，通过酶促反应，形成胆红素单葡萄糖醛酸酯和双葡萄糖醛酸酯，即直接胆红素（结合胆红素）。直接胆红素能溶于水，通过胆汁从肠道排泄，但不能透过类脂膜，所以不会在肠黏膜被吸收，不能透过血脑屏障和脑细胞膜。肝细胞将直接胆红素排入毛细胆管构成胆汁的一部分，然后进入肠肝循环。当胆红素的生成、运输或肝脏对胆红素的摄取、排泄发生障碍时，黄疸就会产生。根据发病机制，黄疸可分为以下几种类型。

1. 溶血性黄疸：溶血性黄疸是由于胆红素产生过多，超过了肝脏的处理能力并导致了间接胆红素升高，尿中尿胆素（-）、尿胆原增多，而肠道中的尿胆原和尿胆素增多并使粪色加深。

2. 肝细胞性黄疸：是由于肝细胞损伤，导致胆红素的摄取、酯化和排泄等发生障碍产生的黄疸。因为排泄的障碍最易发生，所以以直接胆红素增加为主；间接胆红素也可增加，尿中尿胆素（+），尿胆原增多，肠道内尿胆素和尿胆原的形成减少，粪色可能稍淡。

3. 梗阻性黄疸：梗阻性黄疸时，血中以直接胆红素升高为主，间接胆红素在梗阻一定时间后也可升高，尿胆素（+），尿胆原（-），肠中无尿胆素和尿胆原，大便可呈陶土色。

（二）重症急性胆管炎

重症急性胆管炎是严重的全身性感染，胆管梗阻为本病的基础，由于胆道梗阻和感染，胆汁变为脓性，胆管梗阻所导致的胆道高压使细菌毒素扩散至全身并造成内毒素血症，其病理生理改变包括以下几点。

1. 胆道压力升高：细菌及其内毒素进入血液循环与胆道内高压密切相关。一般胆道内正常压强为1.18～1.47kPa，肝细胞分泌压为2.94kPa。当胆道内压超出肝细胞分泌压时，胆道腔内容物包括细菌及其毒素可经毛细胆管与肝血窦间的交通逆流入血，造成菌血症、败血症、肝实质坏死和多发性肝脓肿。肝内毛细胆管压力过高，可致破裂并与肝血窦直接相通形成胆血瘘；胆砂、胆栓可经肝中央静脉、小叶旁静脉、肝静脉和下腔静脉进入肺循环，甚至形成肺血管栓塞。炎症和胆道高压可刺激胆道迷走神经，引起痉挛性疼痛、恶心和呕吐。

2. 细菌感染：急性胆管炎常是来自肠道内的细菌感染引起，多为混合感染。厌氧菌与需氧菌的协同作用，加重了胆道感染的危重程度和病程后期败血症的危重程度。

3. 内毒素血症：内毒素有两个来源。①革兰阴性杆菌裂解释出的内毒素，通过破坏的肝胆血屏障而进入血循环；②肠道内菌群因缺乏胆盐的抑制而繁殖过度，黄疸时肝脏内皮细胞系统功能受抑制，门静脉内毒素血症很容易转变成全身内毒素血症。内毒素可导致凝血、出血及 DIC 的发生，并促使血管舒张物质释放，导致败血症休克，同时又使血管收缩物质释放，引起微循环障碍。

4. 出血：倾向严重胆汁淤积致肠腔内胆汁缺乏时，维生素 K 吸收发生障碍，凝血因子Ⅱ、Ⅶ和 X 因维生素 K 缺乏而在肝内合成减少，易发生出血倾向。

5. 高胆红素血症：由于胆道梗阻，重症急性胆管炎患者常有血中直接胆红素升高，稍后因梗阻和感染的影响，肝细胞分泌胆汁功能受损，间接胆红素水平也升高。过高的间接胆红素可抑制脑组织的氧化磷酸化，致使中枢神经功能发生障碍。

胆道高压和感染是重症急性胆管炎的主要病理生理改变，两者互为因果，并造成恶性循环。如若胆道梗阻得不到畅通引流，可发生如下的转归：①在局部及其周围方面，由于胆道内压力过高和感染，肝内毛细胆管受损害破裂，肝细胞坏死感染并形成肝脓肿。肝表面炎症渗出和肝脓肿破裂，可引起化脓性腹膜炎、肝周脓肿和膈下脓肿等并发症。后者向上发展又可破入胸腔或心包腔，分别发展成为支气管胆瘘和心包填塞。②在全身方面，胆道高压可破坏肝胆血屏障，引起胆管静脉瘘，并产生肺动脉胆砂栓塞和损害全身的菌血症及败血症等。内毒素血症加上高胆红素血症，可使多种脏器功能受到不同程度的降低，且影响凝血机制和免疫功能，进而发展为弥散性血管内凝血和多脏器功能衰竭。

（三）肝性脑病

肝性脑病是继发于肝功能衰竭的一种神经精神性综合征，表现为一系列神经精神症状，具有可逆转的特征。病变基础为肝功能衰竭或短路，故胃肠来源的有毒物质不能被有效清除，加上氨基酸代谢的改变，导致了大脑神经递质传递的改变。其病理生理改变包括以下 4 点。

1. 氨：在肝性脑病的发病机制中，氨是重要的致病因素。由于病变的肝脏不能及时将氨转化为尿素和谷氨酰胺，患者的血氨及脑氨水平均升高。氨通过对脑神经膜或突触后的直接抑制以及非直接的由谷氨酸神经传递失衡，造成神经元功能障碍。

2. 芳香族氨基酸：由于肝脏的脱氨作用衰竭，血中芳香族氨基酸包括酪氨酸、苯丙氨酸和色氨酸的水平增高；而慢性肝病所致的高胰岛素血症及骨骼肌和肾脏代谢的增强，使血中支链氨基酸包括缬氨酸、亮氨酸和异亮氨酸的水平下降。两类氨基酸需借助同一载体转运系统竞争性地被脑摄入。肝衰竭时，血中胰岛素/胰高血糖素的比值降低及氨基酸血浆水平失衡使得更多的芳香族氨基酸通过血脑屏障。脑中苯丙氨酸水平的提高可导致多巴胺生成抑制及假性神经递质的形成。

3. γ－氨基丁酸：γ－氨基丁酸由肠道细菌所生成，进入门静脉后由肝脏代谢。肝功能衰竭或门体分流时，γ－氨基丁酸可直接进入全身循环，并与苯二氮革类受体形成复合物后，可引起神经功能抑制。

4. 肠道细菌： 由于肠道细菌可产生 γ－氨基丁酸、内毒素和尿素，因此肝功能衰竭时的过度肠道细菌繁殖亦可加重肝性脑病患者的症状。

氨对呼吸中枢有毒性刺激作用，肝性脑病的患者呼吸深度与呼吸频率均增加，导致患者经常处于碱中毒及低钾血症状态。低钾血症以及碱中毒时氨离子渗透入血脑屏障加快，并形成肝性脑病病理生理改变中的恶性循环。

（四）肝肾综合征

肝肾综合征为功能性。肾功能衰竭，是指继发于肝病而没有。肾脏病变证据的急性肾功能衰竭，其肾脏形态基本正常，肾小管完整，主要病因为有效血容量的减少及肾皮质的血流减少和重分布。另外，一些重要的介质亦参与了肝肾综合征的发生，包括：①肾素水平显著升高，通过肾素—血管紧张素—醛固酮系统使水钠潴留。②肾性前列腺素合成障碍，导致肾脏血流动力学不稳定，损害肾功能。③血栓素升高，血栓素能使肾血管收缩，加重肾损害。④激肽释放酶生成减少，激肽释放酶是一种肾血管扩张因子，低水平激肽释放酶使肾皮质血管收缩，肾脏功能受损。⑤内毒素血症，内毒素是强烈的肾血管收缩剂，可导致肾内微血栓形成，加重缺血。

肝肾综合征是由于肾脏的血液循环异常，并有多种介质参与的一种功能性疾病，虽然肾脏没有器质性病变，但预后较差。

（五）门静脉高压症

门静脉高压症为门静脉发生阻塞所导致的门静脉系统压力升高。正常的门静脉压力为 0.98～1.96kPa（10～20cmH_2O）。当门静脉压力超过 2.45kPa（25cmH_2O）或高出下腔静脉压 1.47kPa（15cmH_2O）时，可诊断为门静脉高压症。

1. 门静脉系统的生理特点和血流动力学

门静脉系统没有静脉瓣，正常情况由于静脉压差，门静脉系统血液顺流入肝，若门静脉高压时，血液可逆肝反流，引起门体侧支循环的开放，并经下列侧支循环流入腔静脉：①经胃冠状静脉和胃短静脉在食管下端与食管静脉丛吻合，经奇静脉、半奇静脉流至上腔静脉；②经脐旁静脉与腹壁上、下深静脉交通；③经肠系膜下静脉与直肠上静脉或经髂静脉与直肠下静脉交通；④腹膜后门静脉系统的小静脉与腰静脉、膈静脉等数支交通；⑤肝裸区肝静脉的小支与膈下静脉相交通。

2. 病理生理改变：

（1）肝脏血流动力学改变：肝硬化时因肝内门静脉流出道的阻力增加，部分门静脉血流通过侧支循环直接流入腔静脉，使人肝血量明显减少。另外，肝内门静脉与肝静脉之间的侧支开放使门静脉血绕过肝窦直接流入肝静脉，加之门静脉血中的有毒物质被肝脏摄取，灭活减少，使其在体循环中浓度增高，造成内脏血管扩张，大量血液淤滞于内脏循环中，进一步减少入肝血流，造成肝脏功能严重受损。

（2）门体侧支循环开放：门静脉高压时门静脉与腔静脉之间侧支循环形成，临床上最有意义的侧支是胃冠状静脉在食管下端与食管静脉吻合，其管壁靠食管胃底腔的一侧缺乏结缔组织支持，仅覆盖极薄的上皮细胞层。在门静脉高压作用下，该段静脉极易曲张，当门静脉压力骤然增加或因坚硬食物的机械性损伤，可导致静脉破裂及大量出血。

除胃冠状静脉与食管静脉吻合支外，其他侧支交通也开放，表现为前腹壁的浅静脉怒张，脐周静脉曲张，痔静脉隆起曲张，甚至破裂出血等。侧支循环形成后，门静脉血中的某些有毒物质不经肝脏处理便大量进入体循环中，如氨、胺类物质，可引起肝性脑病。

（3）脾脏充血性肿大：由于门静脉血流排出不畅，脾静脉回流受阻，脾发生充血性肿大，进而形成“脾功能亢进”。

（4）胃肠道淤血：门静脉高压形成后，内脏血管明显扩张，血液回流速度减慢，大量血液淤滞于胃肠道血管中，可以造成胃肠功能紊乱，消化吸收不良，甚至出现胃肠道出血。

（5）腹水形成：门静脉高压时腹水的形成可能与下列因素有关：肝内及腹腔内淋巴液生成增多；肝淋巴液由肝血窦的血液流出至淋巴间隙内形成后，汇入淋巴管，再出肝门而至腹腔内。肝血窦压力增高时肝内淋巴液的生成增加。有效循环减少，使垂体血管升压素（抗利尿激素）和肾上腺皮质醛固酮分泌增加，导致水、钠潴留。胃肠功能紊乱，蛋白质摄入减少，肝功能不全，白蛋白合成减少，造成低蛋白血症，血浆胶体渗透压下降，促使血浆中液体从腹膜和肠壁浆膜渗出并形成腹水。

3. 转归：肝硬化门静脉高压症病情的转归取决于患者的肝功能代偿状态及有无并发症。

（1）门静脉压力降低，无并发症发生者，预后较好。

（2）胃底、食管静脉曲张破裂大出血：是肝硬化门静脉高压症极为严重的并发症，当门静脉压力升高至3.34kPa（35cmH2O）时即有曲张静脉破裂出血的危险。约50%或更多的患者死于第一次出血。

（3）顽固性腹水：是肝硬化门静脉高压症的并发症之一，在肝细胞损害加重肝静脉流出道梗阻情况下才形成。

（4）脾功能亢进：由于血液流经脾时被阻留的时间过长，使红细胞在脾内因能量耗尽而裂解，加上巨噬细胞的吞噬作用，使血液中红细胞、白细胞、血小板减少。

（5）肝性脑病：是由于肝功能差和门体侧支分流后，门静脉血中的有毒胺类物质不经肝脏解毒便直接进入体循环，通过血脑屏障进入大脑所造成的意识障碍。

第八节 胆道解剖和生理

肝脏是人体最大的腺体，由肝组织和一系列管道系统组成，其中的胆道系统极为复杂，肝内管道可分为两个系统：①Glisson系统：包括门静脉、肝动脉和肝管，三者同被包绕在Glisson髓鞘内，由肝下面的横裂处出入肝，鞘内的三种管道称为肝三联；②单独的肝静脉系统：由腔静脉窝的上部注入下腔静脉。肝脏的胆管及其血管的解剖不仅仅是极为复杂，而且常有变异，因而胆道系统的手术是普通外科中难度较大的一类手术，系统而完整地学习胆道系统的解剖是顺利地进行胆道手术、医源性胆道损伤手术的关键。

在胚胎时期，胆道系统发育自前肠的内皮，胆道和肝脏的基始在胚胎3mm长时由前肠腹侧的膨囊构成。其头侧变成肝脏，尾芽形成腹侧胰腺，中间部分发展成胆囊。原为中空的肝膨囊先演变成一个实质性细胞团块，随后再通形成管道。最小的为毛细胆管在原始的肝细胞间组成基本的网状结构，后扩展到整个肝脏，肝内微胆管逐渐汇合成小叶间胆管（Hering管），再汇合成肝段肝管、肝叶肝管，最后汇合成左、右肝管，左右肝管经肝门出肝后汇合成肝总管。胚胎肝在胚胎第3个月才开始分泌胆汁，各级胆管流向肝门部的肝管。

胆道是肝脏的外分泌系统，包括3个部分：①肝自胆管：收集肝脏分泌的胆；②肝总管：由左右肝管在肝门部汇合而成；③胆囊：可贮存和浓缩胆汁。

一、肝内胆管

肝内胆管起源于肝内毛细胆管，逐渐汇合成区域性胆管、肝段肝管和左、右肝管。肝内胆管包括左、右肝管、肝叶、肝段、区域性胆管的分支。肝被正中裂分为左、右半肝。左、右肝的胆汁分别由左肝管、右肝管引流。左右肝管在肝门的横沟内汇合成肝总管，其汇合点的位置较高，一般在肝动脉和门静脉分叉之上，有时深入肝门内达2.5cm而被肝组织所覆盖，给手术操作带来困难。由于在肝脏的解剖分叶和分段的平面常常缺乏胆道和血管组织，肝内胆管可依肝脏的分叶和分段来分为一、二、三级，临床上习惯将左、右肝管称为第一级分支或一级胆管，肝叶肝管称为第二级分支或二级胆管，包括左内叶肝管、左外叶肝管、右前叶肝管和右后叶肝管，各肝段肝管则称为三级分支或三级胆管。

左肝管的平均直径为0.27cm，长0.7～1.2cm；第三军医大学报道为1.4±0.75cm。左肝管位于肝门横沟左侧、左门静脉分支的横部深面。左外叶上段和左外叶下段肝管在门静脉矢状部外侧汇合成左肝管，经一段距离后与1～3支左内叶肝管汇合成左肝管。左肝管与肝总管之间形成90°夹角。这些解剖形态上的特点使左肝管内的结石较难排出，经此处的手术也增加了难度。在肝脏手术时应时刻注意肝门部胆管有诸多的变异，左肝管由左外叶和左内叶肝管汇合而成，主要引流左半肝和尾状叶左半的胆汁。左外叶肝管又由左外叶上、下段肝管合成。左肝管还接受1～2支来自尾状叶左半的小肝管，出肝门后与右肝管汇合。左内叶肝管有时直接开口与肝总管或与右肝管汇合，右前叶或右后叶有时开口于左肝管。还应该注意在切开左肝管时，防止损伤其前方的门静脉。门静脉有时深埋于肝门内，被肝组织覆盖，深度可达2.5cm。曾志诚报道左肝管缺如者4.8%。

左肝管亦有4种分支类型。

第一型：左外叶上段肝管和左外叶下段胆管汇合成左外叶肝管，然后与左内叶肝管汇合成左肝管。此型最多见，约占人群中的70%。

第二型：左内叶肝管与左外叶下段肝管汇合之后再与左外叶

上段肝管汇合组成左肝管。此型约占人群中的16.6%。

第三型：左内叶肝管、左外叶上段肝管和左外叶下段肝管三者在同一点汇合者，此型约占人群中的6.7%。

第四型：左内叶肝管直接汇入肝总管的近端，此型约占人群中的6.7%。

右肝管与左肝管相比较短粗，平均直径为0.28cm，第三军医大学报道为0.84±0.56cm，长1.5~2.8cm，与肝总管间形成约150°夹角。这些解剖形态上的特点使胆汁易于流出，左肝管的探查术或置入器械相对较左肝管容易。右肝管由右前叶和右后叶肝管汇合而成，右后叶肝管又由其上、下段肝管汇合而成。右肝管还接受1~2支到尾状叶右半的肝管。门静脉肝位于右肝管的后下方，两者之间有肝右动脉经过。

右肝管的解剖变异也非常常见，50%以上的人右肝管由右前叶和右后叶肝管汇合而成。约有40%的人右肝管的开口有变异。吴孟超报道26.7%的人无右肝管，曾志诚则报道有35.7%的人无右肝管，Healy报道无右肝管的人为28%。

右肝管有4种分支类型。

第一型：右后叶上段肝管和右后叶下段肝管汇合成右后叶肝管，右后叶肝管再与右前叶肝管汇合成右肝管。右前叶肝管多为1支（A型），也可为2支（A_1型）。

第二型：此型为右前叶肝管注入肝总管分叉处者。其中右前叶肝管为1支者为B型；若有两支右前叶肝管，有一支注入肝总管分叉处，另一支注入右后叶肝管者为B1型；若两支右前叶肝管都汇入肝总管分叉处则为B2型。

第三型：右后叶肝管不与右前叶肝管汇合，而直接汇入肝总管者。

第四型：右前叶肝管汇入左肝管者。

二、肝外胆管

肝外胆道系统包括左肝管、右肝管、肝总管、胆囊及胆总管。大多数人的肝总管是由独立的左、右肝管汇合而成，但有25%的人右前叶和右后叶胆管各自分别于左肝管汇合。肝总管的起始部贴近肝脏，通常以左、右肝管开口处为肝内、外胆管的分界线。左、右肝管的汇合处的胆管内皮有时并不光滑，如果一侧有隆起样改变，即有可能影响胆汁流通，通常可导致胆色素结石在此形成。左、右肝管汇合处的成角的变化比较大，从45°~180°不等，右肝管常较垂直，左肝管近乎于横行。

肝总管上端起自左、右肝管的汇合部，在肝十二指肠韧带的右缘下行，与胆囊管汇合后即成为胆总管，因此，肝总管的长度取决于它与胆囊管汇合处的高低，一般长约 2.5cm，直径约0.5cm。

胆总管上端起自肝总管与胆囊管的汇合部，经十二指肠右缘下行，然后经十二指肠球部的后侧，抵达胰腺的背侧，最后经十二指肠乳头进入十二指肠。胆总管长度也取决于它与胆囊管汇合处的高低，一般长7~8cm，直径0.4~0.8cm，如果胆道影像学检查提示胆总管直径超过了1cm，则应考虑梗阻的可能。

胆总管的动脉血供来自右肝动脉、胆囊动脉、肝固有动脉、十二指肠上动脉、胃十二指肠动脉和十二指肠后动脉。

根据胆总管和十二指肠及胰腺的解剖关系，将胆总管划分为十二指肠上段、十二指肠后段、胰腺段和十二指肠壁内段。

（一）十二指肠上段

即十二指肠球部上缘以上部分，在肝十二指肠韧带的游离缘内下行，Winslow孔的边缘，后侧是门静脉，左侧为肝固有动脉。胆总管探查的开口、胆总管十二指肠吻合术等多在此段进行。

（二）十二指肠后段

直行于十二指肠球部的后侧，两者之间有较薄的纤维组织间隔。位于下腔静脉前方和门静脉的右方。

（三）胰腺段

为胆总管经过十二指肠球部之后，向右侧行走，抵达十二指肠降部，位于十二指肠降部与胰头之间的沟内、胰腺后侧的这一段胆总管。约80%的人胰腺段位于胰实质内。因此胰头癌、胰腺炎易压迫胆总管而形成梗阻性黄疸。

（四）十二指肠壁内段

亦称十二指肠壁段、胆总管末端，此段的解剖最为复杂，对它的研究直到获得目前大家公认的结果，前后进行了数百年。1543年Veselius对此段进行了最早的研究，1642年wirsung发现了胰管，：1645年Glisson发现了胆总管进入十二指肠的过程中有环状肌纤维围绕，1748年Vater的研究发现了共同通道，70%的人胆总管末端与胰管末端相汇合，形成共同通道，1887年Oddi报道胆总管下段有括约肌，直到1936～1944年Bog等人才在胚胎学上证实了括约肌的存在。

十二指肠壁内段位于十二指肠降部的后内侧壁内，较短，长约1cm，末段逐渐变细，胆石嵌顿于此。在十二指肠壁内形成膨大的乏特壶腹，开口于十二指肠乳头。共同通道长1.0～1.1cm，若超过1.5cm即为胆胰管合流异常。在胆总管和胰腺管的末端以及Vater壶腹壁内环绕有环形的平滑肌，称为Oddi括约肌，这一组括约肌能够控制壶腹口的开放。部分人胆总管和胰腺分别开口与十二指肠乳头或各自拥有一个乳头。一般十二指肠乳头距幽门8～10cm，开口内径1～2mm。胆胰管的共同通道如果因Oddii括约肌痉挛、狭窄、结石、肿瘤等因素而发生梗阻时，会引起胆汁反流入胰腺管内，激活胰酶，引起急性胰腺炎；胰液流入胆总管也可引起胆囊炎。

近年的研究认为胆总管末端不包括壶腹部膨大的部分，而是指胆总管末端囊段鼠尾样狭窄的部分，并将此段取名为“胆总管末端狭窄段”（NDS），此段长19.3±4.6mm。

胆囊形似梨状，长8～12cm，宽3～5cm，容量40～60ml。位于肝脏脏面的介于左、右半肝的胆囊窝内，借疏松结缔组织及其外壁的腹膜反折与肝脏相连，两者之间有不少血管、淋巴管和小的迷走胆管，因此剥离胆囊时必须充分地结扎血管和胆管。胆囊底部突出于肝下缘1～2cm，当胆囊管和胆总管有梗阻时，胆囊肿大，常可被触及。

胆囊管的长度变化较大，从1.6～3.5cm，直接与肝总管相连，构成肝总管与胆总管的分界线，其直径为0.2～0.3cm。其汇合点可高可低，最低可达十二指肠上部的后方。汇合的方式也有变异，如角型（多呈锐角）、平行型（胆囊管与肝总管并行一段距离后再汇合，一同被结缔组织鞘索包绕）、螺旋型（胆囊管呈螺旋状环绕肝总管下行后再汇合）（46—4）。胆囊管与肝总管并行者约占人群的20%，在胆囊切除时必须有高度的警惕性，防止胆总管的损伤。

胆囊管内有螺旋状的皱襞可控制胆汁的出入，胆囊颈与胆囊体相连处有一段狭窄，然后膨大，这部分称为Hartmann袋，胆结石也易嵌顿于此。胆囊管、肝总管和右肝下缘构成一个三角形的区域，称为胆囊三角，此三角区内常有胆囊动脉、肝右动脉或迷走肝右动脉及副肝管经过，手术时应密切注意其解剖关系。

第九节　胰腺解剖和生理

一、解剖

胰腺位上腹部和左季肋部，除胰尾外固定于腹膜后，在网膜囊后面横过第1、2腰椎前方，斜向左上方，其右侧端较低，左侧端较高，接近脾门。胰腺呈分叶状质软灰黄色腺体，成人胰腺重120g左右，长约15cm，头部到尾部宽度为3～5cm，头部前后径最厚为1.5~3.5cm，尾部最薄0.8~2.5cm。

（一）胰腺的分部

胰腺分为头、钩突、颈、体和尾五部分，各部之间无明确界限。其周围毗邻关系也各不相同。

1. 胰头： 位于肠系膜上动静脉右缘，被十二指肠第二部和第三部形成的C形凹所环绕，紧贴十二指肠壁。前面为前胰十二指肠动脉弓，后面为右肾内缘、右肾动静脉、左肾静脉进入下腔静脉处，右膈脚、后胰十二指肠动脉弓、右精索（卵巢）动静脉和胆总管远端，胰头外Kocher切口可暴露下腔静脉。

2. 钩突： 胰头后下方向左延伸形成钩突，绕门静脉和肠系膜上动脉之后，而位于主动脉和下腔静脉前。于矢状切面，可见钩突位于主动脉和肠系膜上动脉间，其上为左肾静脉，下为十二指肠第三或第四部，此处常见数支胰头、钩突小静脉汇入肠系膜上静脉右后侧壁，胰十二指肠切除术时，应予处理，以免致难以控制出血。

3. 胰颈： 胰头与胰体之间较狭部分，宽2~2.5cm，其上为腹腔动脉，下为肠系膜上动静脉，肠系膜上静脉在其后与脾静脉汇成门静脉，胰颈上缘与胰头交界处，胃十二指肠动脉发出胰十二指肠前上动脉。胰颈覆于脊柱前，腹部钝性损伤时易受损。

4. 胰体： 位于肠系膜上动静脉的左侧，第1腰椎平面。与十二指肠第四部，屈氏韧带和左侧横结肠有关。上面为腹腔动脉，前面隔网膜囊、腹膜与胃后壁为邻，胰体后面藉疏松结缔组织和脂肪附着于腹后壁。主动脉、肠系膜上动脉起始部，左膈脚，左肾上腺，左肾、脾静脉均位于其后。肠系膜下静脉在胰体后注入肠系膜上静脉与门静脉交汇处。

5. 胰尾： 胰左端狭细较游离部分达脾门，与脾动静脉一起行经脾肾韧带的两层腹膜之间，解剖时注意避免损伤胃短血管。脾切除术游离脾蒂时，需防止胰腺损伤。

（二）胰腺外分泌导管一胰管

主胰管位于胰实质内，贯穿胰腺全长，接纳各小叶导管，达胰腺右缘时，通常与胆总管汇合形成壶腹部，经十二指肠大乳头开口于十二指肠腔。副胰管位胰头上部主胰管上方，引流胰头前上部胰液，开口于十二指肠小乳头，通常与主胰管相连。

主胰管和副胰管因胚胎发育关系，主要分为3种类型。

1. 两管均开口于十二指肠，占60%。

2. 主胰管引流全部胰液，副胰管末端封闭，占30%。

3. 副胰管扩张，代替主胰管功能，末端开口于十二指肠小乳头，主胰管细小，位胰头下部或主胰管缺如，占10%。

（三）动脉

胰腺的血供来自腹腔动脉和肠系膜上动脉，头部血供最丰富，颈部最少，胰头部和十二指肠“C”形凹槽内，有前后胰十二指肠动脉弓支配，如动脉弓结扎，导致十二指肠缺血坏死，所有主要动脉均位于胰管之后。

1. 胰动脉弓：源自胃十二指肠动脉的胰十二指肠上动脉前后支及肠系膜上动脉的胰十二指肠下动脉前后支，在胰头前后方相互吻合形成胰动脉弓，其分支供应胰头前后及十二指肠。

2. 胰背动脉：由脾动脉根部发出，位于颈后方，通常在脾静脉后分为左右两支。

3. 胰横动脉胰背动脉的左支即胰横（下）动脉支配胰体尾部。

4. 胰大动脉：脾动脉在胰体后有2～10支与胰横动脉相吻合，其中最大一支为胰大动脉，是供应胰尾的主要血管。

5. 胰尾动脉：起自胃网膜左动脉或脾门脾动脉分支。

（四）静脉

位于同名动脉浅面，相互伴行。胰头及胰颈的静脉汇入胰十二指肠上下静脉及肠系膜上静脉，胰体尾静脉汇入脾静脉，肠系膜上静脉和脾静脉于胰颈后方汇成门静脉。

（五）淋巴

胰腺有广泛淋巴管网与淋巴结相连结，胰的淋巴起自腺泡周围毛细淋巴管，在小叶间形成较大淋巴管，沿血管到达胰表面。胰头部淋巴引流，首先注入胰十二指肠淋巴结，进一步沿肝十二指肠韧带收集沿门静脉和肝动脉的淋巴结，最后到达腹腔动脉及主动脉前淋巴结。钩突的淋巴引流入肠系膜上淋巴结，然后到达主动脉前。胰体部淋巴引流主要沿脾动脉达脾门，再进入腹腔动脉和主动脉前淋巴结。

（六）神经

胰腺外来神经支配由迷走神经的副交感神经和内脏神经的交感纤维组成。胰腺内部神经分布自神经节后的肾上腺素能神经、神经节前与节后的胆碱能神经纤维和相关的神经元及其感觉神经纤维（输入端）组成。肾上腺素能的神经按通常的形式分布。神经节后的神经纤维（源自腹腔及肠系膜神经节）与动脉一起进入腺体。分泌去甲肾上腺素的纤维支配胰腺血管，部分分布到胰岛。分泌乙酰胆碱的节后神经纤维支配外分泌和内分泌细胞。肾上腺素能和胆碱能神经纤维的末端和行经沿途释放神经介质，包含血管活性肠多肽、降钙素基因相关肽、神经肽 Y 和生长抑素。胰腺含有丰富的传入神经纤维网，将感觉信号传到中枢。从胰头传导的痛觉纤维，传入冲动多引起中上腹部疼痛，而胰尾传入冲动多引起左上腹疼痛。由于胰腺位于腹膜后，慢性胰腺炎和胰腺癌可向后侵及躯体神经，引起严重的背痛。

三、生理

胰腺兼有外分泌和内分泌功能，胰腺的外分泌为胰液，由腺泡细胞和导管管壁细胞分泌，具有很强的消化作用。胰腺的内分泌对调节糖、脂肪和蛋白质代谢、维持正常血糖水平起着重要作用。

（一）外分泌

胰液是无色无嗅澄清碱性液，pH 为 7.8～8.4，与血渗透压相等，除含有机成分外，胰液包含许多无机盐如 Na^+、K^+、Cl^- 和 HCO_3^-。

胰腺腺体的 80%～90% 是由腺泡组成，腺泡细胞含酶原颗粒，分泌酶和低浓度碳酸氢钠（25mmol/L），腺泡通过小叶内导管与排出管相连。小导管壁的细胞不含酶原颗粒，而含碳酸酐酶，能分泌高浓度碳酸氢钠（140mmol/L）。大导管壁和主胰管壁细胞分泌黏液，保护组织不受胰蛋白酶消化。

1. 消化酶共有 4 种。

（1）胰淀粉酶：裂解淀粉为麦芽糖和麦芽三糖，不需激活就具活性。

（2）胰脂肪酶：脂酶和磷脂酶 A_2，水解脂肪为甘油、脂肪酸和磷酸盐。本身具活性，不需其他酶激活，胆汁可增强其活性。

（3）胰蛋白酶和糜蛋白酶：胰蛋白酶和糜蛋白酶均可分解蛋白质为脲和胨，两者同时作用于蛋白质可分解为小分子的多肽和氨基酸。胰蛋白酶的前体是胰蛋白酶原，具有微弱激活自身能力，释放活性肽即胰蛋白酶。胰蛋白酶具有正反馈式激活能力，迅速加快胰蛋白酶的自身激活，胰蛋白酶也是糜蛋白酶原的激活物成为糜蛋白酶。

（4）核酸酶：如去氧核糖核酸酶 DNase 和核糖核酸酶 RNase 分别分解食物和细菌中的 DNA 和 RNA，成为核苷酸。

十二指肠黏膜和肠液内含肠激酶，其功能为激活胰蛋白酶原，释放有活性的胰蛋白酶，依次激活糜蛋白酶原等其他酶原，激活速度比胰蛋白酶迅速。

2. 电解质胰液中主要电解质主要阳离子为钠和钾，在胰液中的浓度和血浆相近，其浓度不随分泌量快慢而发生改变，较为恒定。主要阴离子为碳酸氢盐与氯，胰液分泌率加快，胰液中 HCO_3^- 浓度增加，Cl^- 则减少，阳离子和阴离子的总浓度保持平衡。每日胰液分泌量约 2.5L。

胃酸进入十二指肠刺激十二指肠黏膜 S 细胞，引起促胰液素释放，促胰液素促使胰管和泡心细胞分泌碳酸氢钠和水，分泌量由基础分泌率 0.2ml/min，增加到最大分泌率 4ml/min，刺激胰酶的作用较弱。基础状态下，由于肽激素和神经内分泌物质生长抑素的强抑制，胰酶分泌很少。进食时，脂肪和氨基酸进入十二指肠，刺激胰蛋白酶敏感肽的释放称为胆囊收缩释放因子（CCK－RF），CCK－RF 作用于十二指肠分泌胆囊收缩素（CCK），进而促使胰腺泡细胞分泌酶，促进胆囊收缩，对水和碳酸氢盐分泌作用甚弱。胰蛋白酶在十二指肠腔使 CCK－RF 灭活，减少进一步分泌。

总之，胆囊收缩素是胰液外分泌的主要刺激物，许多其他神经内分泌物质如乙酰胆碱、血管活性肠多肽、释放胃泌素肽和 P 物质均可增加胰液分泌，生长抑素是胰腺外分泌的主要抑制物。

（二）内分泌

胰腺的内分泌组织为胰岛，人体胰腺中有 25 万～175 万个胰岛，占胰腺总量 1%。胰岛广泛分布于整个腺体，按其染色和形态学特点，主要含三种类型内分泌细胞。

1. α 细胞 占 20%～30%，分泌胰高血糖素。

2. β 细胞 占 60%～70%，分泌胰岛素。

3. δ 细胞 占 2%～8%，分泌胃泌素和生长抑素。

有人认为第 4 种内分泌细胞为肠嗜铬细胞（EC 细胞）可能分泌 5－羟色胺（5－HT）。

胰岛内三种细胞的排列有一定规律性，α 细胞在外面边缘，

β 细胞在中心，δ 细胞则分散其间。三种细胞互相接触，在功能上互相影响，细胞的分泌物可以不经过血液循环而直接进入相邻细胞，调节影响相邻细胞功能，称为“旁分泌”。

胰岛和胰腺外分泌腺之间有“胰岛 – 外分泌腺门脉系统”。胰岛素可从胰岛循此系统进入胰岛周围的外分泌腺管，促进胰酶合成。此外胰岛和外分泌腺腺管的神经也有类似作用，有丰富的血管和神经将内、外分泌腺紧密联系起来。

第十节　脾脏解剖和生理

脾脏外科迄今已有 300 余年历史，但长久以来对脾脏功能和作用缺乏深入认识，“脾脏无用”等错误观念长期统治外科界，无辜性脾切除被视为常规，导致长期以来无辜性脾切除难以避免。自 20 世纪 50 年代发现脾切除后凶险性感染（OPSI）和 20 世纪 70 年代发现脾脏促吞噬肽（Tuftsin 因子）以来，脾脏基础与临床研究取得重大进展，对脾脏功能和相关疾病有了深入认识。脾脏虽属非生命必需器官，但在条件可能的情况下应尽量保留脾脏已成为共识。

一、脾脏解剖

人脾脏的胚胎发生始于妊娠第 5 周，至 6 周时，脾实质部为密集的细胞团，8 周时分出原始脾索和脾窦，约 9 周时进入造血期，来自间充质，游离在网眼内的其他细胞分化为原始淋巴细胞、原红细胞、原髓细胞和巨核细胞。胎儿第 3 个月末，脾开始产生红细胞、粒细胞和淋巴细胞等。人胚第 9 ~ 12 周可见小动脉周围有少量 T 淋巴细胞和 B 淋巴细胞，呈小集落状。随胚胎发育，B 淋巴细胞集落逐渐增大为大集落和脾小结。胎儿第 4 ~ 5 个月，脾脏造血功能活跃，不仅有窦外造血灶，且可见窦内造血灶。胎龄 5 个月时，脾的白髓为密集的淋巴细胞团，红髓内脾索细胞增多，脾窦内充满红细胞。胎龄 5 个月后，脾的造粒细胞和红细胞功能逐渐被骨髓替代，粒细胞已很少产生，造红细胞功能持续到出生前，而终身保留造淋巴细胞功能，胎龄 6 个月时红髓、白髓已很分明，此后脾内淋巴组织渐多，脾脏亦由骨髓样器官逐渐转变为淋巴器官。在淋巴组织分化期，许多淋巴细胞进入小动脉周围结缔组织，形成动脉周围淋巴鞘。随胎龄增加，脾的支持组织也增加，胎龄 7 ~ 8 个月时脾小梁已很清楚，被膜组织亦渐增厚。

脾脏是人体最大的淋巴器官，又是一高度血管化器官，色暗红，质软而脆。脾脏的大小与年龄、营养状况、生理状况及病理变化等有关。脾的体积为 12 ~ 14cm × 7 ~ 10cm × 3 ~ 4cm，正常人脾的质量为 1. 0 ~ 250g，病理情况下脾脏可增大至正常的 10 倍至数 10 倍。脾实质外被覆一层结缔组织被膜，内含少量弹力纤维组织和少量平滑肌组织，在保留性脾手术时可用以缝合修补脾脏。正常时脾脏位于左季肋部深处，左侧肋膈窦下方，膈面被第 9 ~ 11 肋遮盖，其长轴平行于第 10 肋。脾脏毗邻胃、胰尾、左肾和左肾上腺、结肠脾曲、膈等重要结构。脾脏除脾门及其与胰尾接触的部位外，皆有腹膜覆盖，因而属腹膜间位器官。其腹膜反折形成脾脏重要的韧带：与胃大弯间形成脾胃韧带，与左肾形成脾肾韧带，与横膈形成脾膈韧带，与结肠脾曲构成脾结肠韧带。脾脏借助周围韧带固定位置、缓和冲击。在某些病理情况下韧带内扩张的侧支血管构成脾脏重要的循环通路。

脾脏血液循环丰富。脾动脉发自腹腔动脉，多沿胰腺上缘向胰尾走向，进入脾门前分支为脾叶动脉，继而分为脾段动脉、小动脉至终末动脉，故常将脾实质由脾门至外周分为脾门区、中间区及周围区。脾静脉自脾门汇合后多伴行脾动脉汇入门静脉系统。相邻脾叶、段间动静脉吻合甚少，形成脾实质相对无血管平面，构成多种保留性脾手术的解剖学基础。脾周血管亦丰富，多走行于各脾周韧带内，如脾动脉在近脾门处分出胃网膜左动脉和数支胃短动脉，走行于脾胃韧带中，在主干血管脾动、静脉阻断后对保证脾脏血运具有重要意义。脾脏的淋巴引流汇入脾门淋巴结，继而至腹腔动脉旁淋巴结。

二、脾脏的生理

（一）免疫功能

脾脏具有重要的免疫功能是近30年来脾脏基础与临床研究的主要进展，突出表现在其对血液的滤过作用，含大量的免疫活性细胞如巨噬细胞、T细胞、B细胞、NK细胞、K细胞、LAK细胞和树突状细胞等，产生Tuftsi’s因子、调理素、补体、备解素和内源性细胞毒因子等免疫活性因子，并具有抗肿瘤免疫等重要功能。

（二）滤血及毁血

脾窦壁上的滤孔可滤除细菌、缺损或衰老的红细胞、血小板和细胞碎片，并被巨噬细胞吞噬，每日滤血量约350L，清除约20g红细胞。

（三）造血和储血

脾内含有少量造血干细胞（约为骨髓的1/10），在严重贫血、某些类型白血病和传染病及某些破坏血细胞的药物中毒时，脾索内可重新出现造血现象。脾脏通过血窦发挥储血作用，剧烈运动、失血或情绪激动时，脾窦内血液即可进入循环。正常脾脏储血量仅约40ml，并无重要临床意义，而当脾脏显著肿大时，储存的大量血液可起到“自体输血”作用。

（四）其他功能

临床上采用同种脾移植和脾细胞输注治疗血友病A获得成功，表明脾脏具有产生Ⅷ因子功能。

三、脾脏与感染

OPSI 的发现是揭示脾脏具有重要抗感染免疫功能的里程碑。1952 年 Kmg 和 Schumacker 首次提出脾切除术后患儿的凶险性败血症和脑膜炎发生率增高与脾切除直接相关。这种凶险性感染具有以下特点：多发生于脾切除术后 2 年左右，临床上起病突然，凶猛，病情迅速恶化，短期内陷入休克，病程中常出现弥散性血管内凝血和肾上腺皮质出血，血细菌培养阳性（多为肺炎球菌），机体无特定局限性化脓性感染灶存在。根本预防方法是避免一切不必要的脾切除，而对已行脾切除者，可预防性应用抗生素，接种多效价肺炎球菌疫菌，并加强无脾患者的预防教育。

Tuftsin 是机体天然存在的四肽（Thr - Lys - Pro - Arg），相对分子质量 500 道尔顿，来源于 IgG 重链 CH2 区，脾切除后明显减少，最初于 1970 年由美国 Tufts 大学两位学者发现。现已证实其具有包括抗感染、抗肿瘤在内的诸多功能。

（一）抗感染免疫

1. Tuftsin 促中性粒细胞吞噬：研究表明极低浓度的 Tuftsin 即可显著提高中性粒细胞的吞噬功能。而脾切除后中性粒细胞出现所谓“白细胞麻痹”现象，即中性粒细胞周围虽有很多可吞噬的细菌，但其不伸伪足，无胞饮及吞噬现象，或者吞噬现象非常少见。

2. Tuftsin 促巨噬细胞及单核细胞吞噬：Tuftsin 除了促进中性粒细胞的吞噬作用外，还可增强巨噬细胞的吞噬功能。其机制为 Tuftsin 通过巨噬细胞表面的 Tuftsin 特异性受体影响单核—巨噬细胞内的环磷酸腺苷的浓度，影响膜对钙离子的转运，继而影响细胞内过氧化酶系统的释放，从而增强巨噬细胞的吞噬力、杀伤力，因而脾切除以后巨噬细胞吞噬大颗粒抗原物质的功能可能下降。

（二）抗肿瘤免疫

Tuftsin 的抗肿瘤免疫作用是 Tuftsin 通过其自身特有的受体系统产生各种效应实现的。其抗肿瘤效应可能包含以下方面：增强中性粒细胞和单核巨噬细胞的游走性、化学趋向性及吞噬作用；促进巨噬细胞释放肿瘤坏死因子、氧自由基及淋巴因子等；诱导 T 细胞增殖分化；增强 NK 细胞的细胞毒作用。

NO 也可能参与了 Tuftsin 的抗肿瘤作用。

（三）Tuftsin 的其他生理功能

1. 组织因子样作用： Tuftsin 可刺激单核细胞产生类似组织因子（TF）的有效促凝血活性（PCA）物质。

2. 组胺样调节作用： 静脉注射 Tuftsin 可升高动脉血压，并引起重要脏器内组胺水平的相应变化。此调节作用有一定时问的潜伏期。Tuftsin 可能在炎症反应过程中发挥某些作用。

3. 抗感受伤害与止痛作用： 将 Tuftsin 注射到大白鼠的脑组织中可产生明显的抗感受伤害作用，用药后动物痛觉降低，部分痛觉消失。其中脯氨酸的吡咯环可能是主要功能基团之一。

4. 对 AIDS 的治疗作用： AIDS 的一个突出临床表现是脾脏肿大，然而伴随的却是功能性无脾。有研究表明 AIDS 患者血浆 Tuftsin 含量显著降低，给予外源性 Tuftsin 可改善 AIDS 患者的感染性并发症。

第二章　中医学对消化系肿瘤的认识与渊源

第一节　历史渊源

从中医对肿瘤的发现和认识一直到中医肿瘤学这一学科的形成，已经经历了漫长的过程。在生物界中，从植物到动物，肿瘤似乎是普遍存在的。人类的肿瘤，也很早就已被发现。中医最早的一本医书——《黄帝内经》中，关于肿瘤疾病的名称、病因、病机等，都有了不少论述，反映了至迟在秦汉，对肿瘤已有了相当的认识。

比这更早，在中国古代，例如在甲骨文中，已有了肿瘤这类疾病的记载。成书于公元100年左右的《说文解字》，已收有不少类似肿瘤病的名称。据段玉裁的《说文解字注》，其中有“瘣”，它的含义，据说就是《诗经·小雅》中说的：“譬彼坏木，疾用无枝”，有肿瘤的“肿”的意思。又如“瘨”，《诗经·大雅》中有“胡宁瘨我以旱”，瘨是疾病的意思，被解释为腹胀。《春秋左传》中有“张，如厕”，张就是胀，在《内经》中，作“？胀”。又有“疡”，“肿疡”，《周礼》中已有记载。又如“瘿”，已和今日对瘿的理解相似。并分别用“瘿”和“瘻”来区别颈部的瘤和肿。

更明确的，而且后世已广泛应用的，有“瘤”。解释为“肿”，“流聚而生肿”。“瘕”，当初常指女子的“腹中病”。和

“瘀”，解释为“血积于中之病也”这只是一些例子，说明有文字记载以来，就对肿瘤有所认识和记载。并且散见在早于《内经》的我国各种古代典籍中。

到《内经》的时代，对肿瘤这一类疾病，已经有了基本的认识。一是有了比较接近现代意义的肿瘤病的名称，例如“膈”和“反胃”。以及“肠覃”、“石瘕”和所谓“癥瘕积聚”之类。从所描述的症状上看，和现在所谓的肿瘤病十分相似。以上这些名称，迄今不少中医还有在使用者。其二是对这些肿瘤类疾病，提出了一些基本的病因和病机。这些对病因和病机的认识，对指导肿瘤病的治疗，有较为重要的价值。其中有一些论述，至今仍在临床应用，当然也有了不少发展。此外，对这些疾病，也提出了一些总的治疗原则。这些治疗原则，不仅对肿瘤类疾病的治疗，而且对所有其他疾病的治疗，对后世的中医，都有着重要的指导意义。

至于对肿瘤类疾病的具体治疗方式和药物，在《内经》时代，还记载不多。但也有不少有参考意义的论述。例如，提出了对有一些病，要手术治疗，所谓“急斩之”。以及需要用“针”、“砭石”之类。药物虽然所述不多，但也确有还在临床应用的。例如《素问·腹中论》中治疗“血枯”的方子，所谓四乌贼骨一藘茹，用于子宫颈癌，在改善症状上，确有效果。

《内经》中提到的，还有具有辅助治疗意义的食疗，所谓：“药以祛之，食以随之”，以及经常被引用的“大毒治病，十去其六，常毒治病，十去其七，小毒治病，十去其八，无毒治病，十去其九，谷肉果菜，食养尽之，无使过之，伤其正也”。作为肿瘤病辅助治疗之一的食疗，至今仍被医生和患者所重视。

在治疗肿瘤类疾病中，至今还有一些人不相信正规的治疗，而迷信“巫师”们的“秘方”之类，《内经》中，也早已有了明确的说法。所谓：“受师不卒，妄作离术，谬言为道，更名自功，妄用砭石，后遗身咎，此治之二失也”。这几句话，可能不太容易理解，张景岳的解释，明白多了。张景岳说：“受师不卒者，学业未精，苟且自是也”。“妄作离术者，不明正道，假借异端也”。“谬言为道，更名自功者，侈口妄谭，巧立名色以欺人也”。

《内经》中提到的“祝由”，实际上是一种心理暗示疗法。对于真正的肿瘤病，单纯的心理疗法是不能有效的。所以说：“忧患缘其内，苦形伤其外，又失四时之从，逆寒暑之宜，贼风数至，虚邪朝夕，内至五脏骨髓，外伤空窍肌肤，所以小病必甚，大病必死，故祝由不能已也”。说得很明确了。

张景岳指出：“末世奸徒，借神鬼为妖祥，借巫祝为欺诳”，假如相信这些，那么：“信为实然，致有妄言祸福而惑乱人心者，有禁止医药而坐失几宜者，有当忌寒凉而误吞符水者，有作为怪诞而荡人神气者，本以治病而适以误病”。所以《内经》云“拘于鬼神者，不可与言至德”，又说：“信巫不信医，一不治也”。对于治疗肿瘤病来说，这些话，都很有实际的指导意义。

《内经》以后，中医治病，包括治疗肿瘤病的最大特色—辨证论治，在《伤寒论》以及《金匮要略》中，得到了充分的反映。从此以后，尽管治疗肿瘤病有不少“单方”、“秘方”之类，但是，中医作为与西方医学的主要区别，就体现在肿瘤病的辨证论治上。

张仲景有不少方子在肿瘤病的治疗中应用。现今治疗肿瘤病的几大治则，例如：扶正、活血化瘀、清热解毒等以及常用的诸如虫类药、矿物类药以及带有某些毒性的药物，在张仲景前后的年代，例如现今出土的武威汉方等，都已经在普遍应用。典型的例如“人参鳖甲煎丸”。在《金匮要略》上称为“鳖甲煎丸”。当时是治疗“癥瘕”—“疟母”的。近年已作为一种抗癌药，广泛用于肝癌等腹腔肿瘤。方中有虫类药，例如鼠妇、䗪虫、蜣螂和蜂巢等。有矿物药，如赤硝。以及扶正的人参，活血的紫葳、牡丹，软坚的鳖甲，清热的黄芩等。这些药也在肿瘤的辨证论治中得到广泛应用。

在两汉以后，直至清末、民国初年的很长时期，中医在诊疗肿瘤中，也有不少新的发展。对肿瘤病的认识更为广泛，现今的一些常见癌肿，在那个时期，差不多都已有所描述。如肺癌，包括在“肺痿”、“肺痈”等的描述中。胃癌又包含在诸如“反胃”、“癥瘕”的病名中。乳腺癌称之为“乳岩”或“妳岩”。在不少症候中，也可发现包含有肿瘤病的内容。对肿瘤病的认识，也更为深入。例如已经知道不少肿瘤病的预后不良，每每劝患者清心寡欲，怡养天年。

在这段期间，特别是明朝末年以后，西方医学逐步传入，中医对肿瘤的认识，借鉴于西方医学的已达到的看法，有了很大的改变。这个过程，或者可以称为对肿瘤探索的中西汇通过程，一直延续到解放以前。

首先是“正名”，逐渐不再采用传统中医所称呼的种种肿瘤名称，采用以“癌”字为主要名称。过去中医常用“岩”来称呼一些癌肿，以形容癌肿的质地坚硬。“癌”最早见于约十二世纪成书的东轩居士所著《卫济宝书》上。它的描述是这样的：在“痈疽五发”中，“一曰癌”。癌的症状：“癌疾初发，却无头绪，只是肉热痛，过一七或二七，忽然紫赤微肿，渐不疼痛，迤逦软熟紫赤色，只是不破”。似乎象现在的炎症性疾病，和现在讲的癌情况不太相似。

现在用的癌，与 Cancer 相当，指恶性肿瘤。用癌来指 Cancer，可能是清代末年的事。在光绪年间成书的《辞源》中，收有癌字，它的意义已经和现在所用的一致了。此后，在一些中医专家的医案、医籍中，都有称癌者。例如，在章巨膺主编的《药盦医学丛书》中，屡有称癌的地方。

从清末到解放，中医对肿瘤的认识，更有多方面的深化。从人体解剖、大体病理上有了认识。本来，在《内经》时代，已经有了人体解剖方面的描述。但是，不知什么原因，这个对解剖学方面的研究中断了。或者说有关这方面的知识，只局限在法医和某些妇科的领域。直到王清任，才重又作了人体解剖，但其后，中医在这方面仍无大的进展，主要借鉴于西医的解剖学。但对癌肿解剖的零星描述还是有的。例如，在咸丰年间成书的陆以湉《冷庐医话》中，有这样的记载，其一是“名医类案”载：绛州僧病噎不能食，语弟子死后可开胸喉，视有何物。弟子开视，得一物，似鱼而有两头。“其二是“续名医类案”载：武昌僧患胃脘痛，其徒亦患之，师死，遗命必剖视吾心，果于心间得细骨一条，长七八寸，形如簪“。而到张锡纯（1860－1933）著《医学衷中参西录》之时，已经知道贲门癌“此时贲门已缩如藕孔，又加逆气痰涎以壅塞其间，又焉能受饮食以下达乎？”

对癌肿的病因病机而言，其演变过程也有了较为深入的理解。例如刘野樵的《奇经直指》（1937 年出版）中说：“诸癌厥惟肝癌为最毒，其结果多致积水成大腹而死”。已经认识到肝癌和腹水的关系。

在癌肿的治疗上，有以中医为主的，而其中又有以扶正为主与以攻伐为主之不同。有以西医治疗和中医治疗结合进行者，也提出了综合治疗的思路。在诊断上，则常以西医诊断为主。

到了解放以后，对肿瘤的认识，无论中医还是西医，都有了很大的发展和深化，并且逐渐形成了中医肿瘤学这一独特的学科。

第二节　中医肿瘤学的基本概念

中医肿瘤学是近年才形成的。中医肿瘤学的形成有着一个相当长的过程。

什麼是中医肿瘤学？顾名思义，它既是中医的，又是关于肿瘤的。简单地说，它是以中医理论为指导的肿瘤学。有别与以西医理论为指导的肿瘤学。中医肿瘤学又不同与中医的其他学科，虽然都是以中医理论为指导，但他是以肿瘤为特定目标。因此，其中的病因、病机、治则、方药，与中医的其他学科有相当大的区别，具有其自己的特点。

中医肿瘤学有自己的特点，是一门独特的学科，但既然都是以中医理论为指导，也必然和中医其他学科会有相互的渗透。中医肿瘤学和西医肿瘤学，虽然其理论范畴不同，但都是以肿瘤这一疾病为研究内容，因此，这两门学科的不少内涵也必然会相互影响。

中医肿瘤学是一门年轻的学科，有着很大的发展前景。但是，中医肿瘤学的发展，一定需要遵循两个前提。

首先是必须在中医框架内的肿瘤学。一定是在中医理论指导下的肿瘤学，离开了中医理论，也就没有了中医肿瘤学。

这里有几种情况，可能需要澄清一下。往往有人声称，他有治疗癌肿“有效”的“单方”、“验方”或者“秘方”，这是不是就算中医肿瘤学？不，不是。假如这些方或药，治疗某些癌肿确实有效，这些方、药，可以成为中医治癌药物疗法的一部分，但它算不上中医肿瘤学，因为它缺乏中医理论的系统指导。正象化疗药可以治癌，但化疗并不代表西医的肿瘤学。也正象会用几味药的人，并不一定是医生。而医生用药，一定有理论的指导。

从中药，或者从植物学中，提取抗癌有效成分，以制成抗癌药，这是不是也是中医肿瘤学的一部分？自然，提取、研制抗癌药是一项十分有益的工作，这项工作还应该继续进行下去。但是，说实在的，现在研制成功的所有抗癌药，他们的使用，都是遵循西医抗癌的理论。是在西医理论指导下研制，也在西医理论指导下应用的。不论是在植物中，还是在矿物中，还是在传统中药中研制而成的，都是一样，都以西医理论为指导。当然，中医也可以用这些抗癌药，特别从中药中研制的，都可以成为中医抗癌的一个组成部分。但这些不是中医肿瘤学。

其次，中医肿瘤学又必须是肿瘤学。

现代肿瘤学的发展，是起始于显微镜的发明。有了显微镜，才开始能直接看到癌细胞，才知道癌和非癌的区别。在 19 世纪中叶，维尔啸提出了“癌是细胞的疾病”，并且作了癌和非癌的鉴别，对肿瘤进行了分类。迄今为止，癌仍然是一个只能从病理上来体现的疾病。

中医肿瘤学必须从中医的角度出发，吸取现代肿瘤学已达到的一切成果。例如，既然是中医肿瘤学，首先需要明确肿瘤的含义。在名称上，不能应用混淆不清的什么症瘕、积聚、噎膈、反胃，而应明确什么部位、什么性质的肿瘤，良性还是恶性。例如是肝癌，而不是“伏梁”、“息积”，是腹水，而不叫“鼓胀”，是肝细胞癌、还是胆管细胞癌等等。在中医肿瘤学的临床范围内，除了名称的界定外，还有分期的问题，疗效评判标准等问题。不少这类问题，都是近年临床研究方面的发展，也需要采用国际间统一的标准。

这样一来，是不是就丧失了中医的特点？不，不会。而是更加突出了中医的特色，现代中医的特色。中医肿瘤学之所以有别于西医肿瘤学和中医其他学科，就在于它有自己的特色。

特色大致体现在以下几个方面。

其一是以中医理论为指导。中医理论是中医传统文化在医学中的反映。尽管中医理论在其历史发展过程中，受到外来文化的影响，但仍保留了中国传统的特色。有以易经、阴阳五行为主的理论体系。例如，在治疗癌肿时，强调治疗的不仅是癌，治疗的主要是患有癌肿的人，强调整体性。因此，具体的表现为重视提高生存质量，重视生存期。又如，重视邪正的相互关系。假如，以癌肿作为邪，以患病的人的整体作为正，就有一个既祛邪，又扶正的问题。或以祛邪为主，祛邪即所以扶正，或以扶正为主，扶正即所以祛邪，都应视当时的具体情况而定。

其二，在病因的探讨中，重视内在素质和环境等外在因素的相互关系，不是孤立地单独看某一个因素。所谓："风雨寒热，不得虚邪不能独伤人。卒然逢疾风暴雨而不病者，盖无虚，故邪不能伤人。此必因虚邪之风，与其身形，两虚相得，乃客其形，两实相逢，众人肉坚。其中于虚邪也，因于天时，与其身形，参以虚实，大病乃成，气有定舍，因处为名，上下中外，分为三员。"

对疾病的有浅入深，有表而里，中医理论中也有精辟的论述。例如："是故虚邪之中人也，始于皮肤，皮肤缓则腠理开，开则邪从毛发入，入则抵深，深则毛发立，毛发立则淅然，故皮肤痛。留而不去，则传舍于络脉，……，留而不去，传舍于经，……，留而不去，传舍于腧，……，留而不去，传舍于伏冲之脉，……，留而不去，传舍于肠胃，……，留而不去，传舍于肠胃之外，募原之间，留着于脉，稽留而不去，息而成积"。

这些中医特色的理论，对今天我们研究肿瘤的病因、转移的形成等，仍有很大的指导意义。

其三，在诊断上，中医肿瘤学仍很具特色。自然，前面已经说过，肿瘤诊断必须以病理诊断为依据。而且，诊断方面还必须采用一切现代医学已有的诊断设备。但中医诊断仍有其不可忽略的特色。中医特点是所谓望闻问切。重点是全身观察、舌象和脉象。在问诊中也有不少特殊的地方。本来，中医诊断是中医理论体系中的一个部分，和治疗密切相关。对判断癌肿患者的预后也有帮助。

其四，则是所谓辨证论治。这是整个中医理论在治疗上的反映。是在治疗上最具中医特色的一个方面，与西医治疗不同。

近年有所谓辨病论治的提法。辨证论治和辨病论治，粗粗一看，容易引起人们误解。实际上，辨病论治的这个病，是指西医说的病，不是指中医传统讲的病候。从肿瘤角度来讲，辨病论治，实际就是指抗癌治疗。针对癌的治疗，古今中外都有。通常理解的辩病治疗，就是指从中药中，或者从一些方剂中，寻找、探索有抗癌作用的药物，或者方剂。这自然是一条康庄大道。但这决不是中医肿瘤学的主要部分。

中医肿瘤学在治疗方面的主要部分是辨证论治。是针对有各种癌肿的各个不同的患者，用中医理论对他们的整体情况和癌肿进行分析，推断其病因、病机，决定各个患者的辨证类型，定出治疗原则，用中药进行治疗。不同的癌肿患者，可能采用相类似的中药治疗，而同一种癌肿患者，也可能采用不同，甚至相反的中药治疗，这就是辨证论证的一个特点。

因此，不能把辨证论治看作是一种对症治疗，而把辨病论治看作是中医唯一的抗癌治疗。而实际上，体现中医特色的抗癌治疗，就是辨证论治。

中医的其他学科，也有讲辨证论治者。但是，中医肿瘤领域的辨证论治又有区别于其他学科的特点。将在以后逐步阐述。

总之，中医肿瘤学是一门独特的学科，又是年轻的逐步发展的。它的进一步发展，对整个中医体系的进展有相当意义，而且也可以弥补现代西医肿瘤学的不足，对其进一步的研究有助。

第三节　古代中医对肿瘤的认识

必须先说明一下，这里讲的“古代”，和历史学界，或者传统的理解不一样。这里把从《内经》开始，直到中华人民共和国成立的整个一段时期都算在内，这主要是为着叙述的方便，当然，更主要的是在这一整个时期中，中医对肿瘤的认识还是粗浅的，和解放以后不同，更与中医肿瘤学形成以后不同。虽然中医肿瘤学是从这个时期中继承、发展而来的。

这一段时间，大致又可分成二个阶段。第一个阶段，从《内经》时代开始，到明清西方医学传入以前。在这一阶段，中医对肿瘤的认识，是比较直观的，机理研究是大都属于推断性的，可以说是一个草创的，逐步认识深化的阶段。但是，由于象恩格斯所说的："古代人的天才的自然哲学的直觉"，在这一阶段中，对肿瘤的病因、病机、治则、预后，都已作了阐述，其中不少还指导着临床实践和实验研究。

第二个阶段，由于现代西医学的传入，中医对肿瘤的认识，在其固有的基础上，对诸如疾病名称、解剖、病理、治疗和预后，有了新的发展。并为中医肿瘤学的形成，开始了最初的工作。

一、第一阶段

从《内经》开始，到明末清初，大部分肿瘤，已被观察到。例如，在《素问》、《灵枢》、《难经》上，已经有"膈"、"反胃"、"石疽"、"失荣"、"积聚"、"症瘕"、"鼻渊"、"石瘕"、"肠覃"等名称。大致和现在称呼的"食管癌"、"胃癌"、"淋巴系统肿瘤"、"软组织肿瘤"、"腹腔肿瘤"、"鼻和鼻咽肿瘤"、"妇科肿瘤"等相当。名称是不是真的相当，当然现在已很难说。但是，关键是对这些疾病提供的病因、病机、治则、预后之类，确实对现今称呼的这些癌肿，有实用价值。此外，象《金匮要略》提到的"肺痿"、"疟母"；《诸病源候论》提到的"奶岩"、"阴蕈"、"反花疮"，也大致和肺癌、肝癌（包括肝硬化脾肿大）、脾脏肿瘤、乳腺癌、妇科和男性生殖道肿瘤有共同的地方。

此后，宋代首先应用今日通用的"癌"字。

自宋至清，还有不少象"肾岩"、"喉菌"、"牙菌"、"舌菌"、"恶核"、"茧唇"、"缺盆疽"等名称。大致和泌尿生殖系癌肿、咽喉、口腔部肿瘤，淋巴系统原发或转移性肿瘤相当。

（一）在病因、病机的研究中，重视体质的因素

例如，“症瘕积聚”，《灵枢》中说：“人之善病肠中积聚者，何之候之？……皮肤薄而不泽，肉不坚而淖泽，如此则肠胃恶，恶则邪气留止，积聚乃作”。　　对这一段话，骆龙吉等在其《增补内经拾遗方论》中说：“人之所以善病肠中积与聚者，正以人之皮肤浅薄而不光泽，肉不坚厚而反淖泽。淖，濡也。泽，润也。其外如此，则在内之肠胃，必恶而不美。肠胃既恶而不美，则邪气留止而不行”。体表的肌肤，反映了人的内在素质，又和肠胃有关。

又如“噎嗝”，也和体质有关。吴鞠通在其医案中说：“此症形体长大，五官俱露木火通明之象，凡木火太旺者，其阴必素虚，古所谓瘦人多火，又所谓瘦人多病，虑虚其阴”。

《灵枢》曾经根据人的体质、体型等进行分类。所谓：“愿闻二十五人之形，血气之所生别，而以候从外知内……”。这种从先天体质，到体型，到体内气血、脏腑的联系，一直到易患肿瘤类疾病，是十分有意义的。今日的研究癌肿高发家族，研究癌基因、抑癌基因的变化等等，都有密切的关系。

（二）重视精神因素

例如肝脏肿瘤，也有精神因素的影响。陈士铎在其《辨证录》中说：“人有素多恼怒，容易动气，一旦两胁胀满，发寒发热，既而胁痛之极，手按痛处不可忍，人以为肝火之盛也，谁知是肝叶生疮耳”。

又如噎膈。《吴鞠通医案》中说：“酒客不戒于怒，致成噎食，其势已成，非急急离家，玩游山水，开怀畅游，断不为功，盖无情草木，不能治有情之病”。

其他象“脏毒”，也和“喜怒不测”等情绪有关。“失营”，《张氏医通》[12]说是“五志之火煎迫为患”。《外科正宗》也说：

"失荣者，先得后失，始富终贫；亦有虽居富贵，其心或因六欲不遂，损伤中气，郁火相凝，隧痰失道，停结而成"等等。

恼怒，郁闷，忧虑，会引起体内一系列变化，最后诱发肿瘤。精神因素在癌变过程中的作用，近年才受到西医肿瘤界的重视。

（三）其他有外邪、饮食等各方面的因素

在以后的章节中可以看到，这里不赘述。

为了说明在这个阶段，中医对肿瘤的认识已经达到的深度，举几个例子，从症状描述，病因病机的推测，治疗原则和方药，以及预后，加以申述。

一个是"症瘕积聚"。这是一个泛指腹腔内部各个脏器肿瘤，或者症候类似肿瘤的名称。在《内经》中已经提到。

在症候上，《难经》中的描述，"肝之积，名曰肥气，在左胁下，如覆杯……"。"心之积，名曰伏梁，起脐上，大如臂，上至心下"。"脾之积，名曰痞气，在胃脘，覆大如盘。久不愈，令人四肢不收，发黄疸，饮食不为肌肤"。"肺之积，名曰息贲，在右胁下，覆大如杯，……"。"肾之积，名曰贲豚，发于少腹，上至心下，若豚状，或上或下无时"。说明都是在腹部的肿块，有的会伴有黄疸，消瘦等症状。

《金匮要略》中，"症瘕"又有类似疟疾的症状。如："病疟，以月一日发，当以十五日愈。设不差，当月尽解。如其不差，当云何？师曰，此结为症瘕"。类似现在所说的癌性发热。

它的病因病机，上面提到过有体质因素。还有"阴阳不和，府脏虚弱，受于风邪。搏于府脏之气"，以及其他等等。

主要病机，则如《华氏中藏经》所说："皆五脏六腑真气失而邪气并"，"积者系于脏也，聚者系于府也，症者系于气也，瘕者系于血也"。和各个脏腑，气血相关。因此，在治疗原则上，根据以上病机，而有种种不同的处治方法。

例如，张元素、罗天益等主张扶正的方法，所谓“养正积自除”。张元素说：“若遽以磨坚破结之药治之，疾虽去而人已衰矣。干漆，硇砂、三棱、大黄、牵牛之类，用时则暂快，药过则依然，气愈消，疾愈大，竟何益哉。故治积者，当先养正则积自除。譬如满座皆君子，纵有一小人，亦无容地而去，但令其真气实，胃气强，积自消矣。”

罗天益在《卫生宝鉴》中也说同样的话，并且引用了上面的“养正积自除”。并且说：“《内经》云，大积大聚，衰其大半而止。满实中有积气，大毒之剂尚不可过，况虚中有积者乎。此亦治积之一端也，邪正虚实，宜精审焉”。

张景岳根据《内经》：“坚者削之，留者攻之，结者散之……”，提出：“凡积聚之治……不过四法，曰攻、曰消、曰散、曰补，四者而已”。其中，“积坚气实者，非攻不能去”。攻剂中，又有“峻”者，以及较轻的。而对于“不堪攻击者”，则“宜消导渐磨”，包括消导、通滞、行气等等。假如“积痞势缓，而攻补俱有未便者，当专以调理脾胃为主”。而对于“脾肾不足”、“虚弱失调”的人，这些人“多有积聚之病”，治疗这些人，“皆以正气为主”。也有专主攻伐的。动辄就用三棱、莪术、干漆、硇砂、礞石、巴豆、斑蝥、木鳖的。

总之，现今常用的大法，在那一个时期，都已经有了端倪。

除此之外，值得提出的，还有针灸的治法。以及应用“导引”等。

关于“症瘕积聚”这类病的预后，也已大体上明了。例如在《诸病源候论》中说：“……盘牢不移动者，是症也，言其形状，可征验也。若积引岁月，人即柴瘦，腹转大，逐致死”。以上是对“症瘕积聚”的理解。

关于治疗，也有多种论述。首先是精神方面的治疗。前人多次提到“清心净养”、“心清神安”等。药物治疗，则有多种原则。有用“益气养荣”，有的用“疏气行血”，也有用“解毒”，以及“化痰”、“软坚”、“扶正”等法。在方剂中，有的主张用“西黄丸”，或者“阳和汤”。但也有的医家大为反对，认为“西黄丸”辛温香燥，当忌。而阳和汤，马培之认为“断不可服，服之是速其溃也，溃则百无一生”。体现不同的学派争论。也有认为，当以扶正、补益气血为主，认为奶岩是因虚而成岩，假如“见岩而败毒，不已虚而虚乎，无怪其愈治而愈坏也，治之法，必须大补其气血以生其精，不必再泻其毒，以其病无毒可泻耳”。

对于预后，也已了解，特别是已溃之后，常称为“不治”。

再举一个“噎膈”的例子。这是一个从《内经》开始就提到的一个疾病。在症状方面。《素问》上指出是“食饮不下，鬲塞不通”。其后，历代医藉上描述甚多。象赵献可《医贯》[16]中说：“噎膈者，饥欲得食，但噎塞迎逆于咽喉胸膈之间，在胃口之上。未曾入胃，即带痰涎而出，若一入胃下，无不消化，不复出矣。唯男子年高者有之，少无噎膈”。这时，已经知道了“噎”、“膈”和“反胃”的区别。噎，表明“气留噎嗌，噎塞窒碍，食物不能下通”。而反胃，是“朝食暮吐，暮食朝吐，宿谷不化”。

病因病机方面，除了精神因素外，还主要是《素问》提到的“三阳结谓之膈”。“三阳”。通常认为指大肠、小肠、膀胱三条阳经。“结”，一般认为指“热结”。骆龙吉说：“大肠结则后不能圊，小肠结则血脉燥，膀胱结则津液涸”。食管癌确多伴有大便闭结，也大都表现为血脉燥、津液涸的情况。也有认为，和气血虚弱有关，或者“酒色过度”而成。

关于噎膈的治疗，古代文献论述甚多。也有不少单方，“验方”之类。有主张攻下者，有用疏肝理气，活血化瘀，化痰诸法者，也有以扶正，如健脾益肾、养血润燥为主者。各家学派的争论甚多。也有针灸、导引诸法。值得注意的是，有以对症治疗为主，即以“开膈”为主者。食管癌的主要问题是饮食不下，因此有专以改善通过为主的治疗。有以针刺为主，也有制成散剂、丸剂等在口中噙化，慢慢含咽而改善者。这些方面近年还常有应用。

古代文献上，也有不少单方。例如陆以恬的《冷庐医话》中记载了不少。一种是“靛”。据说，曾把噎膈死后解剖所得梗阻物，放在钵中，用靛放入，即化为水。或许，这是最早的药敏试验。一种是鹅血。也是把解剖出来的东西，碰到鹅血即化去。用鹅血治疗噎膈，这种古已有之的方法，在三十多年前，还被认为“新疗法”而大肆吹嘘过。还有就是中药“石打穿”。明代还有人作歌，以颂其功效。如：“谁人识得石打穿，……味苦辛平入肺脏，穿肠穿胃能攻坚，采掇花叶捣汁用，蔗浆白酒佐使全，噎膈饮之痰立化，津咽平复功最先”。

对于膈症的预后，前人也已了解。常提到“百无一治”，“百无一生”。所谓“从来医者病者群相畏惧，以为不治之症”。

在这一段时期，对一些浅表的，或者深部而能摸到癌肿，大致都已有所了解。此外，古代文献中，还有不少症候，癌肿的一些症状，也大都已包含在内，如疼痛、长期发热、黄疸、腹水等。所论述的病机、治法，至今也仍有很大的参考价值。

迄今仍在临床应用的一些药物、方剂，在这一个时期，都已陆续具备。

但是纵然这样，我们的前贤们还没有能给肿瘤疾病以确切的名称，还无法区别良性、恶性肿瘤。在病因病机论述上，虽然有一些超越时代的见解，如重视体质、精神因素，但毕竟还不能有较深入的认识。在治疗方面，已经有了辨证论治等整体性治疗的框架，但还缺乏具体的抗癌方药。当然，这是时代的限制。

二、第二阶段

由于西方医学的传入，从清末以后至民国，对肿瘤的了解，较前又更为全面和深入了。

在肿瘤病的名称上，都知道应用“癌”这个字了，而对此前的众多混淆不清的名称，已逐渐减少应用。在疾病名称上，中外一致，是一个大的进步。用一个新名字，是“国际接轨”的第一步。

对现代的解剖、病理，也有了一定的认识。在病机推断上，也较上一阶段有了发展。

以唐容川为例，对积聚、痞满的病机，有了新的论述。他认为“心下为阳明之部分，乃心火宣布其化之地。君火之气，化血下行，随冲脉以藏于肝，即从心下而起。肾水三阳，化气上行，随冲脉以交于肺，由肺散布以达肌肤，亦从心下而出。盖此地为阳明中土，乃水火气血，上下往来之都会也。火降血下，气升水布，则此地廓然，设若火不降，则血不下，而滞于此矣。设若气不布，则水不散，而结于此矣”。“可知此地须水升火降，斯为既济之形，设上火下水，阻于中宫，遂成天地否象，故名曰痞”。痞满一症，从癌肿角度讲，相当于胃癌、肝癌、胰腺癌一类。唐容川所论述的病机，对于这些癌肿的辨证论治，有很重要的指导意义。

在这第二阶段，治疗上已有了两种形式，即以中医为主治疗，和中西并治。

中医治疗，也常以西医诊断为主，而用中药方剂治疗。例如，刘野樵在其《奇经直指》中，报道了用中药治疗肝癌、胃癌、子宫癌、肠癌等。又如刘民叔，在其《鲁楼医案》中，曾报道用中药治疗胃癌、卵巢癌、子宫癌、肝癌等。治疗的原则，仍继续了在第一阶段中各家的学说，有以攻伐为主者，有以扶正为主者。

此外，也重视对症治疗。例如，对胃癌出血，用“云南白药”来止血。癌肿常引起疼痛，张锡纯曾创“活络效灵丹”，用以治疗“气血凝滞、痃癖症瘕，心腹疼痛，腿疼臂痛”等，开今日癌肿对症止痛的先河。

最重要的一点，在这个时期，发展出了综合治疗的思想。

光绪年间成书的张振鋆所辑《釐正按摩要术》中，对综合治疗有了明确的阐述。他认为，积聚之症，“其初由外感风寒，内伤气郁血瘀，食积痰滞，凝结于肓膜，久而盘踞坚牢，以至元气日衰，攻补为难”。因此，需要综合治疗。中药是要用的，但单独中药不够。为什么？因为“坚顽之积聚在肠胃以外，募原之间，非药力所能猝及”。这是一种很高明的设想。换用现在更明确的话说，就是药物进不到癌肿里去，当然也就效果不大了。怎么办？他设想的综合治疗方案是：“宜薄贴以攻其外，鍼法以攻其内，艾灸以消散固结”，以帮助中药之所“不逮”。提出用外敷、针灸等综合治疗。自然，按现在的实践这些综合可能还不够。但在当时，提出综合治疗的设想，是了不起的。

这样，直到中华人民共和国成立，当时的中医在对肿瘤问题的认识上，由于西方医学的介入而更趋深化。在病机、治疗方面都有不少新的探索。并为中医肿瘤学这一学科的建立，提供了相当的基础。

第四节　中医肿瘤学的学科形成

中华人民共和国的成立，标志着中医事业的新的发展。中医肿瘤学的形成，就是对中医事业的继承及发展的一个结果，也是继续发展的一个起点。

中医肿瘤学是逐步形成的。它是随着两个方面的发展而逐步形成的。

一个方面是中医理论和辨证论治方面的发展，一个方面是现代肿瘤学方面的快速发展。随着中医肿瘤学这一学科的形成，对中医理论体系和辨证论治的发展也提供了新的素材和依据，也对我国肿瘤事业的开拓和发展提供了帮助。

一、现代中医对肿瘤的认识

由于肿瘤学本身在最近三、四十年间的快速发展，现代中医对肿瘤的认识已和过去有了很大的不同。

大致有这几个方面：

在肿瘤的病因上，继承了传统的内因、外因，而又在了解了化学病因、病毒病因、遗传等现代肿瘤学的有关知识后，有了新的病因、病机的理解。

例如在正邪关系上，假定癌肿的形成，是由于邪的关系，这个邪既有化学致癌因子，病毒病因的含义，又有原有外感六淫、饮食、内贼等的含义。两者是兼容的。前者，即致癌因子等，是对邪的理解的深化；而后者，如外感等，更具有临床治疗价值。

大肠癌，发病的一个重要因素，是脂肪摄食过高而纤维素类摄入过少，与古人所谓“肠风脏毒”的病因理解是一致的。朱丹溪认为：“人惟坐卧风湿，醉饱房劳、生冷停塞，酒曲积热，以致荣血失道，渗入大肠，此肠风脏毒之所由作也”。前者的研究，对于肠癌的预防有一定意义，而后者，除了预防外，还在治疗上有价值。对大肠癌的治疗方法之一，就是针对朱丹溪的这种病因病机理解。饮食中的营养失去平衡、包含着的化学致癌因子等，被认为是引起消化道癌肿的一种因素，而现代中医又认为和六淫有关。两种理解也同时可以结合起来，对预防、治疗有助。

例如《辨证录》中说：“人有饮食即睡于风露之间，……后遂成痞，人以为食未消而成痞也，谁知风露之邪裹痰于胃中乎”。

又如《吴鞠通医案》中说：“脐左坚大如盘，……此症也，金气之所结也。以肝木抑郁，又感秋金燥气，小邪中里，久而结成，愈久愈坚……”。

从预防上看，应当注意饮食因素，时令因素；从治疗上看，又可以从风、从痰、从燥着手治疗。

现代中医继承了古代重视“正”在发病中的意义，在肿瘤病的正邪关系中，提出“正”的重要性。古人说：“邪之所凑，其气必虚”。现代中医认为，这个“正”，不但包含有传统上的意义，而且还包括免疫功能和一切已知和未知的机体对有害因子的防御功能。还包含有遗传的本质等。癌肿的发病，是正和邪相互关系的一种后果，也是机体防御和致癌因子相互作用的结果。简单的可以这样认为，邪盛正虚，癌肿得以发病；正盛，则虽有邪而癌肿也不一定发病。

在肿瘤的发病机制上，现代中医也同样依据中医传统结合了现代肿瘤学在细胞水平、分子水平等方面研究的一切成果。

例如，现代的研究认为，癌肿表现为增殖和分化的失控。现代中医认为，增殖和分化的失控是正邪关系失衡的一种表现。

调整正邪关系，就有可能对增殖和分化的失控有所裨益。西医研究用化疗药来对癌肿的无限增殖加以控制。不少中药研究者也试图从中药中找到杀灭癌细胞的药物。实验和临床发现，按照调整正邪关系的思路，运用辨证论治，尽管不是应用所谓“抗癌中药”，对癌肿增殖和分化的失控，确也有调整作用。这就为研究抗癌机理和治疗，开辟了一条新的途径。

癌肿的形成和发展，也和癌细胞的不能正常死亡有关。现代中医发现，按照调整正邪关系的方法，可以诱导癌细胞凋亡。

癌肿常表现为某些癌基因的过度表达，和某些抑癌基因的表达受抑。针对这些情况，西医药专家正在研究和开展所谓“基因治疗”。现代中医发现，根据正邪关系失衡而采用的治疗，对癌基因和抑癌基因的表达，有调控作用。

因此，现代中医对在肿瘤疾病中正和邪的认识，较古代有了明显的不同。既继承了传统中医的理论，又包含了现代肿瘤学的内容。既有继承，又有很大的发展。

在诊断方面，既继承了四诊的内容，而又采用了一切先进的诊断方法。

根据望闻问切，按照八纲、脏腑等辨证，在肿瘤疾病的诊断中是十分重要的，是治疗的依据。现代中医也有了新的认识。

例如，现在可以发现很早期的癌肿，小的癌肿或者微小癌肿，按照传统诊断，可以“无证可辨”。因此，需要对辨证体系有新的发展。

又如，癌肿诊断，不仅需要知道什么鳞癌、腺癌等名称，还要知道癌肿在脏器内的浸润深度、淋巴结转移和血道转移情况，这些情况对治疗和预后有重要性。现代中医必须根据这些情况，扩大自己的辨证内涵。

再如，癌肿治疗常采用手术、放射、化疗等众多方法。这些方法采用后，脉象、舌苔、症状都会有相应的变化，不是因癌肿，而是因治疗产生的变化。对这些变化，现代中医必然要了然于心，对辨证的固有看法加以某些改变。

癌肿常有癌性发热，若按一般的外感、内伤来辨证，往往不奏效。常需要按新的辨证方式来治疗。

在治疗上，现代中医也在继承传统的基础上，而有新的发展。现代中医需考虑单独治疗和综合治疗两个方面。

由于癌肿的预后较差，又由于癌肿的现代治疗方法较多，癌肿患者往往要求中西医综合治疗。现代中医要考虑在中西医综合治疗中，中医的治法。这种中医的治法，显然和单独治疗时会有所差别。

比较晚期的癌肿，或者在西医治疗后有复发、转移的患者，及西医治疗失败的患者，常单独用中医治疗。由于这些患者情况较严重，病情较复杂，他们的中医治法也与过去有所不同。

又有的癌肿患者，病情较早，或者比较单纯，他们寄希望于中医治疗，而不愿采用西医治法。这时，现代中医会考虑到治疗和预后的关系，有时应劝说患者接受一定的西医治法，或中西医综合治疗，不能“自以为是”，而延误病情。

现代中医，在治疗观点上，要分析现有各种治法，包括中医治法和西医治法，在不同癌肿，和癌肿在其发展的不同阶段，应用的利弊。力求得到一个相当个体化的最佳方案。

在单独应用中医治疗时，按目前的实际情况看，有两种类型。

一种是从“抗癌”着想。采用多种中药和草药，包括虫类药、矿物药以及有相当毒性的药，进行治疗。也有单用从中草药中提取的各种制剂于临床。

另一类型，则是以传统的辨证论治为主，发挥其整体的调节功能以控制癌肿。

现代中医则以辨证论治为主，适当应用符合基本治则的所谓“抗癌中药”。

辨证论治的内涵也有了发展。

癌肿到了中晚期以后，症状变化很多。辨证论治不是对症治疗。因此，在治疗中，不能随着症状的变化而改变对某一癌肿的辨证体系。

例如，某些癌肿，从其整个演变来看，属于肾阴不足。那末，他们整个辨证体系，就必然要建立在针对肾阴不足这样一个环节。不能因为在癌肿在其整个发展过程中，出现癌性发热，于是舍肾阴不足这一主要矛盾而不顾。误作外感处理；也不能因为出现癌性疼痛，而不去主要治疗肾阴不足，而大量应用活血化瘀类药物作血瘀的“不通则痛”处理。

当然，对于癌性发热、癌性疼痛是确实也应该处理的。而且，对症治疗是治疗癌肿的一个重要环节，中医治疗也有效并有很大的发展前途。但决不能用对症治疗来取代辨证论治。

中医肿瘤学，对每一类癌肿，都要确定一个辨证体系。从癌肿的病因开始，到其发生、发展，从早期到晚期，其病机变化，确定这类癌肿变化的自始至终的中心环节。抓住这个环节，就既有可能预防这类癌肿的发生，又可以对不论早期或晚期进行治疗，而取得疗效。

辨证论治，是中医治疗的特色，是运用中医固有理论的具体体现，是有别于西医治疗的最大差别。而且，辨证论治的进一步发展，有可能成为抗癌的另一个重要途径。因此，现代中医强调癌肿的辨证论治。

癌肿的治疗还有中西医综合治疗。现代中医要了解西医治疗的优点和适应证，也要知道相应的副作用。在中西医综合治疗中，中医的治疗方式仍以辨证论治为主。

但是，中西医综合治疗中，现代中医也呈现相当大的特色。

例如，在治疗癌肿中，要根据每一个患者的特点，确定其治疗的阶段性。第一阶段或以西医治疗为主，或以中医治疗为主，或即采用综合治疗；随后，又以何者为主，何者为辅，等等。总的目的，是取得最好的控制癌肿效果，最少副作用，最长的生存期，直至治愈。

又如，在同时应用中西医治疗中，或西医治法为主，中医作配合；或中医治法为主，西医作配合。配合中，就有一个攻与补的问题。

根据患者情况，或者可以同时采用攻法，或攻其同一环节，或各攻一个环节，互相配合；或者以西医治法为主攻，中医则以补为主；也或者，采用中医攻法，而西医治法以补为主；更或者，中西医都以补法为主。

此外，对症、支持治疗，也是癌肿治疗的一个重要环节。中医肿瘤学也显示它的特色。

因此，现代中医既系统地继承了中医的传统，又系统地了解现代肿瘤学的一切进展，而将中医理、法、方、药，推进到一个新的高度，既丰富和发展了中医，又为肿瘤学的发展开拓了新的天地。

二、学科的形成

基于现代中医对肿瘤的上述的种种认识，中医肿瘤学这一学科逐步形成。

认识是逐渐积累的，因此，学科的形成是逐渐的。大约从二十世纪 50 年代开始，现代肿瘤学有了快速的发展，而中医也开始系统地治疗癌肿，经过不少年的探讨，才有了现代中医对肿瘤的认识。因此，这一学科还是年轻的，并且在继续发展中。中医肿瘤学的特色正在逐渐显示出来。

以下举一个例子，来结束本章。

即在中医肿瘤学中，认为最佳的肿瘤治疗模式是怎样的。

癌肿患者实际上表现出几方面的情况。

如在体内某一部位或多个部位患有肿癌，这是一。因为有了癌肿，可以出现症状，以及全身情况等生存质量方面的变化，这是二。又可以出现诸如脉象、舌象，以及中医认为重要的各种证的变化，出现中医能藉以辨证的所谓证。

现代中医的治疗，以“证”为主，形成各种辨证体系。辨证论治以后，“证”得了改善，相应的改善了荷癌的情况。这是一种整体性的调节治疗。既治疗癌肿，又改善诸如癌基因、抑癌基因等的表达，又改善整体素质和脏腑功能。这是全面性的治疗，但有时，对消除局部癌肿效果不大。

西医治疗，也有整体治疗的一方面，但多数以消除局部癌肿为主要目的。当然中医也有局部治疗。现代中医的局部治疗，常要借助现代的医学设备。

因此，理想的治疗模式，是两者结合起来。

中医治疗，以辨证论治为主，作癌肿患者的整体调整。结合西医的局部治疗，也可视情况采用中医的局部治疗。如应用中药抗癌制剂采用各种方式的介入治疗等，两者结合起来，整体治疗和局部治疗结合起来。同时，结合中医或西医的对症、支持治疗。在对癌肿的局部治疗告一段落后，再继以康复治疗。

这样，有可能明显提高癌肿患者的癌肿控制率和生存率，并逐步向癌肿治愈过渡。

第五节　中西医结合治疗肿瘤的思路

一、中医治疗肿瘤是有广阔前景的

中医是经验的医学，西医是实验的医学。中医有深厚的理论体系，几千年的临床实践的积累。中医的经典著作汗牛充栋，许多肿瘤研究的理论深藏其中，是一个无穷无尽的宝藏，只要你肯发掘。

中医是从宏观上看待肿瘤的，从五行阴阳，五脏六腑，经络气血等方面，综合考虑。而不是头痛医头，脚痛医脚。在展开这个问题时，我要先讲讲一百多年来中医挨骂史，我还没有见过这类著作，但可以举些史实来与大家分享。

日本明治八年（1875 年）日本文部省医务局赴欧美考察医事后制订了条例，废除汉医，从此日本汉医衰落。受此影响，那时候很多文人，如郑观应，俞曲园，章太炎，梁启超乃至鲁迅，傅斯年都受此影响，发表了不少否定中医的文章。1929 年留日西医余云岫在南京政府第一届中央卫生委员会会议上提出“废止旧医以扫除医事卫生之障碍案”，竟获得通过。此案一出，首先遭到上海中医界的抵制。上海中医界串合全国同行成立“全国医药团体总联合会”，推举代表去南京请愿，其中带头的有著名的中西医皆通的陈存仁先生。时任国民政府主席兼教育部部长的蒋介石批示：应遵孙中山先生“保持固有智能，发扬光大”之遗训，此风方平息。

改革开放以来，从国外留学回来的人骂中医的也不少。前几年有个留美博士，学生物医学的。没把美国先进的生物医学理念带回来，而是把中医骂得一无是处。我说你骂中医的成本太高，你父母花了那么多钱培养你成了一名洋博士，就是为了骂中医吗？小学毕业生也可以骂，这样成本可以低一些。

曾担任过英国中医药联合总会主席的马伯英先生，毕业于上海第二军医大学，后在北京中医研究学院取得硕士学位。他参与了李约瑟博士的巨著《中国科学技术史》医学卷的编著工作，知识渊博，学贯中西。在2006年，国内的一些人（有的是学中医的）对中医一片否定声中，马伯英在国内的科学报上撰文反驳，他认为否定中医不是什么新鲜事，历史又重演了。

马伯英先生认为：中医是科学，其生态医学适应理论比起西医来是超前的。西医也在近些年来提出生态医学的新观念，但远未形成理论，远未达到像中医那样可操作而付之临床应用的程度。他说："不要民族虚无，唯西人马头是瞻。"

自上世纪90年代开始，一个新的医学概念流行起来，叫做循证医学（EVIDENCEBASEDMEDICINE），其予头所指就是经验医学。这种理论认为：拿出证据来，没证据，一切免谈。马伯英反讽：这就是真正的医学了？极端的"循证医学"是高妙的殿堂医学，而不是救急的床边医学。

马伯英认为医学的最高准则是救人。反对先贴标答再救人。人们取得经验再上升为科学理论，这都要有一个过程。而经验是不断产生并积累，正是经验成为科学理论新鲜的生长点。

马伯英的文章一发表不久，《新语丝》上马上就出现反驳的文章。文章首先说他与其他"护医派"没什么两样，这医指的就是中医。又说作者到中国西部的荒漠中看到一种稀有植物，当别人说这种植物可以入中药，他就吓出一身冷汗，认为破坏了环境。作者在文章中又指责马伯英在英国的一些头衔，说在网上查不到，又说针刺麻醉不科学等等。

破坏植被套在中医头上，查马伯英的头衔，反驳的文章似乎没讲在点子上。

马伯英的一部《中国医学文化史》，是中医史上一部空前的巨著，尽管有些观点可以探讨，但我认为这部著作是100年内无人可以超越的。尽管此书印数不多，但在福州路打折卖，5折多一点。全书1600多页，装帧精美、图文并茂、史料翔实。对中医感兴趣的人可以买来看一看，作为收藏也不错，248元卖136元。我在此声明，马伯英先生没委托我推销，这是我个人的看法。

为什么西方医学与世界上其他医学要分开来研究，《剑桥医学史》主编罗伊·波特认为，西方医学正朝着一个特殊方向发展。他说，西方医学的根源与中国等东方医学十分相似，都是一个神奇医学。强调心与身，人与自然的相互联系。他又说，在过去的二十年里，西方已有越来越多的声音要回到西方医学的起源，同时也开始从东方医学史中寻求另一种医学的智慧。他满怀信心地说，我们将看到它们在探索人群健康的许多方面是互补的。

罗伊·波特的论述就是所谓的“生态医学”。回到医学的源头，从某种意义上说，是中西医结合的医学。现代西方医学其实是伴随着十九世纪以来工业现代化而产生的，它取得了前所未有的成就，但也给它带来了困惑。与西方传统医学的脱离，使现代西方医学暴露了它不足的方面。譬如通常所用的换肝、换肾纯医疗技术手段，并不能根本解决问题。我认为应该应用“生态医学”的治疗各种疾病的自然疗法与预防的方法。我国在二十世纪五、六十年代，乳腺癌大多采用服中药和敷膏药等传统中医手段，死亡率很低。还有肾病也多用中医治疗，血透的比例比现在少得多，可见用单纯的现代西医治疗疾病，不能完全解决问题。国外提倡的“生态医学”的理念与中医殊途同归。由此可见，国内的一些去“中医化”的人的认识是肤浅的，是背离世界医学发展方向的。

我曾为一位美国人诊治过心力衰竭，当时见到他时，小腿肿，晚上出汗。他在国内外看过不少医生都没有结果。我用了一个月时间，使他小腿肿、出虚汗现象消失，精神状态也好转了。他以前不了解中医，第一次喝中药，对太太说，什么东西，狗屎！后来病好转，他说中药是绿色医药。他还把我为他配制的活血的药粉带给他在美国的母亲吃，他母亲吃后感到惊奇，说浑身活血轻松。

时观今日，日本人，欧美人都在热心地学习中医。英国政府已将中医纳入立法过程中。

我认为，目前中医的普及重点应放在国内，只有国人清楚了，才会影响外国人。

当然，中医有许多有待改进创新的地方。古代的医与巫是合二为一的。古代的中草药中有许多奇奇怪怪的东西，到了明代李时珍写《本草纲目》时已去掉不少不科学的中药。到了民国以后新编的《本草》更是去除了很多不科学的中药。汤显祖写的《牡丹亭》的三十四出“诇药”中就出现了一种奇怪的药。崔莺莺死后，她的老师陈最良失馆开药铺了。古代文人都懂医，苏东坡是个中医大家，他的一个治牙龈肿痛的方子被李时珍收入《本草纲目》。康有为也很精通中医，他为刘海粟开的一个药方，前几年在拍卖会上也卖了好几万。

这个陈最良在一出场就得意地唱道：积学儒学理粗通，书簏成精变药笼。陈最良在戏中说：男子汉有鬼怪之疾，要用寡妇床头土。这就带些巫医的色彩了。

中医要改进的地方不少，西医有的药服用量要根据患者的体重来定，这就很科学。我在给外国人开方时。往往问患者体重，一个100多公斤重的患者与几十公斤重的患者用药量应该有差异。还有，中医中用鳖甲和龟甲，往往注明先煎，再煎有效成分很难出来。有的方子注明鳖甲，龟甲各20克，药效不显著。我用的是粉碎了的超细粉末，一般鳖甲龟甲各用5克，直接服用，药效明显。

西医认为肿瘤生成的原因是细胞变异、细胞突变。怎么防止细胞变异和突变，变异前可不可以预测，似乎没有定论。很多肿瘤患者一检查出来，往往多为中、晚期。

中医的最大优点是“治未病”，因此对人在肿瘤未发前是可以预测的。肿瘤患者的自身体质是造成肿瘤的主因。特别是肝脏的失和是导致肿瘤的主因。我们常说的：肝胆湿热，肝气郁结，肝气犯胃，肝气犯肺，肝气犯脾都与肿瘤生成有关。我曾预测过多名患者，一号脉肝胆湿热，我说要注意了，调养一下。他去医院做常规检查，肝胆都正常，说不要调养，结果一年后得了肿瘤。我在此不一一解释，后面在临床举例中会涉及到。

4月30日中央四台有位专家在谈肿瘤防治，说在肿瘤防治上，中医不要抢主角，我听了好笑。但这位专家讲了一个事实，在肿瘤患者开刀化疗后，服中药比不服中药生存期长。

美国学者罗伊·波特在《剑桥医学史》中文版序言中说：二十世纪六十年代以来，对西方医学的批评声音也日益增加，对于某种方式谴责西方医学体系太技术化取向、太非人格化、太体制化、太高技术化、太科学化、太官僚化，谴责它考虑更多的是医学职业的发展而不是患者的利益。

在肿瘤研究上，中医不要妄自菲薄，更不要自废武功。我认识一位三十多岁的小伙子学中医，辞职后去推销药品去了，说改行收入高。批评中医的人往往不懂中医，从事中医肿瘤研究的医生，要振作精神，创新进取。联合国世界卫生组织门口有一尊基座，是为研究肿瘤有成就的人放置的。据说谁能够攻克一种肿瘤就为他树立一尊金像。可多年来，基座上还是空白的。只要努力，我认为金像一定属于中国的肿瘤研究者的。

二、对肿瘤中西医结合研究的展望

现在是世界肿瘤研究向中国中医学习的时候了。现在是中国西医与中医携手对肿瘤展开研究的时候了。有人认为中西医结合研究肿瘤就是用西医的方法研究中医。现在有些中医工作者确实在走这条路。最近我看了一本新出版的有关中医肿瘤基础研究汇编。不少实验是用单味抗肿瘤中药制成的针剂注射到患者肿瘤上去，实验结果不错，50%上下有肿瘤缩小的效果。我认为你不是中医疗法，是一种西医的介入疗法，不过是换了一种药而已。如果是这样研究中医治疗肿瘤，那中医太简单了。问题是整个治疗过程是否完善，是否能控制肿瘤转移。如果只显现了一时的效果，那是不完善的。中西医肿瘤研究应立足于肿瘤的临床医治上。我们研究中心的陈院长总告诫我，你的那一本本患者病史要珍藏好，以后作为研究的基础，所有的临床经验都高于理论，理论如不能用于临床治疗是没有用的。

英国著名的学者李约瑟博士一生把研究《中国科学技术史》作为己任，他在该书中，对中西医结合的前景看好，讲了很多精僻的论点。

李约瑟认为：西方医学只是在19世纪，当其在现代科学的生理学和病理学的确定结果基础上得到重建时，才成为现代的。他们认为：西方医学也只有在归入所有其他非欧洲医学体系中获得的临床经验，特殊技术和理论见解之后，才能说真正和普遍地成为现代的。

李约瑟博士说：人们通常认为：现代西方医学对急性病的治疗非常有效，诸如在使用抗生素的情况下，现代医学的一个令人遗憾的结果是，某些用现代药理方法制作的、低剂量服用的药物的有效成份，会对患者产生副作用，而且有的时候，副作用还很严重。

李约瑟又说：中医无法量化，不知道原子和分子的现代生物化学的特征概念，它的背景知识是非常欠缺和模糊的。

关于中医的量化问题，是中外学者对中医的一个统一看法。我认为科学本身是一个开放的体系并不是封闭的，医学科学也是如此，如果只是用唯一的一种方法去研究中医，其本质就是不科学。中医和西医是两个互不隶属的医学体系，如用中医的方法去研究西医同样是不科学的，好像我们中医从来没责难过西医。中医对中药都非常科学地分类成归什么经，如肝经、肺经等。假如中医问西医，阿司匹林归什么经，你认为可笑吗？

李约瑟博士认为：虽然阴阳五行不和现代科学的医学相适应，但它们既无法被证实，也无法被证伪，他似乎感觉到之中的玄妙。

李约瑟博士最后预言：如能把传统的中国医学和现代西方医学的真知灼见结合起来，将会多么有价值。

我对新版的《中国科学技术史》中文版的出版有些意见，出书太慢，三十多卷不知什么时候出齐，还有就是太贵。医学卷260多页售价100多元，我建议出《中国科学技术史》的精华本，向中国老百姓普及。

听众可能会问，你也不是崇洋吗？怎么引用李约瑟的话来支持你的观点。我说，许多名家老用外国人的话批评中医，我是用其人之道还治其人之身。如果不用外国人的论点反驳，那就与他们不在一个起跑线上，那我不是档次太低了吗？

李约瑟博士论证了世界上的重大发明与发现，中国人就占了一半。很多外国学者不服气，但又拿不出反驳的实证，中国的一些学者似乎很谦虚，很少见有文章附和李约瑟博士的观点.

有志于中西医肿瘤研究的工作者，要有历史的使命感，少一点功利，静下心来做些基础研究。要有板凳要坐十年冷，文章不能半点空的刻苦务实的研究精神。

我在此，还呼吁有关部门给一些老专家多一些休息空闲时间，将他们的宝贵的临床经验传下来。一些老专家在门诊应付患者忙得不亦乐乎。要爱护这些宝贵的人才，让他们的经验发扬广大。

最近，有位上海政协会员在报上说：中医有被边缘化的危险，要将那些口碑好、医德好的民间医生纳入到正规的医疗体系中来。据有位朋友讲，市六医院中医科聘用了一位中医业务研究者，为此还向卫生部门做了报备，给予处方权。我想这位民间医生如能坐在六院中医科一定有过人之处。如真有此事，我在此向六院领导不拘一格用人才表示敬意。

治疗行为并不始于医生，一般先依靠自己的常识治疗，然后才依靠他们的家庭和周围人。当这些不起作用时，再找医生。在国外这被称为“医学多元论”（Mdeica IPIuralism），这在世界各国都是如此。在中国很少听到“医学多元论”的观点，而是给那些民间医生冠上贬义的名称“江湖郎中”。李时珍很多方子就是从民间收集来的。

三叶青是浙江民间治疗毒蛇咬伤的一种草药，治疗肿瘤效果很好，大医院为什么不用。金蝉花是江苏句容的民间草药，《本草纲目》也不见有记载，疗效也不错，但价格抄到天上去了。但愿我讲的三叶青也不要因此抄高，如果那样我会不安的。

有些专家搞肿瘤防治讲座，将骗人的江湖郎中放在中医后面，给人印象中医也有此种嫌疑。我想不要把骗子与江湖郎中混为一谈，正是由于目前肿瘤治疗水平不高，才会造成骗子有一定市场。江湖郎中就是江湖郎中，骗子就是骗子，不要混为一谈。我对民间医师的忠告，要多学习中医基础理论，不要一招鲜吃遍天。

名垂青史的《伤寒论》作者张仲景的本职是长沙太守，他也是一位业余的中医药研究者。

第三章　消化系统肿瘤中医病因与病机

第一节　病因学

我国古代对肿瘤病因的观察和认识，最早可以追溯到殷商时期。如殷墟甲骨文中就“瘤”的病名记载。现存最早的医书《灵枢》认为“瘤”的病因是“邪气居其间，久而内着”，根据临床症候将“瘤”分为筋瘤、肠瘤、脊瘤、肉瘤等。由于受当时历史条件的限制，以及认识方法和认识手段的局限，古代所谓“瘤”的概念与现代的肿瘤概念并不完全一致。尽管如此，仍有许多古代医学家根据临床实践，对某些肿瘤的病因进行了尽可能仔细的观察，作出了比较详尽的记载。有些医学家还根据中医学的基本理论，从宏观的角度，对肿瘤的病因进行分析和研究。这些研究对当时临床治疗肿瘤及其一类的疾病起到了重要的指导作用。即使今天以现代的医学观点来看，仍然具有很高地科学性和实用性，是肿瘤临床实践的一个重要组成部分。

中医的发病学说认为，人体身上一切疾病的产生和发展，都可从正邪两方面关系的变化来分析。“正”就是指正气，包括人体的机能活动及其抗病能力；“邪”就是指邪气，泛指各种内外致病因素。当机体正气旺盛，邪气就不能入侵，或者入侵到机体的卫表阶段时即被正气抵御外出，疾病不易形成和加重。正如《素问遗篇·刺法论》所谓“正气存内，邪不可干”。当各种内外致病因素导致正气相对虚弱时，邪气就会入侵到机体内部而产生疾病。如《素问·评热病论》所谓“邪之所凑，其气必虚”。疾病形成后，如果正气能够得到恢复或者邪气并非过于强盛。正气有能力作到驱除邪气外出，疾病就有可能痊愈，机体功能也就恢复正常。反之，如果正气进一步虚弱或邪气过于强盛，正气不能作到驱邪外出，疾病就可能继续进展和加重。正邪交争，贯穿于各种疾病全部过程中，肿瘤当然也不例外。无论是查阅浩如烟海的古代文献，还是目前大量的肿瘤临床实践工作中所见，都可以明显地看到，正邪两方面交争贯穿了肿瘤发生和发展的整个阶段。因此，中医传统上对肿瘤病因的观察和研究，也是建立正邪两方面关系变化的基础上。

现存医书对各种肿瘤病因和发病机理记载很多。但在历代医学书籍中，有关肿瘤的记载大多散在医学理论论述或医案中。传统的中医学关于肿瘤的病因学并没有从内、外、妇、儿等学科中分出而成为独立的学科，也没有形成一个完整而独立的体系。故现存医学文献虽然极多，却找不到肿瘤病因学的专著。尽管如此，目前能查阅的各种散在的肿瘤病因研究学观察和研究还是不少，如《灵枢·水胀》认为肠覃和石瘕的病因分别是由于“寒气客于肠外，与卫气相搏，气不得荣，因有所系。癖而内著，恶气乃起，息肉乃生。”和“寒气客于子门，子门闭塞，气不得通，恶血当泻不泻，衃以留止。”《素问·通评虚实论》认为噎膈是由于“膈塞闭绝，上下不通，则暴忧之病也”。《金匮要略·黄疸病脉证并治》将黄疸分为黄疸、谷疸、酒疸、女痨疸和黑疸五种，其病因有“从湿得之”，“谷气不消，胃中苦浊”，“酒疸下之，久久为黑疸”等等。《疡科心得集》认为失荣是由于“营亏络枯，经道阻滞”。《诸病源候论》认为症瘕由于“寒温失节，致脏腑之气虚弱，而食饮之气不消，聚结在内，染渐生长块段，盘牢不移动者为症……可推移者为瘕”。反花疮是由于“风毒相搏所为”。《格致余论》认为乳岩是由于“忧怒抑郁，朝夕积累，脾气消沮，肝气横逆”。此外，还有关于瘿瘤，肾岩，骨疽，石疽，肠癖等各种病因的记载。其基本观点，反映了传统中医学关于肿瘤发病原因的基本理论。

在中医学发展史上，许多医学家还根据各自的临床实践，从多个方面对肿瘤的病因进行了观察和分析。其中宋代陈无择在《金匮要略》“千般趁难，不出三条”的基础上，提出的“三因”学说具有一定的代表性。“三因”即六淫邪气所触的外因，五脏情志所伤的内因、饮食、劳倦、跌扑金刃以及虫兽等所伤的不内外因。限于当时的历史条件，三因学说并没有把肿瘤和非肿瘤的病因进行适当的分类，但对分析肿瘤的发病原因，指导临床实践治疗工作仍有一定的意义。

综上所述，正邪两方面关系变化的理论是中医肿瘤病因学说的基础。三因学说在一定程度指导着中医肿瘤病因学说的观察和研究。中医药在数千年的历史长河中，与肿瘤进行了顽强的抗争，取得了许多宝贵的治疗经验。在肿瘤的病因研究方面也留下了大量的文献记载和较为直观的认识观点。但是我们也应该看到，肿瘤是一类非常特殊的疾病，其病因远比其它一般疾病的病因复杂。即使在现代社会，科学技术已经高度发达。但无论是从宏观角度出发的中医或以微观世界为基础的现代医学，对肿瘤病因的认识都不十分清楚。据目前估计，导致肿瘤发生的因素高达千百种，其中包括众多的化学物质、物理刺激和生物损伤等等原因。本篇章根据中医学的基本理论，从人体与自然是一个整体，人体本身也是一个整体的角度出发，参考历史和现代各类中医文献，概括和总结中医肿瘤学对病因认识的各种观点，试图将传统中医对肿瘤病因的研究观点归纳，分为七情因素，正气因素，饮食因素和外感因素四个发病原因。一一加以叙述，其中所例举的各种病证，均与肿瘤密切相关，且部分相当于现代恶性肿瘤，但也并不完全等同。

一、七情因素

七情，即喜、怒、忧、思、悲、恐、惊七种情志的变化。在一般情况下，这七种情志的变化包括了人体对客观外界一切事物的不同反映。属于正常思维和精神活动的范畴，并不会导致疾病的发生。但是在某些特殊的情况下，人体的情志过度变化，如长期持久或突然强烈的情志刺激会影响人体的生理变化，导致体内气血运行失常及脏腑功能失调，引起或促进包括某些肿瘤在内的各种疾病的产生。由于七种情志的变化分属于五脏所主，因此必然对五脏产生不同的影响。《素问·阴阳应象大论》指出，"怒伤肝，喜伤心，思伤脾，悲伤肺，恐伤肾"。具体表现为"怒则气上，喜则气缓，悲则气消，恐则气下，惊则气乱，思则气结"。临床上七情的过度变化伤及五脏时，不一定像上面所描写的那样机械，但确实能使气机升降失常，气血功能紊乱，并与一些肿瘤的产生和进展存在着相当密切的因果关系。如张仲景在《金匮·积聚统论》中认为积聚的病因是"凡忧思郁怒，久不解者，多成此疾"。朱丹溪在《格致余论》认为论乳岩是由于"若不得于失，不得于舅姑，忧怒抑郁，朝夕积累，脾气消沮，肝气横逆"所致。吴谦在《医宗金鉴》认为失荣是由于"忧思恚怒，气郁血逆，与火凝结而成"。张介宾在《景岳全书》认为"噎膈一证，必以忧怒思虑，积劳积郁……损伤而成。"陈实功在《外科正宗》认为"忧郁伤肝，思虑伤脾，积想在心，所愿不得志者，致经络痞涩，聚结成核"。临床无数事实证明，生活中保持乐观，心情舒畅，尽量减少不良的精神刺激和过度的情绪波动，对于减少或防止肿瘤的发生，具有十分重要的意义。所以《素问·上古天真论》认为"精神内守，病安从来"。

以上所述，情志变化在一定的范围内，属于人体正常的精神活动。超过一定的限度，则成为致病因素。导致和加重肿瘤的发生和进展，七情能影响五脏正常功能，其中又以损伤心、肝和脾脏功能的表现为多见。临床常见的七情因素引起的肿瘤一类的病证有乳岩、噎膈、呕吐、胃脘痛、积聚、呕吐、骨瘤、鼓胀、黄疸、肠覃、石瘕、咽喉菌、舌岩、茧唇等等，其临床表现多样，但均可由于情志过度变化，从而影响人体的生理变化，使体内气血运行失常及脏腑功能失调，发生一系列的病理变化，最后引起或促进各类肿瘤发生和进展。现临床常见七情因素所至的肿瘤分别如下：

食道和贲门癌：大致相当于“噎膈”，可因忧愁思虑或郁怒引起。或忧愁思虑致病，如张介宾在《景岳全书·噎膈》所述噎膈“必以忧愁思虑，积劳积郁”作为成因。忧愁思虑可以损伤脾气，脾气损伤则气的运化失常，气机当升不升，该降不降，逐渐发生气结，气结则津液运行失常，不得输布，水湿内停，遂渐聚而为痰，痰湿与气交阻于食道，于是渐生噎膈。《医宗必读·反胃噎膈》对由于忧愁思虑引起早期噎膈的病因进行分析，认为“大抵气血亏损，复因悲思忧恚，则脾气受伤，血液尽耗，郁气生痰，痰则塞而不通，气则上而不下，妨碍道路，饮食难进，噎塞所由成也。”而郁怒致病机理，则先损伤肝气，肝为藏血之脏，主疏泻，喜条达而恶抑郁。肝气受损，失其疏泻，则气机郁结，血液流行不能通畅，时间长久则积而成瘀。以上无论痰或瘀，实质上均是七情致病的产物，同时又可作为进一步致病的因素，在病理的条件下，相互搏结，阻塞胃口，食不得下。产生或加重噎膈。

胃癌：相当于部分“呕吐”或“胃脘痛”。均为脾胃的病症，二者同居腹内，以膜相连，一属于脏，一属于腑，互为表里，一升一降。但都与情志活动和肝气疏泻正常密切相关。肝主情志活动，与脾胃有木土乘克的关系，如忧思伤脾，恼怒伤肝，均可损伤肝气，气机不畅，或肝气郁结，或肝气横逆，可表现为木旺克土，侵脾犯胃，脾失健运，胃失和降，饮食内停，不能生化，上逆为呕吐。肝气横逆，犯胃脘则发生疼痛。

肝癌、腹腔和盆腔肿瘤：类似与积聚和症瘕，积和聚有不同的临床表现，积是有形，固定不移，痛有定处，病属于血分，乃为脏病。聚是无形，聚散无常，痛无定处，病属于气分，乃为腑病。积和聚病临床表现虽有差异，但却有一定的联系，临床上聚证常出现在疾病早期，时久可转化成积证。症与积，瘕与聚大抵属于同一类疾病。其发病与情志失调有关。《金匮翼·积聚统论》认为“凡忧思郁怒，久不得解者，多成此疾。”如情志不畅，喜怒无常，精神抑郁或恚怒，肝气不舒，失其条达，气机不畅，运行阻滞，脉络受阻，血行不畅，气滞血瘀，日积月累，早期可能以气结成形作梗，或气机逆乱为主，故见腹中气聚，攻窜胀痛，如七情致病因素仍旧不除，肝气郁结长期不解，则逐步发展成血瘀，积块随之形成。

二、正气因素

正气指人体正常的生理功能和抵御外邪入侵的能力，人类生存在自然界当中，其生理、病理无时无刻不受到自然环境的影响。在大多数情况下，人们总是能够保持健康的状态。这是由于“阴平阳秘，精神乃治”，“正气存内，邪不可干”。机体的正气在防止包括肿瘤在内的一切疾病发生过程中占主导地位。正气不足可导致多种肿瘤的产生。《素问·通评虚实论》指出“精气夺则虚”。正气不足的原因有先天不足或后天失调两种。“肾臧精，主生长发育，为先天之本，“脾主水谷运化，气血生化之源，为后天之本”。故无论任何原因引起人体的正气不足，都不可能离开五脏，其中又与脾肾两脏关系最为密切。五脏生理病理，不外乎气血阴阳。在研究正气不足和肿瘤发病互为因果关系中，若以气血阴阳为纲，五脏虚弱为目，则能提纲挈领，指导临床。

正气不足可导致多种肿瘤的产生和进展，而肿瘤作为一种发病隐匿，进展迅猛，症情险恶的疾病，又能很快的继续损伤人体的正气，临床常见正气不足和进展的肿瘤互为因果，交替促进，加重病情。吴谦在《医宗必读》指出“积之成也，正气不足而后邪居之”。临床常见的病证有呕吐、呃逆、胃脘痛、吐血、黑便、黄疸、鼓胀等。

食道和贲门癌：大致相当于“呕吐”或“噎膈”《金匮要略》中描述，呕吐中虚证当属“虚则太阴”，且多责之太阴少阴脾肾二脏。久病正气必定虚损，脾阳气不振，寒浊内生，阻滞中焦，脾胃升清降浊功能失常，饮食内停，脾气不能上升而生清，胃气不能下行而降浊，上逆而为呕吐。正如《金匮要略方论本义》所谓“呕而脉弱者，胃气虚也。”或饮食劳倦太过，耗伤中焦之气，脾气虚弱不能承受水谷，水谷精微不能化生气血，聚而成饮成痰。当饮邪上逆之时，呕吐随之发生。如《临证指南》所述“胃中无阳，不能容纳食物，命门火衰，不能熏蒸脾土”。或因胃阴不足，失其润降，产生呕吐。正如吴谦在《医宗金鉴》所述“有属胃寒者，有属胃热者”以及陈言在《三因极一病证方论》所述“此有胃中虚，膈上热”。

胃癌：与部分“胃脘痛”相似，先天禀赋不足，后天又失调养，或久病失治不复，或劳倦太过，或饥饱失常，均可使脾胃受伤，引起脾阳不足，致寒自内生，胃失温阳；或脾润不及，或胃燥太过，致胃失濡养，而成阴虚胃痛。或阳虚寒化，血行不畅，或阴虚热化，涩而成瘀；阻滞经络，不通则痛。

胃癌或肝癌：胃癌或肝癌引起的消化道出血与“吐血”和“黑便”类似，均可因五脏虚弱引起，但与心脾肝三脏关系较为密切。血液生化于脾，藏受与肝，总统于心。脉为血之府。血液在脉中运行不息，环周不休，以充润营养全身，如正气不足，素体虚弱，或久病等各种原因影响脾脏摄血的功能，气虚不摄，血液外溢，可导致吐血或黑便。且气为血帅，血为气母，气行则血行，血脱则气脱。更使病情反复缠绵，经久不瘉。晚期肝癌部分类似于“鼓胀”和“黄疸”。二者可单独或同时存在，如素体脾胃阳气虚弱，或久病失治误治脾阳受伤，水谷不能化生精微，湿从内生，寒湿阻滞中焦，胆液流行被阻，输送排泄失常，浸入血液，溢于肌肤，因而发黄。正如《类证治裁·黄疸》所述“阴黄系脾脏寒湿不运，与胆液浸淫，外渍肌内，则发而为黄”。故临床上由于正气不足，尤其是脾阳虚弱所致的黄疸，从脏腑气血阴阳发病先后过程来看，主要就是先脾胃不足，再涉及肝胆。黄疸迁延日久，寒湿长久地停滞在中焦，肝脾俱伤，气血凝滞，脉络瘀阻，升降失常，终至肝脾肾三脏俱病。则有可能形成鼓胀和黄疸。如《景岳全书·肿胀》所述“第年当少年，则旋耗旋生，固无所觉，及乎血气渐衰，则所生不偿所耗，而且积伤并至，病斯见矣”。

三、饮食因素

饮食是机体摄取营养物质，维持生命活动的必要条件，饮食不当又是导致疾病发生或进展的重要原因之一。脾脏和胃，分别主运化水谷精微和受纳腐熟水谷。故常在饮食所伤中先受损，继而累及其他脏器或发生他变。

饮食不当的致病，主要有饥饱无常，饮食不洁和饮食偏嗜三个方面。《景岳全书》认为“饮食无节以渐留滞者，多成痞积。”《卫生宝鉴》指出“凡人脾胃虚弱，或饮食过度，或生冷过度，不能克化，致成积聚结块。”《医们法律》认为“滚酒从喉而入，日将上脘饱灼，渐有熟腐之象，而生气不存。“常见饮食不当所致的肿瘤有噎膈、呕吐、反胃、吐血、黑便、锁肛痔、舌菌、茧唇等等。

食道癌：病位在食管，属胃气所主，故与饮食关系非常密切，凡酒食过度，恣食辛辣，过食生冷油腻或不洁，均可使气、血、痰三者互结于食道，亦可使食道津血枯涸，前者产生的噎膈病证以实证为主，后者则以虚证为主。也可因嗜酒无度，又多进肥甘之品，则酒食助湿生热，酿成痰湿，气机受阻，痰气交阻，食管窄隘。噎膈随之而形成。故《临证指南医案·噎膈》认为噎膈的病因是“酒湿厚味，酿痰阻气”。或因恣食辛香燥热等物，致津伤血燥，咽管干涩。如《医碥·反胃噎膈》认为噎膈的病因“酒客多噎膈，饮热酒者尤多，以热伤津液，咽管干涩，食不得入也。”故临床上产生吞咽梗塞不顺，甚者饮食不下，或食入即吐的症候。

胃癌：胃癌导致的幽门梗阻与“呕吐”和“反胃”相似。呕吐以有声有物为特征，反胃以朝食暮吐，朝吐暮食为特征。二者临床特征各有异同，但都属于胃部的病变，病机上都有胃气上逆。胃主受纳和腐熟水谷，其气主降，以下行为顺，如饮食不节，过食生冷，油腻，或寒凉药物，皆可伤脾滞胃，致食停不化，浊阻中焦，胃气不能下行而上逆。如《素问·举痛论》所述“寒气客于肠胃，厥逆上出，故痛而呕也。”或过食辛热煎炒之品，或过用温补之剂，燥热内盛，胃热不清，耗伤胃阴，胃失濡养，气不顺行，失其和降而上逆。如《景岳全书·呕吐》所述“所为邪实者，或暴伤饮食，或因胃火上冲。”胃癌导致的“吐血”和“黑便”可分别单独出现或同时并见，如《丹溪心法·吐血》所述“血出于胃也”。病因如《济生方·吐衄》所述“或饮酒过度，或强食过饱，或饮啖辛热。”如过食辛辣厚味醇酒，则主要引起两个方面的病理变化，一是滋生湿邪，郁而化热，湿热内蕴，薰灼血脉经络，迫血妄行，溢出脉外。如《济生方·吐衄》所述“夫血之妄也，未有不因热之所发，盖血得热则淖溢，血气俱热，血随气上。”二是损伤脾胃，脾气虚衰，统摄功能失常，血液失去脾气的统摄，则溢出脉外出现吐血或黑便。如《血证论·脏腑病机》所述“经云脾统血，血之随之上下，全赖于脾，脾气虚，则不能统血。”

直肠癌：类似于“锁肛痔”，表现为肛门岩肿而致肛门狭窄，伴便秘或大便次数增多，或大便带血和粘液，或伴里急后重，后期两胯腹部间可发现肿块，坚硬而推之不移。常有饮酒过度，嗜食辛辣或饮食不洁引起。如饮酒无度，痰湿内生，郁久化热，湿热下注大肠，停滞下焦，气血壅滞，积于肛门而成。或嗜食辛辣，热结肠道，灼伤阴津，久之气血不畅，淤滞不散而成。或饮食不洁，损伤脾胃，脾失健运，胃失和降，水谷停滞，清浊不分，泄泻而下，日久不愈而成肛门岩肿。

肝癌、腹腔和盆腔肿瘤：类似于积聚和癥瘕，积聚和癥瘕大致相同，均可为饮食所伤而产生，如酒食不节，饥饱失常，损伤脾胃 胃不能腐熟水谷，脾不能运化水谷精微，湿浊内生，凝聚成痰，痰湿阻滞，气机不畅，血液凝聚，脉络壅滞，痰浊与气血搏结，积聚乃成。亦有饮食不调，积食遇气，食气交阻，气机不畅，而先成聚，后成积者。如《景岳全书·痢疾·论积垢》所述"饮食之滞，留蓄于中，或结聚成块，或胀满鞕痛，不化不行，有所阻隔者，乃为之积。"

四、外感因素

风、寒、暑、湿、燥、火，在正常的情况下称为六气，是自然界六种不同的气候变化。人们在长期的生产和生活中，产生了较强的适应能力。所以正常的六气不易于致病。但是，当气候异常急骤的变化或人体的抵抗力下降时，六气就有可能成为外界的致病因素，入侵人体，产生各种包括肿瘤在内的疾病。这时，六气已成为四时的不正之气，被成为"六淫"。中医学用"六淫"概括病邪的理论，能把致病因素与机体反映结合起来研究肿瘤发生进展的规律，在中医学发展史有较大实用价值，对临床应用有一定的指导意义。尽管还不十分细致，但确实是一个正确的途径。

"六淫"作为外界的致病因素，也代表了肿瘤的外感病因。具有发病与季节气候、居处环境有关，可从口鼻或肌肤多途径入侵机体，可单独或同时合并其他因素致病等特点。如《景岳全书·积聚》分析外感合并其他因素致病时指出“饮食之滞，非寒未必成积，而风寒之邪非食未必成行，故必以食遇寒，以寒遇食，或表邪未清，过于饮食，邪食相搏，而积斯成矣。”《灵枢·五变》则指出外感致病与脏腑的密切关系是因为“邪气留滞，积聚乃伤脾之间，寒温不次，邪气稍至，蓄积留止，大聚乃起”。《灵枢·水胀》认为肠覃的病因是由于“寒气客于肠外，与卫气相搏”。石瘕的病因“寒气客于子门，子门闭塞”《诸病源侯论》认为乳岩的病因是由于“风寒气客之，则血涩结成痈肿，而寒多热少者，则无大热，但结核如石”。外感因素产生的肿瘤很多，常见的有反花疮，积聚、咽菌、喉菌、息贲、胃脘痛等。

肝癌、腹腔和盆腔肿瘤：外受寒湿之阴邪，损伤机体之阳气，脾阳不运，水谷精微不能正常输布，化为痰浊，阻滞气机运行，气机不畅则生聚，久而血行受阻而成积。如《灵枢·百病始生篇》所述“积之始生，得寒乃生，厥乃成积也”。亦有外受邪气，内有饮食失调，食积与邪气交阻，影响气机通畅，血液凝滞，而先成聚，后成积者。如《诸病源侯论》所述“症者，由寒温失节，致脏腑之气虚弱，而食饮不消，聚结在内逐渐生长块段盘牢不移动者，是症也，言其形状可征验也”。

胃癌：外感寒邪，内客于胃，寒属阴邪，易伤阳气，如寒邪直中脾胃，脾阳受损，胃失温养，胃气不和而脘腹冷痛。寒性凝滞，主收引，寒邪盛则使人体气血运行涩迟不畅，不通而痛。如《素问·举痛论》所述“寒邪客于肠胃之间，膜原之下，血不得散，小络引急，故痛。”

综上所述，肿瘤病因十分复杂，表现不一，在肿瘤发生和进展的各个阶段都有其特点，故历代医家对肿瘤的病因方面尚未有完全统一的认识。上述分类法具有一定的代表性。临床应用还必须根据证候等情况作出具体的分析。

第二节 病机学

中医学认为肿瘤不是局部性疾病，而是一种全身性疾病。其致病因素比较复杂，由于各种致病因素的作用，使机体阴阳失调，脏腑经络气血功能障碍，引起气滞、血瘀、痰凝、热毒、湿聚等互相交结以致造成肿瘤的发生。其中以气血的瘀结为主要方面。如食道癌和胃癌，可能因饮食的偏嗜，过食辛辣燥热的食物，使粘膜受损，律液渐亏，日久而气血瘀结，成为致病的主要因素；肝、胰等肿瘤则多与“热毒内蕴，郁火炽盛”有关。

但是，肿瘤的发病原理至今仍未完全研究清楚。祖国医学古籍中论述肿瘤发生的病机及病理表现是很多的，历代均有所述，认识逐渐深入。近些年来，结合中医临床观察及中医理论，将其发病机理主要归纳为以下几方面：

一、气滞血瘀

中医学认为，气血是构成人体的基本物质。气是人体一切生命活动的动力，血是由食物经过气的作用转化而成，全身各脏腑组织器官，都有赖于血的濡养。人体各种机能活动正常进行，均依赖于气血的运行而维持，所以《难经·二十二难》说：“气主煦之，血主濡之。气和血一阳一阴，互相化生，互相依存，关系十分密切，故有“气为血帅，血为气母”之说。在病理上，气病可伤血，血病也可伤气，如气滞则血瘀，瘀血又阻碍气机；血虚则气少，气虚则运血无力。因此气血以循环运行不息为常。气在正常情况下，升降出入，流畅无阻，循行全身各部。如因某些原因引起气的运行失调，可出现气郁、气滞、气聚，日久成疾。血随气行，“气滞则血瘀”，“气塞不通、血壅不流”，气滞日久必有血瘀，气滞血瘀积久成块，随瘀滞部位不同而形成各种肿瘤。如隋代巢元方《诸病源候论·噎膈》说：“……此由忧恚所致，忧恚则气结，气结则不宜流，使噎。”明代皇甫中《明医指掌》指出：“若人之气循环周流，脉络清顺流通，焉有癌瘤之患也……。”说明癌瘤形成与脉络不通有关。清代徐灵胎《医学十二种》亦曰：“噎膈之症，必有瘀也……。”清代王清任《医林改错》中说：“肚腹结块，必有形之血。”说明腹内有形的包块肿物，多由血瘀所致。从以上记载可见，气滞血瘀是形成肿瘤的重要病理机制之一，故活血化瘀法是治疗肿瘤的主要治则之一。恶性肿瘤患者绝大多数都有气血失调，但不同的肿瘤与气血有着不同的关系，有的偏重于气的功能紊乱，有的则偏重于血瘀的形成，其中具有瘀血症的更多。气滞血瘀在肿瘤患者中常累及肺、肝、胃肠和经络，使肺气壅塞，肝经瘀滞，胃肠格拒，经络瘀阻，常见于肺积、肝积、乳岩、噎膈、反胃、女子带下病及癥瘕积聚等。

近年来对血瘀的研究比较多，已经证实绝大多数恶性肿瘤患者的血液处于高凝状态。北京的郁仁存等对131例癌症患者血液流变学指标进行了观察，发现癌症患者血沉、纤维蛋白质血浆比粘度、全血比粘度、血小板粘附等均显著高于正常对照组，异常率达94.7%（124/131），从而从客观上验证了血瘀是肿瘤的病理机制之一，也为活血化瘀法治疗肿瘤提供了理论和实验依据。现代医学的研究也证实恶性肿瘤患者存在血液高凝状态，其机理可能与来自恶性肿瘤细胞的癌促凝素A（cancer coagulant A）可直接激活X因子以及与肿瘤细胞有关的血小板糖蛋白Ⅱb/Ⅲa在肿瘤细胞和血小板的连接聚集作用有关。

二、热毒内蕴

热毒，即火热温毒之邪，所谓毒是指邪之炽盛。中医认为，热为温之渐，火为热之极；三者异名同类耳。热与火只是程度不同，热极可以化火、火虽属六淫之一，但在临床上，很少把它看作是一种外邪，实际上火是在体内产生的，外感诸邪伤及人体之后，都能化火化热；内伤七情和脏腑功能失调，也都能生热化火。火为阳邪，其性性炎上，最易伤津、动血、灼阴、耗气。火热之邪内蕴体内，客于血肉，壅聚不散，则可酿成痈脓，或发为肿瘤，早在《素问·至真要大论》就有“诸痛痒疮，皆属于心”的病机，心主火，可见心经火热是疮疡发生的根本。又《灵枢·痈疽》曰：“大热不止，热胜则肉腐，肉腐则为脓，……故名曰痈。”更详细地说明了大热致病的机理。中医一般将火分为虚火和实火两种。实火，有明显的火盛症状，阴伤的症状不明显，如高热、渴喜冷饮、面目红赤、便秘溲赤等，虚火则以阴伤为主，有虚热证，如午后低热、五心烦热、盗汗、咽干、舌尖嫩红等。

血遇火热凝，津液遇火则灼液成痰，气血痰浊壅阻经络脏腑，故热（火）毒内蕴则形成肿瘤。历代有很多文献对此进行了阐述，如宋代《咽喉脉证通论》论喉菌曰：“此证因食膏粱炙博厚味过多，热毒积于心脾二经，上蒸于喉，结成如菌。”明代赵献可在《医贯》说：“论噎膈，丹溪谓得之七情六淫，遂有火热炎上之化。”清代邹岳在《外科真诠》中指出：“耳痔、耳菌、耳涎三症……俱由肝经怒火，肾经相火，胃经积火，凝结而成”，“牙疔，耳菌二症，俱属阳明胃火所致”。而清代高秉钩《疡科心得集》认为肾岩病：“若有郁虑忧思相人内灼……阴精消涸，火邪郁结；遂遘疾于肝肾”。清代易方坞《喉科肿瘤》也认为：“喉疳此由肾液久亏，相火炎上，消烁肺金，熏燎咽喉”等。临床上我们看到癌瘤患者多见热郁火毒之证，如邪热嚣张，呈实热症候，表示肿瘤正在发展，属于病进之象。如系病久体虚，瘀毒内陷，病情由阳转阴，成为阴毒之邪，则形成阴疮恶疽，经久不愈。治实热阳证火毒之邪应投大剂清热解毒，滋阴降火之品，而对阴毒之邪则“需温补托里、扶正法邪以调和气血。

现代药理试验已经证实，大量清热解毒药，如七叶一枝花、白花蛇舌草、龙葵、苦参、半支莲、半边莲等具有明显的抗肿瘤作用。白花蛇舌草对大鼠瓦克氏癌$_{256}$、小鼠子宫颈癌$_{14}$、小鼠肉瘤$_{180}$肝癌实体型、艾氏腹水癌均有抑制作用；蒲公英对人体肺癌有抑制作用；射干对人类子宫颈癌细胞及小鼠肉瘤$_{180}$的抑制率较为显著等等。而在临床实践中，运用清热解毒及滋阴降火之法，确实可改善癌瘤患者的症状，控制肿瘤的发展，这些说明肿瘤患者确实存在热毒内结的病理变化。

三、痰湿结聚

痰湿结聚是指脾、肺、肝、肾等脏腑功能障碍和不足，引起津液停蓄所产生的水湿内盛，酿痰成饮等病变。痰既是脏腑病理变化的产物，又是引起多种疾病的一个因素，清者为湿，薄者为饮，稠浊者即为痰，三者同出一源。痰湿水饮的形成与脾、肺、肾的关系最为密切。“脾为生痰之源”脾主湿，脾失健运则水湿不化津液不布，湿蕴干内，久成湿毒，湿毒泛滥，浸淫生疮，流汁流水，经久不愈；津液不化，脾虚不能为胃行其津液。津液就可凝集为痰。“肺为贮痰之器”肺之行水，通调水道，邪毒犯肺，宣降失宜，水道不通，则津液不降，痰湿停肺，此外，“肾者，胃之关也，关门不利，故聚水而从其类也。”肾主水，不仅肺、脾等脏腑对津液的气化均依赖于肾中精气的蒸腾气化，而且水湿的排泄更直接与肾的功能相关。肾阴不足，阴虚生内热，热灼津液亦成痰，故古人有“痰为有形之火，火即无形之痰”的说法，另外，肾阳不足，水气上泛，亦能成痰。以上所指之痰，不仅指因外感六淫侵袭，由肺及气道咳吐之痰，还包括内生之痰，也就是广义的“痰”。咳吐之痰主要因肺失宣肃所致，而内生之痰则主要由脾虚或肾亏所生。它无处不到，流注在体内脏腑或体表而形成各种各样的痰证，如痰凝毒聚，坚硬如石，走窜项间、腋下、鼠蹊等处，而成“痰核”、“失荣”、“瘰疬”等难消之症。故古代医学家提出“怪病皆属于痰”、“百病多因痰作祟”的学说，这里所指的痰都是指内生的痰。元代朱丹溪首先提出肿瘤的发生与“痰”有关，他说：“凡人身上中下有块者多是痰。”又称："痰之为物，随气升降，无处不到"。高锦庭也说："癌瘤者，非阴阳正气所结肿，乃五脏瘀血浊气痰滞而成。"明代李挺在《医学入门》说："盖瘿瘤本共一种，皆痰气结成。"《明医指掌》也认为瘿瘤："必因气滞痰凝，隧道中有所留止故也。"明代赵献可《医贯》指出，噎膈是"……多升少降，津液不布，积而为痰为饮"。另外，清代王维德在《外科证治全生集》也指出乳岩是"阴寒结痰"而成。临床上，对于一些体表或皮下不痒不痛，经久不消的肿物，均按痰核施治，采用消痰软坚、化痰通络之法来治疗；而对湿毒则以祛湿解毒法来治疗；往往可使肿块缩小或变软，水湿消退，从而达到改善机体的机能状态，控制癌瘤侵淫扩散的效果。

现代药理研究结果也表明：许多祛湿药和化痰散结药均具有抗肿瘤活性。如猪苓的提取物对小鼠 S_{180} 的瘤体抑制率达 50 ~ 70%。薏苡仁中含薏仁酯，对艾氏腹水癌有明显抑制作用，对胃癌有延长存活期效果。又如从山慈姑中提出的生物碱秋水仙碱以及薏苡仁的提取物康莱特（商品名）均是较强的植物类抗癌药。

四、脏腑失调、气血亏虚

五脏是人体实现各种复杂生命活动的中心，各脏腑必须维持气血、阴阳的相对动态平衡，才能保证各自的功能活动的正常发挥。疾病的发生，都势必造成脏腑生理功能的紊乱和脏腑阴阳、气血的失调。脏腑的失调包括各脏腑的功能障碍及脏腑本身气血、明阳的失调。脏腑失调不仅可使气血运行受阻及痰湿内生等而导致疾病的发生、发展，而且脏腑亏虚也是各种致病因素作用机体所造成的必然的病理结果和疾病发生的前提。历代许多中医文献指出，肿瘤发病与脏腑功能失调有关，"邪之所凑，其气必虚"又如隋代巢元方《诸病源候论》说："症者，由寒温失节，致脏腑之气虚弱，而饮食不消，聚结在内，……"。脏腑功能失调，以脾肾虚损为主。如明代张景岳说："脾肾不足及虚弱失调的人，多有积聚之病。”又说：“凡治噎隔大法，当以脾肾为主，治脾者宜从温养，治肾者宜从滋润。”清代林燧《活人录汇编》认为肺萎者，“多因脾土有亏，不能顾子，以来生我，肾气不足。子盗母气而为所窃则元气为之不足，因而津精血液无所不亏，而有枯萎之象，其始必因金体自燥，绝寒水生化之源，继而肾气枯涸，受龙火潜越之祸，犹之既失雨露之润，反遭风日之炙，有不萎弱者乎”。这些论述说明脏腑功能失调，尤其是脾肾功能失调能引起肿瘤。脾为后天之本，肾为先天之本，脾肾虚损则正气虚弱，以致卫外之气无从以生，导致肿瘤产生。肿瘤患者大多都存在脏腑气血亏虚，病变日久，虚弱更重。因虚致病，又因病致虚，形成恶性循环。由于病邪日久，耗精伤血，损及元气，气血双亏；或肿瘤患者经手术、放射治疗、化学药物治疗之后，大伤气阴，正气不支，亦表现为气阴两伤。正衰则邪盛，机体抗癌能力的降低，往往使肿瘤进一步播散扩展，这是晚期肿瘤治疗中的一大问题，故采用扶正与祛邪相结合，调理脏腑功能，补气养血，调动和增强机体内在的抗癌能力，是当前恶性肿瘤治疗学中一种最常用的法则，有着重要的意义。

近年来研究结果表明，恶性肿瘤患者大多均有脾虚气亏或肾虚等症，其细胞免疫功能及皮质醇均较正常人为低，通过中药健脾补肾，或重点以健脾益气，或重点以补肾固精，均能提高患病机体的细胞及体液免疫功能，调整内分泌失调状态，改善和提高机体的物质代谢，使“卫气”得以恢复，抗癌能力增强，有利于病体的康复。实验资料表明许多补益药如党参、白术、黄芪、灵芝等能促进单核巨噬系统的吞噬作用，旱莲草、地黄、五味子、菟丝子能促进人体淋巴细胞的转化，仙茅、肉桂、沙参、麦冬可以使抗体形成提前，存活时间延长。当归、首乌、阿胶等能改善骨髓造血功能。甘草、附子等能增强肾上腺皮质功能。一些研究还表明，扶正培本药物有抑制肿瘤的浸润和转移的作用。国外曾报道人参提取物对艾氏腹水癌、肉瘤$_{180}$和腺癌$_{755}$有抑制作用，北京中医研究所报告冬虫夏草提取物CS－Ⅱ对小鼠艾氏腹水癌有明显抑制作用。总之，扶正培本是治疗肿瘤的一个重要原则，它的作用不仅限于上述几个方面，随着研究工作的深入必将有更多的作用被阐明。

五、经络瘀阻

经络是人体组织结构的重要组成部分，它是沟通人体内外、上下，联络脏腑组织与气血运行的一个独特的系统。经络在生理上，具有运行营卫气血、沟通表里，抵御病邪、保护机体的功能。奇经八脉也是气血运行的通道，当十二经脉（与脏腑相连的）运行的气血满盈时，就溢流到奇经八脉中贮存起来。当十二经脉气血不足之时，奇经八脉再把气血还流到十二经中，所以奇经八脉的主要作用是维系和调节十二经脉气血。由于奇经八脉也各有其循行路线，因此它们所涵蓄的气血，同样起着营养体内组织、外濡腠理的作用，奇经八脉运行障碍，也会产生不同的病变，如任脉不和的女子可导致带下病及症瘕症等。在病理变化时，经络既可由于外感风寒、湿邪等的侵袭留止而受损，又可被痰、食、毒、血瘀、气滞等瘀阻而不通；若内脏的生理功能失常，也能导致经气郁滞或经气不足。前述肿瘤的病因与致病作用均能引起有关经络的病理变化，使病邪瘀毒在体表或体内蕴结，日久成积、成肿，形成肿瘤。而这些肿瘤病变又可以在经脉循行的经路上反映出来，同样，脏腑发病也可以影响到经脉，而在其所属经脉循行经路上发生异常变化，如肝病则两胁下痛引少腹就是因为两胁与少腹是肝经所循行的部位。近年有人从经络学说出发，探索各种肿瘤在经络上的特殊表现及反映；并应用于探测体内肿瘤的部位作为辅助诊断之用。在治疗上除了应用穴位注射药物治疗以外，肿瘤的治疗还必须注意疏通经络。理气化滞、活血化瘀、化痰通络等法则都有疏通经络的作用。

综上所述，气滞血瘀、热毒内蕴、痰湿结聚、脏腑功能失调以及经络瘀阻，是肿瘤发生发展过程中常见的病理机制。在临床实践中，由于各种肿瘤的病因不一，每个患者个体差异大，病情不一致，病机往往是错综复杂的，即使是同一患者，在疾病的各个阶段，情况也在不断地变化，所以上述几种病理机制并不是孤立的或单纯的，常常是互相关连和复合在一起的，有的脏腑气血亏虚又兼热毒壅盛，有的气虚合并血瘀，或气滞合并痰凝，大多数患者都表现虚实挟杂，多脏同病。因此，必须根据每个患者的具体临床病理表现特点，分清病机兼夹主次，审因论治，才能更有效地治疗肿瘤。

第四章　消化系统肿瘤的西医学诊断方法

尽管影像学检查在消化系统疾病的诊断中起着关键性的作用，但是，病史、症状、体征及常规实验室检查依然十分重要，在全面分析这些资料的基础上，才能有针对性地选择恰当的影像学及有关特殊检查，以求既能尽快作出正确的诊断，又能减少各种检查给患者带来的精神负担并节省医疗资源。

第一节　一般和全身检查

对患者系统、全面、细致、准确的体格检查是进行正确诊断的必要条件，而查体手法不正确、不全面则常是导致漏诊、误诊的重要原因之一。人体是一个互相联系的、有机的整体，其他系统的疾病也常常会引起消化系统的表现，如肺心病引起右心衰竭可造成瘀血性肝肿大、肝区压痛等，因此我们必须进行全面、系统的体格检查，真正重视一般和全身检查的必要性。

一、一般检查

以视诊为主要内容，包括患者的性别、年龄、体温、呼吸、脉搏、血压、发育与营养、面容表情、体位姿势、步态、皮肤、淋巴结。

（一）皮肤

皮肤的改变可以是全身性的，也可以是局部性的，应当注意全面检查。例如，面、颈、手背、上胸及肩背部的蜘蛛痣，可能是肝病的一个体征，也可见于健康的妊娠期妇女，面部、上胸部、手掌大、小鱼际及指端毛细血管血管扩张也多是肝病的皮肤表现。而皮肤、粘膜黄染可以是生理性的，也可以是病理性的；可能是先天性的，也可能是获得性的，应当结合病史具体考虑。

（二）淋巴结

注意有无全身性或局部性的淋巴结肿大。一般肺癌多向右侧锁骨上淋巴结转移，而胃癌、食管癌多向左侧转移，称为 Virchow 淋巴结。在淋巴结结核、淋巴结炎时可见局部淋巴结肿大，而白血病、淋巴瘤、传染性单核细胞增多症时，可见全身性淋巴结肿大。

（三）面容表情

在慢性肝病时，常见患者面色晦暗、憔悴，有不同程度的色素沉着，称为肝病面容。而在大出血或急性腹膜炎时患者面色苍白或铅灰，表情淡漠，称为病危面容或 Hippocrates 面容。

（四）体位

急性腹膜炎时可见强迫仰卧位，而在胆石症、胆道蛔虫症时可呈辗转体位。

二、胸部检查

1. 视诊

注意胸部的外形、轮廓、呼吸运动及心前区有无异常搏动。

2. 触诊

检查呼吸动度、触觉语颤是否对称以及有无胸膜摩擦音。

3. 叩诊

注意肺的上下界及移动范围、心界大小有无异常，是否有异常叩诊音存在。

4. 听诊

注意有无呼吸音增强或减弱及其他改变，是否存在管状呼吸音、干湿性啰音、胸膜摩擦音、羊鸣音、耳语音等。心脏的听诊应当注意心率快慢、心律是否规整、有无心音改变、额外心音、杂音及心包摩擦音。

三、肛门直肠检查

1. 视诊

主要观察肛门及其周围皮肤的颜色，有无脓血、肛裂、外痔、瘘管、脱肛等病变。

2. 触诊

即直肠指诊。应注意肛管及直肠内壁是否光滑，有无肿物及波动感，是否伴有触痛等。如有柔软光滑的肿物，多为直肠息肉；如果包块坚硬，并且表面凸凹不平，

则考虑直肠癌；触痛则多见于肛裂、肛门直肠脓肿等。

第二节　腹部检查

整个腹部区域，常用九区法或四区法进行划分，九区法是分别由连接两侧第十肋下缘及两侧髂前上棘作两条连线，再通过两侧髂前上棘至前正中线之中点，做两条垂直线，从而将上、中、下腹部各分为左、中、右三部分，共九个区域。四区法则是以脐为中心，分别作垂直线与水平线，将腹部分为右上、右下、左上、左下四个区域。

一、视诊

包括腹部的外形、呼吸运动、腹壁静脉、胃肠型和蠕动波及其他情况。光线最好来自头方，医师站在患者的右侧，自上向下视诊。

1. 外形

正常人腹部平坦，两侧对称，平卧时稍凹陷，站立时稍隆起。当患者过度肥胖、大量腹水、急性胃扩张、腹腔胀气、腹腔内巨大肿块等时可见腹部膨隆，而患者极度消瘦或有严重脱水时，腹部凹陷，严重者呈"舟状腹"。

2. 呼吸运动

正常情况下，男性和小儿以腹式呼吸为主，而成年女性则以胸式呼吸为主。当腹腔内有炎症而刺激腹膜，或大量腹水及其他原因导致腹腔内压力上升，使膈肌运动受限时，可见腹式呼吸减弱或消失。

3. 腹壁静脉

正常人腹壁静脉一般不明显，当门静脉或上、下腔静脉回流受阻时，由于侧支循环形成，则可导致腹壁静脉显露或曲张。通过检查腹壁静脉的血流方向，可以初步判断出静脉阻塞的部位，检查方法为：将食指和中指并拢压在一段无分支的静脉上，然后，保持一指不动，另一指压紧静脉血管向外滑动，挤出该段静脉内的血液，至适当距离后放松该手指，另一指紧压不动，观察静脉是否迅速充盈，即可判断出血流方向。门脉高压时曲张的静脉以脐为中心向四周伸展，血液的流向向上流入胸壁静脉和腋静脉，向下流入大隐静脉；下腔静脉阻塞时血液流向向上；上腔静脉阻塞时血流流向向下流入腹壁静脉和大隐静脉。

4. 胃肠型和蠕动波

正常时腹部一般看不到胃肠型和蠕动波，当胃肠道梗阻时，可见胃肠型，同时可见到蠕动波，但肠麻痹时蠕动波消失。

5. 其他情况

如左腰部皮肤发蓝、绿、棕及大片不规则瘀斑（Grey—Tumer征）和（或）脐周皮肤发青蓝（Cullen' s征）可见于急性出血坏死性胰腺炎。

二、触诊

为腹部检查的主要方法。触诊时应让患者仰面平卧，两手自然放于躯干两侧，双腿屈起并稍分开，使得腹肌松弛，采用平静腹式呼吸。医师检查时应当先轻后重，自左下腹开始逆时针检查腹部各区域，边触诊边观察患者的表情和反应。触诊的内容主要有：

1. 腹壁紧张度

正常人腹壁柔软。在气腹或腹腔内大量积液时，腹壁张力增加，但无压痛和肌紧张，称为腹部饱满。急性腹膜炎时，腹肌痉挛导致腹壁强直、僵硬，称为“板状腹”；而结核性腹膜炎时，腹壁柔韧，有“揉面感”。局部性的腹壁紧张多由相应部位的脏器炎症所致。

2. 压痛和反跳痛

正常时腹壁无压痛，当腹腔内有炎症、肿瘤、破裂、出血、扭转等病变时，可出现压痛，如同时伴有反跳痛则表明腹膜壁层也受累及。

3. 肝脏

正常人的肝脏在肋缘下一般触不到，瘦长体型者，在深吸气时可能触及，但在右肋缘下 1cm 以内，剑突下 3cm 以内。如果超出上述范围，而肝上界正常或下移，则为肝肿大。触摸肝脏时，应当注意肝脏的质地、表面、边缘、有无压痛及搏动，是否有磨擦感及肝震颤，综合做出判断。用力压迫肿大的肝脏时，如果颈静脉怒张更明显，则称为肝颈静脉回流征阳性，是右心衰竭的体征之一。

4. 脾脏

正常时触不到，如触到则至少已经增大 1 倍。深吸气时，脾下缘不超过肋下 2cm，称为轻度脾肿大；如超过 2cm，但在脐水平线以上，称为中度肿大；而超过脐水平线或前正中线则称重度脾肿大或巨脾。触及脾时，也应当注意其质地、表面及有无压痛、磨擦感等。

5. 胆囊

正常时位于肝脏之后，因此触不到。当肿大时，可在右肋下腹直肌外缘处（即胆囊点）触及。如胆囊尚未肿大至肋缘以下，可将左手掌平放于患者右肋下，以拇指指腹勾压于胆囊点，嘱患者缓慢深吸气，如在吸气过程中因疼痛而停止，则称为莫菲征阳性，是急性胆囊炎的表现。当胰头癌时，如有胆囊的无痛性肿大伴渐进性黄疸加深，则称为 Courvoisier 征。

6. 胰腺

正常时不能触及，但在急性胰腺炎时，上腹中部及左上腹可有横行的带状压痛区；而在慢性胰腺炎时，可能在该部触及横行索条状质硬肿物，移动性差。由于胰腺在胃后方，因此应注意与胃壁肿物相鉴别。

7. 肾脏

正常时不易触及。如深吸气时，可触及 1/2 以上的肾，则称为肾下垂。

8. 腹部包块

首先应当正确区分腹腔脏器和病理性包块，后者主要包括炎性肿块、肿瘤、囊肿、肿大的淋巴结以及扭转的肠管或异物等。在触摸上述包块时，应当注意判断包块的位置、大小、形态、质地等，以及有无搏动及移动度如何等。

9. 液波震颤

仅当存在 3000 ~ 4000ml 以上的大量腹水时才出现。

三、叩诊

直接叩诊法可用于判断大量腹水的存在，而间接叩诊法则能比较可靠地叩知某些脏器的大小以及腹腔内积气、积液和包块的情况等。

1. 肝脏及胆囊的叩诊

分别沿右锁骨中线、右腋中线和右肩胛线，自肺区向下叩诊，呈浊音处为肝上界（即肝脏相对浊音界），呈实音处为肺下界（即肝脏绝对浊音界）。由腹部鼓音区沿右锁骨中线和前正中线向上叩，呈浊音处，即为肝下界。一般叩得的肝下界比触得的肝下界高1～2cm。右锁骨中线上肝脏上下径正常值约9～11cm。

正常情况下，叩诊不能确定胆囊大小，但胆囊区叩击痛为胆囊炎的重要表现之一。

2. 脾脏和胃泡鼓音区的叩诊

正常时，脾脏浊音区位于左腋中线第9～11肋，宽4～7cm，前方不超过腋前线，当脾肿大时，脾浊音界扩大。

胃泡鼓音区（Trallbe区），是左前胸下部肋缘以上的一个半圆形鼓音区，其大小受胃泡含气量和周围器官病变的影响。

3. 移动性浊音

指仰卧时，腹部两侧为浊音，中部为鼓音，而侧卧时，有浊音区下移，鼓音区上移的现象。这种方法可查出腹腔内500～1000ml以上的游离腹水。

4. 肾区肋脊角处叩击痛的出现，是肾炎、肾盂肾炎、肾周围炎及肾脏结核、结石等疾病的表现。

四、听诊

1. 肠鸣音

正常时，约4～5次/min，以脐部最明显。超过10次/min，称为肠鸣音活跃，主要见于急性肠炎或胃肠道大出血时。如同时音调高亢、响亮，似气过水声，则称为肠鸣音亢进，可见于机械性肠梗阻。如果持续3～5min仍然听不到肠鸣音，则称肠鸣音消失，见于肠麻痹或急性腹膜炎等。

2. 水坑征

患者取肘膝位，腹部以脐部最低，听诊器体件贴于脐部，用手指在一侧腹壁轻弹，同时将体件轻移向对侧腹部，当听到声音突然变响处，即为腹水边界。此法可查出100ml左右的少量腹水。

3. 血管杂音

当门脉高压时，由于脐静脉开放，可在脐部听到连续嗡嗡样的静脉杂音，称为克鲍征。当肝右叶癌肿压迫腹主动脉或肝动脉时，可在包块上方听到收缩期吹风样血管杂音。

4. 摩擦音

在肝周围炎、脾周围炎、脾梗死或胆囊炎时，如果累及局部腹膜，可在相应部位闻及摩擦音。

5. 搔弹音

听诊器体件放在剑突下肝左叶上，右手指沿右锁骨中线自脐部向上轻弹或搔刮，声音明显增强处即为肝下界。

第三节　消化系统疾病的影像诊断技术

一、胃肠道钡餐检查

（一）检查方法

由于消化道全部是软组织结构位于腹腔内。在X线下缺乏自然对比，目前普遍使用高密度的医用硫酸钡引入消化道形成人工对比，借以检出病变。因消化道的功能复杂、个体差异大、邻近器官多，受多种因素的影响，故熟练掌握解剖特点，检查方法和注意事项非常重要。较常用的方法有：

1. 口服钡餐检查

钡餐检查因其简便易行、观察范围广、安全可靠，无痛苦，既可显示病变的形态结构，又可分析消化道的功能，目前仍是检查胃肠道疾病的重要方法。

（1）检查前的准备：食管检查的患者一般不需要准备，但梗阻较重者检查前6小时内禁食水。胃肠道检查的患者应在6～12小时内禁食，并停服不透X线或影响胃肠道功能的药物，一般多在前一日晚饭后午夜后不再进食，于次日晨至放射科检查室；下午检查者，可于清晨进少量易消化饮食后禁食。

（2）钡剂的配制：经多年实践证明，硫酸钡具有密度高、颗粒细、易生产、肠道基本不吸收、成本低、对肠道生理功能干扰小、化学性能稳定等优点，已被广泛应用。胃肠道造影检查的钡水比例，一般约为硫酸钡150克：水200毫升，并加入阿拉伯胶粉2克（应先将阿拉伯胶粉，用少量水调成糊，再用开水调均，然后加入硫酸钡调匀即成），食管造影多用浓稠钡剂，钡水比例一般为7：3，在实际工作中，由于检查部位和检查目的不同，配制比例可按要求而予适当增减。

（3）检查方法：在服钡剂检查之前，应先了解病史及作必要的体检，如作胸、腹部常规透视，目的是可以查出不透X线的结石、钙化的肠系膜淋巴结和异物等。如果发现胃内有大量潴留液而不适于行钡餐检查时，可抽吸潴留液后或改日再作检查。若肠道有液平面或有气腹者，不适宜钡餐检查，及时与临床取得联系，采取其它相应检查措施。对于病情危重、久病体弱、有急性胃肠道出血但又急需检查者，要求在检查前做好必要的抢救准备，检查过程中更应动作轻柔、准确，并力求在较短时间内得出结论。

患者在透视下口服钡剂后，应在不同体位有顺序地观察食管、胃、小肠等器官，根据需要在不同的间隔时间进行复查。在整个检查过程中，应详细观察胃肠道的位置、大小、粘膜皱襞形态、走行、胃肠道的蠕动、动力、张力、管壁的柔韧性、移动度以及与周围脏器的关系等。既要观察粘膜像又要分析充盈像进行摄片，必要时还应在感兴趣区行局部摄片，以便了解局部的细节和以后复查时作对比。有时依据胃肠道的张力和功能需要，在造影检查中，还可以给予一定的药物，如肌注新斯的明可以增强胃的蠕动和紧张力，有助于判断病变的性质和促进钡剂的排泄。如果有贲门、幽门痉挛，胃内分泌液增多，胃张力过高，十二指肠激惹症等导致充盈不良时，可给予解除痉挛的药物，如皮下注射阿托品0.3～0.5毫克或654－2等药物，可获得较满意的诊断效果。近年来应用高质量的双重对比（空气—高浓度钡剂）技术的精益求精使之在胃十二指肠方面的诊断敏感性达到最佳的内窥镜水平，同时具有定位精确、安全且经济、易被患者所接受等优点，提供了更多的信息。

（4）钡餐造影的禁忌证：高度怀疑肠梗阻及胃肠穿孔的患者。

2. 钡灌肠检查

用混合硫酸钡制剂自直肠逆行灌入结肠，用以观察结肠形态、粘膜、走行及与周围结构的关系改变和病变的一种方法。近年来的气钡双重造影对检出微小病变成为可能。

（1）检查前的准备：于检查前1～2日食用少渣或无渣饮食，检查前的晚上口服缓泻药，当天上午再做1～2次清洁灌肠，待1～2h肠道水分吸收、功能恢复后即可行钡灌肠检查。

（2）钡剂的配制：灌肠造影医用硫酸钡，一般钡：水之比约为1：3或4，加用阿拉伯胶粉10克，与配制钡餐的方法相同，配好后将其盛于灌肠筒或灌肠器内。

（3）检查方法：对胸腹部进行常规透视，然后在透视下插入肛管或双腔气囊管，沿直肠、乙状结肠和降、横、升结肠由下而上的逐渐充盈方法，仔细观察全部结肠扩张情况，至钡剂到达盲肠或回肠末端为止。再让被检查者将钡剂排出后观察粘膜皱襞情况。气钡双重造影时，先注入少量钡剂，再注入空气，在透视下令患者转换体位使附着于肠壁的钡剂同肠腔内空气形成双重对比，特别有利于观察内腔和粘膜的细节。

(4) 钡灌肠检查的禁忌证：气钡双重造影在溃疡性结肠炎急性发作时或疑有小肠坏死时不能应用，因有造成穿孔的危险。

(二) 正常X线表现

1. 食管

食管是咽部向下延续、前后扁形的肌形管道，沿脊柱下行，在第四、五胸椎以上，食管稍偏左，第四、五胸椎以下则稍偏右，X线上一般将食管分为上、中、下三段。上段自入口至主动脉弓水平；中段自主动脉弓至第八胸椎水平；下段自第八胸椎至膈裂孔水平。食管全长约25～30cm。

食管充钡后，在正常情况下有四处生理狭窄和三个压迹。四处狭窄为：①咽与食管连接部，即食管入口处；②与主动脉交叉部；③左主支气管横过部；④食管下段膈肌裂孔部。其中以第一狭窄最显著，第四狭窄次之，第二、三狭窄是同局部压迹有关。食管的三个压迹为主动脉弓压迹、左主支气管压迹以及左心房压迹。主动脉弓自左前壁推压食管形成半月形压迹，其压迫程度一般与年龄有关。左主支气管压迫食管左前壁，其深浅程度的变异较大。在主动脉弓和左主支气管两个压迹之间，食管往往相对地膨出，钡剂通过稍滞留，不可误认为食管憩室。左心房压迹呈浅而长的弧形，此压迹对二尖瓣疾病引起左心房扩大的诊断价值有一定帮助。吞咽的钡剂一般在膈上的食管下端暂停形成该部的一时性扩张，深吸气时由于膈降低，食管裂孔缩窄，使食管局部扩张更加显著，形状如壶腹，故称为“膈壶腹”部。正常食管粘膜皱襞通常表现为2～5条纵行长条状透明影，皱襞之间的缝隙充填钡剂，表现为致密的条状影。粘膜皱襞影在通过膈肌食管裂孔时互相聚拢，通过裂孔后再逐渐分开，与胃贲门及胃小弯和胃底的皱襞相联接。

2. 胃

(1) 胃的X线解剖：X线上将胃划分为以下几个部分：①食

管末端与胃交界部的一段管腔为贲门，以贲门为半径2.5cm的范围称之为贲门区；②贲门水平线以上称为胃底，因经常含有气体故称为胃泡；③胃的右上侧边缘叫胃小弯；④外下侧边缘为胃大弯；⑤胃小弯向下行再向右上的拐角处称为胃角（角切迹）；⑥自胃角至幽门之间的区域称为胃窦；⑦胃窦、胃底之间称为胃体；⑧幽门肌处的内腔为一管状通路称为幽门管。贲门区的粘膜皱襞较食管粘膜皱襞略粗且多，止于胃底交界处，和胃底呈辐射状的粘膜皱襞相续，在局部形成齿状线。齿状线一般于平静呼吸时位于膈下，当食管裂孔疝时，齿状线可出现膈上显影，为确诊该病的重要依据。

（2）胃的形状：胃的形状、大小和位置变化很大。形状因体型而异，同一人在不同精神状态下胃形状也可发生改变，主要决定于胃的紧张度力，胃的形状分为四型：①牛角型：多见于矮胖的体型，肌张力高，胃的上部宽而下部窄，比较横位，胃角不显著，胃下缘在脐以上；②中间型：多见于中间体形的人，胃体垂直，胃角明确，胃下缘约在髂骨嵴水平，属于中度张力；③无力型：见于瘦长体形的人，肌张力低，角切迹明显，胃体中部较细，胃下缘低于髂骨嵴水平；④瀑布型：胃底位于胃体的上后方，胃泡甚大，胃体比较细小，胃下缘多在脐部以上或同脐平行。

（3）粘膜皱襞

胃粘膜是一种具有独立活动功能的可塑性组织，在胃粘膜和肌层之间，有一层含血管、肌纤维和神经成分疏松的粘膜下层。由于这层组织的存在，粘膜层得以在没有肌层参与的情况下形成皱襞，并能独立地作收缩和舒张运动。在少量钡剂和适当加压下，形成透明影。根据消化食物的需要，胃的粘膜皱襞可以随时变形，虽然粘膜皱襞有着多种多样的改变，但在不同部位有较典型的形状。胃体部的粘膜皱襞同胃长轴平行，约四、五条纵行透光纹。靠近胃大弯侧的皱襞比较弯曲，在大弯边缘形成锯齿状影。胃体部的皱襞延续到胃窦部，常保持为纵行的平行透光纹理，但有时变为斜行，甚至同胃长轴垂直。胃底的粘膜皱襞呈不规则排列。正常粘膜皱襞在胃体部最为显著，其宽度一般为0.5cm，胃窦的粘膜纹多为0.2～0.4cm，胃大弯的粘膜纹<0.5cm，若>1.4cm为异常。

（4）蠕动和排空

胃蠕动是一种波浪式的运动，由胃壁肌层有节律的收缩从胃体上部向幽门方向推进，蠕动波也逐渐加深，至胃窦部时蠕动波最明显。大弯侧的蠕动波幅比小弯侧更深，每波出现的间隔为18～22秒，全胃同时可见2～3个蠕动波。

3. 十二指肠

十二指肠的X线解剖：在X线上十二指肠呈C字形，分为球部、降部和升部。①球部：为边缘整齐的三角形或伞状，顶部向上，靠幽门的一边称为球底部，中间与幽门管相连。粘膜皱襞可表现为纵形、花纹形或横形，未充盈时也可呈不规则形；②降部和升部：十二指肠降部的中下部的内壁或后壁有一圆形隆起，称为Vater乳头（乏特氏壶腹），是总胆管和胰管的开口。在十二指肠充钡的情况下，总胆管和胰管或其汇合处（乏特氏壶腹）一般是不显影的；③粘膜皱襞：十二指肠的粘膜皱襞在松弛状态下呈环形或羽毛状，有时呈纵行或横行，随十二指肠的功能运动而变化。球部蠕动多为整体收缩，将钡剂呈波浪式挤出。降部和升部表现波浪式前进的蠕动波，有时可见逆蠕动，十二指肠不是每次蠕动都将钡剂推入空肠，而是充满后才排入空肠。

（三）胃肠道病变的X线表现

1. 管腔的改变

在正常情况下胃肠道各部和管壁，因肌层的张力而使管腔维持一定的形态和一定的大小。任何管腔局部或全部超过正常限度的缩小或扩大都说明是病理现象。

（1）管腔狭窄：①先天性异常：胃肠道先天性闭锁，这类病变一般范围较短，边缘光滑；②神经异常：由于神经功能紊乱导致消化道平滑肌痉挛，而本身无器质性病变，如贲门痉挛，胃窦部痉挛，但管壁柔软；③增生性狭窄：可在胃肠道任何部位发生，其病因为炎性狭窄、肿瘤浸润或管外肿块的压迫等。管壁炎性，纤维组织增生或肿瘤浸润、向腔内突出导致管腔狭窄，X线表现为范围较长，边缘不规则，如增殖型肠结核或溃疡性结肠炎的愈合阶段；④牵拉收缩：器官周围病变的粘连包绕，瘢痕，表现为管壁不规则，管腔缩小。

（2）管腔扩大：①原发性扩大：如神经紊乱导致的急性胃扩张，肠道功能紊乱，老年人肌张力降低呈现的无力型胃，贲门痉挛上部被动性扩张；②继发性扩大：病理基础可以是梗阻性病变，梗阻部位以上的管腔呈机械性扩张，并有腔内积气和积液。

2. 轮廓的改变

正常情况下胃肠道的轮廓整齐，粘膜皱襞虽不平滑，但其结构规则。当管腔被钡剂充盈时，其边缘也较光滑，固定的轮廓改变，为器质性病变的特征。

（1）龛影：为向腔外突出的病变，是胃肠道管壁遭到破坏或某一区管壁薄弱向外膨出钡剂充填形成的影像。①溃疡：组织溃烂引起局部缺损，粘膜破坏，不规则；②憩室：憩室一般呈袋状，为全层管壁的外突，粘膜规则；③牵扯性外突：邻近的组织、器官炎症纤维粘连将局部管腔轮廓向外牵引。X线表现为充盈的高密度钡剂影，病变与X线呈切线位。④壁内肿瘤向外生长时，管腔轮廓虽无明显变化，但在X线造影片上，可见管壁的外缘向外隆起。

（2）充盈缺损：增生性病变向腔内伸入时钡剂不能充填，X

线表现为透光区，称为充盈缺损。多见于肿瘤或炎性组织所形成的肿块。①良性肿瘤：息肉、纤维瘤等体积较小，所造成的充盈缺损多为圆形或椭圆形，边缘光滑整齐；②恶性肿瘤：如癌肿，所造成的充盈缺损，形状不一，边缘不规则，严重时，由于瘤组织浸润扩展而同周围组织或器官粘连固定，管壁僵硬；③炎性病变：如肉芽组织也能形成假息肉状隆起，其X线表现同息肉相似，但表面不规则，形态较大；④周围压迫：由于邻近器官增大或占位性病变而压迫胃肠道管壁时，也可以导致胃肠道轮廓向腔内移伸，但粘膜完整无破坏。

3. 粘膜皱襞的改变

虽然胃肠道粘膜皱襞具有可塑性，但一般X线所见的粘膜皱襞仍然具有一定的规则和形状。粘膜皱襞的检查很重要，对早期发现病变或鉴别诊断有很大帮助。

（1）粘膜皱襞的肥厚和萎缩：①粘膜皱襞肥厚：X线表现为皱襞的峰部粗厚卷曲，影像呈粗大的透光区状如脑回，局部粘膜肥大一般代表慢性炎症性病变，如肥厚性胃炎。广泛性粘膜肥大通常是全身疾病的反应，如贫血、白血病、胶原性疾病等；②粘膜皱襞萎缩：粘膜皱襞萎缩，X线表现为粘膜影像出现不同程度的平坦而沟部增宽，严重时粘膜皱襞消失，如萎缩性胃炎。应该指出的是X线检查所显示的粘膜皱襞肥厚或萎缩，有时同实际情况不完全符合，因粘膜皱襞的X线显影同钡剂的粘稠度、钡剂的多少、腔内粘液的有无和加压的轻重等因素都有密切关系，故在实践中解释影像时须加以注意。

（2）粘膜皱襞的破坏：由于恶性肿瘤的侵蚀或炎性溃疡、糜烂以致粘膜皱襞的正常结构遭受破坏，在钡剂的对比下表现为紊乱、不规则、凹凸不平的粘膜面。①肿瘤：肿瘤引起的破坏一般比较局限，恶性肿瘤对粘膜的破坏可有早期表现（当充盈缺损尚不明显时），故仔细检查粘膜变化对早期癌肿诊断具有重要意义。粘膜皱襞中断或消失，多为恶性肿瘤浸润粘膜层和粘膜下层的结果，这些变化往往出现在肿瘤破坏区的周围，因瘤组织浸润导致粘膜增厚，粘膜皱襞沟、峰的差距逐渐减小，最后导致粘膜皱襞的消失。肥厚或部分平坦的皱襞影即在粘膜破坏区或皱襞消失区的边缘处出现，皱襞的沟部呈中断现象，同时可显示出肿瘤形成的充盈缺损；②溃疡：粘膜面的糜烂形成溃疡，可向消化道深层发展，表现为龛影。周围因组织炎性水肿而使粘膜皱襞平坦，造成皱襞影的消失，但往往范围较小，表现不明显。

4. 粘膜皱襞的聚集

是溃疡病时局部瘢痕化的特有征象。由于慢性炎症侵犯粘膜层和粘膜下层而在愈合处产生瘢痕收缩，邻近粘膜组织的牵扯和向心性收缩所致。X线检查时可见粘膜皱襞从远处正常粘膜向病变处逐渐变细集中，呈星芒状或放射状排列，如胃或十二指肠溃疡愈合时此种征象显示极为典型。

5. 张力的改变

胃肠道的肌张力可以增高也可以降低。

（1）张力增高：刺激迷走神经则张力增强，当张力增高时蠕动增强增快，常见的引起张力增高的原因包括，局部刺激（化学性、机械性或组织破坏），张力增高可以表现为痉挛，痉挛可为局部性或为广泛性，局部痉挛常引起梗阻现象，例如胃幽门痉挛，引起管腔狭窄，病变上端扩张。胃窦部或结肠痉挛表现为轮廓的环形狭窄；

（2）张力减低：表现为管腔扩张，但扩张的管腔不一定张力低。例如肠梗阻其上部的肠腔扩张，在梗阻早期扩张肠曲的张力增高，蠕动强而快；到梗阻后期张力逐渐降低并伴有蠕动的减弱或消失。无力型胃是张力低、管腔扩张和蠕动减弱或消失的典型表现。张力增高和减低可以在同一器官同时存在，例如贲门痉挛的食管和吸收不良综合征的小肠。

6. 蠕动的改变

（1）蠕动减弱：蠕动减弱是消化道动力障碍的表现。X线透视下表现为低幅度和浅的蠕动波。

（2）蠕动增强：为消化道推动力亢进的表现，X线表现为高频率而且较深的蠕动波，速度快，常导致排空加快。胃蠕动增强常发生在幽门或十二指肠溃疡，也可见于迷走神经兴奋时，在炎性病变区（特别是早期）蠕动常常增强，肿瘤浸润区则蠕动减退或消失。胃肠道任何部位发生梗阻时，梗阻以上部位的蠕动增强，同时可见逆蠕动。晚期代偿功能衰竭时，蠕动可以消失。怀疑胃器质性病变（癌、溃疡）时，观察胃壁某一阶段的蠕动情况极为重要，在胃癌浸润和溃疡处，胃壁的蠕动消失。

7. 运动力的改变

在炎性病变区，特别是溃疡型结核时，多有运动力增高，排空加快。局部的运动加快不一定导致整个胃肠道的过早排空。过敏性结肠炎，由于植物神经功能失调，迷走神经兴奋，结肠运动增快，小肠和胃的蠕动强而快，结果产生整个胃肠道的提早排空。胃肠道梗阻或张力严重减退时，排空延缓或停止。

8. 分泌功能的改变

溃疡病或胃炎时，胃酸分泌增加，表现为空腹潴留液增多。在吸收不良综合征的早期，X线显示小肠粘膜皱襞模糊的原因就是分泌液过多。各种小肠的功能性异常表现之一是当钡剂通过后，少量残留的钡剂分散地沉积在分泌液中，形成不规则的点片状致密影，称之为沉淀现象。过敏性结肠炎粘液分泌增加，在钡剂、空气双重对比下表现出特有的线样X线征，是由于钡剂附着在成条的粘液上而形成的影像。

二、肝胆管造影检查

（一）胆囊胆管造影检查的方法

1. 口服胆囊造影

（1）检查方法：口服胆囊造影既是一种形态学检查也是一种功能性试验。口服胆囊造影剂碘番酸片（成人为3克），服药后禁食水，造影剂经食管，胃进入小肠吸收后再进入血液循环系统，大部分造影剂由肝脏分泌，随胆汁排人胆管，因肝内浓度低，肝管难以显影，胆汁入胆囊后因粘膜吸收大量水分而浓缩，才使胆囊显影，一般在12～14h胆囊显影最好，摄片显示清楚后口服脂肪餐，在15～30min或30～40min摄片观察胆囊收缩情况及胆道显影情况。

（2）口服胆囊造影不显影的原因：消化道病变；小肠功能紊乱；胃酸过多或肠内容物碱性偏低；肝功能降低；胆道梗阻；胆囊病变。

（3）胆囊造影的适应证和禁忌证：适应证：怀疑胆囊病变而症状不典型脂肪餐后5～30min，胆囊开始收缩，胆囊变小，密度加大，30min时胆囊可排除约40%～50%的胆汁，60 min时排除70%的胆汁，120min时完全排空，3～4h停止收缩，此后逐渐变大。

2. 胆囊管：位于胆总管于肝管之间，长约2～4cm，宽约0.2～0.3cm，形成半圆形的弯曲，在胆囊收缩期显示清楚。

3. 胆总管：左右肝管出肝门后不久即汇合成一条肝管，在肝蒂内成水平形或锐角形与胆囊管形成一条总胆管，是将胆汁向十二指肠输送的总渠道，在十二指肠上部后方与胰头之间下行，开口于十二指肠乳头。总胆管长约3～10cm，宽约0.5～0.6cm，逆行胰胆管造影压力较高时，总胆管直径可达1.0cm。

4. 肝管：口服胆囊造影时肝管不显影，静脉胆囊造影显影浅淡，但在逆行胆道造影时显影良好，由总胆管向上呈树支状逐渐变细，内壁光滑，无充盈缺损或突然变细及增粗征象。

（二）胆道病变的造影表现

1. 胆管腔内病变的造影表现

（1）*胆石症*：胆石症的X线平片检查因其简便、易行、廉价等优点仍为常用的检查方法。胆道阳性结石约占15%左右，阴性结石占绝大部分。

①胆囊结石：胆囊结石大部分合并胆囊炎，所以口服胆囊造影常常不显影。上述方法造影表现为圆形或椭圆形透光区，因胆囊较大的结石移动度较大，故立位摄片多沉积于胆囊底部，而沙砾状结石漂浮于造影剂中层形成一透光带，上层为胆汁故呈低密度。胆囊结石应同肠道内的气泡区别，肠道内气泡在变换体位后形态及部位可变动。胆囊结石与肾脏结石的鉴别方法是采取侧位摄片，胆囊结石位置偏前，而肾脏结石多与脊柱重叠。

②胆总管结石：多采用静脉胆道造影，逆行胆道造影，经皮胆道造影等方法（口服胆道造影不显影）。胆总管结石的直接征象是圆形或椭圆形充盈缺损，直径>1cm者居多，结石的远端为杯口状充盈缺损。胆总管结石的间接征象是梗阻以上部位的胆道扩张。

（2）*胆道蛔虫*　常常合并急腹症表现，胆道感染，肝脓肿等。造影表现为，长条状或多条状充盈缺损，ERCP有时可见到位于十二指肠乳头外侧的蛔虫。

2. 胆管壁病变的造影表现

（1）*胆囊肿瘤*：①胆囊乳头状瘤：常位于胆囊外侧壁，表现为胆囊内圆形或椭圆形透光区，直径约3~5mm，变换体位时固定不变；②胆囊腺肌瘤病：粘膜内有多发的窦腔形成称为啰-阿窦，造影表现为“憩室”样改变，可位于胆囊底部，围绕胆囊或胆囊的某一节段，同时出现胆囊壁增厚；③胆囊癌：75%胆囊癌合并有胆囊结石，胆囊造影时不显影，逆行造影表现为不规则充盈缺损。

（2）胆总管癌：以胆总管下端或乏特氏壶腹部最为常见，胆总管造影表现为远端不规则充盈缺损，管壁增厚，形成鼠尾状或残树枝状闭塞，梗阻的远端胆道扩张。

（3）胆管外病变造影表现

多见于肝门部肿瘤或转移瘤或胰头部肿瘤等，依据肿瘤所在的部位不同表现为狭窄、变形和局部移位，严重时表现为偏心性闭塞。

三、计算机体层摄影

目前，新一代计算机体层摄影（CT），由于其具有高分辨率、连续扫描、动态增强扫描等特点与功能，以其良好的对比度，不仅有利于病变的显示和观察，也能对病变的定性诊断提供有价值的信息，还可鉴别肿瘤的坏死、囊变及水肿等，因此，已广泛应用于消化系统疾病的诊断与鉴别诊断中。

（一）食管CT诊断

1. 检查方法：检查前空腹4～6h，检查前1.5min肌注654—2针剂10～20mg，在检查床上口服1%～2%含碘造影剂50～100ml，再口服产气粉一包，扩张食管在良好的充盈状态。自胸骨切迹上缘到胃底部，层厚5mm～10mm。建议注射造影剂后增强扫描，以充分显示食管壁及其周围的结构。

2. 正常表现：食管周围有脂肪及疏松结缔组织衬托，容易显示食管的外形，但CT不能区别粘膜、粘膜下层、肌层和浆膜层诸结构。食管在收缩状态下，内腔有几条纵行皱襞，凸凹不平呈星芒状。注射低张剂后，肌层松弛，皱襞平展，管腔扩大。正常食管的厚度<3mm，>5mm为异常。

3. 食管癌：食管癌CT检查的目的是准确的分期，根据Moss等推荐的标准分期如下表：

CT扫描食管癌分期

分期	标 准
Ⅰ期	腔内肿块无食管壁的增厚（管壁厚 <5mm），无侵犯和转移
Ⅱ期	食管壁增厚 >5mm，无纵隔侵犯和转移
Ⅲ期	食管壁增厚侵犯临近组织伴局部淋巴结转移
Ⅳ期	食管壁增厚同时有远处淋巴结转移

食管癌的CT检查为治疗方案的选择提供重要信息。准确率达85%以上。

4. 食管静脉曲张：肝硬化门静脉高压其侧枝循环之一是出现食管下端静脉曲张。CT表现为食管下管壁增厚，腔内结节状充盈缺损，相当于曲张的静脉团。增强CT扫描显示上述结节状充盈缺损处有明显的增强效应。

（二）胃疾病CT诊断

1. 检查方法：检查前空腹4～6h，检查前15min肌注654－2针剂10～20mg，在检查床上口服1%～2%含碘造影剂或温开水200～300ml，亦有报道使用产气粉，保持胃腔在良好的扩张充盈状态。自胸骨剑突到脐部连续扫描，层厚5～10mm。建议注射造影剂后增强扫描，以充分显示胃壁、胃腔及其周围的结构。

2. 正常表现：胃的基本形态呈囊状，上端续于食管的开口即贲门，位于第11胸椎的左侧，下端移行于十二指肠的开口即幽门，位于第一腰椎的右侧，位置均较恒定。胃周围有肠管、脂肪及其它实性器官如肝、脾、胰腺等结构的衬托，容易显示胃的外形，但CT不能区别粘膜、粘膜下层、肌层和浆膜层诸结构。胃在松弛状态下，皱襞平展，胃腔充盈良好。正常胃壁的厚度 < 5mm，贲门和幽门处胃壁较厚，>10mm为异常。

3. 胃癌：胃癌CT表现包括，局限性粘膜增厚伴或不伴有溃疡，乳头状肿块或弥漫性胃壁增厚，伴或不伴有胃腔狭窄。注射造影剂后肿块可以出现增强效应，伴或不伴有胃壁粘膜的增强。改变患者的扫描体位（如胃近端肿瘤采取右侧卧位容易显示），对不同部位的胃癌检出有一定帮助。CT 扫描的目的除了确定是否存在胃癌，还对胃癌分期十分有帮助，观察胃癌与周围器官的关系，有无浸润和远处转移，指导临床进一步治疗。CT 扫描对胃癌分期仍采取 TNM 标准，即 T 代表肿瘤侵犯，T_0为无肿瘤，T_1为肿瘤位于固有层和粘膜下层，T_2为肌层或浆膜下层，T_3为肿瘤扩展到浆膜外，T_4为肿瘤有远处转移。N 代表淋巴结侵犯情况，N_0代表无侵犯，N_1代表胃癌原发灶 3cm 以内的淋巴结转移，N_2代表胃癌原发灶 3cm 以外淋巴结转移包括胃左、肝门、脾门、腹腔动脉周围淋巴结转移。M 代表远处转移，M_0代表无远处转移，ML 代表远处转移。CT 扫描对胃癌分期准确性的估价各家报道不一，Minami 等报道一组动态 CT 扫描与病理对照的结果，认为 CT 扫描能够检出 53% 早期胃癌，92% 的进展期胃癌。螺旋 CT 扫描检出淋巴结肿大效果较好，一般认为 >10mm 为异常，Miller 等提议 >14mm 为有转移存在。

（三）胆 CT 诊断

1. 正常肝脏和胆囊的 CT 表现

（1）正常肝脏 CT 分叶和分段：在 CT 轴位断面上，上部以肝中静脉，下部以胆囊窝与下腔静脉的连线分成肝右叶和肝左叶；肝右叶以肝右静脉分为肝右后叶和肝右前叶。肝中静脉以左为肝左叶，肝左叶上部以肝左静脉，下部以肝镰状韧带分为肝左叶内侧段和肝左叶外侧段。上述右叶又以门静脉右侧主干平面为界，分为右前上段、右前下段、右后上段和右后下段。肝左叶以门静脉水平段分为肝左叶内上段、肝左叶外上段、肝左叶内下段和肝左叶外下段。尾叶以下腔静脉分为尾叶右段和尾叶左段。

（2）肝脏的密度：肝脏平扫较脾脏高 10~20Hu，即平扫正常肝脏的 CT 值 40~60Hu，密度均匀。注射造影剂后脾脏的 CT

值较肝脏高出约20Hu左右。

（3）血管和胆道系统：①肝静脉：由小叶的中央静脉逐级汇合而成，最后形成三大支肝静脉，有时存在一支肝右副静脉，肝静脉在CT平扫时表现为低密度，增强后扫描肝静脉呈高密度，其分支由细变粗汇入门静脉。是肝脏分叶、分段的重要标志；②门静脉：走行于肝门内，分为左、右两支进入肝左、右两叶。左支分出后向上、前走行，转弯的水平段又称为脐段，此后再分为肝左叶内侧支和肝左叶外侧支，相继分为上段和下段。右支主干较短，分为肝右前支和肝右后支进入肝右叶前段和肝右叶后段，继之再分成肝右前上、肝右前下支及肝右后上和肝右后下支。肝静脉CT平扫呈低密度，增强后呈高密度；③胆道系统：小的胆管逐级汇合成左右肝管，再汇合成肝管位于门静脉的右后方。正常胆管不显影，一旦看见低密度的胆管即为胆管扩张；④胆囊：正常胆囊呈梨形，容量约为40～60ml，位于肝下面的胆囊窝内，分为胆囊底、体、颈三部分。正常胆囊CT表现为均匀低密度，CT值约为5～20Hu，胆囊壁厚1～2mm，>3mm为增厚。

2. 肝脏病变的CT诊断

（1）肝脏结节性病变：①恶性结节：可位于肝脏内的任何部位，大小不一、边缘清楚、包膜完整或不完整、周围可存在水肿、结节内常见坏死，为恶性肿块的表现。有人报道尖角状低密度是肝癌坏死的特征性表现。增强后扫描，结节增强不明显，即低于肝实质。肿瘤大者占位征象明显，肝门移位，肝外形不规则。肝癌多伴有肝硬化表现。肝内多发大小不等的结节影，内有坏死，周围有低密度环绕即水肿，边缘有增强反映，典型者出现“牛眼征”，多为肝转移瘤；②良性结节：肝血管瘤大小不一，直径可从几毫米到数厘米。CT平扫，血管瘤呈低密度，约等于门静脉或肝静脉密度。增强扫描具有特征性，早期病变边缘增强，密度接近于腹主动脉密度，增强由边缘向中心逐渐扩散，延迟扫描变为等密度。此与肝癌鉴别不难。肝脂肪瘤的 CT 值为负值，即 -90Hu 左右。肝囊肿的外型规则，边缘清楚，内为低密度，CT 值等于水的 CT 值。肝包虫囊肿呈多发囊肿，包膜可有钙化，CT 值较高，一般在 15～35Hu 之间，发现头节具有特征性。肝脓肿呈圆形或椭圆型，中心低密度，CT 值约为 8～25Hu，边缘环形，增强扫描后壁有增强，如果囊内出现气液面具有定性价值。

（2）肝脏弥漫性病变：肝外形缩小、不规则，各叶比例失调，肝密度不均匀，伴有脾脏增大，腹水及门静脉高压时支持肝硬化的诊断。肝脏实质大片状低密度区，但无胆管扩张，无血管移位，CT 值接近脾脏或低于脾脏时，诊断为肝脂肪沉积征。

（3）胆管及胆囊病变 CT 诊断：①结石：结石可位于胆囊或胆管内，含钙和胆色素成分多者呈高密度，CT 平扫可发现 70%～85% 的结石并能准确定位。胆管结石长期刺激可形成环征，即中心高密度而周围软组织或胆汁环绕，结石的上段胆管扩张。胆囊结石多伴有胆囊壁增厚、不规则等胆囊炎征象；②癌肿：胆囊癌分四型即为结节型、肿块型、弥漫性和闭塞型，CT 表现与分型一致，如肿块型表现为胆囊壁肿块，等密度，有增强反映。胆囊癌容易侵犯肝脏，亦容易发生淋巴结转移，预后不良。胆囊癌多有梗阻型黄疸，肝内胆管扩张明显。胆管癌多发生于 50～70 岁人，胆管癌的 CT 表现取决于癌肿的生长方式和部位，肿瘤小者表现为管壁增厚，肿瘤大者表现为肝门肿块，不规则、低密度、无增强反应、局部或远处胆管扩张。

（四）胰腺 CT 诊断

1. 正常胰腺的 CT 表现： 胰腺是人体第二个大消化腺，横跨在第 1～2 腰椎前面，右端膨大称为胰头，前后径为 3cm，被马蹄形的十二指肠所围绕。胰头下部向后伸出一个小的突起称为胰腺钩突。胰头向左方的三棱柱状部分称为胰体，前后径为 2.5cm。左侧到达脾门部分称为胰尾，前后径为 2cm。胰腺的边缘呈锯齿状或波浪状，胰腺密度均匀，CT 值略低于肌肉，正常胰腺的外型随年龄的增长而逐渐缩小，密度亦因脂肪成分的增多而变为低密，有时可见到胰管结构。

2. 胰腺病变的 CT 诊断：

（1）胰腺炎症：急性胰腺炎 CT 表现与胰腺炎的临床类型密切相关。水肿型胰腺炎可见胰腺局限性或弥漫性增大，边缘模糊和不规则，胰腺实质水肿，密度减低，有时接近于水的 CT 值，胰腺周围渗出、积液、蜂窝组织炎以及出现腹水等。出血坏死型胰腺炎，CT 表现为胰腺轮廓模糊，胰腺内出血时呈高密度，胰腺坏死时表现为低密度，胰周筋膜增厚；形成脓肿时，内含气体为特征性表现。急性胰腺炎后形成慢性胰腺炎，CT 表现为胰腺萎缩，表面不规则呈结节状，假囊肿形成时见囊性肿块，内低密度，包膜完整。结石形成及钙质沉着者 CT 表现为高密度。胰管扩大者也较常见。

（2）胰腺癌：可发生于胰头、胰体和胰尾部，但以胰头部居多，约占 68% 左右，胰体部约占 26%，胰尾部占 6%。胰腺癌的主要 CT 表现为：胰腺外形肿大，以局限性肿大为多见，肿瘤呈不规则型、类圆形或分叶状、边缘不清、轮廓模糊。肿瘤的密度，一般呈等密度，肿瘤内如有坏死，囊变时呈低密度，如有出血时早期为高密度。胰头癌经常引起远端胰管扩张。胰腺癌侵犯周围组织时，边缘模糊，脂肪层消失，筋膜增厚，可发生淋巴结转移或肝内转移；③胰腺囊肿：胰腺囊性肿块，边缘清楚，内低密度而均匀，囊壁可有蛋壳状钙化，有时出现分隔。

（五）脾脏 CT 诊断

1. 脾脏 CT 正常解剖：脾脏是人体内最大的淋巴器官，它产生淋巴细胞和单核细胞，同时脾脏又是储血器官。脾脏位于左上腹的后外侧，第 9 ~ 11 肋间，长 10 ~ 12cm，宽 6 ~ 8cm，脾脏的重量约为 110 ~ 200 克。脾脏的外面隆起与膈肌相贴，内面稍凹，有脾动脉、脾静脉和神经出入称为脾门。脾脏属于腹膜内位器官。脾脏 CT 横切面长度 <15 厘米。脾脏的 CT 值为 30～50Hu。

2. 脾脏病变的 CT 诊断

（1）脾脏肿大

①脾脏良性病变：脾脏囊肿，CT 表现为圆形或类圆形肿块，边缘清楚，内低密均匀，CT 值约为 0～15Hu，无增强效应；脾脏血管瘤：CT 表现为等密度或低密度肿块，边缘可有钙化，增强扫描肿块有明显强化效应；脾脏外伤：脾内出血，血肿的密度随时间而变化，早期出血呈高密度，以后逐渐变为低密度。脾脏裂伤，CT 表现为脾脏边缘断裂，脾脏内密度不均匀，脾脏周围有积血；脾脏脓肿，CT 表现为圆形或类圆形肿块，内呈低密度，CT 约为 20～40Hu，有时可见气液面，增强扫描示脓肿壁有增强，其内无变化；

②脾脏恶性肿瘤，原发性或继发性淋巴瘤，纤维肉瘤及血管内皮肉瘤等，共同特点是脾脏肿大，肿瘤呈浸润性生长，内多发密度不均匀区，CT 平扫低密度，边缘不清楚，增强扫描见，病变无明显增强效应；

③淤血性脾脏肿大，如肝硬化门静脉高压，CT 表现为脾脏外形肿大，密度均匀，增强扫描密度可不均匀。

（2）脾脏梗死：脾脏梗死属于贫血性梗死，CT 表现为楔形低密度区，尖端指向脾门，外形多无变化，增强扫描梗死区无增强效应，边缘可出现增强。

四、磁共振成像（MRI）检查

随着磁共振成像（MRI）扫描技术的不断发展和完善，可以从三维空间多参数、多层次、多方面、多种扫描技术，如波谱学，血管造影水成像技术对疾病进行诊断，在消化系统，MRI 可用于显示肝、胆、胰、脾等实性器官及腹膜后病变，亦可用以显示肠壁增厚、肿瘤及炎性病变，简述于下：

（一）出血

血液从血管内溢出后，发生一系列生理及生化方面的演变，此演变也是 MRI 信号变化的基础。血液内红细胞中含氧血红蛋白为二价的铁，只有一个不成对的电子，顺磁性效应甚弱。脱氧血红蛋白也含有二价的铁，但为四个不成对的电子，有顺磁性效应。正铁血红蛋白含有三价铁，有五个不成对的电子，顺磁性效应强。肝内血肿在高磁场 MRI 表现为四期：①超急性期（<24 小时）：血肿内的血液主要为含氧血红蛋白，周围水肿轻，MRI 表现为 T_1W，T_2W 均呈等信号；②急性期（24 天~5 天）：含氧血红蛋白演变为脱氧血红蛋白或细胞内为正铁血红蛋白，同时血肿内的蛋白浓度和氢质子浓度也接近正常组织，MRI 表现为 T_1W，等或低信号，T_2W 低信号；③亚急性期（6~30 天）：脱氧血红蛋白从周边部开始演变为正铁血红蛋白，逐渐向中心推移，直至整个血肿内变成游离的正铁血红蛋白，MRI 表现为 T_1W 高信号，T_2W 高信号；④慢性期（>1 个月）：血肿内血液被分解吸收，呈 T_1W 低信号，T_2W 高信号，血肿的周边因为巨噬细胞吞噬含铁血黄素，在任何序列上均显示为低信号。

（二）肿瘤的信号

肿瘤的信号强度取决于肿瘤内各物质成分如：水、肿瘤细胞分化程度、钙化、出血、囊变、脂肪等。大多数肿瘤的 T_1 和 T_2 弛豫时间均延长，即 T_1W 低信号，T_2W 高信号。分化越好的肿瘤组织越接近正常组织，分化越差的肿瘤组织 T_1，T_2 弛豫时间越长，信号差异越明显；某些肿瘤呈现为等信号，因肿瘤组织的 T_1，T_2 弛豫时间接近于正常组织，如纤维瘤 MRI 表现为 T_1W，T_2W 等信号；含有脂肪组织的肿瘤，因其含有多个含氢的侧链，T_1 和 T_2 弛豫时间均缩短，即 T_1W，T_2W 均呈高信号，与皮下脂肪组织信号一致；钙化组织因含量多少在高场强 MR 上呈现不同的信号，实践证明此征象与以往的观点分歧较大，T_1W，T_2W 即可表现为低信号，又可表现为高信号，反映出 MR 对钙化组织不如 CT 敏感；坏死及囊变的肿瘤，内部含有液性成分，呈长 T_1、T_2 弛豫时间，MRI 表现为 T_1W 低信号，T_2W 高信号；肿瘤内出血时，MRI 信号与上述出血变化一致。

（三）肿瘤的定量诊断

MRI 可测量肿瘤及各肿块、各病变的径线、截面积、直接或间接计算体积、数目、血流速度等。如肝门处圆型肿块，血流速度快，注射造影剂后与血液循环时间一致，应考虑为动脉瘤。多发性病灶，结节状增强常见于转移瘤、全身性病变、寄生虫病、感染或多灶性炎症等。

（四）肿瘤的定性诊断

根据 MRI 信号，区别先天性或后天性，良性或恶性，全身性或局灶性病变。

1. 先天性病变：常发生于近中线结构，多为囊性病变，MRI 表现为 T_1W 低信号，T_2W 高信号含有钙化时，MRI 扫描钙化结构 T_1W、T_2W 均为低信号。如含有脂肪时，MRI 扫描 T_1W、T_2W 均呈高信号。

2. 良性肿瘤：MRI 均表现为边缘规则，界限清楚，膨胀性生长为主，信号均匀一致，T_1W 低信号，T_2W 高信号，可存在钙化，增强明显。如肝血管瘤 T_1W 均匀低信号，T_2W 高信号，而且 TE 越长，信号越高，借此与肝癌鉴别。

3. 恶性肿瘤：MRI 表现为边缘不规则，界限不清楚，浸润性生长。混合性，MRI 信号不均匀。增强扫描呈现不均匀性明显增强。肝癌的 T_1W 信号较低，T_2W 信号较高，但随着 TE 的加大，信号逐渐减弱。

MRI 也可用于食管癌，胃癌及直肠癌的诊断和分期，除信号表现不同外，其它征象与 CT 大致相同。尤其对晚期肿瘤的分期 MRI 的优点是既可了解肿瘤对临近器官的侵犯情况，又可准确定性，报道定性率为80%～90%。

近年来MRI在肝胆系统诊断的又一进展为磁共振水成像又称为磁共振胰胆管造影（MRCP），其原理是使用长TR和长TE（又称重T2W），使含水的胰胆管明显呈白色，突出水成分。此技术对流动慢或停滞的液体如胆汁呈高信号，而实质器官和流动的液体，如动脉仍呈低信号，通过二维采集，进行图像处理，三维图像显示，形成MRCP影像。MRCP与内镜逆行胰胆管造影相同，但可从多角度，多轴位观察胰胆管的结构，故易被消化科医师和放射影像医师所接受。MRCP可显示正常解剖的空间结构，了解病变与邻近结构的关系，为治疗方案的制定提供重要信息。MRCP诊断胆道梗阻的敏感性较高可达95%。主要征象包括：a. 梗阻下端胆管呈鸟嘴状中断、不规则狭窄，不均匀高信号及边缘僵硬等表现时多为恶性病变；b. 梗阻下端充盈缺损，边缘规则，光滑或见低信号的结石表现时，多为良性病变或结石；c. MRCP也可显示清楚变异的胰胆管的外形、长度、起始部位。

MRCP特别适用于：

（1）碘过敏者，严重肾功能损害患者等；

（2）MRCP对胰胆管梗阻病变诊断，有助于定性、定位；

（3）可提供胰胆管以外肿瘤不能直接显示肝功能情况。前三者不足可以通过借助MRI图像加以补充；

（4）需患者配合，MRCP检查需10min左右，要求患者尽量用胸式呼吸，减少腹部运动，提高图像质量；

（5）MRCP费用较贵。

MRI血管成像（MRA）：分为腹主动脉及下腔动脉成像，门静脉成像。采用体线圈，2－D梯度回波方法，加用预饱和序列，根据机器性能尽可能缩短TR和TE时间，薄层厚，大矩阵，2～3次激励次数。依据各动脉的血流速度采取不同的扫描参数。时飞法（TOF）重建，观察血管主干及2～3级分支。

第四节　实验室诊断

一、胃液检查

胃液由胃粘膜各种细胞分泌的消化液及其他成分所组成，主要含有壁细胞分泌的盐酸，主细胞分泌的胃蛋白酶原，粘膜表面上皮细胞、贲门腺、胃底腺和幽门腺颈粘液细胞分泌的粘液等。胃分泌受神经、内分泌及食物和其他刺激因子等调节。胃、十二指肠及全身性疾患均可引起胃分泌功能异常，使胃液的量和成分发生变化。在其诸多成分中，胃酸分泌功能检查具一定实用价值，受到临床重视；而胃蛋白酶、粘液等检测很少应用。

（一）胃液的收集

一般经插入胃管收集胃液。食管癌、食管狭窄、食管静脉曲张、心力衰竭、严重冠心病患者不宜插管。检查前停用一切对胃分泌功能有影响的药物，如抗胆碱能药物至少停用48h，H_2受体阻滞剂（H_2RA）、质子泵阻断剂（PPIS）需停用24h。禁食12～14h，患者清晨空腹取坐位或半卧位，经口插入消毒胃管。咽反射敏感者可改经鼻孔插入。操作应敏捷、轻柔，尽量避免诱发咽反射和呕吐。当胃管插至45cm标记处时，提示管端已抵贲门下，可注入少量空气，使胃壁撑开，避免胃管在胃内打折。然后嘱患者改左侧卧位，继续插管至52～55cm标记处，管端达大弯侧胃体中部，即胃最低部位。也可借助X线定位。嘱患者饮20ml水后如能回抽出16ml以上，说明胃管定位适当。用胶布将胃管固定于上唇部。在患者改变多种体位如头低左侧卧位、俯卧位等过程中反复抽吸胃液，力求将空腹胃液抽尽；也可使用电动吸引器负压抽吸，压力维持在30～50mmHg（4.0～6.7kPa）。然后根据临床需要，进行各种试验。此外，可应用胃液采集器获取微量胃液。方法为：空腹时用温开水10ml吞服胃液采集器。患者取右侧卧位。15min后由牵引线拉出采集器，可挤出胃液1.5~2.0ml，足够用于生化检测。

（二）检查内容

1. 一般性状检查

（1）量：正常国人空腹12h胃液量约10~70ml，不超过100ml。超过此值视为基础胃液增多，见于：a. 胃液分泌过多：如十二指肠溃疡、Zollinger-Ellison综合征等；b. 胃排空延缓：如胃轻瘫、幽门梗阻等。胃液不足10ml者为分泌减少，主要见于慢性萎缩性胃炎和胃排空亢进。

（2）色：正常胃液或为清晰无色，或因混有粘液而呈混浊的灰白色。如为黄色或绿色，系胆汁反流所致；咖啡色胃液提示上消化道出血。

（3）气味：正常胃液有酸味。胃排空延缓时则有发酵味、腐臭味；晚期胃癌患者的胃液常有恶臭味；低位小肠梗阻时可有粪臭。

（4）粘液：正常胃液中有少量粘液，分布均匀；慢性胃炎时粘液增多，使胃液稠度增大。

（5）食物残渣：正常空腹胃液不含食物残渣；如其内混有之，提示机械性或功能性胃排空延缓。

2. 化学检查

（1）胃酸分泌功能测定

①胃液酸度滴定和酸量计算法：胃液中游离酸即盐酸，正常人空腹时约0~30mmol/L，平均18mmol/L。结合酸指与蛋白质疏松结合的盐酸。总酸为游离酸、结合酸和各种有机酸之总和，正常值10~50mmol/L，平均30mmol/L。用碱性溶液滴定胃液首先被中和的是游离酸，然后有机酸和结合酸相继离解，直至被完全中和。根据滴定所用碱性溶液的浓度和毫升数，计算出胃液的酸

度。以往用两种不同阈值的 pH 指示剂，如 Topfer 试剂（0.5g 二甲氨偶氮苯溶于 95% 酒精 100ml 中）在 pH 3.5 时由红色转变为黄色，此时酸度代表游离酸；酚呋 pH 8 ~ 10 时变为微红且不褪色，可表示总酸。目前应用酚红作 pH 指示剂，pH 7.0 变红色；用碱性溶液一次滴定至中性，测定总酸。常用碱性液为 100mmol/L 或 50mmol/L 浓度的氢氧化钠溶液。用于滴定的胃液取 10ml 即可，需预缸滤去食物残渣。滴定后按下列公式计算酸度：

酸度（mmol/L）= NaOH 浓度（mmol/L）× NaOH 消耗量（ml）÷ 被滴定胃液量（ml）

胃酸分泌试验还常测定每小时酸量或连续 4 个 15min 酸量之和。每小时酸量的计算方法如下：

酸量（mmol/h）：酸度（mmol/L）× 每小时胃液量（L/h）

除上述滴定中和测定胃酸外，还可测定胃液中 Cl^- 浓度和 pH，然后查表求出酸分泌量。

②基础酸量、最大酸量和高峰酸量测定：胃酸分泌功能测定结果一般用下列术语来表示：a. 基础酸量（BAO）为刺激因子刺激前 lh 分泌的酸量；b. 最大酸量（MAO）为刺激后 lh 分泌的酸量；c. 高峰酸量（PAO）刺激后 2 个连续分泌最高 15min 酸量之和乘以 2，在同一患者 PAO > MAO。刺激因子可选用磷酸组胺或五肽胃泌素。后者系生理性物质，所用剂量为 6μg/kg 体重时副作用较小，故临床首选之。

五肽胃泌素胃酸分泌试验方法如下：在插入胃管后抽尽空腹胃液。收集 1h 基础胃液，测定 BAO。然后皮下或肌内注射五肽胃泌素，剂量按 6μg/kg 体重计算。再收集刺激后 1h 胃液，一般每 15min 装 1 瓶，连续收集 4 瓶。计算每瓶的胃液量和酸量，求出 MAO 和 PAO。

临床意义：BAO 常受神经内分泌等因素影响，变异范围较大。如估计其对个别被测者有诊断价值，则需连续 2 ~ 3h 测定

BAO。壁细胞对胃泌素刺激的敏感性以及种族、年龄、性别、体重等因素也可影响 MAO 和 PAO。国内外资料表明，正常人和消化性溃疡患者所测得的胃酸值常有重选，故该项检查已不作常规应用。在下列情况下有参考价值：①刺激后无酸，且胃液 pH 值 >6，可诊断为真性胃酸缺乏，见于萎缩性胃炎、恶性贫血和胃癌患者；因此有助鉴别胃溃疡为良性抑或恶性；②排除或肯定胃泌素瘤，如果 BAO > 15mmol/L，MAO > 60mmol/L，BAO/MAO 比值 > 60%，提示有胃泌素瘤可能，应进一步测定血清胃泌素；③对比胃手术前后测定结果，如术后 MAO 较术前下降 70%，<3mmol/L；提示迷走神经切断完全；术后 MAO > 19mmol/L 则切除不完全；如术后 BAO、PAO 逐渐增高，可能发生了吻合口溃疡；④评定抗酸药物的疗效。

（1）胰岛素试验

该试验用于迷走神经切断术后，估计迷走神经切断是否完全。其原理为：注射胰岛素诱发低血糖，可刺激大脑的迷走神经中枢，引起迷走神经介导的胃酸和胃蛋白酶原分泌增加。据报道，该试验阳性者 2 年以后溃疡发生率可达 65%。

方法：本试验宜在手术 6 个月后进行。插胃管，收集 1h 基础分泌胃液。然后静脉注射胰岛素 20μ 或 0. 15μ/kg 体重。随后每 15min 收集一次胃液标本，连续收集 8 次；分别测定每个标本的量和酸量。另外在注射胰岛素前 45min 和注射后 90min 分别采血，测血糖，以证实注射后发生了低血糖。标准胰岛素试验可诱发严重低血糖，50% 以上患者发生心律失常；因此原有心脏病、低血钾、年龄超过 50 岁的患者禁做此试验。试验过程中应密切注意患者出现的低血糖反应。

判断标准：出现下列情况为阳性结果：①注射胰岛素后任何一个标本的酸度较注射前最大酸度增加幅度超过 20mmol/L；或基础标本胃酸缺乏，而用药后酸度≥10mmol/L。②在上述标准基础上，用药后第1小时呈现早期阳性结果。③注射后任何一小时胃液量较基础值增加。④基础酸量 >2mmol/L。⑤注射后任何一小时酸量较注射前增加2mmol/L。

目前已很少开展迷走神经切断术，而且胰岛素试验危险性较大，故很少应用之。

（2）胃液内因子检测测定胃液内因子有助诊断恶性贫血。对具有一个或多个维生素 B_{12} 吸收不良病因的患者以及怀疑成年和青少年类型恶性贫血的患者，该试验是辅助诊断项目之一。

从刺激后抽出的胃液中取样：先将胃液滴定至 pH =10，使胃蛋白酶失活20min；在检测或储存前再将其 pH 恢复到7。用放射免疫法或淀粉凝胶电泳法测其中内因子。正常人胃液中内因子大于200ng 单位/11；恶性贫血患者一般低于此值，但有少数患者可在正常范围；而有些吸收维生素 B_{12} 正常的胃酸缺乏患者却不足200ng 单位/h。

恶性贫血在我国罕见，该试验很少开展。

（3）隐血试验正常人胃液中不含血液，隐血试验阴性。当胃液呈咖啡残渣样，怀疑上消化道出血时，常需作隐血试验加以证实。隐血试验方法较敏感，即使口腔少量出血或插胃管时损伤了粘膜也可产生阳性结果，临床判断时应加以注意。

（4）液多胺检测多胺是一类分子量很小的羟基胺类有机碱，主要有腐胺、精胺和精脒。多胺与恶性肿瘤的发生、消长和复发有一定内在联系，可视为一种恶性肿瘤标志物。胃癌患者胃液中的多胺水平显著升高，检测之对诊断胃癌、估计其临床分期及预后有一定价值，还可作为胃癌术后或其他治疗后随访指标。

（5）胃液表皮生长因子检测　表皮生长因子（EGF）具有抑制胃酸分泌和保护胃肠粘膜的功能。可用放射免疫法测定胃液中EGF。轻度浅表性胃炎患者基础胃液 EGF 浓度为 0.65 ±0.31ng/ml，排出量为 31.48 ±7.12ng/h；消化性溃疡患者基础胃液及五肽胃泌素刺激后胃液中 EGF 均明显降低。目前该检查尚在临床研究阶段，其意义有待进一步阐明。

(6) 胃液胆汁酸检测　胃液中混有胆汁酸是诊断胆汁反流性胃炎的依据之一。胆汁酸有去垢作用，可损害胃粘膜。采用高效液相色谱法、紫外分光光度法测定胃液中的二羟胆烷酸、三羟胆烷酸、总胆汁酸等。正常人含量极微，胆汁反流、慢性浅表性胃炎、慢性萎缩性胃炎、十二指肠溃疡等患者胃液中胆汁酸明显升高。

(7) 胃液尿素氮检测　幽门螺杆菌含尿素酶，分解尿素。正常人胃液尿素氮以 1.785mmol/L 为临界值，低于此值提示幽门螺杆菌感染；在治疗过程中随细菌被清除而逐步升高，故可作为观察疗效的指标之一。肾功能不全或其他原因引起血清尿素氮增高时可影响测定结果。

(8) 胃液 CEA 检测　检测胃液 CEA 可作为胃癌或癌前期疾病初筛或随访指标。国内报告用胃液采集器取微量胃液，联合检测其中 CEA、幽门螺杆菌抗体、氨基己糖、总酸、游离酸、胃泌素、pH 和总蛋白等 8 项指标，结果用电子计算机程序进行分析判断，诊断胃癌的准确性达 96.42%。

3. 显微镜检查

由于胃液中胃蛋白酶和盐酸能破坏细胞、细菌，即使标本抽取后立即送验，阳性率仍不高，且意义也不大。脱落细胞检查对诊断胃癌有一定帮助。

二、十二指肠引流液检查

十二指肠引流液为空腹时用十二指肠管引流所获得的十二指肠液（D 液）、胆总管液（A 胆汁）、胆囊液（B 胆汁）和肝胆管液（C 胆汁）之总和。近年，因影像诊断技术和内镜检查术的进展，大大提高了肝、胆及胰腺疾患的诊断水平。相比之下，十二指肠插管引流操作复杂，耗费时间，患者难以合作；且引流液检查准确率不尽如人意；因此临床上已不再热衷这项检查。不过该检查对判断肝胆系统有无炎症、结石、寄生虫感染及肿瘤等，对了解胆道系统运动功能及胰腺外分泌功能仍有独到之处，为其他检查方法无法比拟。

（一）十二指肠插管及引流方法

插入十二指肠管的方法基本与插胃管相同，插管达45～50cm刻度时应将胃内容物尽量抽出，然后再进管5cm，嘱患者改右侧卧位，垫高臀部，让患者徐徐吞入十二指肠管。在进管过程中每进入5～10cm，应适当注入少许空气，以防引流管在胃中折绕。当抵达65～70cm刻度时，注入温生理盐水400ml，促使幽门开放，以便管端进入十二指肠球部；并用石蕊试纸测试引流液的酸碱度。如引流出金黄色碱性液，提示管端已进入十二指肠，此时引流管第三刻度（75cm）到达切牙。必要时在X线透视下观察管端金属头的位置。然后用胶布将引流管体外端固定于患者颊部。让引流液自行流出，收集于消毒试管中。待D液收集完毕，缓慢地向管中注入温热的33%硫酸镁溶液40～50ml。钳闭引流管5～10min后再松开，将首先流出的硫酸镁溶液丢弃，而后流出淡黄色液体即为A胆汁，量约5～30ml。继而流出暗绿色或棕褐色浓稠液体，约30～60ml，为B胆汁。当引流液稀薄呈柠檬色时已是c胆汁。将各胆汁分别收集于消毒试管中。如引流不畅可重复注入硫酸镁30ml。标本收集完毕后及时送检。

（二）十二指肠引流液检查内容

1. 一般性状

（1）*颜色*：D液混有血液可能为十二指肠炎症、溃疡或肿瘤，胆汁带血色应怀疑肿瘤。如引流不到B胆汁，提示胆囊管梗阻、慢性胆囊炎、胆囊收缩不良或胆囊周围炎症、粘连。未用硫酸镁刺激前已有大量B胆汁流出，可能因Oddi括约肌松弛或胆囊运动功能亢进。

（2）透明度：正常各引流液均澄清、透明。如标本中混有酸性胃液，可使胆盐沉淀而变浑浊；但滴加 0.1ml 氢氧化钠溶液后恢复澄清。滴加碱液后仍混浊者可能因十二指肠炎或胆系感染所致。胆汁中出现颗粒状沉淀物或米粒大砂粒状物常为胆道结石。

2. 显微镜检查

十二指肠液中的胰酶可消化和破坏细胞，故标本应立即离心沉淀，取沉渣涂片，显微镜观察。如标本中有絮状物，则不必离心，直接取絮状物检查即可。也可在标本试管内预先加入 5～10 滴 40% 福尔吗啉溶液，固定标本中的细胞成分。

（1）细胞：正常人各部分引流液中无或仅有少许细胞，主要为中性粒细胞。异常情况下可见到下列细胞。

①上皮细胞：未被胆汁黄染的上皮细胞多来自口腔、食管和胃，其中来自胃者叉形带尾。脱落的十二指肠上皮细胞呈卵圆或圆形，胞体约为中性粒细胞之 2 倍，有单一的偏向一侧的圆形核；炎症时发生玻璃样或淀粉样变性，在未经染色的涂片上见其厚度增加，有折光性，有的胞体明显膨胀，散在或群集分布。柱状上皮细胞来自胆，从胆囊粘膜脱落者为高柱上皮，常呈栅栏状排列，被胆汁染为淡黄色，核偏于基底部，清晰可见；炎症时明显增多。

②白细胞：正常人各部分引流液中中性粒细胞约 0～10 个/HP，硫酸镁刺激后不超过 20 个/HP。涂片中呈大小一致的浅灰色圆球，胞浆中有细小颗粒，无折光性。炎症时明显增多，并可见吞噬细胞。慢性炎症或病毒感染时还可见到小淋巴细胞和浆细胞。

③红细胞：引流液中出现少量红细胞可能为引流管擦伤所致，大量红细胞见于十二指肠、肝、胆、胰腺的出血性炎症、溃疡、结石或肿瘤。

④肿瘤细胞：胆道系统肿瘤、胰头癌及十二指肠腺癌患者的

引流液特别是血性标本离心后，取沉渣涂片染色可能找到癌细胞。

（2）结晶：胆汁离心后的沉淀物镜检时可能见到各种结晶。其中无色透明缺角的长方形为胆固醇结晶；琥珀色、棕黄色或黑色非晶形物质，与偶氮试剂呈阳性反应的是胆红素；上述两者均可溶于氯仿。金黄色、桔黄色粗细不等的颗粒则为胆红素钙。

（3）寄生虫及其虫卵：各部分胆汁离心后镜检全部沉渣，如发现蓝氏贾弟鞭毛虫滋养体、包囊、中华支睾吸虫和蛔虫等的虫卵证实胆道内有上述寄生虫感染，准确率可达100%。肝脓肿患者的胆汁可找到阿米巴包囊或滋养体。

（4）细菌：正常人胆汁无菌，胆道感染时胆汁中可能查到细菌，主要为革兰阴性杆菌，少数为混合感染。一般用胆汁离心沉渣直接涂片，革兰染色镜检即可。细菌培养阳性率不高，因为引流液中常混入胃酸和胰酶。

（三）化学检查

以往曾检测十二指肠引流液中胆红素、尿胆素和尿胆原等成分，借以判断有无溶血、胆道阻塞等。目前这些检查已为更简便、更可靠的方法所取代。临床应用的直接或间接胰功能试验均需十二指肠插管，抽吸十二指肠液作化学检查。与一般十二指肠引流术不同，这些试验采用金属头的胃、十二指肠双腔管（Drieling 管），胃引流孔应位于胃窦，远端孔置于十二指肠降部下端；将胃液抽尽，并连续吸引，避免胃内容物流入十二指肠影响测定结果；术中不注入硫酸镁溶液，不收集各部分胆汁，而是连续 10～20min 负压引流十二指肠液，作为基础标本。然后根据试验要求，静脉注射胰泌素 1 临床单位/kg 体重（胰泌素试验），或将其剂量增加至 4CHR 单位/kg 体重（增大胰泌素试验），或同时静脉注射胰泌素 2CHR 单位/（kg·h）和促胰酶素 0.25CHR 单位/（kg·min）（胰泌素－促胰酶素联合试验，简称 P－S 试验）。注射后收集

80min 十二指肠液。分别检测各标本的标本容量碳酸氢盐浓度和淀粉酶活力。根据结果估计胰腺外分泌的功能状态。以 P—S 试验为例，正常人肠液流量 >90ml/80min 或 2ml/kg 体重 · 80min，最高碳酸氢盐浓度 >80mmol/L 淀粉酶 >7400Somogyi 单位/80min。如有 2 项或 2 项以上异常，可认为胰腺外分泌功能障碍；1 项异常为可疑，其中以碳酸氢盐显著低下者为高度可疑；3 项低下者提示重症慢性胰腺炎或胰头癌。

三、粪便检查

正常粪便由已消化或消化未尽的食物残渣、消化道分泌物、大量细菌和水分所组成粪便检查的主要目的是：①了解消化道及与之相通的肝、胆、胰等脏器有无炎症、出血寄生虫感染等；②了解消化功能，粗略估计胰腺外分泌功能有无异常；③粪便隐血试验可作为普查消化道恶性肿瘤的初筛试验；④检查粪便中有无引起肠道传染病的致病菌。

（一）标本采取

采取粪便标本直接关系到检查结果的准确性，故在采集时应注意下列事项：

1. 通常采用自然排出的粪便，不得已时也可经肛门指检或采便管拭取标本。灌肠时排出的粪便常混有水和油滴等，不宜采用。

2. 粪便标本应留于干燥的盛器中，不应混有尿液、消毒液、污水等。

3. 尽量选取肉眼观察有异常成分如粘液、脓血的部分送检；如粪便外观“正常”，则从其表面、深部及两端多处取材。

4. 一般检查：留取指头大小一块粪便即可，孵化血吸虫毛蚴至少留取 30g；找寄生虫虫体及虫卵计数应采集 24h 的粪便。

5. 采集的标本应在 1h 内检查；如检查寄生虫或其他微生物

应在排便后立刻进行，寒冷季节注意给标本保温，并给玻片适当加温。

6. 检查粪便隐血之前3天即开始禁食肉类、血和肝，停服铁剂及维生素C。

（二）检查内容

1. 一般性状检查

某些疾病时粪便性状可有特征性改变，凭此甚至可得出初步诊断。因此必须强调，粪便一般性状检查不能单纯依赖检验科，临床医师也应尽量争取亲自观察。

（1）量：正常成人大多数每日排便一次，量约100～300g，但随食物种类、摄入量及消化器官功能状态而异。当胃、肠、胰腺有炎症或功能紊乱时，因分泌、渗出、肠蠕动异常及消化吸收不良而粪便量增加。

（2）颜色与性状：正常成人粪便呈黄褐色，成形。婴儿粪便为黄色或金黄色。病理情况下出现下列改变：

①稀糊状或稀汁样便：因肠蠕动亢进或分泌增加所致，见于各种感染或非感染性腹泻，尤其是急性肠炎时。大量黄绿色稀汁样便，内含膜状物，呈蛋花汤样外观，应考虑伪膜性肠炎；艾滋病患者合并肠道隐孢子虫感染时常排大量稀水样便。

②米泔样便：呈白色淘米水样，内含粘液片块，量大，见于霍乱或副霍乱患者。

③溏便：呈粥状，不成形，见于消化不良患者。

④粘液便：正常粪便含少量粘液，均匀混和在粪便中，肉眼不易看到；如看到粘液则说明其量增多。小肠病变时增多的粘液均匀地混和在粪便中；大肠病变时粘液常附于粪便表面，单纯粘液便无色透明、稍粘稠，粘液脓性便呈黄白色，混浊。

⑤冻状便：肠易激综合征患者常于腹部绞痛后排出粘冻状、膜状或纽带状物；部分慢性菌痢患者也可排出类似粪便。

⑥脓性或脓血便：提示远端肠道病变，如痢疾、溃疡性结肠炎、结肠或直肠癌等。脓或血的多少取决于炎症类型及其程度，如阿米巴痢疾粪便以血为主，呈暗红色果酱样，细菌性痢疾以脓为主。

⑦鲜血便：痔疮出血时有红色血滴落在排便之后，肛裂时鲜红血附于干结粪便表面；早期直肠癌时也可见鲜红色血附于粪便表面，随着肿瘤长大，表面糜烂或形成溃疡，而变为脓血便。

⑧黑便：呈深褐色或黑色，表面有光泽如柏油状，故又称柏油样便，见于消化道出血；因红细胞被破坏，在肠道内形成硫化铁，不仅使粪便呈黑色，还可刺激小肠分泌过多粘液所致。当每天出血量超过 50～70ml，即可出现黑便。如空肠或回肠出血量不大，在肠内停留时间较长，也可表现为黑便。服用铁剂、铋剂、活性炭后也可排出黑便，一般无光泽，用血红蛋白单克隆抗体检测隐血呈阴性。

⑨白陶土样便：阻塞性黄疸时肠道内无粪胆素生成，使粪便呈灰白色。钡剂 X 线胃肠造影术后排出的硫酸钡也呈黄白色。

⑩细条状便：直肠狭窄时粪便受挤压而呈细条状或扁片状，多见于直肠癌。

⑪粟球状便：粪便呈硬圆球状或羊粪状，见于便秘者，尤其是排便无力的老年人。

⑫乳凝块：乳儿粪便中见到黄白色乳凝块提示脂肪或酪蛋白未完全消化，见于消化不良时。

（3）气味：正常粪便因含蛋白质分解物——吲哚、粪臭素而有臭味，进食蛋白质多时味重患消化道出血、慢性肠炎、胰腺外分泌功能不全以及直肠癌溃烂继发感染时粪便有恶臭。

（4）寄生虫体或其片段较大的寄生虫：如蛔虫、蛲虫、绦虫等肉眼可以分辨，钩虫须在粪便冲洗过滤后方能找到。服驱虫药后应注意有无虫体排出，驱绦虫后应仔细寻找虫头。

（5）结石：粪便中的结石可为胆石、胰石或粪石，尤以胆结石多见。在排石或碎石治疗之后，应连日用钢筛冲洗粪便，寻找结石。

（二）显微镜检查

取少量新鲜粪便置于玻片中央，加入生理盐水 1～2 滴，混和，涂成薄片，根据检璃要求加入不同染色剂，复上盖玻片后用显微镜检查。

1. 细胞

（1）白细胞：主要为中性粒细胞，正常粪便中见不到或偶见。肠炎时数量增加，但一般少于 15 个/HP，分散存在；菌痢时见大量白细胞，成团分布，有的胞体膨大，含有异物残渣，称小吞噬细胞。过敏性肠炎、肠道寄生虫感染时粪便中出现较多嗜酸性粒细胞并可见到无色、透明、两端尖细、八面晶体状的夏科——雷登结晶。

（2）红细胞：正常粪便中无红细胞。远端肠道炎症或出血时则出现。阿米巴痢疾红细胞远较白细胞为多，堆集且有残碎现象；细菌性痢疾红细胞少于白细胞，分散而形态正常。

（3）巨噬细胞（大吞噬细胞）：为吞有较大异物的大单核细胞，其胞体较大，核形不规则，胞浆常有伪足样突起，内有颗粒或细胞碎屑；见于细菌性痢疾和其他直肠炎症。

（4）肠粘膜上皮细胞：正常情况下仅脱落少许肠粘膜上皮细胞，且被破坏，难以在粪便中找到。肠道炎症时其数量明显增多，且柱状上皮细胞两端呈钝圆甚至卵圆形。

（5）肿瘤细胞：取远端结肠癌、直肠癌患者的脓血便，及时涂片染色检查，可能发现成堆癌细胞。

2. 食物残渣

正常粪便中偶见淀粉颗粒和脂肪小滴。在病理情况下粪便中出现较多的各种食物残渣。

（1）淀粉颗粒：一般为具有同心性线纹的卵圆颗粒或不规则块状物，碘液可将之染为蓝黑色，已部分水解的颗粒染为红褐色。腹泻患者的粪便易见之，尤其在慢性胰腺炎、胰腺外分泌功能不全时明显增多。

（2）脂肪小滴：为大小不一、折光性强的圆形小球，苏丹Ⅲ可将之染为桔红或淡黄色。肠蠕动亢进、腹泻患者特别是胰腺外分泌功能不全、吸收不良综合征患者粪便中明显增多。

（3）肌肉纤维：正常人进食大量肉类后粪便中可见到少许肌肉纤维，为淡黄色有横纹的纤维片，如有 1.0% 伊红酒精染色则呈红色，一张盖玻片范围内少于 10 个。胰腺外分泌功能不全时还可见到纵横肌纤维，甚至看到横纹肌细胞核；该征象可作为胰腺外分泌功能不全的筛选检查。

（4）结缔组织：为无色或淡黄色线条样束状物，常伴随弹力纤维；加入 30% 醋酸后结缔组织膨胀使弹力纤维形态更清晰可见。正常粪便中不易见之，各种原因致蛋白酶缺乏时明显增多。

（5）植物细胞及植物纤维：植物细胞形态多样，壁厚常为双层，易误认为寄生虫卵。肠蠕动亢进、腹泻者粪便中明显增多，甚至肉眼能见到植物纤维。

3. 微生物

（1）寄生虫：粪便镜检找虫卵、原虫滋养体或包囊是诊断肠道寄生虫的重要方法。因虫卵常间歇排出，且数量不定，宜多次采集标本送检；还可先用各种集卵法如水洗粪便沉淀法、离心沉淀法、硫酸镁—食盐水浮聚法或 20% 盐水浮聚法等使虫卵浓集，然后涂片检查，可提高虫卵检出阳性率。怀疑血吸虫、钩虫、粪类圆线虫感染者还可用粪便毛蚴孵化法。检查原虫的粪便标本一定要新鲜、保温，加保存防腐剂，并加染色剂以便观察。反复多次检查，并采用浓缩法可望提高检出阳性率。

（2）霉菌：怀疑霉菌性肠炎时可取新鲜粪便涂片，滴加 10%

氢氧化钾少许，加盖玻片后置微火上加温。显微镜下如观察到菌丝或孢子可认定为霉菌，但难以确定菌种。

（3）细菌：一些肠道致病菌如痢疾杆菌、霍乱弧菌、沙门杆菌、空肠弯曲菌等可能在粪便涂片染色后经显微镜观察发现；但多数情况下需做粪便培养，再做鉴定。肠道菌群失调时也可取粪便涂片，革兰染色，油镜下观察革兰阳性球菌和革兰阴性杆菌比例；正常粪便两者比例约1：10，菌群失调时球菌明显增多。有条件时可做粪便中菌群定量计数。怀疑肠结核者可从粪便抗酸染色涂片中寻找抗酸杆菌加以证实。

（4）病毒：急性期病毒性肠胃炎患者的粪便标本，可用透射电镜找到病原如轮状病毒、诺沃克病毒、肠道腺病毒、副轮状病毒等病毒颗粒。免疫电镜可提高检测的敏感度。

3. 化学检查

（1）隐血试验：粪便隐血试验有助诊断消化道少量出血；当消化道出血量超过5ml/d时即可呈阳性结果。消化道肿瘤常伴消化道少量出血，因此粪便隐血试验可用作大规模普查消化道恶性肿瘤的筛选指标，试验阳性者应做进一步检查。流行性出血热患者粪便隐血试验阳性率高达84.1%，因此该试验有助早期诊断流行性出血热。近年采用免疫学检测方法还可协助判断消化道出血的部位，试验中同时使用抗人血红细胞基质抗体和抗人血红蛋白抗体，如前者呈阳性反应，提示下消化道出血。

（2）微生物及其毒素检测：用酶联免疫、放射免疫、聚合酶链反应（PCR）和核酸探针技术可检测到急性期病毒性胃肠炎患者粪便中的特异性病毒抗原。用PCR法检测腹泻患者粪便滤液中微量难辨梭状芽孢杆菌的毒素，可协助诊断伪膜性肠炎。

四、食管拉网细胞学检查

食管拉网细胞学检查是食管癌高发区开展大规模普查和诊断早期食管癌的重要方法。我国用此法检查已逾50万例。其操作简便、安全、痛苦小、患者一般能够耐受，其发现食管癌的准确率较高，达90%以上，假阳性率不足1%，假阴性率约10%；早期食管癌的发现率可达80%以上。对怀疑食管癌，而X线甚至内镜未能确诊者有一定价值。约20%早期食管癌在内镜检查时可被遗漏，而经拉网细胞学检查发现，这样的患者治疗后5年生存率达90%。

呕血患者禁作食管拉网检查。高血压、心脏扩大或心律失常的心脏病患者慎做此检查。咽炎、扁桃体炎患者待控制感染后再做此项检查。检查前先行X线钡餐造影，估计病变部位和范围。如患者合并食管静脉曲张或食管深溃疡，也不宜拉网检查。食管明显狭窄、梗阻者宜改用内镜检查。

食管细胞采集器由1条Y型双腔管、气囊及网套组成。主管长60cm，直径0.3cm，每隔10cm有一刻度；下端气囊分大、中、小3号，分别可容纳气体10～12ml、8ml和2ml。气囊外套有丝线织成的网套，其大小与充气后的气囊容积相匹配。两条分管各长10cm；一条为抽液分管，管腔较粗，用以抽吸胃液或食管液，并在插管时起排气作用；另一条为注气分管，与气囊相通，供向气囊注气或排气用。插管前根据患者情况选择适当气囊，并检查是否漏气，然后浸于1：5000新洁尔灭溶液或75%酒精中消毒半小时。被检查者空腹，取坐位。术者将食管细胞采集器经口腔送入食管。当管身刻度标记距门齿50～55cm时，气囊已通过贲门进入胃内。按气囊大小注气，然后缓慢向外牵引采集器，并根据阻力大小调整气囊内气体量，以保证气囊既能顺利通过，又使其外的网套能与管壁接触摩擦。当气囊被拉至距门齿20cm处，相当于食管开口，此处食管腔较窄，应将囊内气体全部抽尽，并嘱患者张口，迅速将采集器拔出。然后再向气囊内稍注气，将网套上的附着物尤其是夹有血丝或血迹的部分涂于清洁载玻片上，一般涂片4～5张。未待涂片干燥即将之放入固定液中。也可将气囊网套用生理盐水浸洗，然后将浸洗液离心，取其沉渣涂片。显微镜下寻找肿瘤细胞。

经验表明，反复检查可提高检出率。凡有下列情况之一者应重复细胞学检查：①X线检查发现食管病变，但一次拉网未检获癌细胞；②有明显症状如吞咽梗噎感、胸骨后疼痛感等，X线检查及一次食管细胞检查阴性者；③X线虽未见病变，而涂片见食管或贲门核异质上皮细胞者应予复查。

食管拉网检查可能出现下列并发症：

1. 食管出血

系网套与食管壁接触过紧摩擦过甚所致。轻者密切观察；出血量大时可口服去甲肾上腺素、凝血酶，或用立止血肌肉或静脉注射；必要时输血。

2. 食管破裂

可能因气囊注气过多，食管明显狭窄，拔管过快，用力过猛所致。旦发生破裂，患者立即感剧烈胸痛，合并呕血；X线检查见纵隔气肿，吞钡时见钡剂溢出食管。常需手术治疗。

3. 误入气管

操作过程中患者剧烈呛咳、呼吸困难、发绀、哮喘，提示采集器误送人气管。应立即将之拔出，休息片刻再重插。也有患者因反射性气管痉挛，引起上述症状，处理方法相同。

4. 低血糖休克

由于患者长期摄食不正常，加之检查时精神紧张，可诱发低血糖休克。此时应立即终止检查，口服或静脉注射葡萄糖溶液。

五、胃脱漏细胞检查

恶性细胞易从胃肠道肿瘤的表面脱落，因此胃脱落细胞检查是协助诊断胃癌特别是早期病变的一种有效方法。

患者禁食禁水12h，翌晨空腹插入胃管，深度至抽吸到胃液为止，如胃液中发现食物残渣，则需重新准备。尽量抽尽空腹胃液，使胃腔保持排空状态5～10min。然后患者稍向左侧卧，向胃内注入300~400ml生理盐水或含糜蛋白酶、胰蛋白酶、胃蛋白酶的醋酸缓冲液（其配制方法为：醋酸钠13.6g、冰醋酸0.6ml、加蒸馏水1000ml、即为pH 5.6的缓冲液。临用时每500ml中加糜蛋白酶7mg。）反复加压冲洗3~5次后，将洗胃液尽数抽出，盛于容器中，并立即置于冰浴。嘱患者改右侧卧位，再重复上述冲洗过程。为增加洗胃液与整个胃腔粘膜接触，在洗胃时可适当按摩或摇晃上腹部。将洗胃液离心5min，迅速倾去上清液，将沉渣涂片，宜稍厚、均匀；吹干后用95%酒精固定，然后HE染色或Papanicolaou染色。显微镜下观察。胃癌细胞形态多变，约80%易于辨认，20%难以识别。偶有良性溃疡或胃炎引起假阳性。据沈铭昌等报告，其阳性率为59.8%。

六、肝功能检查

目前用于了解肝脏合成、代谢、排泄等功能及判断肝脏病变情况的肝脏功能检查多种多样，只有依据病情仔细选择，并综合判断，才能真实反映肝脏功能，正确做出诊断。现将目前国内外常用的肝功能检查叙述于下。

（一）胆红素代谢试验

1. 血清总胆红素测定

正常参考值2~17μmoL/L。血清总胆红素在<25.6μmol/L之间时，肉眼看不到黄疸，称隐性黄疸，大于25.6μmot/L则称显性黄疸。由于正常肝脏对胆红素的代谢有很大的储备能力，因此血清胆红素并非肝脏功能的敏感试验，即使严重溶血，血清胆红素浓度一般不超过85μmol/L，如超过此值，常表示有肝细胞损害或胆道阻塞。临床主要用于了解黄疸情况、肝细胞损害程度，判断预后，指导治疗。

2. 血清直接胆红素测定

正常参考值0~4μmol/L。结合胆红素能与重氮磺胺酸起直接反应，因此又称直接胆红素。常用反应1分钟时的胆红素量代表，故又称1分钟胆红素。血清直接胆红素/总胆红素比值，在胆汁淤积性黄疸常大于60%，肝细胞性黄疸常在40%～60%，而非结合胆红素升高血症时，不超过20%，在黄疸鉴别诊断上有一定参考价值，但这是指平均值，并非绝对。

3. 尿胆红素测定

正常人尿中无胆红素存在。因只有结合胆红素能溶于水，从尿中排出，故尿胆红素阳性表明血清结合胆红素升高。而尿胆红素阴性的黄疸患者表示为非结合胆红素升高。在血清胆红素升高以前，尿中胆红素即可查到，故可用于病毒性肝炎的早期诊断。

4. 尿中尿胆原测定

正常人尿中仅有少量尿胆原。增高主要见于胆红素生成过多（如溶血）和肝细胞损害（如肝炎、肝硬化、肝中毒、肝缺血等），减少主要见于胆道阻塞。持续黄疸伴尿中尿胆原消失，提示恶性胆道梗阻，而间歇性常提示胆石症。病毒性肝炎早期肝细胞损害，尿胆原增加，高峰期因肝内胆汁淤积，尿中尿胆原可一过性减少，恢复期可再度增加，至黄疸消退后，才逐渐恢复正常。故有利于判断病情。

（二）蛋白质代谢

除免疫球蛋白外，血浆内几乎所有的蛋白质均在肝脏合成，如白蛋白，酶蛋白，运载蛋白，凝血因子Ⅰ、Ⅱ、Ⅴ、Ⅶ、Ⅸ、Ⅹ等。除支链氨基酸在肌肉内分解外，大多数必需氨基酸均在肝内分解。肝脏还可将蛋白质代谢产物氨转化为尿素，由肾脏排出体外。故肝脏在蛋白质代谢过程中起着重要的作用。测定血浆蛋白水平、进行凝血试验、测定血氨及氨基酸水平，就可以反映肝脏功能。常用的试验如下：

1. 血浆蛋白测定

（1）总蛋白：正常参考值为68～80g/L。肝病时，白蛋白合成减少，但 γ 球蛋白常增加，故而血清总蛋白量一般无明显变化。一般来说，血清总蛋白小于 60g/L 时，表明预后不良。

（2）白蛋白：正常参考值 35～55g/L。白蛋白仅由肝脏制造，正常人每天合成约 l0g，白蛋白半衰期较长，约 20 天，因此不是反映肝脏损害的敏感指标。白蛋白减少是慢性肝病尤其是肝硬化的特征，反映肝脏合成代谢功能和储备能力，是估计预后的良好指标，小于 25g/L 时表示预后不良。另外，营养不良、代谢加速、蛋白丢失过多及高 7 球蛋白血症均可出现低白蛋白血症，应予鉴别。

（3）前白蛋白：亦由肝细胞合成，半衰期 1.9 天。因半衰期短，肝病时变化敏感，反映近期肝损害比白蛋白要好。采用改良缓冲液在酯纤电泳上可以分出前白蛋白，参考值 0.28～0.35g/L。

（4）球蛋白：蛋白电泳可将球蛋白分为 α_1、α_2、β、γ 球蛋白。

①α_1球蛋白：在肝实质细胞破坏如肝坏死、肝硬化时，α_1球蛋白减少，与白蛋白减少相平行，对判断肝病病情和预后有参考意义。因 α_1球蛋白中含有许多急性期反应蛋白和甲胎蛋白，故而在急性反应和肝癌时升高。②α_2和 β 球蛋白：在慢性胆汁淤积伴高脂血症时，两者平行升高，而在肝细胞严重损害时则降低。③γ球蛋白：为免疫球蛋白，在肝脏疾病时升高。持续增高提示疾病转为慢性。如电泳时形成 β－γ 桥，提示肝硬化，用以鉴别慢性肝炎与肝硬化。

但应注意，血清蛋白改变可见于许多非肝脏疾病，如急慢性炎症、肿瘤、营养不良、肾病等，严格地说血清蛋白测定不能算作一项特异的肝功检查项目。

2. 蛋白质代谢产物测定

（1）血氨：正常参考值 13～57μmol/L。肝脏利用血液中的氨合成尿素，经肾脏排出体外，在肝功不全或门体分流时血氨升高。在诊断肝性脑病中有重要地位，多数肝性脑病患者血氨增高，但不是一个绝对可靠的诊断指标。

（2）游离氨基酸测定：正常时支链氨基酸（BCAA）与芳香族氨基酸（AAA）的比 BCAA/AAA = 3 ~ 3.5（即 Fischer 比率）。严重肝病时，由肝脏代谢的 AAA 浓度升高，而主要由肌肉代谢的 BCAA 则因肝病时血中胰岛素浓度升高而大量进入肌肉组织，血 BCAA 浓度下降，故比值下降，可降到 1 以下。有认为与肝性脑病的发生有关，有助于判断预后，并有治疗意义，输注支链氨基酸可改善部分肝性脑病。

3. 凝血因子与凝血试验

纤维蛋白原、凝血酶原因子Ⅱ、Ⅴ、Ⅸ、Ⅹ、Ⅶ、纤溶酶原、抗纤溶酶、抗凝血酶Ⅲ等均在肝脏合成，因肝脏贮备能力很大，故而只有严重肝病时，才会出现出血与凝血障碍。测定凝血因子可以了解肝脏功能，临床应用较多的是凝血试验。

（1）凝血酶原时间（PT）：常用 Quick 法测定，正常参考值 14 ~ 17 秒，比对照延长 3 秒有意义。PT 与因子Ⅶ、Ⅹ、Ⅱ、Ⅴ、工活性有关，是测定外源性凝血过程的试验。这些凝血因子的血浆半衰期均短于 1 天，故 PT 在监视急性肝病的病理时特别有用。急性肝病时，PT 明显延长预示暴发性肝坏死的发生，当 PT 活动度［即 $k/(pt-\gamma)$ 其中 $k = 303$，$\gamma = 8.7$ 为常数，正常时为 80% ~ 100%］，下降至正常对照的 10% 以下时，提示预后恶劣。因子Ⅱ、Ⅶ、Ⅸ、Ⅹ为维生素 K 依赖性因子，当胆汁淤积、脂肪泻等时维生素 K 吸收减少，从而维生素 K 依赖性因子减少，PT 延长，此时肌肉注射足量维生素 K 后 PT 可恢复正常，可以此鉴别肝细胞性黄疸和胆汁淤积性黄疸。

（2）部分凝血活酶时间（PTT）：为内源性凝血系统的过筛试验，正常参考值 60 ~ 85 秒，较对照延长 10 秒以上为延长，提示因子Ⅷ、Ⅸ、Ⅺ、Ⅻ缺乏或活性减低，也可见于因子Ⅰ、Ⅱ、

Ⅴ、Ⅹ缺乏或活性减低。严重肝病或DIC时延长。

(3)凝血酶时间(TT):反映血浆纤维蛋白原的反应性,正常参考值16~18秒,较对照延长3秒为延长,见于严重肝病、纤溶亢进,血中粪肝素抗凝物质存在时。

(三)肝脏负荷试验

本组试验原理是:向体内输入主要在肝内代谢的物质,测定其代谢速度,可反映肝脏功能。

1. 药物代谢试验: 常用安替比林口服检测其血浆清除率或半衰期,该试验是慢性乙型肝炎活动性的良好指标。应用^{14}C氨基比林(二甲基氨基安替比林)在肝中代谢最后生成$^{14}CO_2$从呼吸中排出,计算一定时间内呼气中排出的^{14}C的百分比。此呼气试验可方便地反映肝内药物代谢动力学。研究表明肝炎和肝硬化患者呼出$^{14}CO_2$减少,异常程度与凝血酶原时间、白蛋白、空腹血清胆汁酸等具有良好的相关性,而胆汁淤积病例本试验正常或轻度异常。^{13}C美沙西汀呼气试验也可用于反映肝实质细胞损害情况。

2. 半乳糖廓清试验: 半乳糖进入肝内后迅速磷酸化,用一次性静脉注射法测定血中半乳糖清除速率,或用^{14}C半乳糖呼气试验测定呼气中的$^{14}CO_2$量,可以判断肝脏功能,其最大价值在于随访肝病经过和判断疗效。

3. 尿素合成最大速率测定: 主要用于预测肝硬化患者能否代谢氮负荷,是否需调整饮食结构,预防肝性脑病。还用于门一体分流术后估计发生肝性脑病的危险,但本试验敏感性差,未广泛应用于临床。

4. 色氨酸耐量试验: 空腹静脉注射色氨酸4mg/kg体重,45min时测定游离色氨酸与总色氨酸(F/T)比值,正常人$F/T < 0.14$,肝损害时比值增加,耐量减退。

（四）肝脏排泄试验

肝脏是重要的排泄器官，除可排泄内源性物质如胆汁酸、胆固醇、胆红素，还可排泄外源性物质如药物、色素、毒物等。测定肝脏排泄能力，可反映肝脏功能。

1. 色素排泄试验

（1）磺溴酞钠（BSP）试验：因 BSP 偶可发生严重过敏反应，又有 ICG 试验可取代，卫生部已明令废除。BSP 试验。

（2）靛氰绿（ICG）试验：将 ICG 注射于患者静脉后，一定时间内采取血样，测定 ICG 在血中的含量，了解 ICG 排泄情况。15 分钟血中潴留率 R_{15}ICG 正常值（7.83 ± 4.31）%，每增加 5 岁，潴留率可增加 0.2% ~0.6%，上限为 12.1%。ICG 注入血液后，迅速与白蛋白和 α_1球蛋白结合，分布于全身血管，几乎全部被肝细胞摄取，再逐步排入胆汁中。它没有肝外清除，不从肾排泄，不参与肝肠循环，以游离形式排入胆汁，是一种单纯的排泄试验，ICG 几无毒性及过敏反应。影响 ICG 清除的主要原因是肝血流量、功能肝细胞总数、胆汁的排泄和胆道通畅程度，黄疸对 ICG 无影响。ICG 潴留率主要反映肝细胞贮备功能，在测定肝血流量和对慢性肝病的肝功能方面，目前认为是最有价值、最实用的色素，但其费用昂贵限制了应用。

2. 血清胆汁酸代谢试验

肝脏在胆汁酸的生物合成、分泌、摄取、加工转化中占重要地位，因而血清总胆汁酸可以较特异地反映肝细胞功能，在严重肝病时，比胆红素更敏感地反映肝损害。对肝硬变有特别的诊断参考价值，阳性率高于 ALT，且可判断预后。在急慢性肝炎胆汁淤积时均可升高。本试验虽然有重要的理论意义，但在临床上还没有把它列入常规肝功能检查项目。目前主要用于先天性和溶血性高胆红素血症的鉴别诊断，此二者血清胆汁酸正常，且有助于随访肝病经过和判断疗效。

（五）肝脏疾病的酶学标志

1. 反映肝细胞损害的标志

（1）转氨酶：临床上常用丙氨酸转氨酶（ALT）和门冬氨酸转氨酶（AST）。ALT在肝内含量最多，仅存在于肝细胞浆内，而AST在心肌中含量最高，在肝中存在于肝细胞线粒体（AST线粒体同工酶，m-AST）和细胞浆（AST细胞浆同工酶，c-AST）中。当肝细胞病变引起细胞膜通透性改变时或肝细胞破坏时，ALT和AST可从细胞逸出进入血流，由于肝细胞内转氨酶浓度比血清高10^3～10^4倍，故肝细胞损坏时，血清转氨酶浓度敏感地升高。其中ALT比AST更为敏感和特异。正常参考值ALT（改良赖氏法）2～40u/L，AST4～40u/L、AST/ALT正常约1.15。在急性病毒性肝炎、中毒性肝坏死、肝缺氧时转氨酶可明显升高，但升高幅度与肝细胞损伤严重程度不一定平行。如暴发性肝炎时，肝细胞大量坏死，不能合成转氨酶，可出现“酶胆分离”的现象，ALT可见轻度升高或下降，而黄疸升高明显，提示预后恶劣。肝硬变活动期、肝癌、肝脓肿、胆道阻塞时，转氨酶可轻至中度升高。AST/ALT比值在轻度肝损害时可降到1以下，而在严重肝损害时，则因线粒体中AST也释放入血，使血清AST升高幅度较ALT为大，比值升高，如酒精性肝炎时AST/ALT>2.0。因ALT在体内分布广，许多肝外病变时亦可升高，需加以鉴别。

（2）乳酸脱氢酶（LDH）及其同功酶：LDH广泛存在于人体组织中，缺乏特异性。用电泳法可分离出5种同工酶区带（LDH_1～LDH_5），LDH_5主要来自肝脏及横纹肌，在肝病及恶性肿瘤时LDH_5升高，而心梗时LDH_1升高，故分析血清LDH同工酶有助于病变定位。正常参考值：LDH比色法190～310U。

（3）谷氨酸脱氢酶（GLH）：主要分布于肝细胞线粒体内，尤以小叶中央区为主。而酒精性肝病及缺血性肝炎主要累及这些部位，故血清GLH活性可作为酒精性肝损害的标志，在缺血性肝炎，诊断价值高于转氨酶。非肝胆疾病很少升高。GLH 明显升高说明肝细胞有坏死病变。正常参考值 4.5U/L。

（4）血清谷胱甘肽 s 转移酶（GST）：肝细胞损害时，活性升高，GST 变化与肝脏病理变化有良好的一致性，反映肝细胞损伤，认为较 ALT 更为敏感。正常参考值（13.6 ±5.8）u/L。

（5）腺苷脱氨酶（ADA）：正常参考值 <25U（改良 Mor-rtinek 法）。在急性肝实质细胞损伤时，ADA 和 ALT 往往同时升高。在慢活肝和肝硬变时 ALT 可不升高，而 ADA 升高较明显。在阻塞性黄疸时，ADA 活性很少升高，可与肝细胞性黄疸相鉴别。

2. 反映胆汁淤积的酶类

（1）碱性磷酸酶（ALP）及其同工酶：正常血清脚主要来自骨和肝，正常参考值为 25 ~90U/L。肝脏疾病时，ALP 浓度升高，主要是肝细胞过度制造 ALP 释放入血。肝内外胆道阻塞时，胆汁淤积，胆汁酸诱导肝细胞合成 ALP 增加并可将 ALP 从肝细胞内脂质膜上渗析出来，故血清 ALP 升高最显著。黄疸患者同时测定 ALP 和 ALT 或 AST 有助于鉴别诊断。肝炎、肝硬变时血清 ALP 轻至中度升高。肝硬变患者血清 ALP 浓度大于正常值 3 倍以上时应怀疑原发性肝癌。血清 ALP 升高亦见于各种骨骼疾病。ALP 同工酶测定有助于鉴别不同来源的 ALP。用聚丙烯酰胺凝胶梯度电泳，可将血清 ALP 分出活性带 Ⅰ ~ Ⅶ。ALPI 诊断原发性肝癌敏感性差，但特异性很高，且与 AFP 间无相关性。ALPⅦ见于肝外阻塞性黄疸和转移性肝癌，用于鉴别诊断。而 ALPⅢ则主要见于骨病。

（2）γ－谷氨酰转肽酶（γ－GT、GGT）：γ－GT 广泛分布于人体组织中，如肾、胰、肝内，正常人血清 γ－GT 主要来自肝脏，正常值 <40U/L。急性病毒性肝炎时，γ－GT 明显升高；慢性肝炎活动期 γ－GT 活力常增高，故可作为反映慢性肝病活动性

的指标之一，慢性迁延性肝炎则多正常。肝内外阻塞性黄疸时γ－GT均可升高，原发性肝癌及酒精中毒者，γ－GT也可明显升高。用聚丙烯酰胺梯度凝胶电泳可分离出肝癌特异性区带γ－GTⅡ，对肝细胞癌的敏感性为80%～90%，特异性90%，且与甲胎蛋白无相关性，故可与其联合诊断肝癌。由于γ－GT敏感性太高，在多种肝病及多种肝外疾病如心肌梗死、胰腺疾病、糖尿病、风湿性关节炎、肺疾病等时均可升高，故可作为肝脏疾病的筛选试验。

（3）5’－核苷酸酶（5’－NT）：血清5’－NT升高见于肝胆疾病及正常妊娠。对于肝胆疾病诊断意义与ALP相似，但骨病时不升高，故主要临床价值在于判断血清ALP升高是由肝胆系统疾病还是骨骼疾病引起。正常参考值：2～17U/L。

（4）亮氨酸氨基肽酶（LAP）：与5’－NT一样，血清LAP升高仅见于肝胆疾病和妊娠。胆道阻塞时酶活性明显升高，尤以肝外恶性胆道梗阻时更为显著。骨病时正常。也可用于确定ALP升高是否来源于肝胆。正常参考值：男306～613nmol/s·L，女272～488nmol/s·L。

3. 反映肝纤维化的酶类

（1）单胺氧化酶（MAO）：肝硬变时MAO常明显升高，MAO活力与肝脏表面结节形成的进程相平行。当肝内形成桥状纤维结缔组织时，约80%MAO升高；当假小叶形成时，MAO活力几乎均增高。肝坏死时，肝细胞线粒体内MA0释放，血清MAO也可增高。MAO同工酶可区别两种来源，MAO_1、MAO_2主要来自线粒体，MAO_3主要来自结缔组织，后者对肝硬变诊断有意义。MAO正常参考值：12～40U。

（2）脯氨酰羟化酶（PH）：PH是胶原合成酶，可用夹心酶联法测定血清免疫反应性脯氨酸羟化酶β－亚单位（SIR－β－PH），普遍认为SIR－β－PH含量可以反映肝纤维增生的活动程度，但尚未常规应用。

(3) 胆碱酯酶同工酶（CHE）：有报道，在肝纤维化时，$CHE_{1,2,3}$相对减少，CHE_5相对升高，有利于诊断。

（六）肝纤维化的血清学标记

纤维化是一个极其复杂的动态过程。目前临床上对肝纤维化的诊断仍以肝活检为主，但它具有创伤性，难以动态观察，所以肝纤维化的血清学诊断成为目前研究的一个热点。目前已发现许多肝纤维化的血清学标志物，一般认为应联合不同类型的指标进行综合判断。酶学标志见前述，现将临床上已应用的其它标志简述如下。

1. Ⅲ型前胶原肽（PⅢP）： PⅢP已广泛应用于临床。其含量反映肝中活动性纤维增生，是诊断肝纤维化或早期肝硬变的良好指标，对慢性肝病预后判断有一定意义。正常人血清PⅢP含量为7～9.9ng/ml。肝硬化晚期因纤维合成已不活跃，PⅢP可降低。另外，在急性肝炎和肝癌患者PⅢP也可升高。

2. Ⅲ型原胶原（PCⅢ）： PCⅢ与PⅢP有相似的临床意义，能反映肝纤维化程度，但肝脏炎症对PCⅢ影响较小，有认为较PⅢP诊断肝纤维化价值更高。

3. Ⅳ型胶原（$C_{Ⅳ}$）： Ⅳ型胶原正常值为（99.3±24.8）ng/ml，是构成基底膜的一种成分。肝纤维化时基底膜增生，$C_{Ⅳ}$是最早增生的胶原。$C_{Ⅳ}$可敏感地反映肝纤维化的程度，是判断肝纤维化尤其是早期肝纤维化的指标。可将$C_{Ⅳ}$分离为TS胶原和NC_1片断，其中血清TS与肝纤维化程度正相关，是诊断肝纤维化的良好指标。

4. 层粘连蛋白（LN）： LN是基底膜的主要成分，与$C_{Ⅳ}$构成基底膜的骨架。已有报道证明，血清LN水平与肝纤维化程度及门脉高压间呈正相关，此外，原发性肝癌患者血清LN也可增高。正常值为0.81～1.43U/ml。

5. 透明质酸（HA）： HA是细胞外间质的重要成分，可反映已形成的肝纤维化程度，对判断肝病严重程度及预后有一定临床意义。正常参考值2～110ng/ml。肝硬化患者>350ng/ml。

6. 纤维连接蛋白受体（FNR）： 血清FNR水平与肝纤维化程度高度正相关，是一种较好的肝纤维化标志。

7. 其他： 组织金属蛋白酶抑制剂（TIMP－1）有助于诊断活动性肝纤维化。转化生长因子β_1（TGF－β_1）是众多细胞因子中，对肝纤维化最重要的因子，其活性能较好地反映肝纤维化的进展情况，并可用于判断预后及疗效。

（七）肝癌标记

1. 甲胎蛋白（AFP）及其异质体

AFP对肝细胞癌（HCC）具有确立诊断、早期诊断和鉴别诊断的价值，其动态变化比绝对值意义更大。正常参考值<25ng/ml。诊断HCC标准：血清AFP>500ng/ml持续4周或AFP在200～500ng/ml持续8周者，在排除其它引起AFP增高的因素外，结合定位检查，即可作出肝癌诊断。许多亚临床肝癌或小肝癌血清AFP浓度在200～500ng/ml之间，注意观察此范围AFP的动态变化有助于早期诊断。AFP低浓度持续阳性（低持阳）是指连续2月查AFP三次以上，均在50～200ng/ml之间。AFP低持阳患者是肝癌高发人群，其中部分已是亚临床肝癌，应密切随访。AFP是肝癌最重要的血清学标志，但诊断肝细胞癌有一定的假阳性和假阴性，影响了其诊断价值。AFP假阳性可见于肝炎、肝硬化等非癌性肝病，及胚胎癌、孕妇等。在肝炎、肝硬化时常伴有ALT升高，随病情好转AFP可下降，且AFP多<200ng/ml。AFP假阴性可见于不合成AFP的细胞株较多的肝细胞癌、小肝癌、分化较好或分化程度极低的肝癌。假阴性率约30%。AFP异质体的研究提高了AFP的诊断价值。用亲合电泳和层析技术可分为LCA结合型和LCA非结合型AFP，LCA结合型有利于早期诊断肝细胞癌，尤对

AFP 低浓度者特别适用。另外，AFP 单克隆抗体对肝癌的早期诊断和病情监护均有较高价值，已在研究之中。人们不断探索 AFP 以外的其它肝癌标记，与 AFP 互补诊断，也取得了一些进展。

2. 诊断价值肯定、常与 AFP 联检的标记

（1）γ-谷氨酰转肽酶Ⅱ（$\gamma-GT_{Ⅱ}$）：如前所述，$\gamma-GT_{Ⅱ}$是 γ-GT 的肝癌特异性区带，且与 AFP 浓度无关，可与 AFP 联检。

（2）酸性同工铁蛋白（HTFA）：肝癌细胞合成、释放 HIFA，肝细胞癌时 HIFA 明显升高，优于常规 SF 测定价值，并有助于疗效观察。正常参考值（火箭电泳法）16～210mg/L。

（3）异常凝血酶原（AP）：在 AFP 低浓度和阴性的肝细胞癌患者中阳性率可达67%～69%，与 AFP 联检可使肝细胞癌检出率明显提高。

（4）5’核苷酸磷酸二酯酶同工酶 V（5’NPDV）：聚丙烯酰胺电泳时，病理情况下可出现5’NPD 的 V 带，诊断肝细胞癌的敏感率84%，特异性仅48%，但测定快速同工酶带迁移率时，特异性明显提高。

（5）碱性磷酸酶同工酶：用聚丙烯酰胺凝胶梯度电泳，可将血清 ALP 分出活性带Ⅰ～Ⅷ，ALP_1 诊断肝细胞癌特异性达98.6%，但敏感性差。用等电聚焦电泳法（IEF）分出 ALP1～5 条区带，其中 ALP3 检测肝细胞癌敏感性、特异性均较好。

3. 其他有参考价值的标记

有α-L-岩藻糖苷酶（AFU）、α_1抗胰蛋白酶（α_1AT）、醛缩酶 A（ALD-A）、丙酮酸激酶同工酶 M_2（Pyk-M2）、α_1抗糜蛋白酶（α_1AC）、铜兰蛋白（CP）等。这些标记在肝癌时均可升高，诊断肝癌的特异性多在90%以上，敏感性多在70%～80%之间，其中 AFU 水平和血清 AFP 值及肝癌大小无关。α_1AT 用刀豆素 A 亲和双向免疫电泳时峰工的变化可作为判断良恶性肝病的参考。ALD—A 在肝癌时水平增高，且与 AFP 水平无关。AAC 在肝癌组51%升高，而慢性良性肝病时降低，故认为较 α_1AT 更有利于良恶性肝病的鉴别。

多种血清标志物联检可互补诊断，尤其可提高AFP阴性肝癌的诊断率。国内报道，AFP与 γ-GT$_{II}$ 联检率达94.4%，认为 γ-GT$_{II}$ 是另一亚于AFP的肝癌标志，建议首先联检此二者用于诊断肝癌。AFP联检SF阳性率为92.3%～93.9%，两者同时阴性可排除肝癌。另外，还有用AⅢ、α_AT、AFU、AFP异质体与AFP、GGT$_{II}$ 联检，指标增多，联检率也提高，可提高肝癌的诊断率。

七、胰腺外分泌功能的检查

胰腺外分泌功能的检查对基础医学和临床医学的研究具有重要的价值。根据目的不同，一般可将胰腺外分泌功能的检查方法分为用于基础医学研究的动物实验和临床检查方法两大类。

（一）动物实验

动物实验可分为急性实验和慢性实验两类。

急性实验常用狗，直接插胰腺导管收集纯净的胰液。也可选择猫、兔、大鼠、豚鼠等。不同动物的解剖结构不同，收集胰液的方法也相应的有所不同。通常胰液的自发分泌量很少，此时可向十二指肠内注入少许稀盐酸以增加分泌，或采用塑料微型试管收集并测量胰液的分泌量。

在慢性实验，须先制造胰瘘。首选方法为Thomas胰瘘。该方法手术操作简单，手术不影响正常的消化过程及胰腺的神经支配和血液供应，且收集的胰液十分纯净。其他常用的方法包括Heraera胰瘘和王氏法，其中王氏法特别适用于胰液分泌的体液性调节。

（二）临床检查方法

临床检查方法常用的有胰酶的测定和胰腺外分泌功能状态的

测定。各种方法的敏感性、特异性和临床意义都有所不同，应根据不同的目的选择不同的方法。

1. 胰酶的测定：胰液中 90% 以上蛋白质是胰酶或胰酶原，所以胰酶的测定对了解胰腺的外分泌功能和诊断胰腺疾病十分重要。

（1）淀粉酶

①血清淀粉酶：当胰腺炎性病变或其他疾病影响到胰腺时，胰腺腺泡大量坏死或细胞通透性增高，可使血淀粉酶明显升高，故本测定是诊断急性胰腺炎最简单而又敏感的方法。血清淀粉酶一般在急性胰腺炎发病后 8 小时开始升高，48 ~ 72 小时后下降，3 ~ 5 天内恢复正常。Somogyi 法的正常值为 40 ~ 1 80U，如超过 500U 有重要诊断价值。其他疾病如急性胆囊炎、胆石症、胃穿孔、肠梗阻、肾功能不全、腮腺炎等时血清淀粉酶也可升高，但一般不超过 500U。需要指出的是，淀粉酶升高的程度与急性胰腺炎的病情并不一致，急性水肿型可以明显升高，而出血坏死型可正常或降低。

②尿淀粉酶：急性胰腺炎时尿淀粉酶在发病后 8 ~ 12 小时开始升高，持续时间较长，可持续增高达 1 ~ 2 周，因此适用于就诊较晚的病例。正常值为 80 ~ 300 苏氏单位。此外，尿淀粉酶测定对诊断巨淀粉酶血症有重要意义。巨球蛋白血症时因淀粉酶与球蛋白组成大分子复合物不能从肾小球滤过而造成高淀粉酶血症，此时的尿淀粉酶反可正常或降低。引起尿淀粉酶增高的病因较多，故在分析时应考虑。

③淀粉酶/肌酐清除率比值（Cam/Ccr）：急性胰腺炎时肾脏对血清淀粉酶清除率增加而对肌酐清除率无改变。Cam/Ccr 的正常值不超过 5%，急性胰腺炎时可增高达 3 倍，其他原因所致的高血清淀粉酶血症正常或降低，巨淀粉酶血症则低于正常，但糖尿病、烧伤、胸腔手术后及肾功能不全时也可升高。近年临床应

用表明此检查诊断敏感性和特异性不是很高，有一定的假阳性。计算公式如下：

$$Cam/Ccr = \frac{尿淀粉酶(苏氏)}{血淀粉酶(苏氏)} \times \frac{血清肌酐}{尿肌酐} \times 100\%$$

④淀粉酶同工酶：血清中淀粉酶主要由胰腺分泌，唾液腺也分泌一部分。临床上测定的血清淀粉酶是胰腺型（Pam）和唾液型（Sam）两种总和，采用电泳法、层析法、等电聚焦、放免法等可分离淀粉酶同工酶。测定淀粉酶同工酶对协助诊断急性胰腺炎、原因不明的高淀粉酶血症、儿童胰腺囊性纤维化、重症糖尿病胰功能损伤、巨淀粉酶血症等有参考价值。

⑤淀粉酶 P_3 指数的测定：应用醋酸纤维素薄膜电泳，可进一步将 Pam 和 Sam 分成若干活性带。健康人血清中可见 P_2 和 S_1、S_2、S_3，P_3 与 S_1 重叠在一起，构成 P'；唾液中为 S_1、S_2、S_3、S_4，以 S_1 最多；胰腺提取物中为 P_2。急性胰腺炎时 P3 增加，使得 P' 与 P_2 之间距离减少。如果应用纯唾液和胰腺提取物的混合液电泳，分出标准 P_2 和 S_1 带，然后计算血清电泳时 P' 与 P_2 之间距离与标准 P' 与 P_2 之间距离的比值，则得出 P_3 指数（P_3 index），即

$$P_3指数 = \frac{P' - P_2}{P_2 - S_1} \times 100\%$$

正常人与非胰腺疾患患者 P_3 指数 >80%，急性胰腺炎时 P_3 指数 <80%。同时，P_3 指数可作为检测急性胰腺炎进展、慢性化以及并发症出现的指标，但对疾病的严重度无判断价值。

（2）血清脂肪酶

胰腺急性炎症时细胞坏死或细胞膜通透性增高，胰腺分泌的脂肪酶进入血液增多，故测定血清脂肪酶对诊断急性胰腺炎有一定价值。正常值为 1～1.5 单位。此酶较尿淀粉酶升高更晚，常在起病后 48～72 小时开始升高，可持续 1～2 周，对急性胰腺炎发作后期血及尿淀粉酶已恢复正常的病例有较大价值，此外因脂

肪酶仅由胰腺分泌，此测定对诊断胰腺病变有一定的特异性，不受腮腺疾病的影响。但该方法较复杂，结果的敏感性和特异性受测定的方法、技术影响较大。

（3）弹力蛋白酶

用放免法测定血清免疫反应性弹力蛋白酶（IRE）浓度，对诊断急性胰腺炎有较高的特异性，当其他原因所致血清淀粉酶增高时，血清弹力蛋白酶浓度可正常，对于急性胰腺炎的鉴别诊断很有价值。正常值随测定方法不同而定。急性胰腺炎时，血清弹力蛋白酶浓度升高幅度和病情变化一般相平行，且升高时间可持续10天至2周，对判断病情的轻重及预后，以及对急性胰腺炎的后期诊断及观察病程变化均有一定的参考价值。但该方法要求的试剂及测定条件较高，限制了它在临床的推广及应用。

（4）其他

采用放免法测定胰蛋白酶（IRT）并计算胰蛋白酶、肌酐清除率比值（CTr/Ccr）以及测定胰分泌性胰蛋白酶抑制物（PSTI）对胰腺疾病的诊断也有一定价值，但由于测定条件要求较高，临床上尚未普遍开展。

2. 胰腺外分泌功能状态测定

胰液主要含水、电解质和消化酶，直接或间接地测定胰分泌的酶和电解质含量，可反映胰外分泌功能。直接胰功能试验由于需要插管，限制了其在临床上的普遍应用，但这些试验迄今仍是研究胰腺和非胰腺疾患患者胰腺生理学、病理生理学和功能的有价值的手段，也是评价新的非侵袭性胰功能检查的基准。近年发展了多种间接胰功能试验，大部分无需插管，且方法简便、经济、重复性好，患者较易接受，容易在临床上开展，但一般来说这些试验尚不能获得标准胰功能试验的敏感性和特异性，也不能鉴别慢性胰腺炎和胰癌，尤其是早期胰功能损害，这些试验看来无能为力。对于慢性胰腺炎的诊断，它们的联合应用可以提高特异性，却不能提高敏感性。

（1）直接胰功能试验

①促胰液素试验：详见本章第六节。②加大促胰液素试验：当一般促胰液素试验结果不明确或轻度异常，而临床上不能排除胰腺有外分泌功能障碍时，可作加大促胰液素试验。该试验可测定胰腺的最大分泌能力，但并不能明显提高诊断敏感性，且试剂价格较贵，使临床上的应用受到限制。③胰腺三联试验：促胰液素试验、十二指肠抽吸脱落细胞检查、十二指肠低张造影等联合应用，合称胰腺三联试验。三项检查中每种检查均有其局限性，联合运用可提高胰腺、十二指肠或壶腹部病变诊断准确率。④促胰液素—胆囊收缩素刺激试验：详见本章第六节。⑤其他：有报道单用蛙皮素、雨蛙素或与促胰液素合用作为胰腺外分泌刺激剂来测定胰腺外分泌功能状态，其试验原理和方法与促胰液素试验基本相同，文献报道正常值和临床意义不完全一致，还有待进一步探索与完善。

（2）间接胰功能试验

①Lundh 试餐试验：是目前最广泛应用的胰分泌间接试验，1962 年由 Lundh 创立。试验原理是用标准配制的试餐刺激十二指肠、上段空肠黏膜内的 S 细胞，使其释放内源性的 CCK，促使胰腺腺泡细胞分泌胰酶，收集试餐后胰液，观察胰酶活力，可了解胰外分泌功能。一般 Lundh 试餐，用植物油 18g，脱脂奶粉（或酪蛋白）15g，葡萄糖 40g，调味糖浆 15g，加水至 300ml 组成。受试者空腹十二小时以上，插入十二指肠引流管至十二指肠，在 3～5 分钟内饮下试餐 300ml，平卧位收集十二指肠引流液，每半小时收集一份，连续收集 2 小时，共 4 份标本，分别用比色法测定胰蛋白酶活性。正常值国外报道为每小时 60IU/kg 体重左右，国内为每小时（37.0 ± 14.3）IU/kg，而胰腺疾病组明显降低，为每小时（11.2 ±6.9）IU/kg。本试验在慢性胰腺炎患者中阳性

率约 80% ~90%，胰腺癌中约 70% ~80%。此检查的优点在于是用生理性进餐刺激内源性激素产生，不用昂贵的外源性激素，较经济，副作用小，便于临床应用。但它不能鉴别慢性胰腺炎和胰腺癌、胰源性和非胰源性吸收不良，因插管不顺利、患者呕吐等因素导致试验失败率约 10%，并且要求受试者有正常的胃肠功能，对、胃切除术后、迷走神经切断术后、壶腹部梗阻等患者不宜做此试验，急性胰腺炎或怀疑慢性胰腺炎急性发作时也不宜做此试验。

②BT－PABA 试验：BT－PABA 全称苯甲酸－氨酰－对氨基苯甲酸，是一种人工合成的短链多肽，其中含芳香族氨基酸酪氨酸。因为胰腺分泌的糜蛋白酶对芳香族氨基酸羧基侧链肽链分解有高度特异性，所以口服一定量的 BT－PABA 后，在小肠被胰腺分泌的糜蛋白酶特异裂解为苯甲酸酪氨酸和对氨基苯甲酸（PABA），以 PABA 为示踪基团，了解 BT－PABA 被分解的程度，即可了解胰腺分泌糜蛋白酶的多少，从而反映胰腺外分泌功能状态。临床上可以测定尿中 PABA 含量（尿 BT－PABA 试验）和直接测定血中 PABA 含量（血 BT－PABA 试验）。一般临床上判断 BT－PABA 试验，6 小时尿 PABA 排出率在 60% 以上为正常，50% ~60%之间可疑异常，小于 50% 为异常；服药 2 小时后血浆 PABA 正常值为 30 ~ 40μmol/L 之间，小于 30μmol/L 为异常。BT－PABA试验在慢性胰腺炎和胰腺癌等胰腺外分泌功能障碍疾病中明显降低，而在慢性胃炎、胆道病变和慢性肝病中基本正常，它诊断胰腺外分泌功能不全的敏感性约 80% ~90%，特异性 80% ~85%，是一种较可靠有效的诊断手段。尿 BT－PABA 试验结果受影响的因素较多，磺胺类药、利尿剂、复合维生素 B、胰酶抑制剂等对试验有干扰作用，试验前 3 天应禁用这些药物，另外，存在肾功能障碍患者或各种原因导致留尿不准均会影响试验结果的可靠性。血 BT－PABA 试验可弥补这些缺点，目前更多地

用于检测疾病的病程和治疗的效果。

③胰月桂基试验（PLT）：人工合成的月桂酸荧光素口服后在肠道中被胰腺分泌的芳香脂酶特异分解，生成游离的荧光素，经小肠吸收，肝内结合，经肾脏由尿中排出，测定尿中游离荧光素可反映胰腺外分泌功能。方法是第一天在标准试餐（面包50g，黄油20g，茶300ml）期间口服含月桂酸荧光素348. 5mg的胶囊2粒，第三天口服只含荧光素钠的对照胶囊，分别收集10小时尿液，测定这两天尿液中的游离荧光素，计算比值，正常人该比值>30。在中重度胰腺外分泌功能障碍的患者中敏感性90%左右，特异性60%～95%，假阳性可见于胆囊切除术后、胃切除术后、炎症性肠病、成人乳糜泻等，全胰切除后的患者尿中也可有荧光素排泄，可能与肠内菌群有关。因芳香脂酶对月桂酸荧光素裂解有赖于胆盐浓度，故该试验尚可测知胆盐分泌的情况。本方法也受小肠和肾功能的影响，较BT－PABA试验复杂。

（3）核素胰腺外分泌功能试验

该类方法是用稳定的同位素标记监测胰酶分解产物来间接了解胰腺外分泌功能状态，方法简便，易于推广。

①^{31}碘－甘油三酯试验和^{131}碘－油酸吸收试验：^{131}碘一甘油三酯在十二指肠和空肠被胰脂肪酶分解成^{131}碘－甘油和游离脂肪酸，前者在小肠被吸收。如果胰腺外分泌功能障碍，^{131}碘－甘油三酯的消化和吸收发生障碍，从粪便中排出增多，粪便中便会有异常增多的放射性标记物出现。正常人3天内大便放射性物质排泄量不超过摄入量的5%。如试验结果异常，可给患者口服胰酶制剂后再做^{131}碘－甘油三酯试验，若粪便中^{131}碘排量减少，反证为胰腺外分泌功能不全。为排除肠道本身对吸收的影响，可做^{131}碘－油酸试验，因^{131}碘－油酸不需胰脂肪酶的消化可直接由小肠吸收，具体方法与^{131}碘－甘油三酯试验相似。两者结合使用，可提高胰外分泌功能不全的诊断效率。如两者均异常，提示胰功能

不全或小肠吸收不良，如^{131}碘－甘油三酯试验异常，^{131}碘－油酸吸收试验正常，则说明病变部位在胰腺。但这两个方法敏感性和特异性均不够高，且结果重叠性甚大，对具体的引起胰腺外分泌功能障碍的疾病没有鉴别诊断价值，操作复杂，有待进一步完善。

②双标记西林试验（DLS）：临床研究表明胰腺外分泌功能障碍的患者常伴有维生素 B_{12} 吸收不良，原因在于饮食中摄入的维生素 B_{12} 在胃内酸性环境中与 R 蛋白结合，$R-B_{12}$ 在小肠中经胰蛋白酶的作用 R 蛋白被降解，维生素 B_{12} 再与内因子（IF）结合后被吸收，正常人 $R-B_{12}$ 和 $IF-B_{12}$ 的比值应接近 1，如果胰腺外分泌功能不足导致小肠中胰蛋白酶缺乏，必然会引起 B_{12} 吸收障碍，该比值下降，口服^{57}Co 标记的 $IF-B_{12}$ 和^{58}Co 标记的 R—B_{12} 测定 24 小时尿中排出的$^{57}Co-IF-B_{12}/^{58}Co-R-B_{12}$ 比值，可间接了解胰腺的外分泌功能，而其他胃肠病比值大多在正常范围。但该试验敏感性不太高。有作者认为加用必需氨基酸刺激胰腺，可进一步提高本试验的敏感性。

③CO_2 呼气试验：口服^{14}C－三棕榈酸酯后经胰脂酶代谢成^{14}C－棕榈酸，吸收、代谢后形成$^{14}CO_2$，由肺经呼吸排出，收集和测定呼气中的$^{14}CO_2$ 放射活性可间接反映胰外分泌功能。也有研究表明^{14}C－三酸甘油酯呼气试验可作为脂肪吸收不良的过筛试验，敏感性达 100%，特异性达 90% 以上。它们的主要问题是影响因素较多，如发热、高脂血症、肥胖、甲状腺机能亢进、糖尿病等均可出现假阳性。Loser C 等研究了混合性三酸甘油酯呼气试验，认为它具有非侵入性和非放射性的优点，但它只能非常敏感地反映严重的胰功能不足，对轻度的病例敏感度不够。Loser C 等还研究了^{13}C－淀粉呼气试验，方法与原理类似于混合性三酸甘油酯呼气试验，认为对轻度和重度胰功能障碍有一定的敏感性和特异性。

（4）粪便试验

①显微镜检查：镜下发现粪便中有肉食纤维、中性或裂解脂

肪常提示存在吸收不良或胰腺外分泌功能障碍。粪便苏丹Ⅲ染色法在镜下观察粪便中的脂肪滴，是检查胰腺外分泌功能常用的初筛方法，方法简便易行，但敏感性较差，影响因素多，不能鉴别胰原性或肠原性吸收不良，当肠蠕动亢进导致腹泻时，苏丹Ⅲ染色也可呈阳性反应。

②粪便脂肪定量试验：甘油三酯在肠腔中的分解完全依赖脂肪酶，因此测定粪便中脂肪量可间接反映胰腺外分泌功能。每天摄取脂肪100g，连续3天，收集3天全部粪便，如大便中脂肪含量的平均值超过7g/d，提示胰功能不全。本试验无需特殊设备，方法简便，但脂肪吸收还与胃肠运动、小肠吸收功能、胆汁分泌有关，该试验不能鉴别消化不良还是吸收不良，且敏感性较差，收集大便又很麻烦，故在临床上一直未广泛应用。

③粪便糜蛋白酶测定（FCT）：收集24小时粪便标本，测定其糜蛋白酶含量也可反映胰腺外分泌功能，正常值应大于5.6IU/g粪便。腹泻、进食过少、梗阻性黄疸等会影响检查结果。因测定方法较复杂，在国内未能推广。

④粪便弹性蛋白酶1（FE1）测定：酶联免疫吸附法（ELISA）测定粪便中FE1的浓度是最近新开展的一种胰腺外分泌功能检测方法。Soldan W等报道测定粪便中FE1的浓度在正常人中检测胰腺外分泌功能的不足敏感性100%，特异性96%，比目前其他检测胰腺外分泌功能的试验均敏感及特异，且花费较少，实用性好。

（5）其他胰腺外分泌试验

①胰多肽试验：详见本章第六节。

②胰液中乳铁蛋白测定：胰液中乳铁蛋白（LF）是一种存在于胰液和其他外分泌液中的含铁的粘蛋白，在慢性胰腺炎中LF分泌异常，而胰腺癌和其他胰腺疾病仍分泌正常，故对诊断慢性胰腺炎，尤其是鉴别胰腺癌和慢性胰腺炎有较大的价值。但本检

查需做 ERCP 或手术时插管至胰管，静脉注射 1U/kg 促胰液素后，收集胰液来测定 LF 浓度，不易作为一般诊断胰腺外分泌功能不全的方法，仅在需要与胰腺癌做鉴别诊断时应用。

③胰腺 DMO（5，5. dimethvl－2，4－oxaza. 1idinedione）试验：正常人口服三甲双酮经肝脏脱甲基后转变成 DMO，经胰腺排入十二指肠和血液中，胰腺外分泌功能障碍或胰管阻塞者，DMO 排泌功能受损，DMO 排量降低。口服一定量的三甲双酮收集十二指肠液及采血液标本分别测定 DMO 含量，对慢性胰腺炎、胰管梗阻等病变的诊断有一定价值。因方法较复杂，临床开展不多。

八、小肠的吸收功能检查

人体所需要的水份、无机盐、糖、脂肪、氨基酸、维生素等均来自消化道。因此，消化道的吸收功能对机体至关重要。小肠是吸收的主要部位，许多疾病存在着吸收功能障碍，如特异或非特异性炎性肠病、肿瘤、寄生虫病、内分泌疾病等多种致病因子从不同角度影响小肠营养物质的吸收。临床上检测小肠吸收功能的方法很多。本节就较常用的小肠吸收功能试验简述如下。

（一）水、电解质吸收试验

该试验是测定小肠的水、电解质分泌和吸收的一种简便而有效的经典方法，对于分泌吸收性腹泻的诊断和小肠吸收的病理生理学研究有重要意义。

1. 小肠灌注试验

（1）原理：正常小肠液中含有一定量的 K^+、Na^+、Cl^-、Ca^{2+}、Mg^{2+}、HCO_3^-等，水份主要由渗透作用而被动吸收。K^+、Na^+为主动吸收，K＋通过弥散作用进入肠腔，Ca^{2+}为主动吸收。这些离子在正常状态下保持一定的动态平衡。疾病状态时，导致这种平衡紊乱，如分泌性腹泻患者表现为水和电解质的大量分泌，测定小肠液中电解质的含量，可了解其分泌与吸收功能。

（2）方法：将五羟聚乙烯小肠管送入空肠，灌注和抽吸含有一定量的K^+、Na^+、Cl^-、HCO_3^-和聚乙二醇（容积标志物）的溶液，然后，记录输入与抽出的液体量和测定近端与远端肠腔液的电解质含量，代入计算公式，算出电解质的分泌吸收率，负值代表吸收，正值代表分泌。

（3）临床意义：正常人近端空肠对水、K^+、Na^+、Cl^-均呈净吸收。分泌性腹泻患者表现为水和电解质大量分泌。小肠灌注试验也可用于研究肠道对叶酸的吸收等。

2. 小肠渗透性试验

是判断小肠吸收功能重要方法之一，在一些肠病和综合征的药物致病机理中扮演着一个十分重要的角色。其基本方法同小肠灌注试验，不同的是选择特定的指示剂并测定尿液中这种指示剂的含量，同时测定小肠液渗透压变化，借以判断吸收不良的部位。如^{51}铬乙二胺四乙酸，作为空肠吸收障碍的标志物，^{57}钴－维生素B_{12}作为回肠吸收障碍的指示剂，含磺酸基锌盐作为结肠吸收的指示剂。渗透性试验用于乙酰水杨酸损伤小肠上皮的药剂验证更具有说服力。

（二）碳水化合物吸收试验

膳食中60%～70%可消化吸收的碳水化合物是淀粉，其余为蔗糖、乳糖和麦芽糖。它们均需水解为单糖后才能被小肠完全吸收。因此测定糖类吸收试验不仅反映肠吸收功能，同时亦能反映对糖的消化功能。此类方法包括口服乳糖耐量试验，直接测定单糖或二糖等。

1. 右旋木糖吸收试验

（1）原理：木糖为一种戊糖，口服后在空肠自由扩散，借助己糖钠联合载体戊糖得以吸收。不在体内代谢，主要经肾脏排泄，在肾功能正常的情况下，测定尿、血中木糖含量，能反映小肠的吸收功能，并能广泛用来估计小肠粘膜功能的完整性。

（2）方法：禁食一夜后空腹，排去尿液，口服25克D－木糖，饮水500ml，收集5小时内全部尿液，混合待测。于服糖后2小时采静脉血2ml，测定血中D－木糖含量和尿中木糖含量。采用分光光密度法测定光密度值，计算平均K值，最后计算木糖含量。

（3）临床意义：正常时5小时尿中排出量应大于或等于4.7～7.2g/L（大约占摄入D－木糖的25%），2小时血中木糖浓度0.36g/L。5小时尿内排出量低于4.5g/L，反映小肠吸收的功能差，3.0～4.5g/L为可疑异常，<3.0g/L为异常。本试验在区别正常人和小肠粘膜吸收不良时，敏感性91%，特异性98%。本试验还可用于鉴别小肠病变如热带口炎性腹泻和胰腺功能不全，前者D－木糖吸收减少，后者D－木糖吸收正常。如D－木糖血清水平正常或升高，尿排出量减低，提示肾功受损。小肠细菌过度生长时，85%以上血清水平和尿排出量均减低，服用灭滴灵治疗一周后，D－木糖血清水平和尿排出量恢复正常，提示小肠粘膜功能正常。鞭毛虫感染引起肠绒毛萎缩，小囊增生过盛和淋巴液渗出，因此，需要治疗较长时间才能使木糖吸收试验恢复正常。

2. OH^-葡萄糖吸收试验

（1）原理：葡萄糖为单糖，在小肠以主动转运形式完全吸收。将一定量的放射性核素标记的葡萄糖注入肠腔，经肠道吸收入血，通过测定血中葡萄糖的放射性，可了解肠吸收葡萄糖的情况。

（2）方法：用^3H标记葡萄糖，定量注入肠腔，注入前测定其放射性，经10～20分钟后测定血浆葡萄糖含量及放射性，与注入前葡萄糖放射性作比较，计算^3H葡萄糖含量，即可说明小肠对葡萄糖的吸收情况。

（3）临床意义：同D－木糖试验。但由于具有放射性和插胃管影响其准确性，目前尚未应用，仍在试验研究阶段。

3. 氢气呼气试验

（1）原理：正常人对绝大多数可吸收的碳水化合物在到达结肠前可以完全吸收。肠道细菌发酵代谢未被吸收的碳水化合物是人体呼气中氢气的唯一来源。利用这一原理可测定小肠对糖类的吸收不良。当空腹时给一定量的双糖（如乳糖、蔗糖）或单糖（葡萄糖），正常时在小肠中全部消化吸收，呼气中无或仅有极微量的氢气。呼气中氢气增多，说明小肠内有双糖或单糖吸收不良，这些糖到达结肠，被结肠菌群发酵产氢，其中14% ~22%的氢弥散入血，循环至肺而呼出。

（2）方法：摄入试验糖（乳果糖、蔗糖、葡萄糖、半乳糖）后，每隔一定时间采集呼气，用气相色谱仪或呼氢测定仪测定其中的氢气含量。

（3）临床意义：正常人呼出气氢浓度5ppm ~ 10ppm，若呼气中氢浓度比空腹时高出1倍，即表明存在该糖的吸收不良。4小时内观测到2个氢高峰，表明存在小肠细菌过度生长。本试验也受多种肠内外因素的影响。除了胃肠道疾病和手术、慢性肺功能不全外，试验前一日的饮食、抗菌药物的使用、灌肠术、吸烟、运动、睡眠状态都可产生假阳性或假阴性。约有5%受检查者肠道细菌无产氢能力，也可出现假阴性。

4. 乳糖耐量试验

正常情况下，乳糖摄入后被小肠粘膜刷状缘的乳糖酶水解为葡萄糖和半乳糖而吸收，先天性或各种肠道引起的后天获得性小肠刷状缘乳糖酶缺乏使牛奶中特有的乳糖不能在小肠内充分水解和吸收，造成乳糖吸收不良，严重者出现嗳气、肠鸣、腹痛、腹泻等乳糖不耐受的症状。

（1）原理：利用小肠粘膜刷状缘乳糖酶水解乳糖，产生葡萄糖和半乳糖被吸收，测定空腹血糖增加量及血糖曲线，判断是否乳糖酶缺乏。

（2）方法：口服乳糖50克后，每半小时抽血测血糖，共2小时。

（3）临床意义：正常人在口服乳糖后，比空腹血糖增加超过1.1mmoL/L（20mg/dl）。乳糖酶缺乏者，血糖曲线低平，并可出现乳糖不耐受症状。恶性病化疗后及HIV感染患者易出现乳糖吸收不良。由于本实验需多次抽血，在单糖吸收障碍时也可出现曲线低平，现多被更简便而敏感的氢气呼气试验所取代。

（三）蛋白质吸收试验

本试验可了解胃肠道丢失血浆蛋白是否异常，有助于低蛋白血症的鉴别诊断。原发性脂肪泻患者的氮吸收功能亦常发生障碍，但不如脂肪吸收功能障碍明显。

1. 原理

正常人的血浆蛋白很少从胃肠道丢失，但某些疾病可使血浆蛋白从胃肠道丢失增多。如将放射性核素标记的人血清白蛋白或其他大分子化合物注入静脉，由于它们与体内血浆蛋白具有同样的代谢途径，通过测定大便中的放射性，可了解胃肠道丢失血浆蛋白是否增多，有助于鉴别造成低蛋白血症的原因。

2. 方法

（1）氮平衡试验法：该法需连续5~6天进食含有一定量蛋白质（60~100g）的试验餐，用卡红作标记，分别留取其后72小时的全部粪便。用20%硫酸保存，匀浆后取大便溶液直接注入凯氏烧瓶中，用凯氏定氮法测定粪便含氮量，计算出24小时粪便中平均氮排出量和氮吸收率。排出量超过2克，吸收率低于摄入量的90%，即可肯定为异常。粪便中含氮量可能受到肠道细菌及其他含氮物质等因素的影响。此法虽然古老，但结果可靠，然而由于方法繁琐，受条件设备限制，近年来较少应用。

（2）^{131}I-人血清白蛋白法：先予以口服复方碘溶液10滴，每日二次，共3天后，静脉注射^{131}I人血清白蛋白20～30μci（微居里）并继续口服复方碘液5天。于注射^{131}I－人血清白蛋白后，每4小时口服离子交换树脂5克，连续服用至测定为止。连续收集3天大便，标明日期。另取与注射量相同的^{131}I－人血清白蛋白，加适量水作为标准原，测定每日患者全部大便和标准原的放射性，按下式计算每日随大便排出量：

$$每日排出的百分率（\%）=\frac{每日大便计数率-本底}{标准源计数率-本底}\times 100\%$$

（3）^{51}Cγ－人血清白蛋白法：静脉注射^{51}Cγ－人血清白蛋白30～50μci后，按^{131}I－人血清白蛋白法收集大便，制备标准源，测定大便和标准源的放射性并计算每日排出的百分率。

（4）5’ $C\gamma CL_3$体内标记蛋白法：静脉注入51 $C\gamma CL_3$液100μCi左右，在它离开血循环前，很快与血浆中的蛋白结合。然后按^{131}I－人血清白蛋白法，收集大便制备标准源，测量放射性强度和计算。另外还有^{67}Cu－血浆铜蓝蛋白试验及^{131}I－PVP聚乙烯吡咯烷酮试验等。

3. 临床试验意义

正常值：①^{131}I－人血清白蛋白法：每日大便排出率在2%以下；②^{51}Cγ－人血清白蛋白法：注射后96小时的大便中排出率低于97%；③^{51}$C\gamma CL_3$体内标记蛋白法：每日大便排出率低于1%。克罗恩病、消化性溃疡、巨大肥厚性胃病、先天性肠淋巴管扩张、胃肠道癌肿、口炎性腹泻、艾滋病、Whipple病等，蛋白自大便中排出率增加。缩窄性心包炎、充血性心力衰竭、肝硬化伴门脉高压、肾病综合征等有时可有肠内蛋白丢失。

（四）脂肪吸收试验

脂肪主要在小肠内消化分解，然后经肠粘膜细胞重新酯化、包裹而吸收定性或定量测定粪脂肪含量的方法包括：比重测定、滴定分析、染色法、放射性同位素、分光密度法、核磁光谱测定

法。可判断肠对脂肪的吸收能力。如果相继做三种同位素标记的呼吸试验则可以鉴别吸收不良的原因。因此，本组试验可了解小肠的吸收能力，有助于吸收不良的诊断与鉴别诊断。

1. 粪脂肪定性测定

粪苏丹Ⅲ染色是检测粪脂肪最简便的定性方法，可作为粪脂肪测定的初筛试验。原理：利用亲脂性苏丹Ⅲ染料，使脂肪着色，观察粪便中是否含有脂肪滴。正常人每日排出脂肪小于摄入的6%，通常镜检为阴性。粪便中以中性脂肪为主者，提示胰原性脂肪泻；粪便中以脂肪酸为主者，提示肠原性脂肪泻。粪便脂肪定性阳性时，尚需进一步做粪便脂肪定量检查，以便检测脂肪吸收不良的程度。服石蜡油或其他泻剂，粪脂肪定性可呈假阳性。进食脂肪量不足或轻度脂肪泻者可呈假阴性。

2. 脂肪平衡试验（粪脂肪定量测定）

脂肪平衡试验至今仍被公认为脂肪吸收试验的“金标准法”。此法必须保证每日摄入脂肪 80～100 克，准确收集 72 小时粪标本，方能提供准确的未被吸收的粪脂肪量，可以显示脂肪吸收不良的严重程度，但不能鉴别吸收不良发生的原因。

（1）*原理*：肠吸收功能正常时，饮食内脂肪的吸收率可达95%以上，若肠吸收不良时，则对脂肪的吸收能力减低。因此，给予定量的脂肪膳食，然后测定粪便内脂肪排泄量，便可算出脂肪的吸收率，从而判断肠吸收功能。

（2）*方法*：试验前每日进食脂肪含量 80 克的饮食共 3 天，接着进食含脂肪 100 克的饮食 3 天，同时连续收集 72 小时的粪便，用冰保存。用 KOH 或用 NaOH 将匀浆后的粪便皂化，用 HCl 释出长链脂肪酸，石油醚提取脂肪酸，然后用 NaOH 滴定，计算粪脂肪的排泄量，按下列公式计算：

$$\text{脂肪吸收率}(\%)=\frac{\text{饮食内脂肪}-\text{粪脂肪}}{\text{饮食内脂肪}}\times 100\%$$

（3）临床意义：24小时粪脂肪平均量小于6克或吸收率大于90%为正常。粪脂肪量大于6克或吸收率小于90%提示脂肪吸收不良。受试者饮食中摄入中链甘油三酯或矿物油，会使粪脂肪测定发生误差。

3. ^{13}C或^{14}C甘油三油酸酯呼气试验；^{14}C－软脂酸（长链脂肪酸）呼气试验；^{14}C－辛酸（中短链脂肪酸）呼气试验。

此类试验实际上是一种半定量试验，其敏感性为100%，特异性为96%。诊断脂肪吸收不良的价值较肯定，且方法简便。相继做三种呼气试验可以鉴别肠原性、胰原性或胆原性的脂肪泻。用稳定同位素^{13}C标记不同底物，通过质谱仪测定，可用于儿童和孕妇。由于价格昂贵及放射性原因，上述试验仅用于实验研究。

（1）原理：正常时甘油三油酸酯、软脂酸、辛酸经肠内不同作用后，最终都将吸收入血，吸收后经体内一系列分解代谢反应，释出CO_2从肺呼出。口服^{14}C标记的上述物质后，呼出气中$^{14}CO_2$被氢氧化钠吸收，可用液体闪烁计数器计数其放射强度，以了解脂肪的吸收情况。

（2）方法：首先用含有30～50μCi的^{14}C标记甘油三油酸酯（或软脂酸、或辛酸），于口服^{14}C标记的甘油三油酸酯后6小时内，将呼出气通过含有氢氧海胺的液体，$^{14}CO_2$被氢氧海胺吸收，然后用液体闪烁计数器计数。

（3）临床意义：正常人6小时内呼出$^{14}CO_2$的总放射性是摄入^{14}C标记物的95%，低于此值为脂肪吸收不良。甘油三油酸酯和软酯酸二种方法测定均显示脂肪吸收不良，提示胆原性脂肪泻；甘油三油酸酯和辛酸测定均示吸收不良，提示为肠原性脂肪泻。慢性充血性心力衰竭患者也存在不同程度的脂肪吸收不良。胃排空障碍、肥胖、高脂血症、腹水患者、严重肝病、慢性肺疾病者可出现假阳性。高热、饥饿、甲亢时可出现假阴性。正常人亦可出现假阳性，轻度脂肪泻者亦可出现假阳性。

（五）胆盐吸收试验

在某些地域，慢性腹泻中，胆汁酸吸收不良发病率很高。胆盐对于脂肪的消化吸收起着至关重要的作用。因此，本试验为临床检测小肠吸收功能的主要方法之一，应作为日常工作。由于胆盐绝大部分在回肠末段吸收，所以，对回肠吸收不良有诊断价值。

1. ^{14}C 甘氨胆酸呼气试验

（1）原理：正常人口服^{14}C－甘氨胆酸后，绝大部分在回肠被吸收，进入肠肝循环，仅很少部分排入结肠，其中一部分从粪便中排出，另一部分被细菌代谢成$^{14}CO_2$，进入血循环，经肺排出。因此，可以通过一段时间呼出$^{14}CO_2$及粪便中14C的量来推断回肠吸收功能。

（2）方法：口服^{14}C甘氨胆酸10μCi，收集4小时呼出气体及24小时粪便，分别测定其中$^{14}CO_2$及^{14}C的排出量。

（3）临床意义：正常值：4小时$^{14}CO_2$的排出量低于总量的1%，24小时粪内^{14}C排出量小于总量的8%。小肠细菌过度生长、克罗恩病、回肠功能失调或切除术后，肺内$^{14}CO_2$和粪内^{14}C排出量明显增多，甚至可达正常人的10倍。盆腔疾病放疗过程中，艾滋病患者均有胆汁酸吸收不良。本方法敏感性较好，但特异性不高。

2. ^{75}Se 同型胆酸试验（^{75}Se HCAT）

（1）原理：^{75}Se同型胆酸是天然耦合胆汁酸和放射性牛磺胆酸的合成型同功异构体，与牛磺胆酸具有相似的肠肝循环，但不受肠内细菌分解，用来检测患者是否胆酸丢失及其程度。有助于诊断胆酸吸收不良性腹泻。

（2）方法：口服一定量的此物质后，连续72小时给患者进行γ照相机扫描，定量计算体内存留的胆酸量。

（3）临床意义：正常人24小时存留80%，72小时存留

50%，7 天后存留 19%。慢性胆盐吸收不良者胆酸存留量明显降低，本试验临床应用并不普遍。

（三）穿刺诊断

1. 腹腔穿刺术；2. 腹膜活检术；3. 胰腺细针穿刺活检术；4. 腹腔包快穿刺术。

第五章　消化系统肿瘤的中医诊断方法

第一节　中医诊断的基本特点

中医诊断疾病，是在整体观原则指导下，通过对四诊所收集到的临床资料或疾病信息进行辨证分析，由于肿瘤的特殊性和复杂性，肿瘤的中医诊断是具有以下基本特点。

一、整体察病

人体是一个有机的整体，内在脏腑与体表、四肢、五官是统一的，整个人体又受到社会环境与自然环境的影响。当人体脏腑、气血、阴阳和谐协调，能适应社会和自然环境的变化时，便是身心健康的表现。反之，如果这种内外环境不能维持在一定范围的和谐统一，便可发生疾病。因此，人体一旦发生疾病，局部的病变可以影响全身，精神的刺激可以导致气机甚至形体的变化，脏腑的病变可以造成气血阴阳失衡和精神活动的改变。如肿瘤为局部病变，但可引起发热、疼痛，甚至全身消瘦、乏力等全身症状；血虚为全身病变，可出现心悸等局部的病变表现。情志刺激可导致肝气郁结，而肝脏患病也可出现善怒、多愁等情绪化的精神改变。所以，任何疾病的发生，都或多或少具有整体性的变化。

总之，中医在诊察肿瘤疾病时，必须从整体上进行多方面的考察，不仅对局部的病痛进行详细的询问、检查，而且要把疾病看成是机体整体的病变，对广泛占有临床资料进行全面分析，才能作出正确的诊断，这就是中医的整体察病观，也是中医诊断疾病的一个基本原则。

二、四诊并重

望、闻、问、切四诊，是从不同角度来检查病情和收集临床资料，各有其独特的方法和意义，不能互相取代。中医学理论强调四诊并用，诊法合参。正如《医门法律》说："望闻问切，医之不可缺一。"

症状是疾病所反映的重要诊断信息，也是辨证的基础。四诊就是医生运用不同的感觉器官详细收集临床资料的根本途径。然而，四诊合参，四诊并重，并不等于面面俱到，更不应机械地将望、闻、问、切四诊截然分开顺序进行。临床只有根据主诉，有目的、有系统，重点收集临床资料，才能抓住主要矛盾。

三、病证结合

辨证是中医学的基本方针，是对疾病作出正确诊断和证候鉴别的指导法则。辨证往往在辨病的基础上进行，但由于"病"与"证"对疾病本质反映的侧重面有所不同，所以中医在诊断肿瘤疾病是特别强调要"辨病"与"辨证"相结合。在临床进行思维分析时，多是先辨病然后再辨证，但有时也会先辨证后断病。这是因为确定了病名，便可根据该病的一般演变规律而提示常规的证型。而当疾病的本质尚未充分反映时则先辨证不仅有利于当前的治疗，并且通过对证的变化进行观察，有利于揭示病的本质，从而确定病名。

辨病与辨证相结合，既重视疾病的基本矛盾，又抓住疾病当前的主要矛盾，达到正确归纳、分析，找出病因，识别病性，确定病位，把握病势，判明邪正盛衰，抓住疾病的本质和内在联系，为立法论治提供可靠的客观依据。

第二节　望　诊

望诊是医生运用视觉观察患者的神色、形态、局部表现、舌象、分泌物和排泄物色质的变化来诊察病情的方法。

一、整体望诊

（一）望神

神是人体生命活动总的外在表现，也可以说是对人体生命现象的高度概括。神也包括“神明”、“神志”等思维活动。

望神应重点观察患者的精神、意识，面部表情、形体动作、反应能力等，尤其应当重视目光、眼神的变化。根据病情，可分为有神、少神、失神等。如患者两目灵活，目光有神，面色荣润，表情自然，反应灵敏，呼吸柔和，活动自如，体态轻盈，此称为有神，多见于良性肿瘤或瘤初起时正气未衰阶段；如患者表现为少气懒言，动作迟缓，倦怠嗜睡，语声低微，此称少神，属气血两亏，肝肾不足或心脾俱虚，多见于肿瘤晚期，痰瘀邪毒内盛而正气受损，或近期接受手术或放、化疗的患者，为邪盛正衰之征；若患者目无光彩，面色晦暗，精神萎靡，多见于患病日久，或肿瘤晚期扩散转移，五脏气血衰败之恶候。如果肿瘤终末期，可见循衣摸床，撮空理线，或两目失视，此为病情进一步恶化，神气将绝，危在旦夕。

此外，还有假神和神乱。假神是某些疾病末期患者濒临死亡的一种现象，又称为“回光返照”，是阴阳格拒，虚阳外越，阴阳即将离诀的征象。神乱，即神志错乱。有些患者突然出现昏不知人，口吐涎沫，四肢抽动，此为脑肿瘤的早期表现，或肿瘤患者出现这些症状时，往往为脑转移。肿瘤患者在终末期多出现昏迷，或神识迷糊，此乃瘀毒内阻清窍，神明被蒙所致。

（二）望色

望色又称望气色，主要是观察面部的颜色与光泽。《灵枢·邪气脏腑病形篇》说："十二经脉，三百六十五络，其血气皆上注于面而走空窍。"因而面部的色泽直接反映了体内的盛衰。正常人面部为光明润泽，含蓄不露。因疾病的原因使皮肤发生异常变化者称之为病色。临床常见病色有青、黄、赤、白、黑五种，每一种病色都反映一类不同的病证，现将五色之病分述如下：

1. 青色：主寒证、痛证、瘀血和惊风。

青色为经脉阻滞、气血不通之象。寒主收引，寒盛而经脉拘急，气滞血瘀，故面色发青。癌性疼痛系因肿瘤生长压迫经脉，气血运行不畅，"不通则痛"，故呈青色。如面青、胁痛、善怒，多为肝病。

2. 黄色：主虚、湿证。

黄色为脾虚湿阻的表现。肿瘤患者或化疗之后，常面色萎黄或枯槁无光，此属胃气虚、气血不足。若伴有纳呆呕吐，腹胀便溏，属脾气虚弱，水湿不运之证。身目发黄称为黄疸，黄色鲜明如橘者为阳黄，临床上肝癌、壶腹癌、胰头癌多见，多为早中期癌症之梗阻性黄疸；黄色晦暗如烟熏者，为阴黄，肝癌晚期多见阴黄。

3. 白色：主虚证，失血证、寒证、暴痛。

白色为气血虚弱不能荣养肌肤所致。阳气不足，或失血耗气，血脉空虚，或暴痛突发；血脉收缩，均可出现白色。肿瘤患者常因急性或慢性出血，如胃癌、大肠癌、膀胱癌、妇科肿瘤、恶性淋巴瘤、白血病等而出现贫血状态，面色常表现为恍白而失去光泽。

4. 赤色：主热证。

赤色为热盛迫血妄行，脉络充盈之象。满面通红，潮热谵语者，为实热壅结于里，颧红娇嫩为阴虚火旺；若重病患者面色苍白，却时而两颧泛红如妆，此为虚阳浮越之“戴阳证“，属真寒假热之危象。

5. 黑色：主肾虚证、瘀毒内盛证，剧痛证，水饮证。

黑色为阴寒水盛，血失温养或气血凝滞之象。面黑暗淡，不问新病久病，总属肾阳虚；如面黑焦干，多为肾精虚衰；面色青黑伴痛证者，多为寒凝瘀阻。某些妇科肿瘤、泌尿系统肿瘤或癌痛日久者，常见面呈青黑或见眼眶周围发黑。

（三）望形态

1. 望形体：是观察患者形体的强弱胖瘦、体质形态和异常表现来诊察病情的方法。

形体的强弱与内脏功能的盛衰是统一的，内盛则外强，内衰则外弱。故观察患者形体的强弱胖瘦，可以测知内在脏腑的虚实、气血的盛衰、邪正的消长。在肿瘤病的诊疗过程中，通过望形体常常可以观察病程的进展情况。一般而言，肿瘤早期，邪毒瘀热初盛，人体正气未衰，脏腑未损，形体往往无明显改变。如进行性消瘦或短时间内体重下降明显，往往是癌瘤的一个信号。而晚期肿瘤患者，往往“大骨枯槁，大肉下陷”，为脏腑精气衰竭，气液干枯，属危候。

2. 望姿态：望姿态是观察患者的动静姿态和体位动作来诊察病情的方法。

观察体态可以了解脏腑的病态程度和预测疾病的转归。不同的疾病，可表现不同的动态。如四肢抽搐，聚发有力，多属痰热生风的颅内肿瘤或肿瘤脑转移；若抽搐续作，徐徐无力，多属虚风内动之颅内肿瘤；若半身不遂，行走不稳，四肢麻木，多属肝肾精血亏损，或痰热瘀毒凝滞，筋骨失养，常见于脑部肿瘤或骨髓肿瘤，或其他肿瘤脑转移、压迫骨髓等。

此外，又如腹痛隐隐，腰背拘急，行走时被迫体位前倾，属气滞血瘀，多见于胰腺癌早中期；咳喘不得平卧，突发颜面上肢胸壁尽肿，青筋暴露，多属瘀毒交结阻滞，或饮留胸间，常见于肺癌纵隔淋巴结转移伴发上腔静脉综合征等。如此种种，不一而足，某些肿瘤，确有其独特的体态，临证时不得不察。

二、局部望诊

局部望诊是在整体望诊的基础上，根据具体病情或诊断需要，对患者某些局部重点，进行细致的观察，以获取更为直观的疾病信息的方法。局部望诊与整体望诊相互补充，在对肿瘤的诊断中占有重要的地位。

（一）望头面

头为诸阳之会，又为精明之俯。故望头面主要是观察它的形色变化，以及头发的色泽变化来了解疾病。

1. 望头发

中医认为，发为肾之华，血之余，而血的生化，与心、肝、脾、肾密切相关，因为心主血、肝藏血、脾统血，肾主藏精，主骨、生髓，精髓旺盛则血足，所以，观察头发质量与脱落情况，可以了解精血的盛衰。如头发浓密光泽乌黑，为肾气旺盛，精血充足。头发稀疏或色黄干燥少光泽者，为精血不足或大病之后。肿瘤患者病程中继发贫血，营养不良等可出现脱发，此多属心脾亏虚或肝热血燥所致；放、化疗后引起急性毛发脱落，多为精血受损，肺肾阴亏所致。

2. 望头面

头颅大小，多由先天禀赋而定，如无智力障碍，则没有多少临床意义。望面包括望面色和面形，望面色已经在望色中讲述，在此主要是观察面部的外形变化。若患者突见面部口眼歪斜，或兼有舌麻，肌肤不仁等，是风中经络之轻证；若伴有半身不遂，是风中经络；若突然昏迷，不省人事，为风中脏腑。肿瘤患者则多为气血壅塞，经脉受阻，或痰蒙清窍所致。此外，如面部虚浮，苍黄不荣，此为黄肿，多属肿瘤晚期，脾虚失运，湿邪内阻所致。

（二）望五官

中医脏象学说强调脏腑的内外统一及其络属关系，从而五脏应五官，故五脏的气血盛衰，能从五官的神色形态上反映出来。因此，诊察五官是测知内脏病态的一个重要窗口。

1. 望目

《灵枢·大惑论篇》说："五脏六腑之精气，皆上注于目而为之精"，所以，望目之有神无神可测知病情之轻重，预后转归。凡视物清楚，目光清亮，神光充沛者，是眼有神，一般见于良性肿瘤或恶性肿瘤早期精血未亏；若白睛混浊，黑睛晦滞，目光暗淡，浮光暴露，是眼无神，一般见于恶性肿瘤中晚期，盛恶病质者，病情凶险，预后极差。眼部肿瘤则见视力障碍或失明，或眼压升高伴有头痛；若眼球突出伴有颈肿者，则多为瘿肿（甲状腺肿瘤）。白睛变黄（巩膜黄染）者，多见于肝、胆、胰部位肿瘤，若白睛色黄鲜亮如橘皮，或伴有口干苦，心烦肋痛者，则为阳黄，多属湿热瘀毒较盛，正气未虚，正邪相争之证；若白睛色暗黄如烟熏，或伴有腹胀、纳呆，消瘦乏力或夜间腹痛者，则为阴黄，多属正气衰微，湿邪瘀毒内盛，正不胜邪之证。若白睛正下方脉络扩张、充血呈红黑者，多见于胃癌，胃溃疡、十二指肠溃疡等疾病。若肺部肿瘤见眼泡浮肿，"泪眼汪汪"伴气急不得卧者常提示有上腔静脉压迫征或颅内病变。一侧或双侧瞳仁缩小或散大，或瞳仁缺损，多见于颅内肿瘤或肿瘤晚期颅内转移，属中医痰结瘀阻之证。

在消化系统肿瘤患者中常见到眼球结膜充血，血管粗细不等，色较暗，血管上端较粗，愈靠近眼球中心愈细，在上端较密集的血管稍下有一横行血管，这种现象右眼多见。这在临床疾病诊断可加以参考应用。

2. 望鼻

鼻为肺之外窍，又属胃、脾、胆三经，审察鼻之色泽形态，不但可侧知肺和脾胃病态，而且可以了解脏腑虚实，胃气盛衰及疾病预后。所以古代医家有：“五色独决于明”之说。新病鼻煽为肺热雍盛之外感疾患。久病突然鼻翼煽动为呼吸困难之表现，此乃呼吸衰竭的一个特有的“呼救信号”，常见于原发性或继发性呼吸道肿瘤晚期，属肺肾精气衰败之危证。鼻部毛细血管扩张，出现蟹爪纹，常提示食道静脉回流障碍，可见于肝癌或肝硬化腹水早期。进行性发热伴一侧迅速鼻阻塞，常为鼻腔恶性肿瘤的早期症状之一；鼻孔干燥，常涕中带血，或浓涕恶臭，或鼻血不止，多见于鼻咽癌，属毒热蕴结，热伤络脉所致。

3. 望口唇

脾开窍于口，其华在唇，手足阳阴经皆环绕口唇，所以，脾胃病变常反映于口唇。唇色淡白，为血亏，多见于贫血，营养不良，肿瘤术后，化疗后等疾病患者。唇色青紫，撮口抽搐不止，是肝风侮脾，可见于原发性或继发性脑部肿瘤。有时下口唇出现紫斑，沿下口唇白内侧的紫色斑，大如黄豆，小如绿豆、赤豆，呈不整齐圆形或椭圆形，数目不等；有时出现在唇粘摸上，排列不整齐，颜色淡紫至紫暗，且随病情发展而加深；有时可见舌面前半部或舌边出现若干个整齐的圆形紫斑等，此在消化系统、肝癌及女性生殖系统肿瘤较常见，多属毒热血瘀之证。此外，部分肿瘤患者接受放、化疗后，常出现唇、舌或颊粘膜溃烂，甚至久不收口，乃属脾胃之气受损，脾不散精，精不化液，唇舌颊失其濡养所致。危重患者脾气败绝，常出现唇缩、口干如鱼口，欲言不能，临证亦当警惕，尽力挽救。

4. 望齿龈

齿为骨之余，由肾所主，足阳明经布络于龈，故望齿龈可测知肾于胃之病变。牙齿干燥，齿有黄垢，牙龈红肿或渗血为胃火炽盛；牙龈渗血而无红肿者为脾虚统摄无权；中老年牙齿松动，牙根外露，或兼见渗血者多为肾阴亏虚、虚火上炎。牙齿枯槁，丧失光泽为骨精衰歇。白血病、某些妇科肿瘤大失血以及化疗后骨髓抑制或血小板下降者常可见龈白不荣，时时渗血，多为肿瘤晚期气不摄血，失血后致气血两亏之恶性循环之征兆。

5. 望耳

中医学认为耳为肾之窍，手足少阳径、太阳经和阳明经均运行于耳，故有称耳为“宗脉之所聚也”。现代耳针研究也证明，耳通过经络与五脏六腑、四肢百骸有着密切联系。耳是人体相对独立的一个器官。脏腑的病变可以在耳廓相应的位置上反映出来，主要表现为部位的增厚、隆起、凹陷，色泽发暗或有瘀斑、瘀点等。

食管癌、贲门癌患者耳轮与耳垂交界处呈现凸凹不平，有些呈隆起状，有些出现增生物。胃癌可在耳部胃区出现隆起，有些则为凹陷，有些出现瘀点。肝癌的表现比较明显，在耳廓的肝区或见瘀点，有些则出现密集橱点组成的瘀斑；有些出现梅花形凹陷，若为转移性肝癌其梅花样凹陷可交叉；有些出现局部隆起、结节。肺癌可在耳廓肺区出现瘀斑，以右侧多见。这些特异性表现较为明显，文献报道其阳性率约为80%。虽然这种诊法尚在研究之中，在统一化、标准化方面尚有较大差距。但因其独特的诊断方式，在肿瘤高发区用于粗筛是很有价值的。

随着耳针研究进展，相应耳诊仪器应运而生。其中具有代表性的有耳部信息诊断仪，它是根据中医理论，在耳针研究的基础上，采用测定耳部穴位导电量大小的原理制成的。经络现代研究发现，人体皮肤的导电量有很大差异，存在许多“良导点”、“低电阻点”，而这些点大致与人体经络穴位相等。这种仪器用金属探针在耳穴皮肤上探测，若有脏腑病变，则在相应脏腑的耳穴上导电量异常或用声控的方式使其发声响以引起注意。这种仪器可诊断多种疾病，其中对肿瘤诊断的符合率较高。根据文献，各家报道有一定差异，约为70～90%，漏诊或误诊率约8～9%。用这种仪器诊断耳廓穴位中有肿瘤1、肿瘤2、肿瘤3、肿瘤4等肿瘤特有穴位，此外内分泌、肾上腺、皮质下等穴位也能协助诊断肿瘤，通过探测这些穴位能够反映肿瘤的有无，辨别肿瘤的良恶性质，揭示肿瘤病情进展程度。这种方法简单、迅速、方便、经济，为肿瘤早期诊断和普查粗筛提供了新的方法和仪器，

（三）望颈项、躯干、四肢

1. 望颈项

望颈项时重点注意观察其对称性及有无肿块。气管居中，颈静脉分别在两侧，当纵膈肿瘤、肺癌，一侧肺不张时，可使气管受到挤压、牵拉，而发生气管偏移。喉结一侧或两侧出现或大或小的肿块，可随吞咽移动，此曰“瘿瘤”，它包括现代医学所指的甲状腺癌肿、腺瘤、甲状腺结节肿、甲状腺功能亢进、亚急性和淋巴滤泡性甲状腺炎等。此乃肝郁气结痰凝所致。瘰疬、颈侧或颔下肿块，累累如串珠，此多由肺肾阴虚，津灼痰凝而结为痰核，或外感风热毒邪，气血壅滞于颈项或癌毒在体内增殖乘虚而移至颈项。它包括现代医学所指的淋巴结转移等疾病。颈肿而喘，而目尽肿，乃肺气郁闭，现代医学上腔静脉综合征可见此征象。颈脉怒张，搏动频大，不能平卧者，多为心阳虚衰，水气凌心之征。

2. 望躯干

（1）望胸部：心肺居于胸中，乳房属胃络，而乳头属肝经，故胸部病变与肺、心、胃、肝诸脏关系密切。

望诊胸部主要观察其外形是否对称。若胸部呈桶状，反复咳喘，多见于肺虚，痰湿阻肺之证。若一侧或两侧肋间饱满，咳引胸痛，动则气急，此乃悬饮证，多见于胸腔积液。

望诊乳房应注意观察乳头位置是否处在同一水平线上，是否

有凹陷、渗液、渗血，表皮有无糜烂以及青筋暴露等。乳房肿瘤早期常常在经过细致的观察并配合其它检测后得出诊断。

（2）望腹部：腹部属中、下焦，内藏肝、脾、肾、胆、胃、大小肠、膀胱、胞宫，亦为诸经行之处，也是肿瘤病征多发之部位。

望腹部应注意观察其形态表现，如是否对称，有无隆起、凹陷、表筋暴露等。若腹大如鼓，称为臌胀，按之不坚者为气鼓，乃气滞湿阻所致。

腹胀且坚，腹皮青筋显露者为血鼓，乃肝脾血瘀所致。腹部胀大随体位改变而移动者为水臌，乃肝脾失调，水湿聚积腹中所致。腹如舟状凹陷，乃气血津液耗损之象。臌胀常见于肝硬化、腹腔肿瘤晚期如肝癌、胰腺癌、胃癌、肠癌等疾病。

（3）望腰背部：腰为肾之外腑，而胸背部为心肺所居之处，故腰背部病变在脏多为心肺、肾疾患。项强、腰背向后弯曲如弓状者称为角弓反张，多因阳明腑实，热甚伤津或痰阻清窍所致，常见于肿瘤脑转移患者。腰部疼痛而俯仰转侧不利者，多因肾虚、寒湿内侵，血脉搏凝滞或扭伤所致。恶性肿瘤如气管肺部骨转移、脊柱肿瘤等常可损害椎骨而以腰背痛为首诊症状就诊。应引起足够重视。

（4）望四肢：望四肢主要观察其形态变化。四肢肌肉瘦削，皮肤干枯为气血衰败，形体失充；上肢浮肿伴咳喘不得卧为肺气郁闭，双下肢浮肿者为脾虚，水湿不运，泛溢肌肤所致，多见于恶性肿瘤晚期或严重营养不良等疾病。单侧下肢浮肿多见于下肢血管、淋巴病变、盆腔肿瘤等疾患。四肢关节红肿、疼痛者为风湿热邪侵犯关节所致；手足抽搐伴高热者为热甚伤津，肝风内动之征；半身不遂为风痰阻络；四肢某部肿痛固定不移，夜间痛甚为痰湿流注之痛风。恶性肿痛出现四肢某处疼痛固定，进行性加重者应警惕骨转移。

（四）望皮肤

肺主一身之气，外合皮毛，人体气血充足，则皮肤湿润而有光泽，弹性好。

望皮肤主要观察其有无斑、疹，有无肿胀、干枯及红肿、热、疼痛。若皮肤有点状或片状，色红或紫，不突出于皮肤表面的称之为斑，突出于皮肤表面的为疹。肿瘤患者化疗期间出现此斑，纳呆乏力，舌淡白者为脾气亏虚，统摄无权，血溢肌肤所致。若皮下紫斑且暗，脉涩者，为瘀血阻络，血不经之象。放疗患者，照射区皮肤如出现红色疹子，局部燥热灼痛者，是放射性皮炎，乃外感热毒、灼伤津液所致。皮肤局部红肿，主热毒壅盛，将生外疡；局部漫肿色白或暗，不红、不热、或无甚痛痒为内疽，多为阴寒毒邪内盛之证。多见于皮肤结核，皮肤癌，或恶性肿痛皮肤转移等疾病。皮肤黄疸见于肝胆胰之肿瘤或其它肿瘤肝转移，肌肤甲错是内有干血瘀滞经脉，肌肤营养不良的表现，临床仍可见到。

（五）望舌

舌是口腔中的重要器官，脏腑、气血、经筋与舌发生直接或间接的联系，脏腑的精气上荣于舌，故舌象可反映体内脏腑的病变。舌为心之苗，乃脾之外候，舌苔由胃气熏蒸而成，“唾为肾液”、“涎为脾液”，故舌的变化同时可以反映体内气血津液的盛衰。

中医经过长期的临床经验积累，发现脏腑不仅与舌关系密切，而且它们在舌面上有相应的分野，如舌尖属心，舌边属肝胆，舌中属脾胃，舌根属肾。望舌主要就是观察舌质、舌体、舌苔、舌底脉络的变化情况，并通过舌这些脏腑分野，了解人体的生理病理状况，从而使舌诊形成了中医诊疗疾病的独特的“诊疗视窗”。历代有所作为，有所建树的中医学家，无不对舌诊有较深的研究和体会。因此，中医在对肿瘤患者的诊治过程中同样将舌诊放在很重要的位置，通过对舌象的变化情况的观察，对某些恶性肿瘤进行早期诊断，并依据舌象变化进行辩证分型，判断预后，评估疗效等等。近、现代中医对舌诊的研究，是在传统舌诊的理论基础上，进行现代化、客观化的研究，如显微观察，各种生理生化指标测定，病理检查及动物实验等，对舌象形成的原理有了更加深入的了解，进一步揭示了舌诊的科学内涵。

望舌质：主要观察知质的颜色。质色分为淡红、淡白、红绛、青紫等四种。

（1）淡红色：舌质呈淡红，色泽鲜明，活润有光泽，一般视为正常舌色；外感表证初期，病情轻浅，可见淡红色。中期癌症患者，正气初伤，舌象仅有些微改变，其舌质仍以谈红为主，但其红色已现晦滞不鲜活，或舌体淡红而舌尖鲜红。有人观察早期肺癌患者的舌象，淡红色占 71.43%，而相同条件下的健康组，淡红舌占 73.0%，二者非常相近。因此，淡红舌对诊断早期肿瘤尚缺乏更客观的统计资料和依据。

（2）淡白色：淡白色较正常舌质浅淡，主要由于气血亏虚或阳虚寒湿，鼓动气血无力所致。产后，术后，失血过多患者可见此舌色。其形成机理主要为盆血、红细胞数减少及血浆蛋白偏低、组织水肿等。癌症患者如见淡白舌，多为脾肾虚寒证，此时如接受放疗，其化疗的毒副反映就相对较重，而且反应时间带较宽，继发感染机率相对较高。此外，在白血病患者中，淡白舌最为多见。

（3）红绛舌：红于正常舌色为舌红，较红舌颜色较深者称为绛舌。阴虚阳亢或热毒内盛者可见此舌色。其形成机理主要是舌上皮的萎缩变薄，和血管的扩张充血。舌红绛而苔少或无苔，有裂纹者，为阴虚阳亢；红绛而苔薄白者为热毒内盛，热入营血；舌绛而光，为心、胃津液大伤；舌绛不注，干枯而萎黯者为肾阴干涸，病情危重。癌症患者放疗期间或放疗后，多有红绛舌。若舌质由绛转红，则提示病邪渐退，由红转绛，则提示病热加剧，病多属晚期。

（4）青紫舌：全舌呈青色或紫色，或在红绛舌中泛现青紫色。青紫舌多由阴寒内盛，阳气不宣；或热毒炽盛，深入营血；或肝失疏泄，气机不畅，最终致气血不畅而血脉瘀滞而成。

青紫舌在癌症患者中多见。据中国中西医结合学会肿瘤专业委员会中医诊断协作组的调查统计，观察16865例癌症患者的舌象，其中青紫舌达57.35%，在4049例非癌症组中，青紫舌达35.5%，8845例健康人组中青紫舌仅占20.74%。上海第一医学院中医教研室观察了1046例癌症患者，与正常人500例相比，青紫舌为49.6%：10.8%，差别非常显著（$P<0.001$），尤其青紫舌癌症患者是正常人的士9倍。青紫舌中以肺癌为最多，占60.6%，结肠癌最少，占40.4%；蔡氏报告，原发性肺癌患者紫暗有瘀者占71.9%；秦氏等分析食管癌151例青紫舌占105例，为69.3%。

肝瘿线是指舌的边缘单侧或双侧呈紫或青紫色，形如条纹或不规则斑块黑点，境界分明，易于辩认。肝瘿线是青紫舌中特殊的表现形式，此线与肝癌有一定的联系，故认为肝瘿线对中晚期肝癌的诊断与鉴别诊断有辅助诊断意义。

2. 望舌体：望舌体是望舌质的形体动态表现。正常舌体表现为柔软灵活，伸缩自如，大小适中，鲜活润泽。反之则视为异常舌体。

（1）望舌态：舌态的异常多表现为痿软、强硬、震颤、歪斜、吐弄、短缩等。痿软是指舌体软弱无力，不能随意伸缩回旋，多见于气血虚极或热病伤阴。强硬是指舌肌板硬强直，卷伸不利，多因热扰神明或痰阻心窍所致，可见原发性脑肿瘤或肿瘤脑转移患者或其他颅内病变。震颤、歪斜多由热极生风或血虚生风所致，均为中风先兆或风已中经络，常见于脑血管意外或颅内占位性病变患者。吐弄舌和舌短缩一般见于病情危重阶段，亦可见于小儿发育不良，如先天愚型患儿。

（2）望舌形：在肿瘤诊治过程中，观察舌形也是一个重要方面。舌形主要有：苍老舌、胖大舌、瘦薄舌、裂纹舌、芒刺舌和齿痕舌六种。

苍老舌：舌质纹理粗糙、坚敛苍老，多属实证、热证，提示正气未衰。

胖大舌：舌体比正常人胖大，甚至伸舌满口，舌质纹理细腻，多属脾肾阳虚、水湿内聚，肿瘤手术后或化疗后胖大舌多见。

瘦薄舌：舌体比正常人瘦小，干瘪而薄，多属阴血亏虚，若薄而红绛多为阴虚火旺，或热盛伤阴，舌晦暗而干瘪，多为肾阴败竭，可见于肿瘤晚期瘀毒内盛，肾阴干涸者。

芒刺舌：近代有称点刺舌。是指蕈状乳头肿胀或高突的病理特征。芒刺舌为脏腑热极，热入营分之象，芒刺越多，热邪越盛。舌尖芒刺，乃属心火亢盛；舌边芒刺，多属肝胆火盛；舌中有芒刺，多属胃肠热盛。

齿痕舌：舌体边缘出现牙齿的压迹称为齿痕舌。多属脾虚；水湿内停所致。由于其成因与胖大舌相似，故常与胖大舌同时并见，其论断意义也与胖大舌相同。素体阳虚之人患恶性肿瘤后，齿痕可随病情进展而逐渐减少，此在消化系统肿瘤晚期常可见到。

此外，舌体上长出肿物，初如豆大，渐如菌，或似菜花状或鸡冠状，表面破溃，恶臭难闻者，名舌疳，常见于舌癌，口腔粘膜癌舌转移。

3. 望舌苔：舌苔是由胃气上蒸，胃津上润而成。望舌苔主要是观察苔的颜色及其厚薄、润燥以及有无脱落等。

（1）白苔：薄白苔多为正常人之舌苔，但若兼有舌质淡紫者，是阳气亏虚，血瘀滞之证；苔白厚而干，多为痰浊上泛，热伤液；苔厚的滑而腻，多为痰湿，食浊内阻；若见白腐苔，主痰浊内停，胃有蕴热。

（2）黄苔：主里热。为热邪熏蒸所致。热邪越重苔色越黄。如微黄为热轻，深黄为热重，焦黄为热极。苔薄黄而干为里热伤津；苔黄而腻是湿热内蕴，苔黄厚而燥为胃肠津伤燥结。在热病舌苔由淡黄转为深黄、再转为干黄，提示病势加剧入里；若苔由焦黄变为黄腻或转为淡黄，乃至变为薄白苔者，提示邪去正复，邪已由里出表，预后佳。胃癌、膀胱癌、肺癌继发感染常可见黄腻苔。

（3）灰黑苔：多由白、黄苔转化而来，主寒湿重证或里热重证，灰黑滑润者多属阴寒极盛，热极津枯，灰黑干燥者多属热极津枯。

（4）花剥苔：舌苔全部或部分剥落，剥落处舌面光滑无苔者称为花剥苔。多有所匮乏，胃阴枯竭或气血两虚，亦是全身虚弱的一种征象。花剥而兼有腻苔者，表示气阴两虚兼有痰湿，虚实夹杂，病情复杂。舌苔全剥脱如镜面为胃阴干涸，病情，严重头颈部肿瘤放疗后以及肝癌早期阴血亏损可见红绛舌花剥苔。有人用胃镜配合舌象观察，发现花剥苔在胃癌中占33.3%，而慢性胃炎及胃溃疡仅占5.96%，有极显著差异（$P<0.01$）。可供参考和借鉴。

4. 望舌下脉络

舌下脉络是位于舌系带两侧纵行的大脉络，管径小于2.7mm，其颜色为淡紫色。望舌下脉络主要观察其形态、颜色、粗细以及舌下小脉络的变化。舌下脉络怒张、紫暗者为异常，乃因气滞血瘀所致。何氏评价病理舌下脉对血瘀证的诊断，研究结果表明，异常舌下脉可作为一项比较准确，行之有效的诊断血瘀证的望诊指标，癌症患者舌下脉络多见怒张、紫暗。甚至有的提出，舌下静脉粗，有瘀点紫暗者要警惕恶性肿瘤的可能。据中国中西医结合肿瘤协作组的调查统计，癌证组异常舌脉高达38.11%，其中尤以肺癌、肝癌舌下脉异常多见。

5. 望指（趾）甲

指（趾）甲是现代中医在临床实践中总结出的一套诊断疾病方法。在肿瘤疾病中指甲的变化也有一些特殊的表现。手指甲出现黑纹者，以消化系统肿瘤和女性生殖器官肿瘤较为多见。这种黑色往往初起时呈紫色或淡紫色，以后逐渐变黑，黑纹由指甲根部向上纵向发展。可以在拇指、食指、中指、无名指中出现，有时也可在脚趾中出现。食指出现者多为食管癌和胃癌；食指、无名指出现者多见于肝癌。

总之，由于舌诊的“诊疗视窗”的作用，因此，舌诊对于判断邪正盛衰，区别病邪性质，分析病位病势，估计病情预后，评价治疗效果等都具有十分重要的意义。临证望舌辨病，望舌辩证必须舌质舌苔互验，舌体舌态共参，进行综合分析，才能得出正确的判断结果。

第三节　闻　诊

闻诊是通过听声音和嗅气味来诊断疾病的方法。听声音包括诊察患者的声音、呼吸、语音、咳嗽、呕吐、呃逆等各种声响。嗅气味包括嗅病体发出的异常气味、排泄物的气味及病室的气味。

一、听声音

1. 正常声音：正常声音又称“正声”，正常语声，发声自然，音调和谐，柔和圆润，流畅自如，音与意符，是宗气充沛，气机调畅的表现。

2. 病变声音：病变声音包括发音、语言、呼吸等异常及呕吐、呃逆等声。

(1) 发音异常：疾病初起，脏气未衰，或肿瘤早期，正气未损，声音一般都高亢连续，属正盛邪实或实证。若发声低微，声音断续，属正气已衰或邪实正虚，多见于肿瘤晚期正虚邪毒壅盛患者。

(2) 音哑与失音：突然声音嘶哑，伴有流涕、咽痒咽痛，多是外感风寒，肺气不宣，失其清肃所致，即“金实不鸣”，多为实证。声嘶渐起，逐日加重，久至失音，多属肺脏亏损或癌毒蚀肺，此即“金破不鸣”。部分晚期肺癌常出现声音嘶哑或失音，多为肿瘤压迫或侵犯喉返神经引起声带麻痹所致，说明病变正趋恶化。此外，早中期喉癌损及声门时即可出现声音嘶哑，应注意与职业性声带损伤鉴别。

(3) 呻吟：呻吟是患者痛苦时发出的声音。肿瘤患者约40%~50%有不同程度的疼痛。癌痛患者身心均处于异常痛苦的境地，尤其是持续性中度以上疼痛常削减甚至会摧毁患者战胜疾病的意志和决心，降低了患者的生存质量，应予以高度重视，及时作出处理。

(4) 呼吸：闻呼吸是诊察患者呼吸是否均匀通畅，以及气息的强弱粗细，呼吸音的清浊等情况。若患者呼吸均匀和畅，是形气未病；反之是形气俱病。若呼吸急促，或吸长呼短，吸气之后自感较舒适者，多属虚证；若呼吸气粗，呼长吸短，呼气之后自感舒适者，多属实证、热证。呼吸气微，徐出徐入，渐趋加剧，动则尤甚，多属肺肾两虚所致。常见于内伤杂病，晚期肿瘤患者，呼吸衰竭，肺部阻塞性炎症，部分或一侧肺不张，化疗后继发肺部感染，重度通气功能障碍。晚期肺癌或肺部转移性肿瘤常可因呼吸衰竭而以呼吸异常为急诊表现。

(5) 语音：闻语音主要是了解患者的语言表达与应答能力有无异常，音调高浊与低微以及有无病语如谵语、郑声、错语等。

早期肿瘤患者，正气未衰，语音尚无显著变化，一旦语声低微，或不愿多说，多属虚证、寒证；语音不济，或欲不复言者，称为夺气，是晚期癌症危候之一。

①谵语：指神志不清，语无伦次，声高有力的症状，多属热扰心神所致。高热、原发性或继发性脑瘤、颅内感染可见谵语。

②郑声：指神志不清，语声低微，语言重复的症状，多属心气大伤，精气散乱之虚证，肿瘤晚期，危重患者可出现晚期谵语

③错语：指语言错乱，语后自知言错而不能自主的症状。虚者多因心气不足，神失所养，多见于老年脏气虚衰之人；实者多因痰浊瘀血阻碍心窍所致。虚证可见于老年性脑萎缩，老年性痴呆，实者可见于脑部疾患如脑炎后遗症，原发性或继发性脑瘤等。

（6）咳嗽：咳嗽是肺部疾患的中心症状，乃由各种病因导致肺失宣肃、肺气上逆所致。大部分肺癌均以咳嗽为首诊症状。若咳嗽声音重浊，咯稀白痰，伴鼻塞流涕，多为外感风寒；若咳嗽声浊痰多，属湿阻肺；若咳声不畅，痰稠色黄，咯痰难出，为痰热壅肺；肿瘤患者干咳无痰或少痰，低热盗汗，咽干燥，多为阴虚肺热。肺癌各个阶段，均有不同程度的刺激性呛咳，中期肺癌对症止咳治疗可获得暂时缓解，但容易掩盖对病因的诊断，晚期肺癌的咳嗽对证治疗常不能止咳，当对因治疗后咳嗽消失。当然咳嗽仅仅是肺部肿瘤的一个症状，而临床不能仅凭咳嗽缓解与否作为肺癌疗效的评定指标。头颈部或肺部肿瘤放射量过大出现放射性肺炎或肺纤维化时，刺激性干咳尤为突出。

（7）呕吐：呕吐是食物、痰涎从胃中上涌由口中吐出的症状。一般以有声有物为呕吐，无声，有物为吐，有声无物为干呕。呕吐有寒、热，虚、实的不同。呕吐总由胃气失于和降所致。虚寒症的呕吐，吐势徐缓，吐声低弱；实热症的呕吐，吐势较猛，声音壮厉，吐出粘痰黄水或酸腐；重症热扰神明呕吐呈喷

射状。临床要结合四诊，判别呕吐原因。肿瘤患者如食管癌、贲门癌、胃癌及颅内肿瘤常见呕吐外，放疗、化疗胃肠反应亦常出现呕吐。

(8) 呃逆：唐代以前称哕，是指胃气上逆，从咽喉发出的一种不由自主的冲击声，其声如呃呃，故后世称为呃逆，俗称打呃。临床根据呃声的高低强弱，间歇时间的长短不同，来判断症的虚实寒热性质。若呃声短频高亢者，多属实症、热症。呃声低弱无力者，多属虚症、寒症。新病呃逆，多属寒邪或热邪客于胃；久病、重病呃逆不止，呃声低怯无力者，属胃气衰败之危侯。肿瘤患者久病发生呃逆常表现为长时间顽固性呃逆，有时一连多日不能缓解。晚期胃癌、肝癌、纵膈肿瘤等由于病变侵及横膈或刺激膈神经产生膈肌痉摩所致。部分颅内肿瘤亦可引起中枢性呃逆。

(9) 嗳气：是胃中气体上出咽喉发出的声音，其声长而缓，古代又称噫气。多由胸臆不畅。肺胃之气不降或进食过快，以及进食产气饮料等所致。贲门癌、胃癌患者术后胃气不降，常见嗳气。

二、嗅气味

嗅气味是指嗅辨与疾病有关的气味，包括病室、病体、分泌物、排泄物，如口气、汗、痰、涕、二便、经带及呕吐物的异常气味。嗅气味可了解疾病情况，一般而言，气味酸腐秽臭者，多属实热；不臭或微有腥气者，多属虚寒。

（一）病体气味

1. 口鼻之气：正常人呼吸或讲话时，口中无异常气味散出。口中散发臭气者，称为口臭，多与口腔不洁，龋齿或消化不良有关，口气酸馊者，多属胃肠积滞；口气秽臭者，多属胃热；口气腐臭，或兼咳吐脓血者，多为内有溃腐脓疡。溃疡型胃癌、口腔癌、肺癌晚期坏死组织脱落于痰内，其口鼻之气常有腥臭气。

2. 身汗之气：汗有腥膻味，多是风湿热邪久蕴皮肤，薰蒸津液所致。见于风温、湿温、热病。身有腐气臭，应检查有无疮疡。肝病晚期身有肝臭，肾病晚期身有尿味，常提示肝肾将绝。

3. 二便之气：小便黄赤混浊，有臊臭气者，多属膀胱湿热，尿甜并散发烂苹果味者，多为消渴病。大便酸臭难闻，多属胃肠有郁热。大便泻下如败卵，矢气奇臭者，多为宿食停滞、消化不良。

4. 经带恶露之气：经带稀薄而气腥者，多属虚寒症或寒湿症；经带质稠而臭秽者，多属湿热下注。妇科恶性肿瘤患者，其带下恶臭难闻，或带色黄绿夹红色，为“五色带下”，多为湿热毒邪侵淫胞宫，化瘀伤络、血败内腐所致。常见于晚期宫颈癌、子宫癌等。

（二）病室气味

病室气味是由病体本身排出物所散发出来，乃至充斥病室，说明病情重笃。若病者有血腥气，病者多患有失血症。病室散发腐气臭，病者多患溃疮疡。病室尸臭，多为病者脏腑衰败，病已垂危。肺癌晚期环死组织脱落呼出之气弥漫病室，可有霉呛味。

第四节　切　诊

切诊包括脉诊和按诊两部分。两者均是用手对病员一定部位进行触、摸、按、压，从而了解病情，辨别病症的诊察方法。

一、切脉

切脉又称脉诊，是医生用手指切按患者动脉搏，根据脉动应指的形象来诊察病症的方法。脉象的形成除心脏的作用外，脏腑气血是形成脉象的物质基础，如肺气的敷布、脾胃的生化，肝的藏血，肾精的化血等。通过脉行体察患者不同的脉象诊断疾病，是中医学沿用数千年不衰的一种独特诊法。

（一）平脉

指正常脉象，其特点是一息四~五至，（相当于70~90次/分)，不浮不沉，不大不小，从容和缓，流利有力，寸、关、尺三部均触及，沉寂不绝，称为有胃、有神、有根。平脉常随四季气候、地理环境、性别、年龄等影响而有相应的生理性变化。

（二）病脉

体内病变反映于脉象，均属病脉。传统病脉有28种脉象之多，但临床可根据脉位、脉率、脉度、力度、紧张度和均匀度等归纳为浮与沉、数与迟、虚与实六大类脉象。

1. 浮脉类：浮脉类的脉象有浮、洪、濡、散、芤、革6脉，因六脉位浅，无可浮散即得故为一类。

①浮脉：轻按即得，重按反减，举之有力，重按不足。主表证。癌证术后，化疗后阳气虚弱或兼有外感者常见浮脉。浮而有力为表实，应指浮而无力为表虚。部分癌性发热但无外感症者亦常有此脉。若久病气血亏损，阳气无根上浮，脉象浮大无力，乃属危侯。

②洪脉：脉形宽大，来盛去衰，浮大有力，滔滔满指。主热甚。肿瘤患者正胜邪实阶段可见此脉象。若久病或肿瘤晚期脉象浮取盛大而沉取无根，此乃孤阳外越之兆。

③濡脉：浮细而软，应指少力，轻手相得，重按不显，故又称软脉。主诸虚或湿困。肿瘤患者见此脉象，多为脾气虚弱。若脉濡细则多为湿盛之症。

④散脉：脉行皮下，涣散无根。主极虚证，元气耗散不收。肿瘤终末阶段，精血亏竭，常见此脉象。

⑤芤脉：浮大而软，按之中空，如按葱管。主失血、亡阴。妇科肿瘤，消化道肿瘤或呼吸道肿瘤大出血后常可见此脉象。

⑥革脉：浮大弦硬搏指，外坚中空，如按鼓皮。主伤精失血，半产漏下。

2. 沉脉类： 沉脉类的脉象有沉、伏、弱、牢4脉，因其脉位较深，重按乃得，故归一类。

①沉脉：轻取不应，重按使得。主里症。沉而有力为里实，如食积、痰饮、症瘕等实邪阻遏。沉而无力为里虚，如脏腑虚损，宗气不足等。内脏部位肿瘤、毒邪深闭内伏，其脉多见沉象。

②伏脉：举之不应，近巡视似有，极重取之，着骨乃得。主邪闭、痛症、厥症。中晚期肿瘤患者阳气大损，血脉运行无力，或癌痛较甚，气滞血瘀，脉气不得宣畅均可见到此脉象。

③弱脉：举之不应，按之乃得，沉细而软。主气血阴阳俱虚症。多见于素本虚弱之人，或失血过多等。

④牢脉：沉取实大弦长，坚着不移。主阴寒内积实症。多见于阴寒内盛，疝气症瘕之实症。

3. 迟脉类： 迟脉类的脉象有迟、缓、涩、结4种脉，因其脉来较缓慢，一息不及四至，均归一类。

①迟脉：一息不足四至，来去均慢，主寒症。迟而有力为实寒，迟而无力为虚寒。多属寒邪凝滞，阳气失于宣通。但特殊情况热邪结聚，经隧阻滞，也可出现此脉，如《伤寒论》阳明腑实症即属此类。所以迟脉不可一概认为是寒症。

②缓脉：一息四至，应指徐缓，主虚症，湿症。肿瘤患者脾气虚弱，水湿内停，其脉多沉缓。

③涩脉：脉来缓怠，缓而时止，止无定数。主阴盛气结、寒痰瘀血症。由气、血、痰、食停滞或寒邪阻遏经络，致心阳被遏。既往有冠心病史，常可因肿瘤使冠心病复发或加剧，痰瘀气结，可见此脉。

4. 数脉类： 数脉类的脉象有数、疾、促、动脉4脉，因其脉动均较快，一息超过五至，故归一类。

①数脉：脉赤急促，一息五～六至（每分钟90次以上）主热症。有力为实热，无力为虚热。肿瘤患者并发感染，或有癌性发热常有数脉。胃肠癌，胰腺癌，属脾胃湿热者，其脉多滑数；肝癌胆囊癌湿热毒邪内蕴者，其脉弦数；放疗后、肿瘤晚期恶病质阴血亏虚者可有细数脉。

②疾脉：脉动躁急，一息七八至。主脱症。阳极阴竭症。肿瘤晚期濒于阴阳离诀，可见此脉象。

③促脉：脉来急数，一息七八至以上，速而时止，止无定数。主阳热亢盛，气血痰食郁滞之症。脉来急数有力，止无定数，多为气血痰食等有形实邪郁滞，阴不和阳，脉气不续所致；若脉促而无力，止无定数，多为元阴亏损，脏气衰败，心阳欲脱之症。

④动脉：脉形如豆，滑数有力，厥厥欲动。主惊症。脉来急数有力，止无定数，多为气血痰食等有形实邪郁滞，阴不和阳，脉气不续所致；

5. 虚脉类：虚脉类脉象有虚、细、微、代、短5脉，因其脉来均是应指无力，故为一类。

①虚脉：举之无力，按之空豁，应指松软。为虚症脉象之统称。主各种虚症。虚而浮，主表虚自汗；虚而沉，主里虚；虚而迟，主阳虚中寒；虚而数，主阴虚劳热。

②细脉：脉细如线，中取应指明显，细直而软，沉取仍然不决。主气血两虚，诸虚劳损，又主湿症。肿瘤患者术后、放疗、化疗后常见此脉象。肿瘤术后，气血亏虚，身体虚弱，其脉多沉细而弱；放疗后，阴血津精不足，余热未尽，其脉多细而数；化疗后，脾胃受损，胃气不和，脾失健运，湿邪内阻，其脉多细而缓。

③微脉：极细而软，按之欲绝，若有若无。主元阳衰微，气

血俱虚。肿瘤晚期正气将绝，可见此脉；新病见之多属阳气暴脱，如急性心衰、失血性休克等。

④代脉：脉来迟缓，脉力较弱，缓而中止，良久复来，止有定数。主脏气衰微。若脉缓而难以连续，间隔良久方能复还，多为心气大虚；若痹病疼痛、跌打损伤或七情过极等而见代脉，则是邪气阻于脉道，血行滞涩所致，脉来多代而应指有力。

结代脉并见，常见于心脏器质性病变。

⑤短脉：脉动应指首尾俱短，不足本部，上出现在寸或关部，尺脉常不显。主气病。有力为气滞，无力为气虚。

6. 实脉类：实脉类脉象，包括实、滑、弦、紧、长 5 种脉。其脉来均应指有力，故归一类。

①实脉：脉来充盛，三部举按皆应指有力，为实症脉象的统称，主各种实症。若浮而实，主伤寒、肺热；沉而实，主症瘕、瘀血、阳明燥结症；实而滑，主痰凝邪盛。

如久病出现实脉则预后不良，为孤阳外脱之先兆，但必须结合其它症状加以辨别。实脉可见于正常人，一般两手六部均实大，称为六阳脉。

②滑脉：往来流利，如盘走珠，应指圆滑。主痰湿、食滞、实热诸症。呼吸系统肿瘤、恶性胸水、或肿瘤继发肺部感染痰凝邪实常见此脉。、

此外，滑而和缓亦为青壮年之常脉。女人的孕脉。

③弦脉：端直以长如按琴弦。主肝胆病、痛症、痰饮。弦而柔和者，为肝之本脉，为平脉。肝胆系统肿瘤及妇科肿瘤、癌性疼痛多属实者及其他肿瘤初期多见弦脉。若脉来往数者，多为肝胆实热，或肝胆火热；若脉弦而滑者，多为痰饮内结或肺热壅盛；若脉弦而沉者，多为内停悬饮，或肝郁气滞；若脉弦而紧者，多为瘀血肋痛。早、中期肝癌、胰腺癌多有弦数脉。

此外，弦脉亦可见于老年健康者。

④紧脉：脉来劲急，状如牵绳转索。主寒症、痛症、若邪气内犯，阳气受遏，脉气不利，不通则痛，其脉多为弦紧劲急。肿骨瘤转移、肝癌、胰腺癌等出现持续性剧烈癌痛时常可有此脉象。

⑤长脉：首尾端直，超过本位。主肝阳有余，火邪热毒之症。若脉长而洪大，为阳明热甚，阳毒内蕴；若脉长而滑，主痰热壅盛；若脉长而实，主实热积滞。结肠癌实热型或不完全性梗阻、肺癌伴阻塞性炎症等可有此脉象。

以上所归纳的六大类脉象中，肿瘤患者常见的有浮、沉、迟、数、弦、滑、涩、细、濡等脉。值得注意的是，脉象可受多种因素的影响而稍有变化。受内在因素的影响，如年龄越小脉的至数越快，成年女性较成年男性脉来较濡弱，身高患者脉象较长而肥胖患者脉象稍沉等；受外界因素影响，如春季脉多弦，夏季脉多洪，冬季脉多沉等，这些均为正常生理脉象，即平脉。此外，由于肿瘤病情危恶，症状较多，因而，脉象也往往是数种脉象并见，临床必须明审细察，综合分析。

7. 脉症顺逆与从舍

脉象虽然能反映疾病的情况，但由于脉象与主病的内在联系仍十分复杂。因此，临床必须注意根据疾病本质决定取舍，而不能牵强附会以脉取病。临床应用脉诊时可能有以下几种情况，应仔细辨别。

（1）脉症顺逆：脉症顺逆是指脉与症的相应或不相应，脉与症相一致为顺，反之为逆。

①相应：即脉搏与症相一致，为顺，为佳兆。如实证见实脉，虚证见虚脉等。肿瘤患者如已行根治性手术，或放疗、化疗后，脉象一般应见沉细弱而无实证之脉，说明虽正气已虚，但癌瘤已除，是为顺症。

②不相应：即脉与症不一致，甚至相反，为逆，为凶兆。如

实证应为实脉，而脉见细、弱等虚象脉，即脉证相反。肿瘤患者已行根治性手术，或术后行放疗或化疗，有形实邪已被清除，原发病灶已被切除或被根治，理应脉来平和，只应显气血亏损。细脉、弱脉，但如果患者反而出现弦、数、滑等脉象，则提示余毒未尽。如同时出现低热、癌胚抗原和肿瘤特异生长因子明显高于正常，免疫指标降低，则应提高警惕，往往提示肿瘤复发或区域性和全身性转移的可能，此为逆证。

（2）脉症从舍：病情出现脉症不相应的情况时，其中必有一真一假，或为脉真症假，或为症真脉假，临证须辨明疾病本质以决定取舍。脉象只是反映疾病的一个方面，而不能把它作为诊断疾病的唯一依据，只有全面正确运用四诊，取舍得宜，才能作出明确诊断。

二、按诊

按诊是医生用手直接触摸按压患者某些部位，以了解局部冷、热、润燥、软硬、压痛、肿块、俞穴或其它异常变化，从而推断疾病部位、性质和病情轻重等情况的一种诊病方法。

按诊是切诊的重要组成部分，在辨证中起着至关重要的作用，是四诊中不容忽视的一环。

由于肿瘤多为有形实邪，因此，按诊在肿瘤诊断中更有其特殊的意义。

（一）按肿块

肿块是肿瘤存在的主要表现形式，中医认为其形成主要是气滞血瘀，痰湿凝聚，热毒蕴结所致。按肿块应注意辨别肿块的性质以及肿块形成的部位。

1. 辨性质：通过对其肿块的形状硬度、压痛、移动度等情况来推断肿块的性质。

（1）形状：凡肿块痛有定处，按之有形，形状多不规则，边缘不清，推之不移，或在短期内迅速增大者，病属血分，多为恶侯；凡肿块时聚时散，痛无定处，或按之有形，形状规则，触之光滑，推之可移，病属气分，多属善侯。

（2）硬度：凡肿块按之坚硬如石，表面凹凸不平者，多属瘀毒聚滞，为恶侯；凡肿块按之柔软，表面光滑，震之有水鸣者多属痰湿凝滞，或饮邪停聚，为善候。

（3）疼痛：凡肿块按之胀痛者多属气分；按之刺痛者多属血分；按之痛减多为虚证；按之痛甚者多为实证。肿块按之不痛者病轻，按之痛甚者多为凶候。

（4）移动：肿块推之不移者为症，病重；推之可移者为瘕，病轻。

2. 辨各部位肿块：肿瘤可在全身各部出现，但根据其发病的常见部位，下列各部须特别注意：

（1）颈部肿块：颈部的结节、肿块、小如赤豆、大如核桃，甚如覆杯，中医称为瘰疬。如结节肿大疼痛，根盘散漫，多由风热毒邪侵淫，痰凝气滞阻于脉络所致；如结节肿块串生，按之不硬，推之可动，为痨虫侵淫，或痰浊凝滞所致；如颈部一侧或双侧出现单个肿块，硬实，无压痛，表面正常，继后常多个肿块互相粘连成为移动性团块，常为恶性肿瘤颈淋巴结肿大，其特点为单侧增大，早期质地较软，活动，无压痛，增大迅速时则质地较硬并有压痛。

（2）甲状腺肿块：若喉结旁出现可随吞咽上下移动之肿物，多为甲状腺肿大，属中医瘿瘤范畴，多为痰湿凝滞，气机不畅所致；若肿块较硬，青筋盘曲，推之不动，进展较快，多为肝经热毒，气滞血瘀所致。甲状腺腺瘤多为圆形或椭圆形肿块，边缘清楚，表面光滑，质地柔软，不与周围粘连，可随吞咽动作上下移动。甲状腺癌则相反。

（3）乳房肿块：乳房内出现肿块为各种乳腺瘤的首发症状，

中医称之为乳疬、乳癖、乳岩等。若乳块光滑，不红不肿，多由肝脾不和，气机不畅，气滞痰郁所致，多见于乳腺良性肿瘤。若乳块高低不平，质硬推之不移，不红不热，甚则肿块突出，先腐后溃，形似菜花，根底坚硬散漫，多属癌毒邪盛，气血瘀结，阻滞经脉所致。

（4）腋下肿块：单侧或双侧腋下淋巴结肿大往往是乳腺癌或恶性淋巴瘤的首发征。

（5）胁下痞块：右胁下触及肿块，中医称为痞气，属五脏积证之一。右胁下痞块多见于肝癌，其肿块为进行性增大，质硬，表面不平，压痛。若患者素有肝病，突发右胁下肿块增大，变硬，伴形体消瘦者，多属肝郁血瘀；若右胁下肿块伴一身面目俱黄、尿黄、厌食厌油，发热者，多属湿热内蕴，瘀毒阻滞所致；若右胁下肿块，全身羸瘦，腹大青筋，尿少纳差，多属脾气亏虚，水湿内阻所致。若左胁下肿块，伴低热乏力，白细胞迅速增高者，多见于粒细胞性白血病，多属中医血证，痨热等；疟疾后左胁下痞块，触之硬者为疟母。

（6）上腹部肿块：上腹部肿块，多属中医的症瘕、肥气等，常见于胃、胰、脾等脏器肿瘤。胃癌肿块的特征为坚实硬块，境界不清，外形不规则，多数可以推动、疼痛不著，病已进入晚期；胰腺癌、壶腹周围癌肿块常呈结节状质地较硬，多为固定，常有恶心及黄疸，晚期常有疼痛。若肿块较软，移动不定，时大时小，多属气聚；若肿块日久，固定不移，腹部胀大，面色萎黄，形体瘦削，多属脾虚血瘀，多见于晚期肝硬化。

（7）下腹肿块：下腹肿块，中医多属肠覃、痃癖、石瘕等，常见于膀胱肿瘤、子宫肿瘤等。右下腹肿块主要见于回盲部肿瘤及右侧卵巢肿瘤；而左下腹肺块主要见于左侧卵巢肿瘤、乙状结肠癌等。大约90%以上的盲肠癌病从在右下腹可触及质地坚硬而边缘不规则的肿块。女患者下腹球形肿块，表面光滑，有囊样感者多为卵巢良性肿瘤。乙状结肠癌向邻近组织浸润发展时，常可在左下腹触及结节状移动性较小的硬导体，并伴有腹泻、便血、大便变形及疼痛等症状。子宫体腺癌可在耻骨联合上部深层触及质地坚硬、呈结节包状肿物。

（8）腿根部肿块：腿根部肿块是指位于大腿根部腹股沟的肿块，中医多属鼠瘘等。常见于阴茎癌、睾丸副睾肿瘤、前列腺癌等。多由下焦湿热积滞气机不畅所致。若肿块变软，不红不痛或破溃流脓水者，多属阴疽，可见于结核性脓疡等。

（9）腰部肿块：腰部肿块主要指腰部两侧之肿块，中医多称之为症瘕等。常见于肾肿瘤。肾癌位于肾下极时，腰部可摸到包块，包块可随呼吸移动，其质地多不坚硬。当血尿、消瘦，伴腰痛和腰部肿块时，应高度怀疑肾癌的可能。原发性腹膜后肿瘤可为良性或恶性。若肿块质硬，形状不规则，短期内迅速增大，多属恶性；肿块较软，边缘光滑而呈囊性，增长较慢，多为良性。腰部肿块无论良恶，中医认为其病机均与肝肾亏虚，瘀毒内结有关。

（二）按胸腹水

胸腹水指出现于胸腔或腹腔的水液。胸水多属中医悬饮，腹水多属中医臌胀。约20～35%的肺癌、乳腺癌、淋巴瘤和白血病可出现胸水。按诊时可触及胸水一侧胸廓饱满，叩之呈浊音或实音，伴有呼吸困难、胸痛、咳嗽等；腹水常见于卵巢癌、胰腺癌、大肠癌、肝癌、胃癌、子宫癌等。腹部按诊触之有波动感，叩之浊音，拍之如囊裹水者为水臌，触之无波动感，叩之如击鼓膨膨然者为气臌。鉴别诊断应注意除外非恶性胸腹水如结核、肝硬化、心肾功能衰竭等。

（三）按肌肤

按肌肤指触摸患者某些部位的肌肤，通过肌肤的寒热、润燥、疼痛、肿胀等不同反应，来分析疾病寒热虚实的诊断方法。

1. 诊寒热：一般来说，肌肤偏冷、体温偏低者为阳气衰少；若肌肤厥冷而大汗淋漓、面色苍白、脉微欲绝者为亡阳之象。肌肤灼热，体温升高者为阳气盛，多为实热证；如汗出如油，四肢肌肤尚温而脉躁疾无力者为亡阴之征。

局部病变若肿胀而皮肤不热，红肿不显者多为阴证；皮肤灼热而红肿疼痛明显者多为阳证。

2. 诊润燥：一般来说，皮肤干燥者，尚未出汗；皮肤干瘪者，为津液不足；湿润者，身已出汗；肌肤润滑者，为气血充盛；肌肤枯涩者，为气血不足。新病皮肤润滑而有光泽，为气血未伤之表现；久病肌肤枯涩为气血两伤；肌肤甲错者，多为血虚失荣或瘀血所致。肿瘤放疗后，肌肤多干燥，为热伤津液所致。

3. 诊疼痛：肌肤濡软，按之痛减者，为虚证；硬痛拒按者为实证；轻按即痛者，病在表浅，重按方痛者，病在深部。肿瘤患者如有压痛性肿块时，不宜频繁按压或用力按压，以免造成损伤或癌毒扩散。

4. 诊肿胀：用手指按压肌肤肿胀程度，以辨别水肿或气肿。若按之凹陷，举手不能即起者，为水肿，属水湿内盛；若按之凹陷，举手即起者为气肿，属气滞所为；若按之指下如泥，举手多时不能复原者，为精血肿，属精血衰败，阴阳俱衰之重症。肿瘤患者如胸内肿瘤（肺癌、淋巴瘤、纵膈肿瘤、晚期气管癌、食道癌）、乳腺癌根治术后等常可引起单侧上肢或颈部、面部的水肿。盆腔肿瘤或其它恶性肿瘤侵犯、压迫血管和淋巴管常可引起下肢水肿或气肿。恶性肿瘤终末阶段常可见“精血肿”，多由低蛋白血症和严重营养不良所致。中医认为肿瘤患者之水肿多由气滞、血瘀、痰毒阻滞经脉，气滞为先，气不行则水不行、水不行则血不运，致水湿运行不循常道，与五脏虚衰，肺、脾、肾、三焦、膀胱功能失调有关。

（四）按腧穴

腧穴是脏腑经络之气传输之处，亦是内脏病变在体表的反应点。早在《灵枢·背腧》中就记载："欲得而验之，按其处，应在中而痛解，乃其输也"。因此，按压身体上的某些特定穴位的变化与反应来推断内脏的某些病变。例如心俞、肝俞、脾俞、肺俞、胃俞、胆俞等按之敏感或有压痛时，有助于对该脏腑疾病的诊断。此外，在本脏腑所隶属的经络上某一穴有压痛点，尤其是各经的原穴，可作为诊断本脏腑疾病的参考。

诊断脏腑病变常用的腧穴有：

肺病：肺俞　中府　太渊

心病：心俞　巨阙　膻中　大陵

肝病：肝俞　期门　太冲

脾病：脾俞　章门　太白

肾病：肾俞　气海　太溪

胆病：胆俞　日月

胃病：胃俞　足三里

大肠病：大肠俞　天枢

小肠病：关元

膀胱病：中极

第五节　问　诊

问诊是医生通过对患者或陪诊者进行有目的的询问，以了解疾病的起始、发展及治疗经过，现在症状和其它与疾病有关的情况的一种诊察方法。

问诊是中医诊察疾病的基本方法之一，在四诊中占有重要地位。只有通过问诊才能详细了解疾病的主线，因此，问诊所收集的病史资料最丰富，并可为下一步检查病情提供线索，使之具有较强的针对性。在肿瘤疾病早期，患者往往无感觉或仅稍有不适，缺乏客观的异常体征。在这种情况下，通过详细问诊而获得的病情资料，就显得更为重要。

问诊的内容主要包括：一般情况、主诉、现病史、既往史、个人生活史、家庭史等。询问时应根据就诊对象，患者病情等实际情况围绕主诉展开有针对性的询问。如果是肿瘤术后患者，尤应注重了解手术情况（包括术前治疗用药、术中所见、术后病理及治疗用药等）。

问现在症状是问诊的中心部分，对确诊病情和辨证治疗具有重要意义。问现在症状涉及的范围比较广泛。明代医家张景岳总结了前人问诊的经验，将问诊的内容归纳为《十问歌》，即是："一问寒热二问汗，三问头身四问便，五问饮食六问胸，七聋八渴俱当辨，九问旧病十问因，再兼服药参机变，妇女尤必问经期，迟速闭崩皆可见"。现根据十问的主要内容，结合肿瘤学的特点，归纳分述如下：

一、问寒热

寒热，指怕冷、发热而言，是疾病过程中极为常见的症状。怕冷是患者的主观感觉，细辨又有恶寒和畏寒之别。凡患者自觉怕冷，多加衣被，或近火取暖而仍感寒冷不缓解的，称为恶寒；若患者身寒怕冷，加衣被或近火取暖而寒冷能缓解的，称为畏寒。所谓发热，除指体温高于正常者外，还包括患者体温虽正常，但自觉全身或某一局部发热，如五心发热等。

临床常见的寒热症状有恶寒发热、但寒不热、但热不寒、寒热往来四个类型。

（一）恶寒发热

是指患者恶寒与发热同时出现，多见于外感表证阶段。恶性循环寒重，发热轻为外感风寒之邪所致；发热重，恶寒轻为外感风热之邪所致；发热轻，恶风自汗，伴体倦乏力，多为体虚外感。许多肿瘤初期如白血病等，常有恶寒发热表现，此为邪正相争于表所致，与外感有根本区别。

（二）但寒不热

是指患者只感怕冷而不发热的症状。新病恶寒，无风自冷，或突然恶寒，四肢不温，或腹部冷痛，多因感受寒邪较重，阳气郁遏，皮毛失去温煦所致。久病畏寒，患者畏寒肢冷，得温可解，多因阳气虚衰退，形体失于温煦所致。

（三）但热不寒

发热不恶寒但恶热，多见于阳盛阴虚里实热证。根据发热的轻重、时间、特点之不同，临床又分为壮热、潮热、微热三种类型。

1. 壮热：高热持续不退（持续在39℃以上），不恶寒反恶热，口渴饮冷者，称为壮热。多因风寒入里化热，或风热内传，邪正相搏，蒸达于外所致。外感温热病气分阶段多见壮热。

2. 潮热：发热如潮汐之有时，或按时热更甚者，称为潮热，类似于驰张热，在肿瘤疾病中大多为肿瘤热。按中医辨证应分清虚实。

若日晡之时（下午3—5时）发热明显，或热势更张，称为日晡潮热。由于阳明经气旺于日晡之时，加之胃肠热盛，故此时发热，并见口渴饮冷，腹满硬痛，大便秘结等症，又称阳明潮热，多由胃肠燥热内结所致。

若午后或夜间潮热，并有身热不扬（肌肤初扪之不觉得很热，但扪之稍久即感灼手），伴身困重，头如裹，苔黄腻脉滑者，属湿温发热。此系湿郁热蒸之故。

若午后渐热伴有五心烦热，骨蒸发热，舌红少苔脉细数者属阴虚发热。此系阴液亏损，阴不制阳所致。湿病热入营分、血分、灼伤营分，身热夜盛，是真主要标志之一。

3. 微热：热势不高，一般体温在37.5℃左右，或仅自觉发热，称为微热或低热。阴虚潮热者也可长期低热；气虚清阳被郁，亦可导致长期低热，称为气虚发热；情志不舒，气郁化火，亦可表现时有微热，称为郁热。

许多恶性循环性肿瘤患者常有发热。造血、系统肿瘤，特别是急性白血病、恶性淋巴瘤、多发性骨髓瘤伴发热者最为常见。其它肿瘤如肺癌、肝癌、肾癌、膀胱癌、直肠癌等也常伴有发热。其肿瘤生长缓慢、坏死范围小，自身中毒轻者，多出现低热；若肿瘤生长迅速，有进行性急性坏死，自身中毒罗重或继发感染者，多出现中度以上或持续不退的高热。肿瘤发热多属里证，初期多为正盛邪实，热毒较盛，中晚期则正气已衰，瘀毒热邪内结，形成正虚邪盛之势，问诊时务须详察明辨。

二、问汗

《素问·阴阳别论》说："阳加于阴谓之汗"。故汗是阳气蒸化津液从汗孔排出体表的一种代谢产物。正常人在体力活动、进食辛辣、气候炎热、衣被过厚、情绪激动等情况下可见汗出属生理现象。若当汗出而无汗，不当汗出而汗多，或仅见身体某一局部汗出，属病理现象。

（一）有汗无汗

临床询问汗的有无，常作为判断感受外邪的性质和卫阳盛衰的重要依据。

1. 表证有汗：多属外感风邪的表虚证或外感风热的表热证。肿瘤患者发热汗出，恶寒怕风，多与感染有关，应注意与单纯表证鉴别。

2. 表证无汗：多属外感风寒所致的伤寒表实证，感冒初起多见。部分肿瘤患者初期正气未损，邪气刚实，感受风寒之邪，可出现表实无汗，然而表实证持续时间毕竟太短，往往继而汗出而热不退的“里证汗出”。

3. 里证汗出：外邪入里化热，或其它原因导致见热灶盛，阳气过亢，迫使津液外出而见发热多汗渴饮等症，这是各种肿瘤常见的热型和汗型。若里证汗出而持续热势不衰，一旦证实为肿瘤，则多属病情恶化之兆。

4. 里证无汗：当汗而无汗，见于久病、里证患者，多由阳气不足，蒸化无力或津枯所致。部分肿瘤患者恶病质后反应低下，或有严重感染时体温反而不升。此属津液枯竭之恶候。

（二）特殊汗出

所谓特殊汗出：是有别于外感汗症和里证汗出的具有某些特征的病理性汗症，主要有下列四种：

1. 自汗：经常日间汗出不止，活动之后更甚者称为自汗。常见于气虚、阳虚证。由于阳气亏虚，固护肌表所致。肿瘤患者手术后或化疗后气血亏损，常有自汗，部分患者术后连续化疗、肺气大损，会出现严重自汗症，少数患者甚至因此发展为“绝汗”，应视为危候。

2. 盗汗：入睡汗出，醒后即止，称为盗汗。多见于阴虚内热证或气阴两虚证。因睡时卫阳入里，虚热蒸津外泄，醒后卫阳归表，故醒后汗止。肿瘤患者如肺癌、白血病、恶性淋巴瘤等气阴两虚者多见，故临床常自汗、盗汗并见。

3. 绝汗：多在病危时出现大汗不止，每可导致亡阴或亡阳，故又称脱汗。汗出如油，热而粘手者属亡阴之汗；大汗淋漓，汗稀而凉者属亡阴之汗。肿瘤患者终末期阴阳离诀前常见绝汗。

4. 战汗：多在病势沉重之时伴有高热，战栗抖动而汗出者，称为战汗。如汗出热退，脉静身凉，是邪去正复之佳象；若汗出而身热不减，烦躁脉疾，为邪胜正衰之危候。

（三）局部汗出

汗出仅见于身体的某个部位，称局部汗出，临床常见有以下几种：

头汗：汗出仅见于头部或头颈部，称为头汗。头汗多由上焦热盛，迫津外泄，或中焦湿热蕴结，湿郁热蒸所致。若头部出冷汗，呼吸急促，四肢逆冷者，多为阳气将脱之先兆。此外，进食辛辣食物等头部出汗者不属病理现象。

2. 半身汗出： 指半侧身体有汗，或上或下，或左或右。

无汗的半身是病变的部位，多因风痰或瘀血，风湿之邪阻滞经脉，营卫不得周流，气血不得和利所致。临床多见于中风、痿证及截瘫，原发性或继发性颅内肿瘤亦可有半身汗出。

3. 手足心汗： 手足心微汗出者，一般为生理现象。如汗出过多，伴咽干口燥，五心烦热，多为阴虚；若伴日晡潮热，腹胀便秘、牙龈肿痛则为胃肠郁热。

三、问疼痛

疼痛是临床最常见的一种自觉症状。由外邪和内生毒邪阻滞气血运行不畅导致“不通则痛”者，属因实而致痛；若因气血不足，或阴精亏损，脏腑经络失养而“不荣则痛”者，属因虚而致痛。

若是癌症患者，从各期癌症总体分析，约有50%左右的患者会产生不同程度的疼痛。

问疼痛，应注意询问疼痛的部位、性质、程度、时间、喜恶等，以利辨别疾病之寒热虚实。

一般而言，如病急痛剧，痛无休止而拒按者，多属实证，多为气血运行不畅所致；如病缓隐痛。痛有休止而喜按者，多属虚证，为脏腑经脉失养所致。

（一）问疼痛的部位

1. 头痛： 是指整个头部或头的某一部位疼痛。由于手三阳经和足三阳经均直接循行于头部，故有头为诸阳元会“之说。此外，足厥阴肝经与督脉相交于头部，因而其它阴经也间接与头部联系。临床即依据经络循行确定病在哪一经。例如头痛连项者，属太阳经；头两侧疼痛者，属少阳经；前额部连眉棱骨痛者，属阳明经；巅顶痛者，属厥阴经；若突然头痛，伴发热恶寒者，多属外感头痛；头痛日久，绵绵不休，多因中气不足或精亏血少；头痛而沉，如裹重物者，多为痰湿内盛所致。整个头部胀痛伴精神亢奋，血压上升者，多为肝肾不足，肝阳上亢所致；头痛如裂，自觉有脑内搏动感，伴心烦易怒者，多为肝火上炎，郁怒扰思所致。

脑肿瘤及肿瘤及转移者，多伴有头痛，且日渐加重，痛无休止，常伴有颅内压增高症，此为痰热瘀聚结于脑，脑脉阻滞所致。放疗或化疗后隐隐头痛，时作时止，多为气血亏损，中气不足所致。

2. 胸痛：是指胸部正中或偏侧疼痛。胸痛多与心肺疾病有关。如胸痛彻背，背痛彻心，多为心阳不振，痰浊阻滞所致之胸痹；而胸前“虚里”（心尖搏动处）弊闷，痛如针刺刀绞，或痛彻左臂内，面色青紫，冷汗淋漓，脉微欲绝，是“真心痛“，属病危证；胸痛伴发热，咳吐大量腥臭脓痰，属肺痈，多由热毒壅肺，郁结成脓所致；胸部压迫性疼痛，部位固定，持久难愈，常为气血瘀滞，痰毒内结所致，多见于中晚期原发性肺癌。早期肺癌亦常有胸部隐隐作痛，呈游走性，可痛引肩颈，为气血郁滞，气滞偏盛；胸骨后疼痛如梗，伴发热、吞咽困难者，多为食管癌穿孔或破溃，属热毒内盛，气血瘀滞所致；胸骨柄压痛，对诊断急性白血病有诊断意义，多由温热毒邪侵淫骨髓所致。

3. 胁痛：是指胁的一侧或两侧疼痛。胁痛多与肝胆胰疾病有关。胁痛在一侧或两侧，以胀痛为主，游走不定，因情绪波动而增减，则属肝郁气滞所为，若右胁疼痛，部位固定，疼痛呈进行性加剧，伴消瘦者，常为原发性肝癌之瘀血停滞所致；若左胁痛牵扯中上腹并向肩背放射，短期内明显消瘦，或伴黄疸者，常为胰腺癌晚期，瘀毒壅结，气血阻滞所致。

4. 脘腹痛：脘，指上腹部，在剑突下，是胃所在部位，故又称“胃脘”，若脘腹胀痛，伴厌食、嗳气或呕吐酸腐食臭者，为食滞；胃脘胀满疼痛，吞酸嘈杂，伴烦躁易怒者，为肝气犯胃；胃脘冷痛，遇寒加重，得温痛增减者，为寒邪阻胃。若胃脘隐痛日久，时发时止，而突然变胃脘疼痛剧烈，进行性加剧，常提示病情转化，应警惕胃癌发生。

腹部可分为在腹、小腹、少腹三部分。脐上为大腹，属脾胃；脐下为小腹，属膀胱、大小肠及胞宫；小腹两侧为少腹，属肝经。腹中结块疼痛，部位固定，推之不移者，属积、症，为瘀血内结；腹中结块、胀痛，部位不固定，时聚时散，属聚、瘕，为气结所致。小腹疼痛，硬满拒按为蓄血证；少腹肿块，状如怀子，按之则坚，月水按时下，多为“肠覃”（卵巢肿瘤）；绕脐痛，可触及包块，按之可移者，为虫积腹痛；少腹冷痛，牵引阴部，为寒凝肝脉。

5. 腰背痛：腰为肾之府，若腰脊或腰骶部疼痛，多属寒湿痹病或为瘀血阳络；若腰痛绵绵不休，酸软无力，多属肾虚；若兼见畏寒肢冷，阳痿早泄，小便清长者为肾阳亏虚；若兼见口干咽燥，小便黄赤者为肾阴虚损；中老年腰痛，久站或行走、弯腰等加剧，多由腰椎病变引起，属肾虚骨痹范畴；青壮年腰酸痛伴面目浮肿，肾区叩痛者，应注意肾病发生；腰或背部痛如锥刺，痛处不移，多由血瘀或瘀毒内结所至致。肿瘤患者，当出现骨转移时，常出现腰背疼痛，临床应特别注意详察辨治。

（二）问疼痛的性质

由于导致疼痛的病因、病机不同，因而疼痛的性质特点各异，故询问疼痛的性质特点，可作为辨证的主要依据之一。

1. 胀痛：痛而且胀，为胀痛。多见胸胁脘腹等处胀痛，时发时止，窜痛不定，均属气滞作痛之特点。

2. 刺痛：疼痛如针刺或锥戳之状，为刺痛，常见于胸胁、胃脘、小腹、少腹部刺痛，部位固定，均属瘀血作痛之特点。

3. 灼痛：疼痛有灼热之感而喜冷恶热，为灼痛。多由火热毒邪攻窜经络，或阴虚火旺，灼伤脉络所致。

4. 冷痛：疼痛有冷感而喜暖，为冷痛。多由寒邪阻络，或阳气不足，脏腑、经脉及肢体失于温煦所致。外邪阻络者，属实证，脏腑失养者属虚证。

5. 绞痛：疼痛剧烈如刀割样，为绞痛。多由有形实邪阻闭气机，或是寒邪凝滞而郁闭气机所致。

6. 隐痛：疼痛不甚剧烈，尚可忍耐，但绵绵不休，持续时间较长。常见于头、脘、腹等部位，多由精血亏损，或阳气不足，机体失于充养、温煦所致。

7. 重痛：疼痛有沉重的感觉。多由实邪困阻气机所致。

8. 掣痛，亦称引痛、彻痛。多由经脉失养或阻滞不通所致。

四、问头身胸腹不适

问头身胸腹不适，是指“十问”中问头身、问胸腹部分除疼痛以外的其它不适，如头晕、胸闷、心悸、脘痞、腹胀等。这些症状在临床上不仅常见，而且对肿瘤患者有重要的诊断价值，故应特别注意询问。

（一）头晕

头晕患者自觉头脑有晕旋之感，轻者闭目可以缓解，重者感觉自身或景物旋转，站立不稳，不能张目。肿瘤化疗后常有头晕之副作用。若头晕伴有眼花，或视物不清，神疲纳差，面色萎黄，多属气血不足，不能充养脑窍所致；若头晕伴脘腹胀满，纳差、乏力、便溏，多属脾气亏虚，清阳不升所致；若头晕而重，伴恶心欲呕、苔腻脉滑者，多属痰湿内阻，上蒙清窍所致。

（二）胸闷

胸部有痞塞满闷之感，亦称胸痞。本症与心肺气机不畅有密切关系。原发性心、肺肿瘤或转移性心包肿瘤、转移性肺癌常有胸闷。若胸闷伴心悸、气短者，多属心气不足，心阳不振；胸闷心痛如刺者，多属心血瘀阻；胸闷伴痰多者，多属痰湿内阻，肺气壅滞。

（三）心悸

指患者自觉心跳、心慌、悸动不安，甚至不能自主的一种症状。肿瘤晚期或连续放疗后常有心悸。心悸常发作，甚者为惊悸、怔忡，多属营血亏虚，心神失养；亦可因心脉痹阻，血行不畅，或阴虚火旺，内扰心神等引起心悸。临床应根据心悸的轻重特点及其兼症之不同进行辨证。

（四）脘痞

指患者自觉胃脘部胀闷不适，亦称脘胀。脘痞是脾胃病变的反映，如脘痞，嗳腐吞酸者，多为饮食伤胃；脘痞、食少、便溏者，多属脾胃虚弱。

（五）胁胀

指胁的一侧或两则胀满不舒的感觉。肝胆居于右胁，其经脉均分布于两胁，故胁胀常见于肝胆病变。肝癌、胆囊癌、胰腺癌常有胁胀，多属肝气郁结或肝胆湿热所致。

（六）腹胀

指患者自觉腹部胀满或痞塞不舒，如物支撑。腹胀有虚实之分：喜按属虚，多因脾胃虚弱，失于健运所致；拒按属实，多因食积胃肠，或实热内结，阻塞气机而引起。

若腹胀如鼓，腹壁青筋暴露者，称为臌胀，多因酒食不节，或情志所伤，或虫积血徵，致使肝、脾、肾功能失常，气、血、水互结，聚于腹内而成。肝癌、胆囊癌、胰腺癌等消化道肿瘤晚期常有腹胀或腹水出现。

五、问饮食与口味

饮食与口味在肿瘤患者的生活质量中占有很重要的位置。因此，询问患者饮食口味的变化情况，可以了解其脾胃功能的盛衰，判断病势的进退。

（一）饮食与食量

食欲是指进食的要求和对进食的欣快感觉，食量是指实际的进食量。若患者不欲食或食欲减退，食量养活或兼脘闷腹胀，肢体困重，恶心欲呕，多为湿邪困脾，脾湿不运所致。肿瘤患者化疗期间常有此表现；中晚期肿瘤患者多见食少乏力，面色萎黄，形体羸瘦，多属脾胃虚弱，气血亏虚所致；若饥不欲食，或进食不多者，多属胃阴不足；若厌食油腻厚味，兼胁肋胀痛，口苦，恶心呕吐，舌苔黄腻者，多为肝胆湿热。

（二）口味

口味，是指口中有异常的味觉或气味。若口苦者多属热证，多见于肝胆火旺，胆气上逆，亦可见于胃热炽盛或心火上炎证；口中泛酸，多属肝胃不和或肝胃蕴热；口淡无味，食欲减退，多属脾胃气虚；口咸，属寒肾病较多见。肿瘤患者在放疗、化疗期间味觉异常更加常见，主要可见口苦，或发甜，或口淡无味，或负而不欲食等，应根据其兼证综合辩证论治。

（三）口渴与饮水

一般而言，疾病过程中口不渴，不欲饮，标志着津液未伤，多见于寒证、湿证；若口渴，欲饮水，提示津液损伤，多见于热证、燥证；口渴，但欲漱不欲咽，多见于内有瘀血，系瘀血内阻，气不化津，津不上承之象。渴喜热饮，饮量不多，多为痰饮内停或阳气虚弱，津液不能上承所致；若渴而欲饮但不能多饮者，多为阴亏所致。肿瘤患者放疗后由于热伤津液，常见口干欲饮或少饮者，多为肺胃阴伤所致。

六、问耳目

耳目为身体感觉器官，又分别与五脏、经络有密切联系。所以，询问耳目情况，不仅可了解耳目局部有无病变，并且可以帮助推断脏腑生理、病理情况。

（一）问耳

耳为肾窍，为宗脉之所聚。若自觉耳中有声如蝉鸣，或如潮水，或如马达声，时左时右，时发时止者为“耳鸣”；听觉丧失者为“耳聋”；所听声音欠清，往往引起错觉或声音重复者为“重听”。不减者，多属实证。多因肝胆火盛，上扰清窍所致。若渐起耳聋、耳鸣，声音细小，按之可缓，绵绵不休者，其证属虚，多由肾气亏虚，精髓不足，不能上充于耳所致。肿瘤患者，常出现耳鸣渐起，多为肾气亏损；而脑肿瘤及耳鼻肿瘤，常会出现耳鸣、耳聋或耳痛症状，开始单侧听力减退，继而耳内隐痛或剧痛。鼻咽癌也常常以听觉改变为早期症状，继而出现耳鸣、耳聋或耳痛等，均属瘀热毒邪阻于清窍所致。

（二）问目

目为肝窍，也为心之使，五脏六腑之精气皆上注于目，因此，全身病变也可通过目反映出来。肿瘤患者久病，常有目眩而兼头晕，多由肝脾不足，精血亏虚，以致目失充养所致。某些颅内肿瘤压迫视神经，常出现视物不清或复视，多属气血瘀阻脑窍所致，不同于气血亏虚之视物模糊。临床应注意鉴别。

七、问睡眠

睡眠是人体生命活动的重要组成部分，肿瘤患者睡眠的质和量直接关系到生存质量的评分分值和生存质量的高低，通过询问睡眠时间的长短、入睡难易、有无多梦等情况，便可了解机体阴阳气血的盛衰、心肾功能的强弱。

（一）失眠

失眠又称不寐或不得眠。是以经常不易入睡而易醒不能再睡，甚至彻夜不眠为特征的证候。失眠病机主要是阳不入阴，神不守舍。多由营血亏虚，不能上奉以养心神；或阴虚火旺内扰心神，痰热上扰心神或食滞内停的“胃不和则卧不安”均可导致失眠发生。肿瘤患者失眠，多因疼痛或对疾病思虑或恐惧、营血亏虚心神失养所致。

（二）嗜睡

嗜睡是指患者不论昼夜，经常不自主地入睡或称多寐。多见于痰湿内盛，阳虚阴盛的病证。若困倦嗜睡，伴有头目昏沉，胸闷脘痞，肢体困重者，乃痰湿困脾，清阳不升所致。若饭后嗜睡，兼有神疲倦怠，食少纳呆者，多由中气不足，脾失健运所致。若脑肿瘤出现嗜睡，应警惕继发昏迷，常提示病情危重。

八、问二便

问大小便应注意询问其性状、颜色、气味等内容，已分别在望诊及闻诊中论述，这时仅介绍大小便的性状、次数、便量及排便感等内容。

（一）大便

大便异常包括便次、便质、便感等。

1. 便次异常

（1）便秘：大便秘结不通，排便时间延长，或欲便而艰涩不畅的，谓之便秘。多因热结肠道，或津液亏少，或阴血不足，以致肠道失于濡注，传导失常所致。亦有由于年老气虚，传送无力，或寒凝肠道，气机滞塞而便秘者。晚期食道癌由于饮食困难，常有大便干结，多属津液枯涸，不能润下所致。

（2）溏泻：脾虚运化水湿功能失常，小肠泌别清浊功能失司，皆可导致泄泻，伴纳少腹胀、腹痛隐隐，为脾虚失运，水滞肠道所致。若黎明前腹痛作泄，泄后则安，伴腰膝酸冷者，为肾阳亏虚，命门火衰而致。此证又称“五更泄”。若泄泻，泻势急迫，稀如蛋汤者，多为湿热下迫。肠癌早期常出现大便习惯、改变、大便次数增多，应尽快行相关检查，以防漏夜大。

（3）滑泻：指大便不能控制，滑出不禁，甚至便出而不自知，多因脾肾虚衰，肛门失约所致。见于久病体弱，年老体虚或久泻不愈者。肿瘤患者出现滑泻，常提示病情进展，易变危候。

2. 便感异常：

（1）肛门灼热：指排便时肛门有灼热感。多因大肠湿热下注，或直肠郁热所致。多见于热泻或湿热痢。某些直肠肿瘤常见。

（2）里急后重：腹痛窘迫，时时欲泻，肛门坠重、紧缩，便出不爽，或有粘冻、脓血为痢疾的主症之一，多因湿热下迫大肠所致。结肠癌患者可见里急后重或粘冻、脓血便，多为癌毒腐肉，侵淫肠道所致。

（3）排便不爽：即排便不畅，有滞涩难尽之感，若兼腹痛腹胀，矢气较多者，多属肝气犯胃，肠道气滞所致；若兼泻下黄糜不爽，口粘而渴不欲饮者，多属湿热蕴结，传导失司所致。直肠癌中晚期，由于癌块阻滞肠道，气机不畅，常出现粪块变细，如儿童便，排便不爽等现象。

（4）肛门气坠：即肛门有重坠向下之感，甚则肛门脱出。肿瘤晚期脾气衰弱，中气下陷，患者常有肛门下坠，时时欲便感觉。提示疾病已近终末阶段。

3. 便质异常

（1）完谷不化：即大便中经常含有许多未消化的食物。多见脾胃虚寒或肾虚命门火衰所致的泄泻。

（2）便血：先血后便，或便血鲜红者为近血；若先便后血，或血色紫暗，甚至黑如柏油者为远血。直肠癌大便带血常为其首要症状，其血色较鲜，开始量较少，附于粪块表面，继而血量增多，伴出现腹泻，里急后重等，多由大肠热毒炽盛，伤及血络所致；而上消化道肿瘤出血，常为柏油便，便质稀溏，易于排出，多为脾胃虚弱，瘀血内结所致。

（二）小便

小便为津液所化，了解小便有无异常，可诊察体内津液盈亏及相关脏腑的气化功能正常与否。小便异常包括尿量、尿次、尿感等。

1. 尿量异常

（1）尿量增多：指尿次尿量明显超过正常量次。小便清长量多者，多属虚寒证，常由肾阳不足所引起；若多尿、多饮、多食而消瘦者，为消渴病，常由阴虚内热所致。

（2）尿量短少：指尿次尿量明显少于正常量次。若尿赤黄而量少者，多属热盛伤津所致；尿少兼有水肿，或腹水形成，多为肺、脾、肾功能失常，水湿内停所致。肿瘤晚期恶病质，体内津枯液竭，常有小便短少黄赤。

2. 尿次异常

（1）小便频数：指排尿次数增多，时欲小便。小便频数、短赤而急迫者，属下焦湿热；小便频数而色清，或夜间尤甚者，为下焦虚寒，肾气不固，膀胱失约；小便频数而涩少者，多属阴虚内热，或肾精亏损。

（2）癃闭：小便不畅，点滴而出为癃；小便不通，点滴不出为闭，一般统称为“癃闭”。因虚而见癃闭者，多见于老年或久病，多因肾阳不足，阳不化水，津液内停所致；因实而见癃闭者，多见于青壮年，常由湿热下注，气化不利所致；盆腔肿瘤或阴道肿瘤常压迫膀胱及尿道，易导致小便不通，多为瘀血与热毒内结所引起。

3. 尿感异常

（1）小便涩痛：尿出不畅而痛，或伴急迫、灼热等感觉，多因湿热下注所致，常见于淋证。

（2）小便失禁：小便不能随意控制而自遗，称为小便失禁。多属肾气不足，下元不固。若神昏而小便自遗者，属于危重证候。

（3）遗尿：是指睡眠中小便自行排出，俗称尿床。多属肾气不足，膀胱失约，或膀胱失煦，不能制水所致。常见于体弱小儿及久病体衰者。

4. 尿血

凡小便鲜红，尿道灼热疼痛者，属下焦实热；尿血频频，腰部或少腹疼痛如刀割，多因砂石阻塞，损伤脉络所致；尿血频频，尿道不通，腰膝酸软者，多属肾亏不固，脾失统血所致；无痛性血尿，常常为泌尿系统结核或肿瘤的早期表现，应及时检查。

九、问经带

（一）问月经

应注意询问月经的周期，行经的天数、经量、经色、经质，有无闭经或行经腹痛等。月经失调在妇科肿瘤中是常见症状，尤以生殖系统肿瘤更为多见。

经期异常：正常月经周期，约28天左右行经一次，行经期一般3－5天。

（1）月经先期：若月经周期经常提前八、九天以上者，称月经先期。肿瘤患者由于瘀热邪毒熏蒸，肝火旺盛，迫血妄行所致，其经色鲜红且量多；若色淡红量少，多因气虚不摄血，脾不统血所致；若经色紫暗挟血块或色鲜而量少者，多由血瘀或阴虚所致。

（2）月经后期：若月经周期经常错后八、九天以上者，称月经后期。在虚而延后者，多因营血亏虚，或因阳气虚衰，血源不足，使血海不能按时满蓄。属实者多由气滞血瘀，冲任不畅；或因寒凝血瘀，冲任受阻所致。

(3) 月营先后不定期：月经或前或后，经期不定，亦称经期紊乱。多因肝气郁滞，气机不调，或因脾肾虚损，或瘀血阻滞，气血不畅所致。

2. 经量异常： 健康女子经期排血量一般为 50 毫升至 100 毫升，由于个体素质、年龄等不同，经量的多少，可略有差异。

(1) 月经过多：子宫肌瘤患者，多因血热妄行或冲任受损，或气虚不摄而致，常出现月经过多。血热者常有月经先期，色深红，身热或五心烦热；若伴月经后期，色紫暗，有瘀块者为血瘀阻络。

(2) 崩漏：指不在行经期间，阴道内大量出血，或持续下血，淋漓不止者，称为崩漏。若来势急，出血量多的称崩，或称崩中；来势缓，出血量少的称漏，或称漏下。崩与漏虽有病势上的缓急之分，但发病机理基本相同，在疾病演变过程中，又常相互转化、交替出现，故统称崩漏。某些妇科肿瘤，如子宫颈癌、癌体癌、绒毛膜癌及卵巢等，初期常表现为漏，若有接触性出血，多为血热迫血妄行；或瘀毒内盛，损伤冲任；甚则如崩中，中晚期多属脾肾虚损，气不摄血所致。绝经后的阴道流血，常是宫颈部、宫体癌、阴道部的典型临床表现。而妊娠期阴道流血，常要警惕恶性葡萄胎等。

(3) 月经过少：经量明显减少，或点滴即净，称月经过少。若伴有经期延后，经色深，畏寒肢冷者，为血寒；若伴经色淡，头昏神疲，唇舌淡白者，为血虚；若伴经行不畅，腹部刺痛者，为血瘀。

3. 经色、经质异常： 若经色淡红，质稀，多为血少不荣，胞络空虚，属虚证；若经色深红，质稠，多为血热内炽，属实证。若经色紫暗有块，则为血瘀。

（二）问带下

1. **白带**：带下色白量多，质稀如涕，淋漓不绝，多属脾肾阳虚，寒湿下注所致。

2. **黄带**：带下色黄，质粘臭秽，多属湿热下注所致。宫颈癌患者合并感染常带下黄粘，恶臭异常。

3. **赤白带**：即白带下混有血液，赤白混杂，是妇科肿瘤常见症状之一。若色红气臭者，多为热毒内盛，损伤血络所致；若色杂恶臭者，多为肾气亏虚，瘀热邪毒内阻，冲任受损所致。妇科肿瘤出现赤白带或杂色带恶臭者，常提示病属晚期。

第六节　八纲辨证

中医学在历史上所形成的辨证分类方法有多种，其中最基本的方法是八纲。八纲是从各种具体证候的个性中抽象出来的带有普遍规律的共性，即任何一种疾病，就大体病位看，总离不开表或里；从基本性质来说，一般可区别为寒与热；从邪、正斗争的关系看，主要反映为实或虚；从病证分类来说，都可归属于阳或阴两大类。因此，疾病的病理变化尽管纷繁复杂，但运用八纲对病情进行辨别归类，则可以起到执简驭繁的作用，所以，八纲是辨证的纲领。在八纲中，阴阳又是总纲，它可以概括其他六纲。如表、热、实属阳；而里、寒、虚属阴。

一、表里

表里是辨别病位内外深浅的一对纲领。表与里是相对的。概念表是指人体表浅的部分，如皮毛、肌肉、经络等；里是指人体内部较深的部位，如脏腑、骨髓等。一般而言，肿瘤疾病都为里证，但是肿瘤患者常因免疫功能下降，机体抵抗力不足受外邪侵袭并发表证。

（一）表证

表证是六淫、疫疠、虫毒等邪气经皮毛、口鼻侵入机体，正气抗邪所表现轻浅证候的概括。表证主要见于外感疾病初期阶段。临床上恶寒与发热并见，伴头身痛、鼻塞流涕、脉浮、苔薄白。

由于病邪性质不同，或人体正气差异，表证有表寒、表热、表虚、表实之分。如恶寒重、发热轻，无汗，头痛，项背强痛，苔薄白，脉浮紧为表寒；如恶寒轻，发热重，汗出，头痛，口渴，舌尖红，脉浮数为表热；如自汗，汗出恶风为表虚；无汗为表实。

（二）里证

里证是泛指病变部位在内，由脏腑、气血、骨髓等受病所反映的证候。临床上发热或潮热，烦躁口渴，便秘腹痛或呕吐泄泻等多脏腑的证候表现为特点。

肿瘤多为里证，常有寒热虚实交错出现，极为复杂。辨证时有里寒、里热、里虚、里实及寒热错杂，虚实互见等，需细审明辨。一般而言，肿瘤伴有肢冷不温，恶寒喜暖，腹痛便溏，尿清长，苔白脉沉迟为里寒证；如壮热口渴，目赤唇红，躁扰不宁，尿黄赤，舌红苔黄，脉沉数为里热证；如气短懒言，纳呆倦怠，头昏心悸，舌胖苔白，脉沉弱为里虚证；如壮热气粗，大便秘结为里实证。

二、寒热

寒热是辨别疾病性质的纲领。辨明寒热是指导临床应用寒凉药或温热药的依据。辨寒热主要是根据患者口渴与否，二便情况，四肢冷热，舌脉等进行识别。

（一）寒证

寒证临床表现为怕冷，四肢欠温，口不渴或喜热饮，尿清长，大便溏舌质淡，苔白，脉沉紧或沉迟。

阴盛或阳虚均可表现为寒的证候，故寒证有实寒证、虚寒证之分，但肿瘤病寒证多为内伤久病，阳所耗伤，或素体阳虚，或年老肾虚之虚寒证。常表现为肢冷倦卧，痰、涎、涕清稀，气短纳差，小便清长，大便溏泻，口淡，面色白，舌淡苔白而润，脉沉迟无力等。老年消化道肿瘤如胃癌、肠癌出现气血耗损，甚至恶病质时，常表现为典型的虚寒证。

（二）热证

热证临床表现为发热，渴喜冷饮，烦躁不安，面赤，痰涕黄稠，小便短黄，大便干结，舌红苔黄，脉数等。

阳盛可表现为热的证候，故热证有实热证与虚热证之分。肿瘤实热常由热毒内蕴，或湿热交杂，或瘀久化热等所引起，其临床表现因病情而异。虚热常见于肿瘤后期，久病阴津耗损，或放疗后，热伤津液所致。临床以肺胃阴虚或肝肾阴虚证多见。

三、虚实

虚实是辨别正气强弱和邪正盛衰的纲领。辨明虚实是指导临床采用补虚扶正或泻实祛邪治法的依据。辨虚实主要从患者的体质、病理、脉象、舌象等方面进行识别。

（一）虚证

虚证临床表现为面色苍白或萎黄无华，精神萎靡，气弱懒言，食少便溏，自汗盗汗，舌淡嫩，脉无力等。

肿瘤中晚期，或老年久病肿瘤，或素体虚弱者，多有虚证表现。通常有气虚、血虚、阴虚、阳虚之不同而临床症状稍有差异。

（二）实证

实证临床表现为高热，口渴，烦躁，便秘，腹痛而满，舌质苍老，苔黄干燥，脉有力等。

肿瘤早、中期，或青壮年肿瘤，或素体体质较好者，常表现为实证证候，通常有气滞、血瘀、实热、寒凝等不同而临床症状各有差异。

（三）虚实挟杂

同一患者，同一时期，常常存在着正虚与邪实两个方面的病变，即为虚实挟杂。临床需注意辨别虚证挟实和实证挟虚之孰轻孰重。此外，还需注意虚实转化等变证情况。

四、阴阳

阴阳是八纲辨证的总纲。由于阴阳分别代表事物相互对立的两个方面，故疾病的性质、临床的证候，一般都可归属于阴或阳的范畴，因而阴阳辨证是基本的辨证大法。正如《素问·阴阳应象大论》说："善诊者，察色按脉，先别阴阳"。

临床将里证、寒证、虚证归属于阴证范围，而将表证、热证、实证归属于阳证范围。所以说，阴阳是证候分类的总纲。

（一）阴虚证

阴虚证是指体内津液精血等阴液亏少而无以制阳，导致滋润、濡养等作用减退所表现的虚热证候。属虚证、热证的性质。

阴虚证临床以形体消瘦，口燥咽干，潮热颧红，五心烦热，小便短黄，大便干结，舌红苔少，或无苔少津，脉细数等表现。

肿瘤临床上常见阴虚型有肺阴虚证，胃阴虚证，肺胃阴虚证，肝肾阴虚及肾阴虚证等不同，其临床表现常因肿瘤部位及各脏腑功能特性差异而有所差异。

（二）阳虚证

阳虚是指体内阳气亏损，机体失于温煦，推动，蒸腾、气化等作用减退所表现的虚寒证候。属虚证、寒证的性质。

阳虚证临床表现以畏寒肢冷，四肢不温，口淡不渴，倦卧嗜睡，小便清长，大便溏薄，面色白，舌淡胖，苔白润，脉沉迟无力等表现。

肿瘤临床上常见阳虚证型有脾阳虚证，肾阳虚证及脾肾阳虚证等，而以脾肾阳虚证型较为常见。

（三）亡阴证

亡阴证是指体液大量耗损、阴液严重亏乏所表现的危重证候。肿瘤晚期恶液质，患者在生命终末阶段常以亡阴证表现，随之阳气亦渐衰亡。临床可见汗热咸而粘，如珠如油，虚烦躁扰，口渴欲饮，皮肤皱瘪，尿少面赤，唇舌干燥，脉细数等为其特点。暴病亡阴常可逆转，肿瘤亡阴则不易逆转，但仍须及时救治，以期延长生存时间。

（四）亡阳证

亡阳证是指体内阳气极度衰微欲脱的危重证候。肿瘤中晚期正虚邪盛，大汗，大失血，或部分患者化疗后正气亏损，若继发感染则易出现亡阳证而危及生命。临床可见冷汗淋漓，汗质稀淡，神情淡漠，肌肤不温，手足厥冷，呼吸气微，面色苍白，舌淡而润，脉微欲绝等为其特点。亡阳证若救治及时，多可逆转，反之，则亡阳渐进，阴液亦随之消亡。

总之，八纲辨证虽然每一纲均有其独特的内容，但它们是互相渗透，相互联系，互相影响甚至可以相互转化的，临床必须把握阴阳这个总纲，才能有条不紊地准确辨证。

第七节　气血津液辨证

气血津液辨证，是在脏腑学说的理论指导下，分析气血津液的病理改变的一种辨证方法。

气血津液的病证，一般可分为两个方面，一是气、血、津、液的亏虚不足，属虚证范畴；一是气、血、津、液的运行障碍而表现为邪实有余，属实证范畴。

一、气病辨证

《素问·举痛论》说："百病皆生于气也"。肿瘤的形成与发展，也大都与气的活动变化有关。

（一）气虚证

气虚证是指元气不足，气的推动、温煦、固摄、防御、气化等功能减退，或脏腑组织机能减退所表现的虚弱证候。临床表现为少气懒言，神疲乏力，呼吸气短，或有头晕目眩，自汗，活动后诸症加剧，舌质淡嫩，脉虚无力等。肿瘤久病体虚，或老年体弱，或营养不足之患者常有气虚证。

（二）气陷证

气陷证是指以气虚升举无力而反下陷，或内脏位置不能维固而下垂所表现的虚弱证候。气陷是气虚进一步发展的一种特殊表现形式，可见于胃肠道肿瘤及某些妇科肿瘤患者。临床除上述气虚证候外，还有腹部坠胀，或脱肛、子宫脱垂等。

（三）气滞证

气滞证或称气郁证、气结证。是指人体某一部分，或某一脏腑经络的气机阻滞、运行不畅所表现的证候，多由情志不舒，或邪毒内阻等引起。临床表现为胸胁脘腹等处胀闷、疼痛、攻窜阵作部位不固定、或肿块时聚时散等为主症。

（四）气逆证

气逆证是指气机升降失常，气上冲逆所引起的证候。肿瘤临床常见肺、胃、肝胆之气上逆。若肺气上逆者，则可见咳嗽、喘息、咯血等；胃气上逆，则可见呃逆、嗳气、恶心、呕吐等；肝胆之气上逆可见头痛、目眩、口苦、吞酸，甚则气从少腹上冲胸咽等。

二、血病辨证

肿瘤大都有血病证候表现，因病因不同而有寒热虚实之别。根据其临床表现一般可分为血虚证、血瘀证、血热证、血寒证等。

（一）血虚证

血虚证是指血液亏虚，不能濡养脏腑、经络所表现的全身虚弱证候。在肿瘤过程中，形成血虚的原因甚多，如肿瘤久病，脾胃虚弱，生化乏源；或肿瘤引起各种急、慢性出血；或肿瘤本身伤气耗血；或肿瘤手术、化疗之后等等，均可出现血虚证。临床表现为面色无华或萎黄，口唇、齿龈、眼睑、爪甲色淡白，头晕眼花、心悸失眠，手足发麻，妇女月经量少，色淡，衍期甚或闭经，舌质淡，脉细无力等。

（二）血瘀证

血瘀证是指瘀血内阻所引起的一组证候。中医认为，肿瘤之肿块（瘤体），大多为瘀血与毒邪内结，日久形成如石之状。因此，血瘀是肿瘤形成的重要原因。血瘀症的临床表现为：

肿瘤：疼痛如针刺或刀割，痛有定处而拒按，疼痛以夜间加剧，或痛无休止；

肿块：肿块位于肌表，或在腹内，肿块触之坚硬如石；

出血：出血反复不止，血色紫暗或挟有血块，或便色黑如柏油，或崩中漏下，或闭经；

干瘦：俗称“干血痨”，面色黧黑，或肌肤甲错，形瘦而肌肤晦暗。

舌质暗淡，或边有瘀点、瘀斑，或舌质暗，脉细涩。

（三）血热证

血热证是指血分有热，或热邪侵犯血分所表现的证候。肿瘤血热证多由气滞血瘀日久化热，或热毒内盛，血热瘀毒互结导致脏腑火热炽盛，热迫血妄行所引起。临床表现为咳血、吐血、衄血（如鼻衄、齿衄、肌衄）、尿血、便血，妇女月经过多甚至崩中漏下，心烦口渴，局部灼热掣痛，舌质红，脉弦数或滑数。

（四）血寒证

血寒证是指寒邪凝滞血脉而导致血行不畅所表现的实寒证候。妇科见血寒证。临床可有少腹疼痛喜暖，形寒肢冷，月经错后，崩漏挟血块，色紫暗，舌质淡暗，苔白，脉沉迟涩等。

三、气血同病辨证

气血同病辨证是用于既有气病的同时，又兼有血证的一种辨证方法，无论肿瘤发生在人体的任何部位，都会不同程度的引起气血的变化，因而，气血同病辨证是肿瘤论断中最为常用的辨证方法，对肿瘤的诊治具有十分重要的意义。临床常见气滞血瘀、气虚血瘀、气血两虚、气不摄血、气随血脱等证。

（一）气滞血瘀证

气滞血瘀是指由于气滞不行以致血运不畅，出现既有气滞又有血瘀的证候，是肿瘤过程中最常见的证候之一。多因情志不舒，肝气久郁不畅所致。临床可见胸胁胀痛，急躁易怒，或见胁下痞，刺痛拒按，妇女可见闭经或痛经，经色紫暗有块，舌质紫暗或有瘀斑，脉涩等。

（二）气虚血瘀证

气虚血瘀是指既有气虚之象，同时又兼有血瘀之证候，多因久病气虚，瘀血内停或肿块内结日久，因瘀致虚，而形成正虚邪实的气虚血瘀证。此类证型亦是肿瘤过程中常见的证候之一。临床可见面色少华，气短懒言，倦怠乏力，疼痛如刺，痛处不移而拒按，舌质暗或见瘀斑，脉沉涩。

（三）气血两虚证

气血两虚证多见于肿瘤久病不愈所致气血两伤；或化疗、放疗、术后等损伤机体气血所致。多见于肿瘤中晚期，临床可见少气懒言，头晕目眩，面色淡白或萎黄，形体消瘦，舌质淡嫩，脉细弱等。

（四）气不摄血证

又称气虚失血证，是指因气虚而不能流血而致出血的证候，多见于肿瘤晚期，久病气虚，失其摄血功能所致。临床可见肿瘤日益增大，体倦无力，面白无华，或吐血，或咳血，或便血，或崩中漏下，舌质淡，脉细弱。

（五）气随血脱证：

气随血脱是指大出血时所引起的阳气虚脱之证候，多见于肿瘤中晚期，癌块浸及血脉，以致络脉突然破裂出血。临床表现为大量出血同时面色苍白，四肢厥冷，大汗淋漓，甚至昏厥，舌质淡而有瘀斑、瘀点，脉微欲绝。气随血脱是肿瘤的危急重证，需及时救治。

四、津液辨证

津液辨证就是分析、判断疾病中有无津液亏虚或水液停聚的辨证方法。

（一）津液不足

津液不足又称津亏，是指由于津液亏少，失去濡润滋养功能而出现的以燥化为特征的证候，多见于肿瘤放疗后，或因汗、吐、下及失血后或因发热等，临床可见口干咽燥，口渴欲饮，唇焦鼻燥，小便短少，大便干结，舌质干红，或光嫩无苔少津，脉细数。

（二）水湿内停证

水饮内停证是指津液输布、排泄失常所导致的以水肿为主的病证，多见于晚期肿瘤患者由于肺脾肾输布、调节水液的功能失常，或由于肿块压迫或阻塞经脉水道所致。临床表现为全身或局部不同程度的水肿，尿少腹胀，纳呆便溏，神倦肢困，舌淡胖而暗，脉沉迟无力。

（三）痰浊凝聚证

痰浊凝聚证是指痰、饮、水、湿等体内病理产物停聚日久，阻于脏腑、经络、组织之间所引起的病变。肿瘤形成痰浊凝聚证多为一个漫长的渐进过程。临床表现为局部包块、肿块、痰核瘰疬、乳癖等。

第八节　脏腑辨证

脏腑辨证是生理功能、病理特点，对疾病证候进行分析归纳，借以推究病机，判断疾病的病变部位、性质、正邪盛衰等情况的一种辨证方法。它是其他多种辨证方法的基础。因为，中医在临证时，虽有多种辨证方法，如上所述八纲辨证，气血津液辨证等，它们各自有不同特点，但在确定病位、病机时，无一不与脏腑密切相关。任何致病因素，如外感六淫，或内伤七情，或毒邪瘟疫都是通过影响脏腑功能失调后才能引起疾病表现的，所以，脏腑辨证在临床诊治疾病时具有其他辨证方法无法取代的重要作用。

由于肿瘤疾病的复杂性及证候的多样性，决定了脏腑辨证的内容极为丰富。现仅将肿瘤临床上比较常见、较为典型的证候归纳如下：

一、肺阴虚

肺阴虚多由肺阴亏虚，虚热内生所引起，常见于晚期肺癌、喉癌及支气管肿瘤患者，邪热瘀毒蕴肺日久，耗伤肺阴所致，或头颈部肿瘤如鼻咽癌等放疗后，癌毒虽除，肺阴已伤之证候。临床表现干咳少痰，或痰少而粘不易咯出，口燥咽干，形体消瘦，午后潮热，五心烦热，或痰中带血，盗汗，气息短促，声音嘶哑，舌红少津，脉细数等。

二、痰热壅肺

痰热壅肺证是指痰热互结，壅闭于肺，致使肺失宣降所表现的肺经实热证候。主要见于中晚期肺癌素体强壮者，或其他肿瘤并发肺部感染所致痰热内盛之证候。临床表现为咳嗽咯痰，痰稠色黄，胸部灼痛，发热口渴，气喘息粗，甚则鼻翼煽动，大便秘结，小便短赤，舌红苔黄，脉滑数。

三、寒痰阻肺

寒痰阻肺是指寒邪与痰浊交并，肺失宣肃所表现的证候，多见于肺癌患者脾气素虚，或肺癌久治不愈，损及肺脾而致脾肺两虚，水湿寒邪混合凝于肺。临床表现为咳嗽痰多色白，易咯，胸闷胸痛，息促气短，纳少神疲，或哮喘痰鸣，形寒肢冷，舌质淡，苔白腻或白滑，脉濡缓或濡滑。

四、饮停胸胁

饮停胸胁证是指水饮停于胸胁之间，气机受阻所引起的证候，常见于中晚期肺癌之癌性胸水，心包积液、上腔静脉综合征等，多因中阳素虚，气不化水，水停为饮，或癌毒浸润，肺失通调，水液运行输布障碍，流注胁间所致。临床表现为胸胁胀闷疼痛，咳唾痛甚气息短促，或头面及胸部、上肢浮肿，舌苔白滑，脉沉弦。

五、脾气虚弱

脾气虚弱是指脾气不足，运化失职所表现的虚弱证候，见于各种肿瘤体虚者及肿瘤化疗、放疗、手术后。临床表现为腹胀纳差，食后胀甚，大便溏薄，肢体倦怠，少气懒言，形体消瘦，面色萎黄，舌淡苔白，脉缓弱。

六、脾气下陷

脾虚气陷证是指由于脾气亏虚、升举无力而反下陷所表现的证候。多见于晚期胃癌、大肠癌、子宫癌等及癌性低热患者。临床表现为肛门重坠作胀，食后尤甚；或便意频数，肛门重坠，或久泻不止，甚或脱肛，或子宫下垂；或长期低热，伴气短乏力，食少便溏，舌淡苔白，脉缓弱。

七、脾胃湿热

脾胃湿热又称湿热蕴脾或中焦湿热，是指由湿热内盛，或停留于中焦或下注于胞中所表现的证候。多见于胃癌、肝癌、胰腺癌、胆囊癌及子宫癌等患者。临床表现为脘腹痞闷，呕恶纳呆，肢体困重，大便溏泄，小便短黄，或面目肌肤发黄如橘色，或身热不扬，汗出而热不解，或白带色黄，量多腥臭，舌红苔黄腻，脉濡数或滑数。

八、胃阴不足

胃阴不足证是指由于胃之阴液不足，胃失濡润、和降所表现的证候。多见于胃癌及放疗后或其他肿瘤晚期恶病质患者。临床表现为口燥咽干，饥不欲食，脘腹隐痛，干呕呃逆，大便干结，小便短少，舌红少津，脉细数。

九、大肠湿热

大肠湿热是指湿热毒邪侵袭大肠所表现的证候。多见于大肠癌患者体质较强者。临床表现为腹痛拒按，或腹内肿块，部位固定，推之不移，大便附挟粘冻或便下鲜血，小便短赤，身热口渴，肛门灼热，舌红苔黄腻，脉滑数。

十、大肠虚寒

大肠虚寒是指大肠气弱、寒湿内盛所表现的证候。此证可由大肠湿热日久致虚而成，多见于大肠癌晚期体制虚衰者。临床可见腹痛隐隐，绵绵不休，大便溏泄和便秘交替出现，或便时艰涩、虚挣，肛门下坠，四末欠温，神倦无力，小便清长，苔白脉沉弱。

十一、肝气郁结

由于肝失疏泄，气机郁滞所表现的系列证候称为肝气郁结。多见于肝癌、食道癌、胃癌等消化道肿瘤及乳腺癌、卵巢癌等肿瘤早中期正胜邪实阶段。

临床表现为胁肋或少腹胀痛，窜痛、纳呆、胸闷易怒，或乳房胀痛，月经不调，甚则闭经，或咽部梗塞，或胁下痞块，苔薄白，脉弦等。

十二、肝胆湿热

由于湿热热毒蕴结于肝胆所表现的证候称为肝胆湿热证，多见于肝癌、胆囊癌、胰腺癌及男女生殖系统肿瘤。临床表现为胁肋胀痛，或肋下痞块，或身目发黄，纳呆腹胀，口苦口干，大便不爽，小便短赤，或睾丸肿胀，或妇女带下黄臭，苔黄腻，脉弦数或滑数。

十三、肝火上炎

由于肝胆火（毒）热内盛，或上逆，或横逆伤及血络，火热迫血妄行所表现的证候，又称肝火内盛。多见于白血病、肝癌等体质较盛者。临床表现为胁肋灼痛，烦躁易怒，大便秘结，口干口苦，小便短赤，发热，吐血、或便血、血色鲜红量多，舌红苔黄，脉弦数。

十四、膀胱湿热

膀胱湿热是由湿热毒邪侵袭膀胱，引起小便异常为主的证候。多见于膀胱癌、前列腺癌等泌尿生殖道肿瘤。临床表现为尿色鲜红，或伴有尿频、尿急、淋漓不尽或尿道灼痛，尿黄赤短少，口干苦，或伴身热，苔黄腻，脉数。

十五、肝肾阴虚

肝肾阴虚是指由于肝肾阴液亏虚，阴不制阳，虚热内扰所表现的证候，多见于肝癌、膀胱癌、前列腺癌及妇科肿瘤等晚期患者。临床表现为五心烦热，盗汗，或头晕目眩，耳鸣健忘，口燥咽干，失眠多梦，胁痛，腰膝酸软，男子遗精，女子月经量少，舌红少苔，脉细而数。

十六、脾肾阳虚

脾肾阳虚证是指由于脾肾阳气亏虚，温化失权所表现的证候。可见于多种肿瘤晚期患者。临床表现为形寒肢冷，面色恍白，腰膝或下腹冷痛，久泄久痢不止，或五更泄泻，完谷不化，或面浮身肿，甚则腹胀如鼓，舌质淡胖，苔白滑，脉沉迟无力。

十七、脾胃虚寒

脾胃虚寒证是指由于中焦脾胃阳气失于温运而表现的虚寒证候。多见于消化系统肿瘤晚期。临床表现为腹胀纳少，腹痛隐隐，喜温喜按，或脘腹畏寒，四肢欠温，口淡不渴，大便溏薄，或下肢浮肿，小便短少，或妇女带下量多稀薄，舌质淡胖，苔白滑，脉濡缓或沉迟而弱。

十八、心脾两虚

心脾两虚证是指心脾气血不足，机体失养所表现的虚弱证候，多见于血液系统肿瘤及其他各种肿瘤放、化疗、术后体虚者。临床表现为倦怠乏力，心悸怔忡，失眠多梦，头晕健忘，食少腹胀，便溏，面色萎黄，或见皮下瘀斑，女子月经量少色淡，淋漓不尽，舌质淡嫩，脉细。

第九节　肿瘤的中医辨病诊断

辨证论治是中医学的理论核心和主体思想。辨证是辨病的基础，而辨病又是对辨证的诠释和补充。中医对肿瘤疾病的诊治，也充分体现了辨病与辨证相结合的实事求是、审证求因的诊疗思想，即为了寻求准确的疾病诊断和最佳治疗方案，常常要将临床四诊所得资料进行详细分析和综合评判，辨别病变本质，从而判断出证候和名称，因此，全面分析，病证结合，把握主次是中医辨病诊断的特点。

一、辨病诊断的原则

（一）全面分析病情

全面收集符合临床实际的四诊资料，并借助现代科技的相关理化检查，对肿瘤的辨病诊断至关重要，这也是全面分析病情，取得正确辨证诊断的客观依据。由于肿瘤疾病的特殊性和复杂性，决定了必须辨病诊断先于辨证诊断，辨病引导辨证完成对治则与用药的指导。

全面分析病情还应密切结合现代检测手段，对肿瘤进行动态观察，如某些肿瘤，根据中医辨证论治治疗后临床症状消失，但经现代医学的检测并未真正治愈，客观瘤体仍然存在，对待这类病例，则应尊重客观，同时，针对客观存在进行深层次辨证。

（二）正确处理肿瘤局部与整体的关系

在肿瘤疾病过程中，瘤体病灶的存在使受侵脏腑器官组织经脉受到损伤，甚至影响到全身各脏腑功能的改变，对机体整体产生巨大影响；反之，全身整体功能状况的好坏不仅直接关系到肿瘤的发生与发展，而且还直接影响到对肿瘤的局部治疗效果。因此，我们在对肿瘤疾病辨证时，既要注重机体的临床表现与体征

（即整体），又要强调肿瘤瘤体存在的客观现实（即局部），只有处理好肿瘤局部与整体的关系，才能达到预期的治疗目标。

（三）辨病与辨证相结合

由于种种原因，中医对肿瘤的诊断尚未能客观化，这就对于肿瘤的早期诊断产生困难。而随着现代科技的发展，多种先进的理化诊断方法相继问世，如B超、CT、核磁共振、放射免疫、穿刺活检等，对于推动肿瘤的早期诊断及治疗效果的评价等均产生了积极的影响。加之肿瘤疾病不同于一般的内科疾病，大多具有发病急、发展快、病情险恶、早期诊断困难、病期与预后密切相关等特点。因此，只有在诊断出何种肿瘤的基础上再进行辨证，更切合于临床实际，对提高中医肿瘤治疗效果亦大有裨益。

现代医学研究证明，各种肿瘤都有它自己的生物学特性，其发生、发展规律、形态学变化及病理变化等虽具有某些共同规律，但也有其不同个性，这种共性与个性的病理态势，形成了中医辨病与辨证相结合理论指导下对肿瘤疾病进行个体化治疗的思想体系，充分展现了以病为纲，从病辨证的诊疗学思想的科学内涵。

（四）去伪存真，抓住本质

一般而言，在肿瘤临床过程中，患者都有一个瘤体或肿块的客观存在，虽然同是“瘤体”或“肿块”，但其所形成的病机是不同的；再从证候看，肿瘤的一些典型证候较易识别，但证候不典型者常常占多数，有时一些症状还相互矛盾，甚至出现假象，即“真寒假热”、“真热假寒”、“大实有羸状”、“至虚有盛候”。因此，要善于从众多临床表现中由表及里，去伪存真，透过现象，抓住疾病本质。要做到这一点，首先要抓住关键性的本质证候。例如，舌象和脉象是辨别寒热虚实真假极具参考价值的指征，虚寒证舌淡而润，脉象沉迟无力；实热证舌红而干，脉数有力……总之，临证必须四诊合参，详审细辨，方不致误。

（五）把握主次及转化

肿瘤疾病过程中所表现出来的典型的主证，就是辨病的主体，辨明主证是辨证之关键所在。所谓主证，是从病机分析角度去判别比较，能反映其病理本质，并对病情发展起决定作用的证候。主要矛盾（主证）解决了，次要矛盾（兼证）亦随之而解。例如：某些晚期肿瘤患者、病情比较复杂，既有肿块存在，又有倦怠、纳呆、消瘦等脾虚症状，同时还有其他若干兼证。据证分析，抓住脾虚为其主证，治以调理脾胃为主，随证加减，往往可使临床症状好转或改善。又如有些患者表现为肿块疼痛、口干苦、腹胀便秘等，虽见其他兼证，但据病机分析，应以瘀毒内结为主证，治以祛瘀解毒为主，常能获效。

此外，还应注意主要矛盾和次要矛盾的相互转化。肿瘤的主证并不是始终不变的，在疾病衍变过程中，主证和非主证会发生相互转化。如胃癌，证见胃脘疼痛，腹部肿块，胀满不适，纳少神疲等，此乃瘀血内停证，但若出现便血或吐血较甚，患者汗出面色苍白等，此时主证由瘀血证转化为失血证，当用止血补益法。因此，严密观察肿瘤过程中的主次变化，并根据病证的主次转归及时采取相应的治疗措施，是中医肿瘤辨病诊断的主要原则之一。

二、辨病诊断的一般步骤

（一）辨病位

辨病位就是判定病变部位。定位是辨证论治中一个很重要的问题，因为不同的病位产生不同的病证，治疗措施也就不同。肿瘤辨病位主要包括脏腑定位、经络定位和气血定位等。三者定位时不是截然分开，而是相互联系的。其中，脏腑定位是诸项定位的前提，只有脏腑定位与经络定位相联系，才能辨出气血盛衰及其病变的实质。

例如乳腺与足阳明经相连，乳腺肿瘤的定位多归属肝胃二经；子宫位于下焦，但由冲任二脉统领，子宫肿瘤仍归咎于冲任二脉……如此种种，辨病位时都要依据脏腑经络的生理功能和病理特点，再结合年龄、性别、体形、体质、发病时间、病程及治疗经过等方面情况综合分析，才能使定位更符合实际。

（二）辨病机

辨病机是辨病诊断的重要步骤。肿瘤病位一经辨明，就要对病机作出初步判定，而判定病机前必须对病因有一个全面的了解。肿瘤的病因非常复杂，就外因而言，有外邪因素（即六淫）和饮食因素等；就内因而言，有情志因素和脏腑功能紊乱（亏虚）等，因此，在辨证分析肿瘤病机时，要联系病因这一实际进行综合平衡，才能找出病机之所在。综合历代医家对肿瘤病机的研究结果，认为肿瘤的病理改变临床上以“瘀（滞）、毒、痰（湿）、虚”最为多见。因而，近代医家将之归纳为：气滞血瘀；热毒内结；痰湿结聚；脏腑亏虚（气血亏损，阴阳失调）四个方面。

（三）辨病性

辨病性，就是辨别病证的性质，辨病性是把握疾病的关键环节。由于肿瘤疾病有别于一般内科疾病，所以，要求我们在辨别肿瘤疾病属性时，首先要辨明病属良性还是恶性，病属早期还是晚期，并预测病程及其转归，在此基础上判别其阴阳、表里、寒热、虚实孰重。疾病的根本属性是阴阳的偏盛偏衰，而寒热虚实是一切病变中最基本的性质，各种疾病都离不开这四个方面，肿瘤疾病也不例外。由于肿瘤，发生发展的根本原因是邪正斗争引起的阴阳失调，而疾病过程中的基本病变是寒热虚实的相互转化，所以，治疗的总原则就是补、泻、湿、清，其余众多治则治法都是在这一总原则下产生的。这也正是需要辨清病变性质的目的。

（四）辨病期

各种疾病在其整个发展过程中，一般都可划分为不同的时期或阶段。如麻疹有发热期、出疹期、收疹期之分；消渴有上消、中消、下消之别；骨伤亦有早、中、晚期之不同。对疾病分期并不等于辨证。分期是以时间上的先后或病状的主要特征（如成脓、出疹等）作为划分的依据，而辨证是以辨别出病因病性、病位等为目的。因此，分期只是对疾病全过程演变的阶段性划分，或对主要病状特征的时限进行典型描述，仍属辨病范畴。各种疾病都可分期，而不同疾病的同时期，其病理本质是不可能相同的。

辨识肿瘤疾病的病期，主要根据患者全身情况和局部肿瘤的变化，邪、正双方的状况进行分析。恶性肿瘤患者的临床发展过程，大致可分为三期：

1. 初期：起居饮食大致如常，无明显自觉症状，肿块或显或不显，舌脉亦大致正常，此时形体尚实，邪气初起，治疗以攻毒祛邪为主。慎勿伤正。

2. 中期：肿瘤已发展到一定阶段程度，肿块增大，耗精伤气，饮食日少，或身倦乏力，形体日渐消瘦，已显正虚邪盛之象。此时，疾病进入邪正相持阶段，是肿瘤转归的重要时期，须攻补兼施。

3. 晚期：肿瘤已发展到后期，这处转移或多处转移，积块坚满如石，面黄肌瘦，或惨黑无华，削骨而立，显出恶病质，此时正气大衰。进入晚期的肿瘤患者，身心均处于极度疲惫状态，如一味攻邪，反而伤正，故必须以扶正抑癌为原则，尽可能减轻症状，改善患者的生存质量，同时鼓励和调动患者的主观能动作用，以顽强的意志同疾病作斗争，通过一系列措施以冀增强患者的抗癌能力，延长其生存期。

第六章　消化系统肿瘤的中医特色治疗

第一节　肿瘤的辨证论治

肿瘤辨证论治，是根据前面几章所叙述的中医诊断、中医诊治原则，在肿瘤范围内的具体应用。

肿瘤范围内的应用，也有一些特点。例如，在早期，可以有“无证可辨”的情况。在肿瘤发展到中晚期，症情错综复杂，变化多端，辨证相当困难。到了后期，又有所谓恶病质的情况，正气虚衰，大肉尽削。处理也很困难。

一、“无证可辨”

中医辨证，需要根据望、闻、问、切等诊断方法，所得症候，再用中医理论，分析病因、病机，再决定治法。所以，辨证论治，也有称之为辨证求因，审因论治。

由于现代肿瘤学的发展，已经可以发现很小的癌肿，例如在1cm以下的癌肿。在这样的早期，有时患者常别无所苦。

早期的时候，在中医四诊方面，可以有所反映。但也常可无所反映。患者没有症状，脉、舌也都正常，扪诊也无所发现，全身情况良好，气色、外观都正常。但是癌肿已确实存在。这种情况，称之为“无证可辨”，是古代中医没有遇到过的。既然癌肿存在，当然还要辨证论治。如何辨证论证？通常有几类方法。

1. 有的癌肿，中医对之研究较为深入。从癌前期开始，它的早期、中期，直至晚期，整个演变过程，已经有一个总的概念，形成了一个自始至终的辨证体系。因此，尽管早期“无证可辨”，也可根据这个辨证体系，作出治疗方案。例如，有的癌肿，它的形成，一直到晚期，有一个“脾虚”作为主线，那么，在“无证可辨”阶段，可以健脾作为主治。

2. 也有主张，在这个阶段，以“攻癌”为重点，采用中药的各种抗癌药为治。

3. 也有主张，在这个阶段，以“扶正”为主，或补气血，或益脾肾。

4. 一般，在这个阶段，患者大都采用西医治疗，因此，也常以中西医综合治疗为主。以西医“攻癌”为主，中医以辅助西医治疗为目的。在西医治疗告一段落后，再用中药以扶正、改善症状、预防复发转移、提高生存质量和生存率。

由于总的来讲，癌肿预后仍较差，因此，为提高总的疗效，早期阶段，一般应从中西医综合治疗为主。

二、中期阶段的辨证论证

癌肿发展到了中期阶段，症候众多。即使在同一个患者身上，常会出现众多症状。而中医治疗，在改善症状，改善生存质量方面，常有较好的效果。

（一）要注意几种情况

1. 症状改善，全身情况改善，甚至症状消失，并不等同于癌肿好转。甚至有时会有这种情况，患者应用中药后，恢复十分良好，但实际上，癌肿仍在继续发展。因此，一定要结合现代的诊断、检查。

2. 通常，在应用西医治疗时，西医治疗会引起众多“证”的变化。

例如，头颈部癌肿的放射治疗，可引起咽喉疼痛、口干，也会有舌干、舌瘀、舌红绛、舌青紫、苔黄腻、灰腻、黑腻、白腻等情况，这是放射治疗这种“不内外因”所引起，在辨证时，不宜“随证而变”，或认为“阴虚”，或认为“湿”，或认为“血瘀”。大致为放射的“热毒”，应以清解热毒，适当佐以生津为治。

3. 与西医治疗同用时，要注意中医辨证不当，中药使用不当，有可能反对病情不利。曾有报道，西医以放射、化疗治疗癌肿时，再同用中医“攻癌”之药，常使两者的副作用都加剧，反对患者不利。

（二）常用的方法

1. 与西医治疗综合时，以扶正、改善西医治法的副作用、提高治愈率为目的。在西医治疗告一段落后，中医常需继续治疗相当时日，以巩固疗效，防止复发和转移。

2. 中医治疗，如对某一癌肿已形成一个辨证体系，可以这一体系为主治，并结合对症、支持等治疗。

3. 某些癌肿，在这一阶段，可能只能以中医治疗为主，则大致可应用这一模式：中医辨证论治 + 辩病论治 + 对症、支持等治疗。

辨证治疗时，除可在中药中适当加入辨病中药外，还可结合现代医学手段。如采用介入治疗，以中药抗癌制剂为主等。

4. 某些癌肿，在这一阶段，可能由于体质，肝、肾功能等原因，一时不能应用有效的西医治疗。此时，中医可以改善体质、改善功能情况为主，以使早日能使用西医治疗方式。

5. 也有主张，在这个阶段，以“随症而治”为主。

6. 也有认为，在这一阶段，以“血瘀”、“热毒”等为主要病机而予治疗。

三、晚期的辨证论治

所谓晚期，实际上还可有种种不同情况。有的晚期癌肿，经过中医治疗，或者中西医综合治疗，还可明显好转，在相当时日，甚或有治愈的可能。因此，对于中医临床遇到最多的晚期癌肿患者，还应分析不同情况，予以最合适的治疗。大致有这些情况：

1. 还可以西医治法作适当治疗，并结合中医辨证论治，争取较好效果；

2. 只能从中医治法为主者。可以中医辨证，结合对症、支持等治疗。对症、支持等治疗，亦可采用西药，则成为以中医为主，西医为辅的治疗模式。

3. 中医的内治、外治相结合。

4. 终末期患者，可重点以扶正为主。

第二节　肿瘤辨病论治

所谓“辨病论治”，实际上就是以抗癌为主。中医的“抗癌”，有几种方式。一种以传统方剂为主。一种以新研制的抗癌中药为主。另一种则以抗癌制剂，采用现代医学方式，局部应用。为提高疗效，“辨病论治”常需与“辨证论治”相结合应用。

一、传统方剂

传统方剂中，常用于抗癌治疗者，大致可分成以活血化瘀为主，或清热解毒为主，或以毒攻毒，也有软坚散结为主者。

（一）活血化瘀类

古代中医认为，结块、症瘕积聚之类，大都和血瘀有关。如王清任在其《医林改错》中说：“结块者，必有形之血也”。因为：“血受寒，则凝结成块；血受热，则煎熬成块”。血瘀日久：“必接连成片，片凝日久，厚而成块”。目前临床上，活血化瘀类方剂治癌者甚多。尽管各有变化，但大都从《伤寒》、《金匮》，以及汉代的方剂中脱胎变化而来。

例如《伤寒论》中的“抵当汤”，用水蛭、虻虫、桃仁、大黄；“桃核承气汤”，用桃仁、大黄、桂枝、甘草、芒硝。《金匮》的“下瘀血汤”，用大黄、桃仁、水蛭；和“大黄蛰虫丸”，用大黄、黄芩、甘草、桃仁、杏仁、芍药、地黄、干漆、虻虫、水蛭、蛴螬、蛰虫等。武威出土的汉代竹简，也有“瘀方”，用当归、川芎、丹皮、漏卢、肉桂、川椒、贝母类。可以看到，现今常用的植物类、动物类活血化瘀药，当时都已见端倪。

（二）清热解毒类

不少学者认为，癌肿与热毒有关。《六元正纪大论》中说：“火郁之发，……民病少气，疮疡痈肿”。又说：“太阴之胜，火气内郁，疮疡于中，流散于外，……”。治疗的方法，以清热解毒类为主。

现今用的不少方剂，大致也从汉代开始。如武威出土的汉简中，有一“治伏梁方”，用大黄、黄芩之类，并结合硝石、蜇虫等。《外台秘要》的黄连解毒汤，用黄连、黄柏、黄芩、山栀，目前的抗癌方中也常用。唐代的《千金方》中的“犀角地黄汤”，宋代的《和剂局方》中的“紫雪丹”，清代的《温病条辨》中的“安宫牛黄丸”等，不仅其制剂迄今仍用于肿瘤临床，其中的不少清热成分，也在抗癌处方中应用。

在清热解毒类方剂中，常有喜用“草药”者。其实，“草药”亦即中药。但“草药”常不见于正规的中药房。其原因，或因产量有限而未能大量供应，或因产地狭窄而少见于广大地区，或因有副作用而临床少用。原因多种，但实际，现今曾受到不少宣传的草药，也常见于古籍。如石打穿可参见《冷庐医话》，柞木见于《外科精要》等。

（三）以毒攻毒

以有毒之药，治疗癌肿一类疾病，也有很长的历史。《内经》说：“有毒无毒，所治为主，适大小为制也”。王冰曾说：有四类疾病，象症瘕积聚、痈肿疮疡、留饮癖食、瘴气贼魅之类，有不少就可用有毒之剂治疗。至今民间还流传一些有毒的方剂。

常用的毒物，有武威汉简中的斑蟊、地胆；《太平圣惠方》中砒、朱砂，如“射香丸”，以及“斑蟊散”中，除斑蟊外，还有雄黄。《百一选方》中，此类方剂甚多。如有的用巴豆，有的用“木鳖子”等等。

（四）软坚散结类

软坚散结类方剂中，亦常结合以上几类。常用者如《济生方》的橘核、海藻、昆布、海带等为主。张仲景“鳖甲煎丸”，则为一个大复方，有扶正祛邪的各类药物。

（五）辨病治方应用时的注意点

在应用以抗癌为主的“辨病”方时，应注意：

1. 常不宜与西药抗癌药同用，以免增加毒性而减少疗效。

2. 在应用活血化瘀药时，要注意掌握时机、用量。一般而言，正气衰羸时慎用，有出血倾向时，不宜。有的实验认为，某些活血药有增加转移的可能，应用时要注意。

3. 清热解毒药应用时，要注意辨证时无“热”、无“火”、无“毒”时慎用。还要考虑“苦寒败胃”的问题。虚证，特别是阳虚、脾虚时不宜。

4. 有毒药物，应避免盲目使用。注意适应症。从一般的临床看，中药的有毒药物，治疗癌肿疗效并不理想，而其毒性，或副作用，有时却远大于西药化疗。

二、抗癌制剂

不少中药，已提取了有一定疗效的有效成分，也有的以复方制成一定的制剂，方便临床使用。但目前国内流行的不少抗癌制剂，尚未能成为国际公认的抗癌药物，尚待进一步努力。

三、局部治疗

辨证论治，常以调整患癌宿主的整体为主，而辨病论治，常更多的专注癌肿局部。针对癌肿局部，除全身用药，如口服、肌肉注射、静脉注射外，还可采用现代方法，更直接的针对癌肿局部。如动脉内的用药，或动脉介入治疗，用中药制剂直接注入癌肿的供应动脉。又如，在 B 超引导下，或在 CT 引导下，将中药制剂直接注入癌肿内。再如，直肠癌，用中药制成制剂，作保留灌肠，以取得局部疗效。又如，对癌性胸水、腹水，用中药制剂注入，以控制恶性胸腹水。也可在膀胱内灌入中药制剂，以局部治疗。子宫颈癌也有用局部敷贴治疗者。总之，中医辨病治疗，方式也不少。但大都还有待进一步提高。

第三节　肿瘤的中西医结合治疗

肿瘤的治疗是一门综合医学学科，不是靠单一的治疗手段和措施就能治愈肿瘤本身，虽然西医和中医在各自的领域中都能发挥对各个时期肿瘤的治疗效果，比如西医的手术、放疗、化疗能最大程度地减少早中期肿瘤负荷，杀灭癌细胞；中医能够改善晚期症状，改善生存质量，但是两者也都有其一定的局限性，例如西医注重的是局部治疗，毒副作用大，中医着重于整体治疗，抑瘤杀癌来得缓慢，所以中西医结合治疗的关键是充分估价两者抗癌方法优缺点的基础上，有计划地综合应用中西医结合治疗手段，发挥各自的优点，在一定程度上避免或减少其毒副作用，减少复发和转移，使各自的治疗能顺利进行，并且抗癌作用和机体的免疫功能明显增强，促进康复，更使患者得到必要的生存质量和远期疗效以及更长的生存期。因此，在实际临床工作中，积极运用中医药与手术、化疗、放疗以及其他治疗相结合，是十分有益且有必要的。

一、中医药与手术治疗的结合

手术目前仍然是肿瘤的主要治疗方法，其能迅速降低肿瘤的负荷，适用于早期和部分中期患者，有的可以根治。由于肿瘤的部位和性质不同，手术的适应范围也不同，会给患者带来一定程度的损伤和并发症，且无法避免术后的复发和转移，影响了预后及疗效，因此不少肿瘤，单纯的手术治疗，一直以来远期疗效未明显提高，然综合治疗常能显示其优势。

（一）手术前后的中医药治疗

1. 手术前的中医药治疗

手术前的中医药治疗多为扶正治疗，术前给患者以中药调理，纠正机体的阴阳失衡，可以减少手术的并发症和后遗症，有时可扩大手术的适应症，最主要的是为手术前的肿瘤切除作准备，尤其是改善患者的某些脏器的功能，改善患者的身体素质，以利于手术顺利进行。也有手术前中医药抗癌治疗以冀控制发展，但这种短期的手术前用药只是次要的辅助手段。

2. 手术后的中医药治疗

手术后短期内应用中药，根据不同的证候给予辨证论治，目的是加速术后的康复，尽早及时地为以后治疗如放、化疗创造条件，更主要的是改善或减轻术后的某些不良反应。中医认为手术容易耗气伤血，术后常表现为气血两虚，脾胃失调，如有低热、乏力、虚汗、胃纳减退，腹部胀气，大便不畅等症状，通过健脾理气，益气养阴等中医药治疗常有满意的效果。

手术后长期应用中药，根据病情可长期服用或间断使用，目的除改善体质外，还试图避免或减少复发、转移，提高远期效果。对于早期患者，经过根治术后，以扶正和祛邪相结合，单纯服用中药可以达到上述目的；对于非早期患者，需要或无法接受其他治疗者，宜长期中药治疗，辨证论治多宜益气、补血、滋阴、温阳等扶正为主，清热解毒，活血化瘀，软坚散结，理气化痰等祛邪为辅。

二、中医药与放射治疗的结合

放射治疗是一些肿瘤最常用的疗法之一，能起到对癌肿局部的控制与杀灭，但也能引起一系列的副反应和后遗症，中药的应用是减轻反应，增加疗效的较佳方法。

中医药认为，放射损伤主要是造成人体热毒过盛，以致阴液亏损，气血不和，脾胃失调，以及肝肾阴津枯涸。治疗原则多为清热解毒，养阴生津，益气和血，健脾开胃，滋肝补肾等。

在放射治疗过程中应用中药的目的是减轻放疗的不良反应，增加患者的耐受性。头颈部的放疗常有口干、咽痛，鼻燥等放射性口腔炎，咽喉炎，鼻腔炎发生；胸部放疗会有咳嗽、胸痛、吞咽困难等放射性肺炎，食管炎发生；腹部放疗可有腹胀、腹痛、腹泻、尿急等放射性胃肠炎，膀胱炎等发生；其他还会有放射性皮炎、肝炎、肾炎、脑与脊髓炎，骨髓抑制、脱发、月经紊乱，局部组织坏死等副反应，中药除对症口服外，还能外用局部涂敷、灌注、以及穴位针刺等，效果良好。当然症状严重者仍需要配合一定的西医急救。

放疗后的长期中药应用，其目的亦以提高远期疗效，减少复发与转移为主。中医药具有扶正祛邪双重作用，既能杀伤肿瘤细胞，又能增进免疫，可使患者带瘤生存，使肿瘤不增殖或慢增殖，是放疗后的一种接力性治疗和巩固治疗，一般能长期生存的患者，都是坚持服用中药多年的患者。

至于中药是否有增敏作用尚待进一步探索。从理论上讲，肿瘤组织乏氧细胞增加，放射敏感性就降低，动物实验证明，一些中药如丹参、红花、川芎等可以改善微循环，提高组织以及血液内的含氧量，减少乏氧细胞，增进放射敏感性，但对于人体细胞是否一定如是，需更广泛地研究。

三、中医药与化学治疗的结合

化学药物治疗是目前恶性肿瘤治疗的最常用方法之一。其能作为全身和局部治疗，弥补手术、放疗外的一些肿瘤残余细胞的杀灭，既可单独使用，也能综合治疗，只是化疗缺乏选择性，在杀癌的同时也给机体带来损伤。中药可减轻其毒副作用，保护和防止机体正常组织细胞和脏器的损伤，并能增进疗效，是提高肿瘤治愈率的重要措施。中医认为化疗对机体的损伤主要是气血亏损，脾胃失和，肝肾亏虚，热毒壅盛等，主要治疗原则可以是益气养血，健脾和胃，滋补肝肾，清热解毒。

化疗期间最常见的症状主要是全身性乏力，消化道的恶心呕吐、纳差，以及血象下降；还可有心、肝、肾功能的影响和免疫功能的影响；其他也会有局部损伤、脱发、月经不调，远期伤害，通过中药的内服、外用，以及针刺等方法，对于减轻症状，增加耐受性，均有明显的治疗价值。当然如呕吐严重者宜暂停中药口服，改用其他方法对症处理。

化疗间歇期间，中药主要是扶益正气，改善患者体质，为接受下一次的化疗作准备。化疗后的长期中药应用，主要目的也是为了提高远期疗效，减少转移和复发。

对于中药对化疗的增效作用，可能是由于提高机体的免疫功能或增加了机体的耐受性所致，值得进一步深入研究。

总之，中医药与化疗相结合的综合治疗，把化疗作为祛邪手段，中医药则多宜扶正培本。

四、中医药与免疫治疗的结合

肿瘤的免疫治疗是调整机体防御功能，阻止肿瘤生长或扩散。中医的扶正治疗和免疫治疗有许多相似之处，扶正的基本作用是提高或调整人体免疫功能，扶益和增强免疫防御系统，以抵抗消除疾患，祛邪的基本作用是祛除致病性抗原和消除异常免疫反应，不致疾病发生。近年来研究表明，中医药有免疫促进作用和免疫抑制作用，不少学者建议以多种免疫制剂与中药综合应用治疗效果较好。

一些实验还提示中药有增加 LAK 细胞活性，促进细胞凋亡作用，具体临床应用有待再探索。

五、中医药与多种治疗的结合

肿瘤的多种疗法综合应用是近年来国内外的趋势，中医药作为自然医学与之结合，已经能取得较好的远期疗效，并大大地减少上述疗法的副作用，应该强调的是如何把多种方法融会贯通地联合好，结合的“点”是关键所在，结合好了，就能做到最优化治疗。一般认为在手术、放疗、化疗为主时，中药以扶正减轻不良反应，提高身体素质为宜；在上述治疗后，中药通过辨证可扶正，可祛邪，以控制肿瘤增殖，减少复发、转移为佳。

第四节　肿瘤的中药介入治疗

介入放射学是在 X 线透视，CT 和 B 超导向下，利用特制的穿刺针，导丝和导管等器械进行的诊断和治疗技术，在治疗上分为血管性和非血管性介入放射学，主要目的是使局部组织（肿瘤区域）的药物浓度高于其他给药路径，而全身副作用轻，疗效提高。自 60 年代初至今，国内外学者对各种恶性肿瘤进行大量的介入放射学方面的研究，使之成为近年发展较快的新兴医学学科，演变为许多疾病的重要治疗手段之一，尤其在肝癌等方面已成为非手术治疗的首选。

我国在介入治疗学方面起步于 80 年代，除了开展和国外一样的动物实验和临床研究外，还对中药在介入治疗学中的应用进行了探索和实践，并取得了可喜的成绩。

一、中药动脉灌注栓塞治疗（血管性介入治疗）

（一）常用中药类栓塞剂

1985年，冯敢生等[1]首次报道用中药止血药白芨进行肾动脉栓塞的实验和临床研究，并且在以后的临床研究中把白芨胶运用在肝癌的肝动脉栓塞治疗中，使白芨作为常用的治疗用药和栓塞剂。研究认为，白芨药源丰富，制备简单，使用方便，有止血、抑菌、广谱抗肿瘤作用，且无抗原性；白芨的粘和作用，能机械地阻断肿瘤血供；其表面粗糙，会使血小板解体，内含粘质成分能促使红细胞积聚，加速血栓形成，其颗粒在栓塞过程中能缓慢膨胀，可在所栓塞的器官和瘤块中均匀分布；即使剂量稍大些，也不产生明显全身性不良反应，是一种具有抗癌、栓塞、载体、缓释功能的较理想的外周性血管栓塞剂。

鸦胆子油及其微囊是继白芨之后常用的栓塞剂，动物实验证明其含有的鸦胆子苦素，苦木内酯，鸦胆子苦醇和油醇等有抗癌作用，和碘油混用可引起广泛动脉内血栓形成，临床多用于肝癌，肾癌和一些肺癌脑转移，宫颈癌、消化道肿瘤中。

莪术油也是较普遍应用的中药类栓塞剂，有报道认为其有抗肿瘤活性和增强机体免疫功能，抑制肿瘤核酸生成，导致癌细胞凋亡，作为末梢栓塞剂可栓塞一些脏器的终末小动脉，肿瘤组织内部微小血管和肿瘤边缘新生血管，减少侧枝循环的建立，国内学者把莪术油，鸦胆子油和碘油或复合莪术油对中晚期肝癌的治疗取得了一定的疗效。

近年，微球技术的出现，拓展了中药介入的思路，把中药和微球相结合，如华蟾素精微球和羟基喜树碱明胶微球，尤其是后者，明显地提高疗效而降低了毒副作用。

中药的栓塞剂研究和应用是中医介入疗法中的一个重要课题，有些已趋成熟，而大部分正在实验或过渡阶段，有待于进一步的开发、完善。

（二）常见肿瘤的中医介入治疗

1. 肝癌的中医介入治疗

肝癌介入是非手术治疗的理想选择，应用最广，同时在中药介入治疗中起步相对来说要早些。80年代，大部分治疗是和化疗药物联合治疗原发性肝癌，多数报道都认为可以提高疗效，减轻毒副作用。

近十年来，单纯中药介入治疗肝癌有了进展，曾晓华等[2]用鸦胆子油和碘化油灌注栓塞治疗肝癌13例，平均存活15月，最长达22月。韩铭钧[3]等用莪术油和碘油介入治疗肝癌40例，有效率40%，肝功能明显改善，1年存活率达82.5%，同时认为中药介入治疗对肝功能的改善作用是提高疗效的关键。一些学者单纯运用白芨结果较单纯化疗灌注或明胶海绵栓塞或碘油栓塞具有优越性，

此外，也有用羟基喜树碱，榄香烯，华蟾素，薏苡仁酯，斑蝥素以及山豆根注射液，复方丹参注射液等取得一定疗效的，其共同的特点是中药介入治疗在疗效上和化学药物介入治疗相似，有的可能还略优于化疗介入，并且毒副反应明显减轻。

2. 其他癌肿的中药介入治疗

肺癌是中药介入治疗较广泛的病种，多数是中药与化疗药物合并治疗，如榄香烯与化疗药物，薏苡仁酯与化疗药物等灌注于支气管动脉治疗原发性或继发性肺癌，也有单用羟基喜树碱，鸦胆子乳等中药治疗的，资料显示在病理上可形成肺癌细胞的坏死，肿瘤瘤负减少，合并症的发生率低。

肾癌应用中药介入治疗不在少数，除了用白芨作为可持续性栓塞血管治疗取得满意疗效外，亦有人用鸦胆子油微囊栓塞肾动脉治疗肾癌，肿瘤有明显坏死缩小。

盆腔肿瘤，如直肠癌、膀胱癌、卵巢癌、宫颈癌等，有学者分别用羟基喜树碱灌注也取得一定疗效，很大一部分患者介入治

疗后有利于手术切除。另外，也有人曾用榄香烯乳等治疗食管癌和转移性脑瘤。

可见，中药在介入治疗中对某些肿瘤仍有应用潜力，有些地方还值得更深一步探讨研究，使之在实体性肿瘤特别是晚期癌症中应用更广。

二、瘤内注射中药治疗（非血管性介入治疗）

超声或CT引导下经皮穿刺直接瘤内药物注射是近年兴起的一种局部疗法，主要目的是使肿瘤凝固、变性、坏死，一旦肿瘤可以缩小到切除的可能时，可行手术切除，目前多数应用在肝癌，肺癌以及一些位置较表浅的肿瘤。

刘莉等[4]曾对裸鼠人肝癌局部注射中药制剂以抗癌，用自动化图象分析技术检测肝癌细胞核DNA含量，注射华蟾素组和肝康宁组后DNA相对含量下降，均有显著性差异（$P \ll 0.01$）抑瘤率分别达到57.9%和83%，病理可见到癌组织呈大片坏死，有炎性细胞和纤维组织增生，有实验显示直接在瘤体内注药，药物排泄缓慢，维持时间延长，在局部尤其象肝组织可产生明显的组织效应，且中药的安全性大于西药。

上海医科大学肿瘤医院早年曾用燕山蛩制剂在B超引导下进行肝脏瘤体内注射，取得了同注射无水酒精相类似的效果，配合其他治疗有带瘤生长10年的患者，后也曾用华蟾素瘤内注射，配合放疗提高疗效。也有报道用斑蝥素、莪术油，以及自制的中药制剂治疗肝癌，均有疗效，榄香烯肺癌瘤内注射，以及在各种浅表恶性肿瘤和宫颈癌方面有一定疗效。吴培俊[5]用复方五倍子溶液和MMC在内窥镜直视下局部治疗不能手术的贲门癌和食管癌23例，结果CR7例，PR12例，总有效率82.8%。

总的体会是要进行瘤内注射治疗，肿瘤大小宜在5cm以下，周围组织无明显大血管，并且以单个肿瘤疗效最佳，至于是否会种植，播散转移尚有一定争议，但中药或中西药结合实体瘤内注射治疗不失为一种肿瘤治疗的可行手段。

第五节　肿瘤针灸治疗

针灸疗法在临床上的应用，须掌握辨证与治疗两个环节。辨证施治，是中医学临床治病的总则。

辨证，就是对疾病现象进行具体的分析和判断，是以经络理论为纲来分析全身证候，要对全身证候作全面了解，从疾病的发生发展来讲，要注意其先后的变化。用“标”与“本”来分析“证候”的主次关系，针灸治疗的标本，首先要辨明疾病的标本。一般来讲，先病是本，后病是标；主证是本，兼证是标；脏腑病是本，经络病是标；内病是本，外病是标。一般情况下，治病当以治本为主，或标本兼顾，特殊情况下则以治标为主。这就是所谓“急则治其标，缓则治其本”的施治原则。据经络标本而论，四肢经穴为本，头身经穴为标，任、督二脉经穴为全身经穴之本。因此。对新起的实证，可先取四肢的本部穴，后取头身的标部穴；对久病的虚证，可先取头身的标部穴，后取四肢的本部穴。根据病情轻重，或先治标，或先治本，或标本同治。

针灸的治疗作用总称为“调气血”，重点则在“调气”。“气”的活动以“神”为主导，针刺通过调气可以达到调神，充分发挥神志的作用则可以更好地调气。调气是调针下之气，也是调针下之神；调神是调整医生和患者双方的精神状态，发挥两方面的积极性。医生要专其精神，要在患者精神会聚和安定的情况下针刺。在得气的基础上运用补、泻、导气等法以调其气。

针灸治疗穴位的选取可概括为近部取穴、远道取穴和随症取穴，三者均以经络学说为依据，应用时可分可合。近部取穴指选取病痛的局部和邻近部的穴。本法多用于四肢体表疾患，头身部的疾患也常选用。如胃痛取中脘、梁门、胃俞，腹痛取天枢、大肠俞。当病痛的局部有炎性病灶、疤痕或重要脏器，则可改用邻近穴位。远道取穴指选取远离病痛部的穴位，一般以肘膝以下的穴位为主。本法多用于内脏疾患，如腹痛取足三里，腰痛取委中等。随症取穴指针对不同证候来选取穴。例如，咽下困难时，选天突、内关；恶心、呕吐，选内关、足三里；呃逆时，选膈俞、内关、劳宫；腹胀时，选天枢、气海、内关、足三里；胁肋痛，选支沟；消化不良，选公孙、足三里；便秘时，选天枢、支沟；脱肛时，选长强、承山等。

治疗时，行针是针刺腧穴，通过捻转提插，使之得气的操作方法。得气是针刺部位已经待到经气的感应。此时医生会感到针下沉涩而紧的现象。患者会有酸、麻、胀、重等感觉。如针下虚滑为不得气。得气迅速，治疗效果较好；得气不迅速或不得气，治疗效果差，甚至无疗效。如因取穴不准或针刺偏差的，可重新调整针刺部位和深浅角度，加以捻转提插，一般就可以得气；如属久病体虚，经气不足，针后得气迟缓，可留针稍待片刻以候气，然后再予行针提插捻转，即可得气；如经上述方法仍无得气现象的，可在针刺部位的上下，以指循经轻叩或用艾灸以助经气来复；如经多次针灸仍无得气现象的，则预后多不良。

针刺腧穴，运用补、泻的手法，可调和营卫气血，使脏腑的机能得到恢复，从而达到治愈疾病的目的。常用针刺补泻的基本方法如：①疾徐补泻，即进针时慢慢刺入，略予捻转，出针时将针退至皮下，稍停，较快的出针为补；反之，进针时迅速刺入，多加转动，出针时较缓慢地退出为泻。②捻转补泻，即在进针时以捻转较重，角度较大者为泻法；反之，捻转较轻，角度较小者为补法。③提插补泻，即针下得气后，将针上下提插，先浅部后深部，反复重插轻提为补；反之，先深部后浅部，反复重提轻插为泻。④开阖补泻，即出针后于穴位上速加揉按，促进针孔闭塞，不令经气外泄为补；反之，出针时摇大针孔，不加揉按而令邪气外泄为泻。⑤迎随补泻，即进针时将针尖迎着经脉来的方向斜刺为泻法，将针尖沿着经脉去的方向斜刺为补法。顺着经脉取穴，依次而针的为补法；逆着经脉取穴，依次而针的为泻法。⑥呼吸补泻，即呼气时进针，吸气时出针为补；吸气时进针，呼气时出针为泻。⑦平补平泻，是将针刺入穴位后，再作均匀地提插捻转，使针下得气，然后根据情况出针。上述各法，在运用时，可以单独使用，也可结合使用。

一、腹痛

腹痛是临床极为常见的证候，可伴发于多种脏腑疾患。应根据各病的不同情况，随证施治。

（一）病因病机

1. 寒邪内积：平素过食生冷，寒自内生，或遭受风冷，脐腹为寒邪侵袭，寒性收引而腹痛。

2. 脾阳不振：阳气素虚，脾胃运化失职，稍受寒邪，或饥饱劳累旋即腹痛。

3. 饮食停滞：暴饮暴食，或过食厚味辛辣，胃肠之消化传导功能失常，清浊相干，气机阻滞不通而痛。

（二）辨证

1. 寒邪内积：痛势急暴，腹部喜温怕冷，大便溏薄，四肢不温，舌淡苔白润，脉沉紧。

2. 脾阳不振：腹痛绵绵，腹部喜温怕冷，时作时止，痛时喜按，神疲畏寒，便溏，苔薄白，脉沉细。

3. 饮食停滞：脘腹胀满，痛处拒按，恶食，嗳腐吞酸，或痛而欲泄，泄后痛减，苔腻，脉滑。

（三）治疗

1. 寒邪内积

治法：取任脉和足太阴、阳明经穴为主。毫针刺用泻法，配合隔盐灸神阙。

处方：中脘、神阙、关元、足三里、公孙

方义：中脘升清降浊，温通胃肠之腑气，足三里、公孙健运脾胃，灸神阙、关元温暖下元消除积寒。

2. 脾阳不振

治法：取背俞、任脉经穴为主。毫针刺用补法，并灸。

处方：脾俞、胃俞、中脘、气海、章门、足三里

方义：脾俞、胃俞配腑会中脘、脾募章门，以振奋脾胃之阳；合气海、足三里，以助消谷运化之功能。

3. 饮食停滞

治法：取任脉、足阳明经穴为主。毫针刺用泻法，并灸。

处方：中脘、天枢、气海、足三里、里内庭（奇穴）

方义：中脘、足三里、天枢、气海，以通调胃肠功能；里内庭为治疗伤食的经验效穴。数穴合用，使消化和传导功能恢复，则胀满腹痛自消。

耳针

选穴：交感、神门、皮质下、胃、脾、小肠

方法：取3~5穴，中强刺激，留针10~30分钟，每日或隔日1次。

二、恶心、呕吐

恶心、呕吐是临床常见的证候，常伴发于多种疾病，凡风寒暑湿诸邪，以及痰饮、食积、肝气等，皆能导致胃失和降，气逆于上而发为恶心呕吐。

（一）病因病机

胃主受纳腐熟水谷，与脾共司升清降浊，是为胃之正常功能。外邪犯及胃腑，致胃失和降。气逆而成恶心呕吐。如痰湿困于脾胃和过食生冷油腻，中焦失于旋降，阻遏不化；或因中虚气

弱，运化无力，水谷无以消磨；或情志怫郁，肝气横逆犯胃，胃气不得下行，凡此均可使胃气上逆而发生恶心呕吐。

（二）辨证

寒客胃脘，时吐清水或稀涎，进食则恶心呕吐，苔白脉迟，喜暖畏寒，或大便溏薄。热邪内蕴，多食即吐，呕吐酸苦热臭，口渴，喜寒恶热，大便燥结，脉数苔黄。痰饮停蓄，多见胸痞眩晕，恶心呕吐痰涎，或见心悸，苔白脉滑。宿食不消，则见脘腹胀满或疼痛，食入更甚，恶心嗳气食臭，便秘矢气，苔厚腻，脉滑实。肝气横逆，多见胁痛呕酸，脉弦。胃气虚弱，则恶心呕吐时作，食不甘味，纳少，大便微溏，神疲肢软，脉弱无力，苔薄腻。

（三）治疗

治法：取足阳明经穴为主。寒者留针多灸。热则疾出不灸；肝气犯胃，泻足厥阴经穴，补足阳明经穴；中虚宜兼补脾气。

处方：中脘、内关、足三里、公孙

热吐：合谷、金津玉液；寒吐：上脘、胃俞；痰饮：膻中、丰隆；食积：下脘、璇玑；肝气：阳陵泉、太冲；中虚：脾俞、章门。

方义：中脘、胃俞是俞募相配，加合穴足三里，可奏通降胃气之功。内关为手厥阴之络，又为阴维交会穴，手厥阴经脉下膈络三焦，阴维主一身之里，有宣通上中二焦气机的作用。公孙属足太阴脾经，又为冲脉交会穴，脾胃互为表里，故取调中焦而平冲逆之气。上脘当胃之上部，灸之可温胃散寒。合谷泻手阳明经气以达泄热目的。金津、玉液生津止呕，适用于热吐。丰隆运脾胃之气，膻中调气，使气行而痰化。璇玑、下脘，导气机而化宿食。阳陵泉、太冲，并泻肝胆经气，制肝气之横逆。脾俞、章门，俞募相合，用以调补脾气，使中气得振，运化有权，水谷得以消磨，升降恢复常度。

耳针

选穴：胃、肝、交感、皮质下、神门

方法：每次取2~3穴，强刺激，留针20~30分钟，每日或隔日1次。

三、腹泻

腹泻又称泄泻，指大便次数增多，便质稀薄或呈水样而言。

（一）病因病机

1. 急性腹泻：多因饮食生冷不洁之物，或兼受寒湿暑热等邪，容于肠胃，邪滞交阻，气机不和，胃肠运化与传导功能失常，清浊不分而为腹泻。

2. 慢性腹泻：脾胃素弱，或久病气虚，中焦健运衰退，食物难以消磨，脾气不能散精，或因肾阳不振，命门火衰，不能腐熟水谷而导致腹泻。

（二）辨证

1. 急性腹泻：发病较急，便次与数量增多。如偏于寒湿，则见粪质清稀，水谷相杂，肠鸣腹痛，身寒喜温，口不渴，脉迟，舌苔白滑；偏于湿热，所下黄糜热臭，腹痛，肛门灼热，小便短赤，脉象濡数，舌苔黄腻，或兼身热口渴等证。

2. 慢性腹泻：发病势缓，或由急性腹泻迁延而致。若脾虚则面色萎黄、神疲肢软、不思饮食、畏寒喜暖、大便溏薄、脉濡缓无力、舌嫩苔白；肾虚则每于黎明前腹微痛，痛即欲便，或腹鸣而不痛，腹部与下肢畏寒，脉沉细，舌淡、苔白。

（三）治疗

1. 急性腹泻

治法：以疏理肠胃气机为主。偏寒者可留针，并用艾条或隔姜灸；偏热者针刺用泻法。

处方：中脘、天枢、足三里、阴陵泉

方义：中脘为胃募，天枢为大肠募，募穴是脏腑之气所汇聚，故取二穴以调整胃肠之运化与传导功能。足阳明合穴足三里，可通降胃脏气机，脾与胃为表里，故取阴陵泉疏调脾经经气，使脾气得运，水精四布，小便通利，则湿滞化而大便转实。

2. 慢性腹泻

治法：以健脾胃与温肾阳为主。针用补法，可多灸。

处方：脾俞、中脘、章门、天枢、足三里

肾泄：命门、关元。

方义：脾俞与章门，是脾的俞募穴，俞募相配，可加强健脾益气的作用；复以大肠募天枢，胃募中脘与胃经合穴足三里，施以针补艾灸，使脾阳得伸、运化有权。灸命门、关元为益命火、壮肾阳，以奏温养脾肾，熟腐水谷之功，属治本之法。

耳针

选穴：大肠、小肠、胃、脾、交感、神门

方法：每日 1～2 次，中强刺激，留针 20～30 分钟，慢性腹泻可隔日 1 次。

四、便秘

便秘是临床上常见的症状，由于粪便在肠内停留过久，以致大便干结、排出困难或不尽。

（一）病因病机

1. 实秘：素体阳盛，嗜食辛热厚味，致肠胃积热；或邪热内燔，津液受灼，肠燥腑气不通；或情志不扬，气机郁阻，津不敷布，肠腑传导失常，而成便秘。

2. 虚秘：多由病后，或产后，气血未复；或年迈体衰，气血亏耗。气虚则传运无力、血虚则肠失润下；或三焦阳气不充，阴寒凝结，肠道腑气受阻，而成便秘。

（二）辨证

1. 实秘：便次减少，经常三、五日一次或间隔更长时间，便则努挣，坚涩难下，如热邪壅结，则身热、烦渴、口臭、喜凉。脉滑实，苔黄燥；气机郁滞者，每见胁腹胀满或疼痛，嗳气频作，纳食减少，脉弦，苔薄腻。

2. 虚秘：气血虚弱者，则见面色唇爪苍白无华，头眩心悸，神疲气怯，脉象虚细，舌淡苔薄。如阴寒凝结，可觉腹中冷痛，喜热畏寒，脉沉迟，舌淡苔白润等证。

（三）治疗

治法：取大肠经俞、募及下合穴为主。实秘针用泻法，虚秘针用补法，寒秘可加灸。

处方：大肠俞、天枢、支沟、上巨虚

热结：合谷、曲池；气滞：中脘、行间；气血虚弱：脾俞、胃俞；寒秘：灸神阙、气海。

方义：便秘之因不同，大肠传导功能失调，取大肠俞与募穴天枢，配下合穴上巨虚，可加强疏通大肠腑气的作用，腑气通则传导自能复常。支沟宣通三焦气机，三焦气顺则腑气通调。曲池、合谷泻大肠腑气，以泄其热，腑会中脘，取之以降腑气。肝郁气滞，泻行间以疏肝气。补脾俞、胃俞，扶助中气，脾胃气旺，自能生气化血，为虚秘治本之法。灸神阙、气海，温通三焦而消阴寒。

耳针

选穴：直肠下段、大肠、皮质下

方法：中强刺激，间歇运针法，留针10~20分钟。

五、呕血

食道、胃出血，从口吐出，《内经》称呕血。血色多呈棕褐，量多时可呈鲜红或黯红色，常夹有食物残渣。呕血时，常伴有恶心及上腹部不适或疼痛。

（一）病因病机

呕血多因于七情内伤、饮食不节导致，属胃络脉损伤而引起。一般临床所见，实证少，虚证多，虚实夹杂者更多。

（二）辨证

1. 胃热炽盛：突发呕血，量多色鲜红或紫红，吐前多有烦热口渴或胃脘疼痛，嘈杂吞酸。或觉胃脘有热上冲，大便秘结或解而不爽，粪黑如漆，口中秽臭，脉滑数，舌红、苔黄厚。

2. 肝火犯胃：呕血伴胸闷不舒，心烦易怒，口干且苦，或呃逆频作，脉弦数，舌红、苔薄黄。

3. 气滞血瘀：呕血成块，色紫黯，伴胃脘刺痛拒按，痛有定处，口渴不喜饮，脉弦涩，舌有紫瘢。

4. 心脾不足：呕血绵绵，色淡而不鲜，胃脘隐痛喜按，神疲乏力，惊悸少寐，纳足不罄，大便偶见黑色，或腹胀便溏。脉沉细或细涩，舌淡、苔少。

5. 脾肾阳虚：呕血反复发作，血色黯淡，伴四肢清冷，神倦欲寐，面白息微，便溏溲清。脉沉迟或缓，舌淡、苔薄白而滑。甚则面色如妆，喘逆烦躁不安，四肢厥逆，六脉反见细微。

（三）治疗

1. 胃热炽盛

治法：清泄阳明，凉血止血。进针得气后用提插泻法，留针5~10分钟。

处方：下廉、足三里、丰隆、上脘

2. 肝火犯胃

治法：泄肝和胃，凉血止血。进针得气后用提插捻转补泻法，留针15~20分钟。

处方：内关、太冲（或）行间、足三里、公孙

3. 气滞血瘀

治法：理气和胃，活血化瘀。进针得气后背俞穴用捻转泻法，四肢用提插泻法，留针15~20分钟。

处方：外关、合谷、血海、足三里、膈俞、脾俞。

4. 心脾不足

治法：健脾益气，补心养血。进针得气后用提插捻转补法，留针20～30分钟。

处方：三阴交、公孙、神门、足三里、下脘

5. 脾肾阳虚

治法：温补脾肾，固阳摄血。进针得气后背俞穴用捻转补法，加用温针，下肢穴用提插补法，留针20～30分钟。

处方：脾俞、肾俞、膈俞、三阴交、太溪、命门

六、食道肿瘤

本病在中医学中属“噎膈”范畴。指进食吞咽困难，膈乃饮食梗阻胸膈，停滞不下。

（一）病因病机

本证多为情志不畅，气机郁结，嗜酒辛辣，积热消阴，气结则津液不能输布，凝聚成痰，积热则耗血伤液，食道干枯，痰瘀胶固阻于食道，而成噎膈。病久则可使气血亏损，出现虚象。

（二）辨证

初期每见饮食梗噎不顺，精神抑郁则病加甚；继则胸膈疼痛，大便秘结，食入拒隔，甚至水饮难下，形瘦骨立、口燥咽干，粪如羊屎，脉象细涩，舌红少津。

（三）治疗

治法：以开胸膈，调胃气为主。毫针刺用平补平泻法，不灸。

处方：膈俞、巨阙、内关、胃俞、足三里

方义：膈俞为血之会穴，位近膈部，故能调气行血，起祛瘀开膈的作用。巨阙为心募，内关为心之络穴，手少阴与手厥阴之经脉循行胸膈，故取二穴以开胸膈之逆气；胃俞与足三里，可通调中焦胃气，使气机运化而消瘀。

加减：食入格拒加中魁（灸）；胸痛引背加内关、心俞；痞塞嗳气加中脘、大陵。病久虚症可用灸法，取膻中、膈俞、中脘、足三里。每穴灸7～9壮，每日1次，20次为1疗程。

耳针

选穴：食道、贲门、胸、上腹、神门、膈

方法：每次选3～4穴，施以捻转刺激，留针30分钟，间歇运针或用电针，每日一次，20次为一疗程。

七、胃肿瘤

本病在中医学中亦属“胃脘痛”范畴。

（一）病因病机

1. 肝胃不和：忧思恼怒，情志不畅，则肝气郁滞，失于疏泄，横逆犯胃致气机阻滞。

2. 脾胃虚寒：素体脾胃虚弱，或劳倦过度，或久病伤及脾胃，致中焦虚寒。

3. 胃阴不足：胃阴受损，胃失濡养。

（二）辨证

1. 肝胃不和：证见胃脘胀痛，饱闷不适，食后尤甚，痛无定处，攻撑连胁，嗳气、善太息，迁烦恼郁怒而加重，脉弦，舌苔薄白；甚则痛势急迫，心烦易怒，嘈杂吐酸，口干，口苦，脉弦数，舌红、苔黄。

2. 脾胃虚寒：证见胃脘隐隐作痛，得按则减，喜食热饮，时吐清水，纳呆，神疲乏力，手足欠温，大便溏薄，脉细弱，舌质淡、苔薄白。

3. 胃阴不足：证见胃脘疼痛有灼热感，痛无定处，午后或空腹时重，口燥咽干，渴不多饮，食少便干，脉弦细而数，舌红、少苔。

（三）治疗

1. 肝胃不和

治法：疏肝和胃，降逆止呕。均用泻法。

处方：内关、中脘、阳陵泉、足三里、太冲、期门、解溪、胃俞

方义：中脘、足三里合用有通降胃气之功；内关为心包经穴，且与阴维脉相通，手厥阴经脉下膈络三焦，阴维主一身之里，故有宣通上中二焦气机的作用；阳陵泉、太冲，疏泄肝胆经气，平肝木之横逆，配胃俞以和胃，解溪以止呕，期门以疏肝。

2. 胃阳虚寒

治法：温中理气，健脾和胃。均用补法。

处方：中脘、内关、足三里、脾俞、胃俞、公孙

方义：脾俞、胃俞助足三里以调补脾胃；公孙为足太阴脾经络穴，别走阳明，又与冲脉相通，故取之以渊中焦而平冲逆之气。

3. 胃阴不足

治法：养阴清热；理气止痛。除支沟用泻法外，余皆用捻转提插补法。

处方：足三里、中脘、内庭、太溪、合谷、支沟

方义：太溪为肾经原穴，补以滋肾阴，内庭配合谷清胃热、保阴津，支沟理气通便。

灸法

适用于虚寒症状明显者，选穴同针刺法。

耳针

选穴：胃、脾、下脚端、脑

方法：每次选 2 ~ 3 次，留针 30 分钟，间歇捻转或用电针，每日或隔日 1 次。

八、肠梗阻

本病在中医学中属“肠结”、“关格”范畴。

（一）病因病机

六腑以通为用，故泻而不藏，满而不实。因于饮食不节，寒邪凝滞，热邪郁闭，湿邪中阻，气血瘀滞等影响六腑功能，易导致肠腑气滞血阻，出现“肠结”、“关格”。

（二）辨证

腹胀痛或不适，定位不明，腹膨胀，溢出样呕吐，不排气排便，肠音可消失。部分患者体温可升高，脉弦，舌苔薄白或薄腻。

（三）治疗

治法：通涤腑气，通里攻下为基本法则，由于寒热虚实证候的不同，在攻下的基础上，辨证施治，以足阳明经，足太阳经穴为主，针刺用泻法。

处方：大肠俞、次髎、支沟、足三里、天枢、上巨虚、下巨虚、气海

方义：支沟为手少阳三焦经本穴，有利气通腑之功；大肠俞与天枢为大肠俞募相配，有消腹中气胀之效；次髎能利下腹之气；足三里足阳明胃经本穴，为治胃肠腑病要穴；上巨虚、下巨虚为大小肠经之下合穴，善调大小肠之经气；气海为生气之源，补中能益气、和气，泻之能利气、导气。

灸法

取穴：大肠俞、关元、左大横等。

方法：将桂枝、白芷、急性子、王不留行、公丁香共研细末，拌入适量面粉，调成薄糊状，用纱布制成灸用衬布晒干备用，灸治时，把念盈艾条燃旺，对准经穴，中隔药衬布压灸3～7次。

耳针

选穴：大肠、小肠、交感、皮质下

方法：中强刺激，每日1～3次。

第六节　肿瘤中医外治法

中医药物外治就是采用药物制成不同的剂型，用于肿瘤局部患处，并依赖药物的性能，使其直达病所，产生效果，从而取得治疗肿瘤的目的。金代《儒门事亲》记载“枯瘤方”，清《串雅内编》的“枯瘤散”都是将药粉以冰或醋调匀，涂于肿瘤上，使其干枯而坏死自然脱落。在临床上，常用的外治法有膏药、油膏、掺药、箍围药、草药等。使用时常辨别属于阳证、还是阴证为主要原则，进行分别使用。

蟾酥膏：蟾酥、冰片、乳香、川乌、红花等组成，适用于各种癌性疼痛，骨癌引起的疼痛具有较好疗效。

如意金黄散（《外科正宗》）：天花粉、大黄、姜黄、白芷、厚朴、苍术、生南星、甘草，共研细粉，过箩。用清茶或醋调敷患处。已破溃者不用。具有清热解毒，消肿止痛。治无名肿瘤，乳痈乳疮，坚硬无头肿物，丹毒、蜂窝组织炎。肿瘤患者局部感染或化学药物治疗液外漏引起红肿亦可应用。

抗癌散（《抗癌中草药制剂方》）：砒石、枯矾、碘仿、硇砂、冰片，共为细末。外敷。每日宫颈局部上药。辅以青黛，紫金锭等外用以防腐、消炎。具有腐肉蚀疮。外用治疗宫颈癌。

五虎膏（民间验方）：番木鳖（马钱子）、蜈蚣、天花粉、北细辛、生蒲黄、紫草、穿山甲片、雄黄、白芷，将番木鳖水煎刮去皮毛、切片晒干。先用香油300克入蜈蚣等八味药，炸至枯，去渣，再入番木鳖炸至松黄色，不令焦黑，罗筛去渣，余油趁热入白蜡30～60克，和匀候冷即成。具消肿拔毒，散结祛瘀。外治皮肤癌，黑色素瘤，唇癌等体表肿瘤。

消瘤碧玉散（《医宗金鉴》）：硼砂、冰片、胆矾，共研成细末，用以点患处。具有开结通候。治喉癌，扁桃体癌等。

八宝珍珠散（《医宗金鉴》）：儿茶、川连末、川贝母、青黛各等量，红毛（烧灰存性）、官粉、黄柏末、鱼脑石（微煅）、琥珀末、人中白、硼砂、冰片、牛黄、珍珠（豆腐煮，研末）、麝香。各研成极细末。兑一处研匀，以细笔管吹入喉内烂处。具有开结通喉，解毒祛腐。治喉疳腐烂及喉癌、舌癌、齿龈癌等。

锡类散（《温热经纬》）：西瓜霜料、生硼砂、生寒水石、青黛、冰片、珍珠（豆腐制）、硇砂、牛黄，共研成细末。用时吹少许至患处。具有清热利咽，消肿止痛。治口腔糜烂，口腔溃疡、舌疳、喉菌等。

拔毒散（《证治准绳》）：天花粉、木鳖子、黄柏、黄芩、大黄、无名异、牡蛎各等分。共研成细末。醋调敷。具有消毒解毒，治诸恶疮。

珍珠散（《外科正宗》）：白石脂、龙骨、石膏、石决明，以上四味均煅过，共研细粉，再加入麝香、冰片、珍珠粉，共兑研均匀，每瓶装 1.5 克或 3 克。具有解毒消肿，生肌长肉。治疮疡溃烂，疔毒恶疮，流脓流水，肌肉不生，疮口不敛。

外科蟾酥丸：由轻粉、乳香、麝香、寒水石、雄黄、蟾酥、朱砂、胆矾、铜绿、蜗牛、没药研末，用冷开水泛丸，如高粱粟子大。具有清热消肿，治疮毒。用米醋烊化，敷于患处，亦可内服 3 ~5 粒，每日 2 次。

千槌紫金膏：（《疮疡外用本草》）：由蓖麻仁，血竭、儿茶、乳香、没药各等份，广丹、银朱、松香，擀如泥。隔水炖一昼夜。摊于布或纸上约一分厚。临用烊化贴患处。具有拔毒消肿止痛。用于治疗乳痈，乳岩，乳中结核，瘰疬、石疽等初起红肿未酿脓者，可消肿止痛。

紫归油：(《外科证治全书》)：由紫草、当归、麻油、用麻油敖上药，炸枯去渣，出火气，以棉球蘸油频润之。具有和血润燥，解毒消肿。治疗茧唇（唇癌），唇风，以及湿毒疮等证。

（徐益语）

第七节 肿瘤单方验方治疗

单验方治疗肿瘤。全国各地收集了不少治疗肿瘤的方药，通过临床观察和整理，对确实具有较好的疗效，甚至有的经现代科学研究，提取其有效成份，已广泛应用于临床治疗中。如小金丹、犀黄丸、片仔癀、平消片、甲基斑螯素、金克槐耳等方药，具有一定疗效，值得进一步研究。

一、单方举例如下

冬凌草：具有清热解毒，祛瘀散结的功效。实验证明对多种动物移植性肿瘤有抑制作用。治食道癌、贲门癌、直肠癌、肝癌均有疗效。冬凌草片，每片含生药4.2克，每次服5片，每日3次。冬凌糖浆，(1：1浓度）每次30毫升，每日3次。

青黛：具有清热解毒，凉血消斑的功效。其提取物靛玉红对动物移植性肿瘤有中等抑制作用，对荷痛机体的免疫功能有增强促进作用。治慢性粒细胞白血病、鼻咽癌、肺癌、舌癌及放疗后的口腔溃疡有效。用量1.5克~3克，宜入丸散，或调入汤剂服用。靛玉红片，每日150毫克~200毫克，分3~4次冲服。

鸦胆子：具有清热解毒，治痢抗疟、败毒抗癌的功效，实验证明鸦胆子仁或水剂能使瘤组织发生退行性变与坏死，局部外敷能治小鼠皮肤癌、乳头状瘤，对艾氏腹水瘤及淋巴细胞白血病有显著抑制作用。治食管癌、胃癌、结肠癌、直肠癌、肝癌有疗效。用量10~15粒，用胶囊装，饭后吞服，一日3次。外用适量。10%鸦胆子乳剂注射液30毫升~40毫升加入5%葡萄糖盐水250毫升，静脉滴注。

斑蝥：具有破癥散结，攻毒蚀疮，抗肿瘤作用，实验证明斑蝥提取物或斑蝥素对多种实验动物移植性肿瘤有明显抑制作用。治食管癌、贲门癌、胃癌、乳腺癌、肝癌等肿瘤。用量：0.05~0.1g，炮制后入丸散服，外用适量。斑蝥素片、复方斑蝥素片0.25mg，每日3次。甲基斑蝥胺片50~100mg，每日3次。此药目前临床较常用，副作用较少。

黄药子：具有散结消瘿、凉血解毒作用。动物实验证明对移植性小鼠肉瘤、宫颈癌、白血病有抑制作用。能明显缩小甲状腺癌。对食管癌、胃癌、直肠癌等消化道恶性肿瘤近期疗效明显。用量5克~9克。外用适量。黄药子酒，每次10毫升，每日3次。黄药子甘油，滴注食管用。用量酌定。

灵芝：具有益气补血，养心安神，止咳平喘功效。实验研究对小白鼠肉瘤有抑制作用，对用甲基甘氨酸乙酯亚硝胺诱发食管癌变有一定抑制作用，使肿瘤发生的数目减少，体积变小，并能增强机体免疫功能。近年科学实验证实，灵芝破壁孢子活性物质能将肿瘤细胞阻断在DNA合成起始，使细胞周期受阻而不能进行分裂，在短时间内降低肿瘤细胞内钙离子的浓度，破坏肿瘤细胞信号传导系统，阻断肿瘤细胞的转移、扩散。用量6~15g，水煎服。破壁孢子粉2g，一日2次，冲服。

二、验方举例如下

新癀片：由肿节风、三七、牛黄等组成，具有清热解毒，祛瘀消瘤之功。对癌性疼痛有较好疗效。对癌性发热亦有退热作用。胃、十二指肠溃者慎用。

小金丹：由草乌、五灵脂、地龙、木鳖、乳香等组成。具有温化寒凝，祛瘀通络。治痰核流注，瘰疬肿块等，如乳腺肿瘤、淋巴瘤等有效。每日早晚各服1丸，黄酒小半杯温服。

甲基斑蝥胺片：为斑蝥提取物，治消化道肿瘤，特别是肝癌有明显疗效。每次服50~100ml，每日3次，使用较安全。

华蟾酥素针：动物实验提示对癌细胞增殖有抑制作用，具有解毒消肿，散结的功效。对消化道肿瘤有效。用量：每次4毫升，肌肉注射，每日2次，或20毫升加入10%葡萄糖500毫升，静脉滴注，每日1次，一个月为一疗程。华蟾酥口服液，每日2次，每次1~2支。

金克冲剂：由槐耳菌固体培养发醇提取制成颗粒状冲剂。具有清热解毒、消痛的功效。每次1包，每日3次治疗肝癌疗效较明显。

平消胶囊：由仙鹤草、枳壳、郁金、五灵脂、干漆、净火硝、白矾、制马钱等制成。具有理气散结、活血化瘀，解毒消肿的功效，对肿瘤具有缓解症状、缩小瘤体的作用，治肺癌、肝癌、胃癌、乳腺癌、宫颈癌等。用量：一日3次，每次4粒至8粒。

斑蝥蛋：斑蝥一只，鸡蛋一个，将斑蝥去头足，翅膀，羽毛，然后将蛋打开一个洞，放入去头足斑蝥，蒸煮半小时，取出蛋中斑蝥，日服一只鸡蛋，治疗肝癌及消化道肿瘤，具有清热解毒，消肿散结功效。

安宫牛黄丸：由牛黄、郁金、犀角、黄连、朱砂、雄黄、冰片、麝香等组成。具有清热解毒，消肿散结的功效。该药对控制发热、黄疸、肝痛等症状改善，疗效较好，治疗肝癌有效。近年采用醒脑静（安宫牛黄丸针制）治疗肝性脑病及保肝退黄均有一定疗效。

柘木糖浆：由柘树根及茎枝中提取有效成份柘树宁，杨梅树皮素及山奈酚-7-葡萄糖甙，桑色素和水苏硷制成。古籍医书记载“治老妇血瘕，男子痃癖闷痞……”可治肿瘤，如食道癌、胃癌、肠癌等。用量每次25毫升，每日3次。

蜈蚣粉：由蜈蚣7条、斑蝥7个、红枣7枚，将枣去核，前二味药共轧细末，塞入红枣内（去核），放到砂锅上，用桑枝火培焦，凉后共轧细粉末，分7包，贮瓶备用，每2~3天服1次，每次1包，白开水送服，7包为一疗程治疗消化道各种肿瘤。

天仙胶囊：由天花粉、威灵仙、黄芪、麝香、乳香、没药、牛黄、冰片、白花蛇舌草等制成。具有清热解毒，散结止痛、补气养血的功效。对食管癌、胃癌有一定抑制作用，可配合放疗、化疗同时使用。用量每次2~6粒，每日3次。

片仔癀：由牛黄、蛇胆、三七、麝香等多味中药组成。具有清热解毒，凉血消肿，散结止痛的功效。对消化道肿瘤，肝癌的治疗有一定效果，有保护肝功能，退黄疸的功能。用量一粒药分成6份，每次1份，一日2次。

牛黄醒消丸：由牛黄、麝香、乳香、没药、雄黄，用炒黄粳米粉15~18%、高粱酒打糊为丸，如高粱粟粒大。具有清热解毒，消肿止痛。治痈疽、瘰疬、流注、无名肿毒，如淋巴瘤，甲状腺肿瘤等。用量每次3克，每天2次。

（徐益语）

第八节　肿瘤患者的饮食疗法

饮食治疗在我国有着几千年的悠久历史，食疗与药疗，它们相互依存与补充，共同发展，在人们生活中起着重要作用。素有“医食同源”的说法，从神农尝百草，到《千金方》的“为医者，当须先洞晓病源，知其所犯，以食治之，食疗不愈，然后命药”之说。我们可以从文献记载中了解到人们在寻找食物过程中通过亲身尝试，了解某些食物可作为维持日常生活的必需品，含有丰富的营养物质，而某些食物有“毒”性，只能作为药物用以预防和治疗疾病。还有一些，介于药物与食物之间，发展成药物和食物相辅的药膳。为此，他们付出了巨大的代价和获得丰硕的成果，各种方法和理论层出不穷，由于食疗可以“五谷为养，五果为助，五畜为益，五菜为充，气味合而服之；以补精益气”。因此，随着现代科学的发展，人们对饮食疗法也越来越重视，普遍把食疗运用于防治疾病和治疗肿瘤等多种疾病，提供合理充足的营养，增强机体的抵抗力和免疫力，促进体质康复，收到了不可忽视的效果，也充实了我国的传统医学的内容。

恶性肿瘤是一种全身性疾病，它不但在局部浸润性生长，破坏正常组织器官，而且在生长过程中消耗了机体大量营养物质，因此，发现肿瘤后，在治疗的同时，更应注意饮食及营养这个问题。

一、肿瘤患者食物的选择

（一）我们平常所吃的食物中，应当坚决避免食用含有致癌物质的食物，如含有大量亚硝酸盐的食物，如腌制品，烟熏制品，霉变的腐败不新鲜的食物，以及一些食品附加剂，农药污染的农作物等。

（二）摄取含有丰富的蛋白质、氨基酸、维生素及高营养（高饱和脂肪饮食除外）的食物，根据所患肿瘤的特点，选择适宜的营养食品，如维生素 C 与食道癌、胃癌，维生素 A 与膀胱癌，植物纤维素与大肠癌之间均有一定的关系。饮食的习惯如暴饮、暴食、三餐不时，或进食过烫、过快都是不利因素。因此，饮食疗法起到防治疾病的作用。

（三）对有利于抑制肿瘤产生，具有抗癌的食物，具有解毒、排毒的功效，需选择应用。如像绿豆、赤小豆、西瓜、冬瓜等利水之物，可以促使毒物排泄；海带、紫菜、牡蛎、虫笋、大蒜等具有软坚散结、消瘤的作用；洋白菜、甘兰、菜花的球茎中含有芳基烃化酶的诱导物，在小肠与肺（烃化物进入体内的主要部位）内的芳香基烃化酶全靠与食物内的诱导物相接触才能有了苯并茈，破坏致癌物质的活力。

（四）食疗与不同的药物，配合调制成肿瘤药膳，对不同肿瘤有不同治疗效果，认为某些食物一方面有营养作用，另一方面又具有抗肿瘤作用，或者增强机体免疫力的作用。在药膳中，祖国医学还注意到药膳选择与个人体质，生活习惯有一定关系，机体的寒热、虚实，也要求药膳属性相宜，才能更有益机体，发挥肿瘤药膳的作用。

（五）肿瘤患者，病情复杂，症状多变，除了肿瘤本身所造成的营养障碍以外，手术、放疗及化疗等治疗不仅能杀伤肿瘤细胞，正常组织也可以因治疗而受影响，而造成营养障碍。因此，根据不同治疗阶段和病症的发展过程，需采用相应的措施及治疗法则。饮食作为一种辅助，对其存在的疾病的治疗应有帮助，可以消除或减轻因治疗所带来的不良反应，而取得较好的疗效，并通过饮食营养调理纠正肿瘤本身所造成机体免疫状态的低下，从而提高治疗效果及生存质量。

二、肿瘤治疗对患者造成的营养障碍

（一）手术切除肿瘤会损伤脏腑器官组织，引起创伤出血，术后患者往往会气虚血亏、气阴不足，出现头晕目眩，神疲乏力等症。因此，在手术前饮食调养，可采用补气生血，或健脾益气，滋补肝肾的一类食品。术后患者由于耗气伤血，应予大补元气，调理脾胃，益气生津。可酌情吃一些山药、大枣、桂圆、核桃、芝麻、莲子、河鱼、鸡蛋、瘦肉以及奶制品等。如脾胃运化功能尚可，胃纳较佳的患者，还可选择一些具有抗肿瘤作用的食品和食物。如荠菜、菱角、无花果、生苡仁、海带、海藻、荸荠等。使食物营养与食物治疗结合起来。

（二）放射治疗期间或放疗后，由于放射线的影响，会造成机体热毒过盛、津液受损、脾胃失调等。如系热毒之邪灼伤津液亏损，饮食予养阴清热之品，如藕汁、梨汁、绿豆、西瓜、荸荠，而忌香燥辛辣的茴香、桂枝、辣椒、葱蒜等物。放射引起肠胃道反应，脾肾亏虚、气胀、便秘、腹泻、胃纳减退，予健脾消导之品，白扁豆、米仁、山楂、大枣等。放射引起骨髓抑制，脾肾亏虚、气血不足，予补脾益肾、益气养血之品，杞子、红枣、芝麻等。

（三）化学疗法，可作为全身和局部治疗，能有效杀伤癌细胞，但其毒性较大，也会给机体带来损伤，如骨髓抑制，消化道反应，肝肾心功能障碍，特别是对机体免疫功能的影响。可以通过饮食调治，扶助正气、祛除邪毒，提高机体免疫功能，在化学药物治疗期间或化疗后出现白细胞下降等不良反应，可补充含水量丰富蛋白质之品，如瘦肉、鱼类、动物肝脏、大枣、黑豆等。对化疗引起食欲不振、消化不良、便溏等，予增加补脾健胃的食品，如米仁、白扁豆、萝卜、山楂、六曲等。

总之，在给肿瘤患者全面增加补充大量营养时，应多食一些新鲜蔬菜、水果、鱼类以及香菇、蘑菇、木耳等荤类食物，增进食欲，补养气血，调整各脏腑功能，对重视和保护肿瘤患者的脾胃功能“后天之本”，对抑制肿瘤的发展，有着一定的积极作用。

三、肿瘤患者的常用食物

（一）瓜果类：西瓜、冬瓜、桃仁、杏仁、柠檬、枇杷、核桃、猕猴桃、香橼、橙子、无花果、菱角、山楂、乌梅、橄榄、草梅、葡萄、苹果、梨、罗汉果、橘子、香蕉、石榴。

（二）香蕈类：香菇、银耳、木耳、猴头菌、灵芝、平菇、蘑菇。

（三）蔬菜类：南瓜、丝瓜、茄子、扁豆、刀豆、萝卜、胡萝卜、海藻、黄花菜、洋白菜、莴苣、韭菜、大蒜、甘蓝、芦笋、西红柿、芹菜、香菜、木瓜、菠菜、香菜、慈菇、百合。

（四）动物类：鸡、鸭、鹅、羊、牛、鲫鱼、牡蛎、海参、海蛤、海蛰、田螺、鹅血、鳖、泥鳅、海马、乌龟、蛤士蟆油、冬虫夏草、蜂蜜、蚕蛹。

（五）其他类：葵花籽、豆腐、酸奶、菊花、茶叶、醋、茅根、芦根、莲藕。

在人们的日常生活中，还应根据癌症所发生的部位、性质、患者的体质、饮食习惯等具体情况，恰当地选用防癌饮食，那么对肿瘤的预防及治疗是很有帮助的，“民以食为天”，饮食既是维持人类生存的基本条件，也是一种生活享受。

第七章　消化系统肿瘤的饮食康复

第一节　预防消化道疾病的合理膳食

一、食物的消化吸收过程

1. 食物的摄取、消化、吸收：食物的摄取消化吸收利用要通过口腔、咽、食道、胃、小肠、大肠和肝、胆、胰的生理活动与中枢神经系统、胃肠道系统的神经调节以及肠道激素的调节方能顺利完成。消化过程还受心理和精神因素的影响，欢乐可增加食欲，盛怒与悲伤使食欲减退。食物的颜色、香气、味道可诱发胃的分泌与运动。食物入口咀嚼吞咽时直接刺激口腔和食道引起胃液大量分泌。食物在口腔中被咀嚼时，食物中的淀粉经过唾液淀粉酶的作用可分解为麦芽糖，再由唾液中的麦芽糖酶分解为葡萄糖。粉碎后的食物咽下经过25～30厘米长的食道入胃，刺激胃壁通过中枢神经引起反射性的有规律的胃壁蠕动，将胃内食物进一步磨碎和胃液充分混合，形成粥样食糜分批送入十二指肠。正餐以后胃的排空约4～6小时，含脂肪多的食物对胃蠕动的抑制作用大，含蛋白质多的食物也有抑制作用，碳水化合物的消化产物对胃的运动基本上不起抑制作用，因而消化排空较块，而脂肪多的食物易有饱腹感。

食物在口腔、食道与胃仅有小量被吸收，胃液pH1.0主要为了消灭混在食物中的病原菌，如有大量病原菌污染或毒性物质伤害胃粘膜，则影响其消化吸收。胃内容物入十二指肠后立即引起碱性分泌物进入肠腔，激素类如肠促胰液肽（胰泌素）胆囊收缩素及抑胃多肽等同时进入血流，这些激素使胰脏分泌碱性而富有酶类的液体，也引起胆囊的排空和减慢胃的排空，并刺激胰岛素的释放。无机盐如铁、钙、镁等简单分子在十二指肠上段被吸收，十二指肠至空肠一段可将食物中营养物质吸收 90% ~95%。肠粘膜损伤或肿瘤可以引起肠蠕动异常、肠道阻塞和细菌繁殖，使微绒毛上的消化酶如乳糖酶等大量减少，引起吸收不良，对脂肪的吸收影响最大。肠粘膜损伤可因疾病引起，也见于蛋白质营养不良、寄生虫感染等。人体小肠粘膜细胞死亡与再生间隔期 3 ~5天。需要相应的各种物质完成更生过程，如缺乏蛋白质叶酸等营养素，更新过程缓慢，未更新的衰老细胞功能降低也影响对营养素的吸收。小肠下段可吸收胆盐维生素 B_{12} 等营养素及水分。结肠吸收大量的水分与电解质，结肠蠕动较慢，食物从胃到回肠的运动约需 30 ~90 分钟，通过结肠要 24 小时或更长时间。食物残渣和食物纤维在大肠内被微生物分解和利用，如碳水化合物可生成二氧化碳和乳酸，蛋白质产生吲哚、酚、胺等，此段肠道细菌很多，总数可达 1000 万个以上。单糖主要在小肠段消化吸收，如进入结肠可因渗透压的作用和细菌酵解刺激结肠分泌而引起腹泻。结肠发生炎症时吸收功能下降而分泌增多可致大量腹泻。

2. 胃肠道激素对胃肠功能的影响：在胃肠道上皮及其腺上皮中散布着许多内分泌细胞，可分泌消化道激素如胃泌素、促胰液素、胆囊收缩素、抑胃多肽等，这些细胞名为胺类前体脱羧细胞（APUD），胃泌素可以刺激胃酸分泌、胃窦收缩与消化道粘膜的增长，经过消化的蛋白质和氨基酸可以引起胃泌素的释放，作用最强的氨基酸是色氨酸与苯丙氨酸。迷走神经末梢释放乙酰胆碱，可刺激胃壁细胞释放胃泌素、抑胃多肽，当食物中的脂肪和葡萄糖或氨基酸进入小肠后可引起抑胃多肽在血中浓度迅速升高，它有抑制胃酸分泌及引起胰岛素释放的作用。

二、食物中可能含有的对人体有毒害物质

有毒害食物是引致胃肠道疾患的主要因素，可直接引起急、慢性胃肠炎，或致胃肠道粘膜损害，引发多种病变或癌瘤。食物中含有的有毒害物质可分为微生物性、化学性两大类。自1989年全国性食物中毒报告材料看来，微生物性中毒较多，占中毒数的47.5%，化学性的占39.9%（原因不明的12.6%）。微生物中以沙门氏菌、变形杆菌、副溶血性弧菌与葡萄球菌引起的中毒数最多；化学性中毒中以自然毒最多，其次为有机磷农药亚硝酸盐与其他化学性物质。

自致病食物看来动物性食物多于植物性食物，以肉与肉制品引起的中毒数最多，植物性食物中致病食物以谷与谷制品、毒蘑菇为多见。很多由以上食物引起的胃肠道损害是散发的，被当作一般胃肠炎来处理，或当时未发病，而由于胃肠道粘膜受了损害而诱发其他消化道疾患。因此，预防消化道疾病的膳食中要摒除能致病的食物。现将常见的致病因素叙述如下：

（一）微生物性因素

1. 沙门氏菌：本菌属可致畜禽病，有些畜禽长年带菌，在屠宰、运输、销售过程中污染畜禽肉，带菌家禽在孕卵与产卵过程中可污染禽蛋。预防方法是屠宰牲畜必须宰前宰后检验；加工肉禽要烧熟煮透；隔夜食品要重新加热，炊事用具要生熟分开；要消灭蟑螂老鼠；定期为饮食行业从业人员进行体检，查出带菌者给予治疗。

2. 变形杆菌：本菌为腐败菌，广泛分布于土壤、污水和动植物中，食物受污染机会较多。健康人肠道带有本菌者1.3%～10.4%，当肉类带有大量本菌时并无腐败的迹象。引起中毒感染的食品以水产品较多见，凉拌菜、剩饭剩菜与某些豆制品也可引起本菌中毒，生的肉类和内脏带菌率较高，往往是污染源，烹调过程中生熟交叉污染和熟后污染的食品在20℃以上高温下放置较长时间可

使本菌大量繁殖，食用前如不重复加热极易引起胃肠炎，莫根氏变形杆菌能产生大量脱羧酶可使青皮红肉的鲭科鱼类（如鲐巴鱼）体内形成大量组胺而致食用者发生过敏型组胺中毒症状。预防方法除在屠宰运输销售过程防止污染外，必须彻底进行食堂厨房卫生处理，避免各种污染源对食品污染，各种炊具餐具要清洗消毒。

3. 副溶血弧菌：此菌广泛存在于近岸和海湾的海水中，引起中毒的食物多为水产品尤其是海产品，也可能又污染其它食物如肉、禽、凉拌菜等，使后者成为致病食物。预防方法是进行卫生宣传提高饮食企业与家庭的卫生水平，防止污染，控制繁殖、杀灭病原菌。

4. 葡萄球菌肠毒素：乳类食品易被葡萄球菌污染，主要传染源是患乳腺炎的牛、羊，患咽炎和皮肤化脓性疾患的挤奶工人或食品从业人员。本菌特点是可在奶类或谷粉粥中于20～37℃下经4～8小时产生毒素，5～6℃如经18天也可生毒素，在水分、蛋白质和淀粉较多的食物中易于繁殖并产生毒素，糕点、米饭是适于本菌产毒的培养基，此种肠毒素入体后1～6小时即发生胃肠炎症状。食物中此种肠毒素100℃2小时方可破坏，在室温下至少一周内毒性不变。

（二）食品中天然存在的毒素

1. 毒蕈：我国毒蕈有八、九十种，所含毒素不同，可使人发生胃肠症状或精神症状，溶血或致死，采摘时要注意。

2. 四季豆：又名芸豆、芸扁豆。食入烹调未熟的四季豆可由其中所含皂素、植物血球凝集素、胰蛋白酶抑制物而引起胃肠症状。

3. 发芽马铃薯：幼芽及芽眼部分有龙葵素对胃肠有刺激作用，可致舌咽麻痹，重者抽搐、意识丧失。必须去皮挖掉芽眼周围，煮熟煮透再食用。

（三）化学性因素

1. 残留农药：农药可分高、中、低毒。1982 年农牧渔业部和卫生部颁布了“农药安全使用规定”，对于不同毒性农药适用的农作物品种，使用时期都有规定。如高毒类的1605，甲基1605等不准用于蔬菜、茶叶、果树等作物，杀虫脒在水稻整个生长期只许用1次。距收割期不得少于40天，对食品中农药残留量已订出标准，应监督执行。

2. 亚硝酸盐：可作为食品发色剂加于肉制品中使肉色鲜红，也有防腐作用，但大量误食可致肠原性青紫症。

（四）食物中的致癌物

1. 多环芳烃化合物：食物中可有一种芳烃化合物苯并（a）芘，烟薰、焙烤食物常被煤火中的苯并芘污染，直接接触煤火的烤肉烤鸭可有脂肪滴落火中，脂肪热解生成的苯并（a）芘浓集于烤肉表面、苯并（a）芘有引致胃癌作用。

2. N－亚硝基化合物：是一类化学污染物，除其本身外在食品中还有其前体如亚硝酸盐、氮氧化物、胺和其它含氮物质。这些前体在胃内酸性环境条件下经过胃内的氯、碘、硫氰酸盐的催化作用可合成N－亚硝基化合物。吸烟者较不吸烟者唾液、胃液中硫氰酸盐高出3～4倍，形成的亚硝基化合物也比不吸烟者多数倍。国产啤酒中含有二甲基亚硝胺自0.1～6μg/kg，主要是麦芽烘干过程中形成的。在肉及肉制品、腌鱼、腌菜中可能有亚硝胺，用以上食物同时大量食用猕猴桃、刺梨、大蒜、沙棘汁等富含维生素C的食物，或维生素c制剂有阻断亚硝胺生成的作用。

3. 黄曲霉毒素：黄曲霉和寄生曲霉如在玉米、大米上大量繁殖可产生毒素，用已有霉素的花生榨油，油内仍含有此毒素。黄曲霉毒素可致肝癌。

（五）寄生虫绦虫囊尾蚴及旋毛虫幼虫

猪是链状绦虫的中间宿主，幼虫在其肌肉中形成囊尾蚴，外包囊壁，囊腔内有液体及乳白色不透明的头节，有此种包囊的猪肉俗称米猪肉。绦虫在肠内寄生可致腹痛腹泻，猪绦虫的囊尾蚴可经肠壁入血流输送全身，入脑可致脑囊虫病，患者可发作癫痫，眼内有囊尾蚴可以失明。目前因有些地区不严格执行屠宰前后的兽医卫生检验，已有漏检的囊虫猪肉进入市场。人摄食未煮熟的含有旋毛虫幼虫猪肉可在小肠内发育成成虫寄生于肠内，所生幼虫经淋巴与血管而散布全身在肌纤维内形成包囊约 0.04 ~ 1mm 大小。有此虫寄生除肠粘膜受损伤外，幼虫转移可致高烧肌痛乏力。预防方法主要是屠宰家畜必经过兽医按规章检验。

三、预防消化道疾病的膳食原则

（一）符合食品卫生要求不含任何对人体有毒害的物质。

（二）符合营养需要膳食中营养素含量要达到每日膳食中推荐的供给量。为营养素全面，需要多种多样食物搭配。一个健康成年轻体力劳动者每日平均摄入以下食物可得所需各种营养素（表 7－1）。

表 7－1　轻体力劳动者每日食物量（g）建议

食物类别	男　性	女　性
粮食	480	400
大豆及制品	50	60
肉类	60	50
鱼	20	20
蛋	20	20
奶	80	80
根茎类蔬菜	50	50
叶菜及瓜茄类	400	400
水果	30	30
植物油	20	25

上述食物可分别供2600千卡（10.9MJ）与2300千卡（9.6MJ）左右，如用膳者体重增加可减少粮食。

表中粮食包括籼米、稻米、富强粉、标准粉各1/4，大豆及制品包括香干、油豆腐、豆腐丝；肉类包括猪肉、牛肉、猪肝、鸡肉、鸡肝；鱼类包括青鱼、鲤鱼、带鱼、大黄鱼、虾皮、牡蛎；叶菜及瓜茄包括大白菜、油菜、黄瓜、柿子椒、口蘑、海带；水果包括苹果、香蕉、梨、葡萄、桔子；根茎类包括甘薯、马铃薯、红胡萝卜、黄胡萝卜与藕；油包括花生油、豆油、葵花籽油。总之，食物类别要多种多样，感官性状好以引致食欲。

（三）进食要定时定量切忌暴饮暴食，少用刺激性食品，避免胃粘膜损伤，忌烟、少饮酒，此外要保证心情愉快、避免精神紧张，情绪激动或忧虑抑郁。

第二节　消化道疾病治疗营养的意义与种类

一、治疗营养对消化道疾病的重要意义

治疗营养是根据病理与患者心理、生理基本特点，用恰当方式给恰当的营养素以增强机体抵抗力促进组织器官的修复。它是治疗的手段之一，与药物、手术、理疗等具有相同的重要性，尤其对胃肠道疾患患者饮食治疗更为重要，根据病情对饮食的性质、种类、进食途径、餐次都有不同要求，有时是胃肠道疾病患者的最重要治疗及促进康复的手段。

二、治疗膳食的种类

（一）基本膳食

1. 普通膳食：适用于恢复期末的患者。

2. 软饭：适用于老人、幼儿急性肠炎、痢疾恢复期，或咀嚼功能不良的患者以及肛门、结肠、直肠手术后患者。

3. 半流质膳食：用于体温稍高、消化力弱，手术后或消化道出血后患者，食物要很软易消化咀嚼吞咽，少食多餐每天5～6次，禁用油脂多的或油煎炸的食物和粗纤维食物以及辛辣调味品。

4. 流质膳食：用于急性感染高烧，口腔或咽部疼痛咀嚼困难，急性消化道溃疡或炎症，大手术后的患者，少食多餐每2～3小时1次，1日6～7次，每次200～250ml。腹部手术或肠炎患者不给牛奶、豆浆及过甜的液体，以免胀气。因流质膳供热不充足，不可长期采用。流质膳食又可分流质、清流质、浓流质、冷流质及不胀气流质五种。

（二）特殊膳食

1. 根据病情特殊制备的膳食

（1）少渣膳：为腹泻、肠炎、肛门肿瘤、咽部消化道手术、痢疾、溃疡病恢复期患者用。需将所有食物切成小块剁碎煮烂，蔬菜制成泥，同时要减少油脂忌用肥肉与油炸食物。

（2）无渣膳：上述病情严重时用之。不宜采用肉类、菜泥、果泥，而多用鸡蛋、鱼、豆浆、豆腐脑、嫩豆腐等消化后留渣极少的食物。

（3）高纤维膳：便秘者用之，采用韭菜、芹菜、黄豆芽等蔬菜及水果、粗粮，用蜂蜜、浓糖水、豆类等产气食物也可刺激肠蠕动。

（4）胃手术后饮食避免胀气性食物，如牛奶、豆浆或过甜食品，少食多餐，自半份流质开始至全流质，半量少渣半流质至全量少渣半流质，至半量少渣软饭。

2. 要素膳

（1）命名及组成：所谓要素膳又名化学配制膳，是按一定配方将各种营养素配制在一起的粉状物，复水后可形成悬浮液，也可制成悬浮液以避免配制时污染，也有将粉剂与脂肪乳剂分装者，其内容皆为残渣很少不需消化或经轻微水解即可全部在小肠上部吸收，可为有适应症的患者补给平衡膳食。其氮源物质为各个氨基酸的混合物或蛋白质水解物；能源物质为葡萄糖、蔗糖、葡萄糖低聚糖或糊精，脂肪采用含亚油酸较高的植物油如红花油（含亚油酸72%）、葵花子油（61%）、玉米油（54%）、花生油（52%），有的另加甘油一酯、甘油二酯、甘油三酯，此外加多种无机盐、微量元素与维生素，有的产品加香味剂或加不同调味品，可更换使用。

（2）分类：可分营养支持用及特殊治疗用二类，前者又分低脂、高脂二种。低脂者脂肪含量仅足以满足必需脂肪酸的需要及作为脂溶性维生素的溶剂。根据氮含量又可分高氮与标准氮二种。高脂者除提供必需脂肪酸外尚可供一部分热能。

其中肝功衰竭用要素膳主要是维持适当的营养、增进肝脏功能的恢复与组织再生及防止肝性脑病的发生或减轻其症状，肝功衰竭时胰岛素不能在肝脏灭活，以致血浆内的水平升高，增加支链氨基酸（BCAA）在肌肉内代谢与利用，血中BCAA下降，中性氨基酸包括芳香族氨基酸（AAA）及蛋氨酸在肝脏仅部分降解，以致在血浆内的水平升高。肝功衰竭时BcAA降低，AAA进入脑组织增加，转化成假神经递质引起肝昏迷。故肝功衰竭用的要素膳中BCAA含量高而AAA与含硫氨基酸低，有助于纠正血中氨基酸谱，从而降低脑症状。（所谓假神经递质指酪胺转变成的蟑胺与苯丙氨酸形成的β苯乙醇胺，结构上与去甲肾上腺素相似，故名假神经递质，可使兴奋性递质减低而致昏迷）。如给肝衰竭用要素膳可使血清中BCAA上升AAA下降，肝昏迷者清醒。肾功衰竭用要素膳中含8种必需氨基酸及组氨酸，同时给以低蛋白膳可降低血中尿素氮水平缓解尿毒症。以上二种要素膳中多未加维生素矿物质需另行补充。创伤用要素膳则用于大手术多发性创伤、烧伤、脓毒病等高分解代谢的患者，所含热能蛋白质

BCAA 量比一般要素膳高，并含有各种维生素、几种矿物质。目前有一些国产新产品应仔细审查其内容后使用。

(3) 几种要素膳三大营养素来源（见表 7-2）。

表 7-2 七种要素膳三大营养素来源

商品名	蛋白质	脂肪	糖类
vivonex	氨基酸混合物	红花油	葡萄糖及其低聚糖
vital	大豆、乳清、肉水解物	葵花子油	葡萄糖低聚糖、多糖
Flexical	酪蛋白水解物	豆油，中链甘油三酯	葡萄糖低聚糖、淀粉
vipep	鱼蛋白水解物	玉米油，中链甘油三酯	玉米糖浆淀粉
复方营养要素	纤维蛋白与心肌水解物	玉米油	葡萄糖、糊精
活力康	大豆蛋白水解物	红花油	葡萄糖、蔗糖、麦芽糖、糊精
高氮要素合剂	胰蛋白水解物	玉米油	葡萄糖糊精

要素膳的氮源可以是纯 L-氨基酸混合物，也可以用蛋白质完全水解物与部分水解物，但应用水解物时必须补上不足的氨基酸除去过多的氨基酸使其必需氨基酸模式与参考蛋白质相近似，必需氨基酸与非必需氨基酸比值应在 0.6 以上为宜。

(4) 所含无机元素与维生素种类应有 Na、K、Ca、Mg、Cl、P、Fe、Zn、Mn、Cu、I、Mo、Cr、Se、维生素 A、D、E、K、B_{12}、叶酸 B_1、B_2、B_6、C、泛酸、胆碱、生物素等。如美国新产品 VivonexT. E. N. 每提供 8.4. MJ（2008 千卡）可满足一个成人推荐的每日膳食中各种营养素供给量（RDA）的要求，与完全肠外营养一样称为完全经肠营养。

(5) 要素膳的适应症

①需要低渣膳的手术：如结肠手术或诊断准备，肛门直肠手术。

②胃肠道疾病：短肠综合征，胃肠道瘘，胃肠道炎性疾病，吸收不良综合征，慢性腹泻。

③手术前后应用或作为化疗放疗的辅助治疗。

④静脉营养的补充或从完全肠道外营养过渡到经口摄食。

⑤其他：蛋白质热能营养不良，肝或肾功能衰竭。

（6）投放途径与并发症：可经口服用及管饲，如鼻胃管、口胃管、鼻十二脂肠、鼻空肠管或经胃造口、食道造口等。我国多用硅胶管，可以一次投给或间歇滴注、或连续输注。要注意管饲并发症，如因喂饲管移位而吸入呼吸道；因管径太粗太硬而致鼻咽食道损伤；因输注溶液渗透压太高或输注速率过快而致腹泻；因膳食过浓过多过冷（应在20℃）而致恶心呕吐，高渗液进入小肠太快可致倾倒综合征等等。如配制组成不符合人体需要可致高钠血症、高钾血症、低钠低钾血症、必需脂肪酸缺乏等。

（7）用要素膳时的注意事项

①根据病情选择不同品种：要了解用本膳的禁忌症，对小肠广泛切除、胃部分切除、有空肠瘘的患者，麻痹性肠梗阻或腹泻急性期均不宜过早用本膳且应稀释后很慢注入。

②变色问题：以纯结晶氨基酸混合物配制的要素膳复水后呈金黄色，密闭放入冰箱或－18℃冷冻颜色不变，室温下久置可发生米拉德反应而呈棕色，轻度的此种反应对疗效影响不大，应注意放置温度及密闭程度。

③适口性差：氨基酸与低聚肽有不良味道，含单糖双糖过多者甜味太高都不易耐受可加调味剂，以改善之。

3. 管饲膳食：对食管及胃肠道手术后不能进食，食管狭窄，食管或胃肠道肿瘤无法进食以及消化道瘘患者需经鼻饲管、胃或空肠置管滴注呈流体或匀浆状的膳食。

（1）混合奶普通鼻饲混合奶包括牛奶、米汤、蔗糖、鸡蛋、植物油等。高热能高蛋白质鼻饲混合奶在并发感染、高热的患者消耗更多的热能和蛋白质时用，每日供热能10.46MJ，蛋白质90～100g，脂肪100g，碳水化合物300g，用牛奶、鸡蛋、豆浆、米汤、面粉、蔗糖、植物油制成并添加鸡粉、鱼粉、肉粉，另外加果汁、菜汁。

（2）蛋黄米汤对不能耐受牛奶或腹泻患者，可给蛋黄、米汤、葡萄糖、食盐、维生素 B_1、C 和酵母等，全日供蛋白质 30g，脂肪 35g，总热能 6.28MJ。

（3）匀浆膳一种热能和营养素齐全的平衡膳食，渗透压不高，对胃肠道粘膜无刺激，可避免混合奶为主的膳食中动物脂肪和胆固醇偏高，牛奶及蔗糖过多引起的腹泻等。可按患者喜好配成主食及菜肴，如将馒头（去皮）、米饭、小肉丸、无刺鱼、炒青菜、胡萝卜片等用打碎机打成细腻的糊状物，全日可供热能 6.3～10.4MJ。可按不同病情调整蛋白质、脂肪、碳水化合物的热比，再加水与食盐、植物油或乳化脂肪煮沸 2～3 分钟装消毒瓶灌注，如需放置则装瓶后再蒸 20 分钟灭菌。匀浆膳内容可按病情及患者心理喜好来变换，有人在匀浆膳中放入中药又可起药膳作用。

4. 诊断用试验膳

（1）潜血试验膳食：潜血试验是用化学比色法辨识粪便中肉眼或显微镜下不能辨出的血液，又称隐血试验。消化道溃疡活动期，溃疡面有微量出血时，要经此试验方法才能查出，胃癌与结肠癌患者潜血试验可呈持续阳性。因试验时所用试剂不同而对受试者试验前膳食的要求不同，如用愈创木试验法不受膳食和药物影响，试验前不必用特殊膳食，但灵敏度不如用联苯胺法或邻联甲苯胺法；后者的原理是血红蛋白中含铁卟啉部分能催化过氧化氢分解放出氧，使联苯胺或邻联甲苯胺氧化呈色。食物中肉、肝、动物血及绿叶菜中所含铁质及含铁药物与维生素 C 制剂皆可与试剂起同样显色反应造成假阳性，故在试验前 3 天要禁止食用肉、鱼、禽与绿叶菜，服试验膳 3 天并排便 2～3 次后再排出的粪便迅速送检。试验膳可用大米、面粉、牛奶、豆类及其制品，白菜、冬瓜、土豆、白萝卜等非绿叶菜。

（2）粪脂测定试验膳：食物脂肪入小肠后经胆汁酸盐乳化、胰脂酶和肠液中的脂肪酶水解为脂肪酸和甘油后方可被人体吸收。正常人每日摄入脂肪的95%被吸收，故粪中脂肪＜6g，若24小时粪便中脂肪＞6g，提示小肠消化与吸收功能障碍，试验膳可根据病情及患者喜好安排每日含脂肪75g（60～100g）的少渣或普通饮食共5天，各种含脂肪食品及烹调用油皆称重后使用，并尽量均匀分配于三餐。自第3天开始收集大便，留两个24小时大便搅匀称重取样测脂肪，计算粪脂总量并计算脂肪吸收率。

脂肪吸收率＝×100 脂肪吸收率＞90%，24小时粪脂＜6g（一般3～5g）者为正常。

（3）结肠造影膳食：用于检查结肠病变的患者，为了检查结肠时肠道比较清洁，要在检查的前一日午餐开始进食低脂肪少渣膳食并大量饮水，按照患者食量决定给流质或半流质，可用食物是豆浆、藕粉、杏仁茶、米汤、稻米稀饭、去油肉汤、鸡汤、挂面、面片汤、馒头、果酱果汁、蒸或煮鸡蛋。禁用蔬菜、水果、肉及奶类食物。如检查前1日午餐给低脂肪面片汤甩鸡蛋1个，晚餐用低脂肪挂面加1个荷包蛋；检查当日早餐用稻米稀饭，少量酱豆腐或少许白糖。

（三）完全胃肠外营养

1. 意义与重要性： 完全胃肠外营养（TPN）或称静脉高营养指完全不经胃肠道而经静脉输注，给患者所需各种营养素的过程，一般静脉营养只给葡萄糖、生理盐水、TPN则自静脉输入氨基酸、葡萄糖、各种无机盐微量元素与维生素并给乳化脂肪。对挽救危重患者起重要作用。TPN的应用及无菌操作、麻醉、抗生素同为外科史上起里程碑作用的四件大事。

2. 组成成分： 分别制成氨基酸液、葡萄糖液与乳化脂肪。应用时临时配制加入无机盐微量元素与维生素。氨基酸来自氨基酸结晶或为水解蛋白，国外多用酪蛋白的酶水解液或纤维蛋白水解液，国内多用动物内脏或水产品进行水解后经过透析除去高分子肽及其他能引致变态反应的物质。其所含必需氨基酸比值与参考蛋白质近似。成人为满足基础代谢的热能同时需要至少0.7g氨基酸/kg体重。60公斤的成人需要5.1～5.6g氮或42.9g氨基酸。为了促进蛋白质合成必须提供足够的非蛋白质热能，从患者氮平衡试验结果看来非蛋白质热能与氮的比值以630KJ∶1g氮左右较好。营养液中氨基酸混合物，碳水化合物与脂肪的重量比应为1∶5∶1.8，其中碳水化合物多用葡萄糖但高渗葡萄糖可致静脉炎，以深层静脉穿刺插管为好。乳化脂肪常用原料为大豆油、卵黄磷脂、红花油、棉籽油。如瑞典生产的Intralipid为10%大豆油中有1.2%纯卵磷脂和2.25%甘油。供热能4.6MJ/L。我国无锡已有生产。

3. 配制与应用：患者需要热能约0.13～0.17MJ/kg，氨基酸需要量0.8g/kg，必需氨基酸与总氨基酸量之比为0.48。目前国内外生产的氨基酸注射液含氨基酸量自3%～9.12%不等。例如用德国制剂aminoplasmalL－5，内含5%氨基酸，每日每公斤体重用20ml可得1g氨基酸。如成人中心静脉输注TPN液可配制下列三种溶液，分别滴注，最后通过Y形管混合入体。①氨基酸液（一般包括5%或10%糖类，为了避免葡萄糖与氨基酸生成米拉德反应变褐色，多用山梨醇）加无机盐与微量元素。②乳化脂肪加脂溶性维生素。每1000ml静脉高营养液中可用20%脂肪乳剂200ml，同时输入。③高渗葡萄糖液加水溶性维生素。混合液中非氮热能与氮之比要在627～836KJ（150～200千卡）：1g氮的范围内。液体量至少2000ml/日。长期用TPN者，微量元素与维生素量一定要充足以防缺乏病。不能每日注入乳化脂肪者要每周输注1次以防必需脂肪酸缺乏。

无机盐与维生素有的营养液中已齐备有的不全或量不足要再加。全静脉营养每日营养素供给量（中等）见。

用高渗营养液多用中央静脉，即经锁骨下静脉或颈内静脉插管至上腔静脉作为入径，因上腔静脉管径粗，血流量及流速大时能更好地耐受高渗溶液。可自锁骨上窝或锁骨中段下缘穿刺入锁骨下静脉固定后可使用 1 月以上。

4. 适应症：可分两大类，一类是不能经口摄食者如胃肠道阻塞或梗阻；短肠综合征；胃肠道急性炎症、局限性肠炎、肉芽肿或溃疡性肠炎；手术后胃肠道需完全休息者；经口摄食有危险如胃肠道潜在性出血、气管食道瘘等。第二类是经口摄食不能满足需要者如合并大面积烧伤或其他并发症的创伤，分解代谢加强，每日需 20. 9MJ ~ 29. 2MJ（5000 ~ 7000 千卡）需结合经口、管饲与静脉高营养方可达此目的；合并营养不良的外科患者手术前后需大量补充营养者；接受放疗或化疗后食欲低下消化不良的患者。

5. 注意事项

（1）TPN 营养液配制：要按医嘱。临用前在严密地无菌操作情况下配制。只能在冷藏条件下短期存放，采用氨基酸 - 高浓度葡萄糖 - 脂肪系统必须经中心静脉导管输入；应用氨基酸 - 中、低浓度葡萄糖 - 脂肪系统可由中心静脉输入，也可由周围静脉输入。

（2）预防合并症：①穿刺置管要按照操作规程避免发生气胸、血胸、伤害膈神经、气管等；②控制感染，置管及更换敷料时无菌操作要严格、禁止经插管零星加药、取血等；③控制高渗葡萄糖的流速与时间以防引起高血糖，撤去时要逐渐降低浓度或在周围静脉输入等渗葡萄糖，输注时经常测血糖，高达 33. 3 ~ 38. 9mmol/L（600 ~ 700mg/dl）时可产生非酮性高渗性昏迷；⑩注意氨基酸制剂种类，以用氨基酸醋酸盐、游离氨基酸低者为宜，用氨基酸盐酸盐易有高氯血症，游离氨基酸高者易有高氨血症；⑨防止营养素不足，如微量元素与维生素必须按量补充，如营养液中无有，要用其他制剂补充时应注意制剂上写明的输入途径（有的制剂只能肌肉注射）。

（3）要按时监测血中 Na、K、Cl、Ca、P、Mg、BUN、GPT、白蛋白、全血象、尿酮、尿糖、尿氮等，以便及时调整营养液内容。

（4）对在家中使用 TPN 者，要将注意事项教给患者家属。

第三节　消化道常用药物与营养

慢性病患者长期服药时，某些药物的疗效作用或副作用可能对某些营养素的吸收或代谢有影响，从而导致该营养素不足，尤其是对于一些原来营养状况不佳或某些营养素已处于亚临床缺乏状态的患者以及大手术等原因营养素需要量增加的患者。现将消化道常用药对营养素的影响叙述如下。

（一）抗酸药对营养素的影响

氢氧化铝在肠道内可与磷酸盐结合形成磷酸铝而由粪便排出，磷酸盐排出可造成低磷性骨质软化或骨质疏松病。服用含氢氧化铝一镁的抗酸药患者可出现一种磷缺乏症状，患者感骨骼疼痛并伴有低磷血症及高钙尿症。碱性的抗酸药有破坏硫胺素作用，长期服用可致硫胺素缺乏，还可能与铁形成不溶解的化合物影响铁的吸收，服药时要避免与铁剂共食。

（二）缓泻剂对营养素的影响

液体石腊（矿物油）可致脂溶性维生素吸收不良，尤其 β－胡萝卜素易于溶解在矿物油中，故服矿物油后摄入的 β－胡萝卜素大量排出，维生素 A、D、K 亦被排出，故曾有服用矿物油过多而生骨质软化病的报道。服用酚酞可致小肠粘膜结构受损因而吸收不良，也有长期大量服用酚酞致维生素 D 缺乏而骨质软化的报道。

（三）抗菌素与杀菌药对营养素的影响

四环素类抗菌素如四环素、金霉素、强力霉素等可以和钙、镁、铜、铁、钴、锰、锌、镍形成不被吸收的化合物，服药时如同时摄入含有这些营养素的食物，如牛乳等，可降低药物吸收率也减少这些营养素的吸收。有人连续服新霉素后引起大便中脂肪、氮、钠、钙、钾排出增加并有维生素 B_{12}、铁、乳糖、蔗糖吸收不良，治疗量的抗菌素可引起维生素 B_6、B_{12} 和 B_2 缺乏。长期服用庆大霉素可致低钾血症，恶心、肌肉无力，又可引起钙镁的吸收率降低，引起锌缺乏并影响肠道中维生素 K 的合成。氯霉素可引起骨髓中铁络合酶活性下降致缺铁性贫血，又可降低叶酸维生素 B_{12} 水平引致巨幼红细胞性贫血；头孢霉素对肾脏有损可引致低血钾又能损伤胃肠粘膜并致维生素 K 缺乏；青霉素也可引起低血钾。抗菌增效剂一甲氧苄胺嘧啶（TMP）可引致叶酸缺乏，每日 0.32g 长期服用可导致巨幼红细胞性贫血、血小板和白细胞减少，用药超过 1 周即需查血象变化。

（四）抗结核药对营养素的影响

异烟肼（雷米封）与环丝氨酸皆可引起维生素 B_6 缺乏而致的神经炎，补充维生素 B_6 可缓解，异烟肼与利福平可干扰维生素 D 正常代谢因而降低钙的吸收。对氨基水杨酸（PAS）能影响粘膜运输机制，减少肠粘膜双糖酶，使叶酸、维生索 B_{12}、脂肪、木糖的吸收受限，如每日吃 PAS 8g 超过 1 年可出现维生素 B_{12} 吸收不良，每日大于 10g 可引致巨幼红细胞性贫血，停药后贫血可愈。

（五）抗肿瘤药对营养素的影响

环磷酰胺能影响脂肪吸收致患者发生脂肪泻。甲氨蝶呤所以能抑制癌细胞生长是因其干扰四氢叶酸生成，使嘧啶核苷酸和嘌呤生物合成受损，导致 DNA 缺乏，故甲氨蝶呤与叶酸拮抗，又可影响维生素 B_{12}、脂肪、胡萝卜素、木糖的吸收。光辉霉素（光神霉素）有抑制维生素 D 作用，降低钙吸收，又能抑制副甲状腺素的分泌，因而服光辉霉素者往往发生低血钙症。

第八章　消化系统肿瘤的中医预防

第一节　注重防范　未雨绸缪

一、注重病因预防

1984年，世界卫生组织（WHO）癌症控制方案指出：通过卫生教育，以改进生活方式，通过医药干预以及病因预防，有1/3的癌症是可以预防的。中医传统体系中早就有治未病的思想，强调未病先防，既病防变，《素问·四气调神大论》曰：“是故圣人不治已病治未病，不治已乱治未乱，此之谓也。夫病已成而后药之，乱已成而后治之，譬犹渴而穿井，斗而铸锥，不亦晚乎!”。祖国医学早在2000多年前，就记载了有可能对类似肿瘤形成相关因素，推测肿瘤的病因可能有外邪侵害、水土不适、饮食不调、情志失常等，可导致机体罹患肠蕈、石瘕、癖结、噎膈、反胃等类似现代医学的肠癌、食道癌、胃癌等肿瘤性疾患。

六淫是风、寒、暑、湿、燥、火六种外感病邪的统称。肿瘤的发生与六淫致病密切相关，包括了现代医学的所谓化学的、物理的及生物的等致癌因素。中医理论认为，凡是人体被外邪所侵，都能影响脏腑功能，阻碍气血运行，导致气滞血瘀，痰湿凝滞，积久而为肿瘤。如《灵枢·九针论》说：“四时八风之客于经络之中，为瘤疾者也。”《灵枢·刺节真邪篇》记载：“虚邪之入于身也深，寒与热相搏，久留而内著，邪气居其间而不反，发为筋瘤，……为肠瘤，……为昔瘤，……为骨疽，……为肉疽。”《诸病源候论·卷三十一·恶核肿候》中认为：“恶核者，肉里忽有核，累累如梅李、小如豆粒……此风邪挟毒所成。”六淫邪气在肿瘤的发病中，是外界的主要的致病因素。

饮食劳伤也可导致肿瘤的发生，祖国医学早已认识，如《素问·异法方宜论》指出：“东方之域……皆安其处，美其食……其病皆痈疡。”认识到肥甘厚味对人体有危害；《医学统旨》指出：“酒面炙�，粘滑难化之物，滞于中宫，损伤脾胃，渐成痞满吞酸，甚则为噎嗝反胃。”这些都说明过食膏粱厚味、生冷瓜果和热饮嗜酒，均可影响脾胃功能，最终导致津伤气结痰滞，变生肿块。这与近代研究的营养失调与肿瘤发生的观点相似。《景岳全书·噎嗝》论噎嗝：“必以忧愁思虑，积劳积郁，或酒色过度，损伤而成。”无论劳力、劳神还是房劳过度，皆能耗伤正气，使机体气血失调，阴阳失衡，最终气血瘀，津枯痰结，形成肿瘤。

现代医学研究从流行病学调查及实验资料证实，归纳癌症的病因可分为以下几个方面：外因包括化学、物理、生物等致癌因子，内因包括免疫功能抑制或损伤、内分泌紊乱、遗传因素、精神因素等，以及饮食营养失调和不良生活习惯等。肿瘤在很大程度上是可以预防的，有人认为，肿瘤的发生一般来说45%与饮食营养因素有关，35%与大量吸烟、饮用过量的烈性酒有关，5%与长期接受致癌物质有关，电离辐射的影响，某些药物或慢性病的刺激，也可诱发癌症，也与个人的心理性格特征有关。

二、注重癌前病变的治疗

预防肿瘤不仅要从身边的小事做起，调摄精神，养成良好的生活方式，避免诱发癌的内外因素，还要注意积极治疗一些慢性疾病，特别是具有癌变倾向的慢性病。例如：预防胃癌须积极治疗慢性萎缩性胃炎、慢性胃溃疡；预防肝癌须积极治疗慢性迁延性肝炎及肝硬化；预防食管癌须积极治疗食管上皮重度增生；预防结肠、直肠癌，须注意结肠、直肠息肉和上皮重度增生；预防乳腺癌，须注意随访乳腺增生和纤维瘤；预防宫颈癌，须注意宫颈糜烂；预防皮肤癌，须注意皮肤粘膜白斑、色素痣颜色加深、慢性皮肤溃疡、经久不愈的窦道等等。中医药在治疗癌前病变方面较有优势，举例来说，1978年世界卫生组织将慢性萎缩性胃炎列为癌前状态之一，从现代医学的角度讲，慢性萎缩性胃炎伴不完全型结肠化生和中、重度不典型增生也已被公认为癌前病变是难以逆转的，对该病的防治主要是追踪观察和手术治疗。但中医经过10多年的临床和实验研究证实，可以逆转慢性萎缩性胃炎的萎缩腺体，甚至使不完全型结肠化生及不典型增生逆转。复习近10年来的有关文献，中医药治疗该病的机理大致有以下几个方面：1、健脾益气、酸甘生津中药能提高胃内酸度，促进泌酸功能；2、疏肝理气和胃中药可调节胃肠运动功能，增加胃窦张力，加快胃排空速度，阻止胆汁返流；3、某些中药对幽门螺杆菌有抑制或杀灭作用；4、益气活血清热方剂有促进胃粘液分泌，改善胃粘膜微循环，从而增强胃粘膜屏障的作用；5、中药可调整患者的免疫功能，使异常的免疫功能被抑制，不平衡的体液、细胞免疫得以调整；6、中药复方通过增加血浆和胃粘膜组织的cAMP浓度，调整代谢紊乱的胃粘膜细胞，抑制胃粘膜的肠化、间变、甚至癌变。

第二节　调摄精神　保持乐观

一、中医对情志致癌的认识

“形神合一”是中医理论的指导思想之一。形与神之间的平衡和谐，是保证人体健康的重要因素。《素问·上古天真论》曰：“夫上古圣人之教下也，皆谓之虚邪贼风，避之有时，恬淡虚无，真气从之，精神内守，病安从来。”所谓“精神内守”，主要是指人对自己的意识思维活动及心理状态进行自我锻炼、自我控制、自我调节，使之与机体、环境保持协调而不紊乱的能力。在生理上，形神统一是生命存在的主要保证，病理上从疾病的发生、发展、变化，直至死亡，都可以看作是形神失调或相离。七情是指喜、怒、忧、思、悲、恐、惊，属于人体正常的情志，是客观事物和现象作用于人的感官所引起的精神反映，也是人们的精神对客观刺激感知的结果，常人都有，不是病态，也不能引起疾病；但是如果刺激作用过强，或刺激骤然发生，或刺激经久不息，或因人的感觉异常，那么，它将破坏人体的健康状态，导致疾病发生。所以情志变化与脏腑、气血有着密切的关系。七情过度，必然导致脏腑功能失调，经络淤滞，脏腑功能失调又可导致气血虚衰。肝郁不能疏理气机，脾虚不能运化水湿，聚而蕴热生痰，气虚不能推动血行，血必留滞而瘀，而痰湿郁阻，气滞血瘀，留而不去，逐渐形成结块，久而盘踞坚牢，形成岩瘤。

祖国医学历代典籍中有关情志过度致病的记载很多，如《素问·通评虚实论篇》中记载："膈塞闭绝，上下不通，则暴忧之病也。"对噎嗝的发病有初步的认识；巢元方在《诸病源候论》也说："忧患则气结，气结则津液不宣流使噎"，张景岳在《类经》中更明确指出："噎嗝一证，必以忧愁、思虑、积郁而成。"对于乳腺癌，王肯堂在《证治准绳》中说："忧怒郁遏，时时积累，脾气消沮，肝气横逆，遂成稳核，如鳖子，不痛不痒，十数年后，方成疮陷，名曰岩"；《外科正宗》认为："忧郁伤肝，思虑伤脾，积想有心，所愿不得志者，致经络疲惫，聚结成核，……其时五脏俱衰，四大不救，名曰乳岩。"等等论述不一而足。

七情伤脏主要表现为：暴怒伤肝，过喜伤心，忧思伤脾，过悲伤肺，惊恐伤肾。七情内伤，扰及气血，可致气郁、气滞、血虚、血瘀等。在七情所伤或其他因素引起脏腑亏虚、气血失调等内虚的情况下，致癌因素作为变化的条件，通过"内虚"，内外合邪，引起人体气虚血瘀，痰凝毒结，形成癌瘤。有人认为癌发生的主要性格特征是内向孤僻、拘谨、情感不能外露于表。在情绪、应激和冲突时倾向于隐退到自身内部，面向自己，不能有效地处理和散发在劣性应激状态中产生的强烈情感，极易产生焦虑、抑郁。人的性格、心理特征、情绪状态与癌症的发生有关。

二、情志致癌的现代认识

情志因素致癌的机理大致可归结为三条：

（一）强烈的恶性刺激，必然影响人体的生理状况，造成机体内稳定状态失调，植物神经功能紊乱，使体内生理生化变化失常，从而使细胞生长失控、突变而生癌。

（二）内分泌系统在维持人体内环境稳定及机体外环境的平衡方面起重要作用，由于心理紧张因素的不断强烈刺激，作为大脑的应激反应，通过神经递质的作用，改变人体的内分泌，使儿茶酚胺浓度升高、皮质下中枢的神经介质如去甲肾上腺素、多巴胺、5-羟色胺、乙酰胆碱浓度改变等，破坏了内环境的平衡，从而造成正常细胞的畸形生长。

（三）免疫系统本来可以监视细胞的突变，稳定内环境，但恶劣的情志可以抑制人体免疫系统的正常功能，如抑制胸腺机能、影响T淋巴细胞的再循环、促进淋巴组织退行性改变等，使人体免疫系统不能及时发现并消灭突变的细胞株而导致癌症的发生。

“肿瘤是一种身心疾病”已得到多数专家学者的认可，近年来心理免疫学的发展更为之提供了科学的依据，第十二届国际癌症大会十分重视并强调心理-社会因素在致癌中的作用，有人报告给小鼠定量的、非创伤的、交替的忧虑和紧张的刺激，造成小鼠血浆内皮质甾酮增多，随之T细胞数减少，胸腺退化，其他参与免疫效应淋巴器官作用减弱。在这些实验中，小鼠皮下接种6G3HED淋巴肉瘤与对照组比较，不论在肿瘤种植成功率和肿瘤生长速度方面，均产生明显的促进作用，从而用实验的方法证实了情志因素可以导致免疫功能受损，造成对癌细胞生长的失控。由此可知，情志因素是癌症形成原因之一。1977 年，米勒在一篇文章中指出：⑴在 200 余篇涉及人格、情绪、应激对癌症关系的文献中，结论均有肯定其间的关系；⑵临床经验表明，确信自己癌症诊断者，往往预后较差，而对诊断持怀疑态度者，则预后较好；⑶临床上有些已存活 15 ~ 20 年后的患者突然复发，其原因中均因复发前 6 ~ 18 个有严重的情绪应激；⑷乳腺癌与无法解决的悲哀有关；⑸对 1400 对配偶作癌症发病调查表明，癌症患者在发病前 1 年内，遇到重大生活事件的打击的比率较高。

三、调摄精神的方法

精神情志因素在肿瘤的发病中占有重要地位。那么，怎样才能调摄精神呢，调摄精神的原则是“精神内守”，其具体做法是保持乐观、调和喜怒、消除忧愁、减少思虑、避免惊恐和四气调神。总的来说，在名利、荣誉面前，宜少思寡欲，与人无争，礼貌让贤；在失利、困难、疾病面前，当奋发图强、振作精神，战胜困难和疾病，变失利为顺利，勇往直前。保持乐观就是要让自己的主观努力保持与外界社会的统一，适当节制自己的嗜欲，特别是经过努力也不可能达到的欲望，知足者常乐，要善于把自己的主观臆想放在客观的现实环境中，把内、外环境统一起来，不违背社会客观条件，更不超越社会，脱离现实，追求难以做到的事情；调和喜怒，就是要控制情绪，调节情志，既不使其太过，又不使其持久，喜有度，怒有节，出入有序，藏露有规，如此则不伤脏，不损气，阴阳调，气血平，五脏强壮，身体康健；消除忧愁，首先要加强思想修养，树立正确的人生观，正视现实，面对未来，正确的看待自己，使思想经常处于乐观的状态之中，就会不生烦恼，要抱定多多付出，少少回报的态度，为人宜以胸怀宽大、容忍、仁爱为原则，对待周围纷繁复杂的事物，要思虑有度，处理果断，顺其自然；减少思虑，就是要清心寡欲，及静心少欲，排除杂念，自觉的加强精神修养，培养高尚的道德情操，还要注意劳逸结合，不可思虑太过，以免思虑损伤心脾；避免惊恐，就是要避免生活环境的嘈杂及不安全，自己要做正直、善良、襟怀坦白、光明磊落的人，于人、于己、于国无愧，泰然处世，则无惊恐可言；四气调神，就是要根据中医学“天人相应”、“天人合一”的观点，顺应四时气候的变化，调摄精神活动，以顺应自然界生、长、化、收、藏的规律，春夏养阳，秋冬养阴。总之，只要保持积极乐观的人生态度，一切困难、挫折都可迎刃而解，没有精神上的困扰，便会“真气从之”，邪气不易侵犯。

第三节　劳逸结合　起居有度

一、劳伤与肿瘤

肿瘤的发生与劳伤有密切关系，无论劳力、劳神，还是房劳过度，皆能耗伤正气，导致正虚。如《素问·举痛论》所说：“劳则气虚”。《金匮要略·血痹虚劳病》记载：“五劳虚极羸瘦，腹满不能饮食，食伤、忧伤、饮伤、房室伤、饥伤、劳伤、经络营卫气伤，内有干血，肌肤甲错，两目黯黑。缓中补虚，大黄蛰虫丸主之。”指出五劳七伤导致正虚，日久成瘀，正虚血瘀，结为徵瘕肿块故用大黄蛰虫丸破血逐瘀，养血扶正。可见劳伤能导致机体气血失调，阴阳失衡，最终气滞血瘀，津枯痰结，形成肿瘤。适当的运动、劳作可以促进营卫气血在经络中的流动，使气血流通，津液输布全身，各组织器官都得到它的营养，从而使脏腑生命活力旺盛，肌肉健壮，筋骨坚强，耳目聪明，即达到通经脉、调气血，养脏腑、强筋骨的作用；而适当的休息，充足的睡眠，可以促进精、气、神的相互滋生，可积精生气、养气化神、全神固精，达到积精、养气、全神的效果，使精足、气盛、神旺。《素问·上古天真论》曰：“上古之人，其知道者，法于阴阳，和于术数，饮食有节，起居有常，不妄作劳，故能形与神俱，而尽终其天年，度百岁乃去”。

二、注意劳逸适度

如何做到劳逸结合、劳逸适度呢，一般包括以下几个方面：

（一）注意体劳适度

一个人体质有强弱，体力有大小，劳动或运动时都要根据自己的实际情况，量力而行，不要做不能胜任的事，不可用力过度或持久不息的劳动，运动也要适可而止，以稍事休息，身体即可恢复为度；不可做无益或无度的娱乐，娱乐本可调节精神，解除疲劳，怡情养性，但一味的沉溺于黄色书刊、淫秽录象及靡靡之音，可使人意志消沉，有害于心理健康，而娱乐过度，如通宵达旦的歌舞、过度的言谈嬉笑，可使肢体松懈，思想不能集中，有损健康。

（二）防劳心过度

张景岳《类经·疾病类》说：“心为五脏六腑之主，总统魂魄，兼赅意志。故忧动于心则肺应，思动于心则脾应，怒动于心则肝应，恐动于心则肾应，此所以五志惟心所使也。”因此，五志七情过极，都可引起心神的过度活动，而劳心过度；要尽量做到不一味追求名利，不一味贪图物质上的享受，不患得患失，要用理智正确分析、处理周围的矛盾，不感情用事，保持情绪的乐观。

（三）戒房劳过度

男女性生活本是正常的生理活动，但活动不当或过度都会对身体造成损害，人在饥饿、饱食、酒后、情绪不佳时进行性生活有损健康，《内经》认为，如果醉饱入房，不但伤脾，而且伤肾，性生活太频繁，特别是靠服食滋补强壮药物支持者，或整天沉溺于性生活之中者应引以为戒。

（四）勿过逸

身心不可过劳，但也不可过逸。疲劳后的暂时休息，这种逸是积极的，如果过逸，就是消极的，因为长期的安逸，就会降低其活力，导致气血运行迟缓、经脉不畅、脏腑机能减退、四肢倦怠无力，必致体弱多病；因此，不要久坐、久卧，《素问·宣明五气篇》曰："久卧伤气，久坐伤肉"。特别是脑力工作者，经常伏案工作，更应注意不要久坐久卧，长时间的脑力劳动，容易影响气机的运行、血液的流通，造成脾胃不健，心血瘀阻；要经常活动形体，使形体活动于外，气血流动于内，气血运行畅通，脏腑得养，则体健无恙。所以比较好的方法是劳逸结合，起居有度。无论是体力劳动、脑力劳动还是性生活，都要有所节制，不可放纵过度。劳动后要有时间和方法使身体恢复。平时养成有节奏、有规律的生活习惯；每天按时起床、按时睡觉，按时用餐、按时活动；经常坚持适当的体育运动，选择1~2种使你有兴趣、能快乐的活动，如太极拳、五禽戏、气功或慢跑、打球等等，但活动要适度，避免久坐、久立、久行、久卧。

除此之外，我们认为，起居有度还有一个重要的方面，就是良好的睡眠习惯。在所有的休息方式中，睡眠是最理想、最完整的休息。在睡眠状态下，全身各种功能降低，仅维持基础代谢，使体内获得充分的能量物质，弥补耗损，恢复营养供给，调节生理功能，稳定神经系统平衡，因此，良好的睡眠能消除全身疲劳，使脑神经、内分泌、体内物质代谢、心血管、呼吸、消化等功能得到休整促进身体各部组织生长发育和自我修复，增强免疫功能；反之如果一个人长期没有良好的睡眠，就会过度疲劳，机体的生理功能紊乱，神经系统的调节失灵，免疫功能低下或紊乱，抗病能力下降，百病由生。对于成年人来说，睡眠时间有个体差异，一般来说需6~8个小时/天，以个人睡眠醒后周身感到舒适轻松，头脑清晰，精力充沛，能很好地适应正常的学习、工作和劳动为标准。睡眠时间太长会使大脑睡眠中枢负担过重，而昏昏沉沉，影响大脑正常工作所必需的兴奋水平，这样也不利于身体健康；养成良好的睡眠习惯和合理的生活规律，是提高睡眠质量的基本要素，要坚持按时上床，醒后即起，长期这样就会形成条件反射，建立牢固的睡眠习惯，可增强睡眠效果。

第四节　戒避烟酒，饮食有节

一、烟酒与肿瘤的关系

目前大多数慢性疾病是由生活方式不当引起的，肿瘤的发生与烟酒及饮食不当有密切关系。吸烟与饮酒是其中两个不良的方式，当前，吸烟已成为世界性的社会公害，严重地威胁着人类的健康，已有30多个回顾性调查和几个前瞻性研究提出吸烟与肿瘤有关，据美、英、加拿大对一百万以上人口，进行七次调查的结果表明：每日1包烟以上，同不吸烟的人进行比较，以下几种癌的死亡人数显著增加：吸烟者肺癌比非吸烟者增加10.8倍，喉癌死亡增加5.4倍，口腔癌、咽癌4.1倍，食管癌3.4倍，膀胱癌1.9倍。有学者呼吁：由于大量吸烟，中国男性死于肺癌的人数将会猛增，到下个世纪，将有200万人死于吸烟，其中的一半是因肺癌而死。卷烟燃烧后的产物中可以分析出微量的3－4苯并芘、镍、砷、芳香胺、放射性钋等致癌物及酚类等促癌物，烟垢做动物诱癌实验成功。吸烟不仅可导致许多肿瘤的发病率增加，而且可引起慢性支气管炎、冠心病、高血压病、中风、胃溃疡、口腔粘膜白斑，并且对中枢神经系统也有损害，引起神经过敏，记忆力减退，注意力分散，头痛、失眠、反应迟钝等症状，所以吸烟有百害而无一利，吸烟者应该、也能够戒掉“烟瘾”。

饮酒弊多利少，过量饮酒，对身体非常有害，酒的害处主要是急、慢性酒精中毒。少量饮酒可使大脑的抑制过程减弱，兴奋过程增强，表现为欣快、兴奋状态，如果过量就会使大脑抑制，反应迟钝，言语不利落，严重时大脑深度抑制，出现嗜睡、昏迷甚至呼吸中枢麻痹而死亡；长期饮酒造成慢性酒精中毒，损伤神经系统，出现智力减退、神情淡漠等，心肌变性、增粗、失去弹力，血中胆固醇含量增加，脂肪物质沉积在血管壁上，使血压升高、心功能减弱；长期饮酒可造成肝功能减退、脂肪肝、肝硬化，也可引起胃炎、胃溃疡、胰腺炎、胆囊炎等疾病；现在认为，饮酒，特别是饮烈性酒可以引起肿瘤，由于饮酒而口腔、咽喉、食管、胃、肝及肺部患癌症的比例较高，所以为预防肿瘤，戒除“酒瘾”是非常必要的。

二、饮食与肿瘤的关系

饮食不当是引起癌症的另一主要原因，《景岳全书》早就认为：“饮食无节，以渐留滞者，多成痞块”，《卫生宝鉴》也指出：“凡脾胃虚弱，饮食过度，生冷过度，不能克化，致成积聚结块”。食物在储存、制作的过程中，往往容易有致癌物质的产生：如食物在储存中产生的霉菌能产生致癌物质，最著名的一种“黄曲霉毒素”是很强的致癌物，流行病学研究表明，在非洲、中国和东南亚发生的肝癌与食物中黄曲霉毒素含量有直接关系，黄曲霉毒素喜欢生长在花生、谷物、果仁和大米上，所以不要吃霉变食品，尤其是发霉的干果、桃仁和粮食；硝酸盐和亚硝酸盐，主要用于腌制肉食，如烤肉、火腿、热狗、香肠和午餐肉，亚硝酸盐进入人体后，能和蛋白质新陈代谢后产生的氨基合成亚硝酸胺，其致癌作用是肯定的，而维生素 C 能阻断其合成亚硝胺；一些食品添加剂，如食用色素在饮料、糖果、烤制食物、蜜饯、胶汁食物、冰淇淋、甜食、快餐中使用，有些色素是有毒的、有的可能致癌。食物的烹调方法很重要，用木炭烧烤的牛肉或猪肉，会产生“多环芳香碳氢化合物（PAH）附着在肉食上，这种碳氢化合物含有苯并芘，和香烟产生的焦油一样是很强的致癌物，据化验，一块木炭烤的牛排含有PAH量相当于600支香烟。熏肉、火腿、熏鸡和奶酪等中都含有PAH。另外，食物中可能含有砷、铅、镍、镉等微量元素，这些可能致癌。

进食方式不当，如进食过快，易给胃增加负担，进食过热，进食过硬、过粗糙易损伤口腔、食管等的粘膜，引起食道、胃的炎症，易致恶变。一些营养成分的过多摄入也易引起肿瘤，高脂肪饮食会增加乳腺癌、结肠癌和前列腺癌的危险，与卵巢癌、子宫内膜癌和胰腺癌有关。实验表明，喂给小鼠多脂肪食物可以使小鼠乳腺癌后癌细胞生长加速，提示多余的脂肪可能促进癌细胞的生长；脂肪还能用另一种形式促进乳腺癌的生长，脂肪过多，导致降低某种能抑制雌激素的蛋白质的水平，使大量的雌激素会损坏乳腺组织。脂肪和卵巢癌、子宫内膜癌有联系也可能是雌激素的失衡这一机理，同样，多脂肪饮食能促进雄激素的分泌，从而促进前列腺癌的发生；结肠癌与多脂肪饮食的关系，可能是由于脂肪能增加肠道内胆汁酸和胆盐的分泌，肠道内的一种厌氧菌与胆汁酸结合产生结肠癌致癌物，胆汁酸本身也能伤害肠壁，诱发肿瘤细胞。脂肪增加癌症危险的另一个原因是“脂质过氧化”，即脂肪经过氧化分解而变成腐臭物质，脂肪氧化后还产生自由基，进而产生“氢化过氧化物”，又促进更多的自由基产生，自由基可破坏细胞结构，引起细胞恶变。

了解以上危害以后，我们应该注意，避戒烟酒，避免主动、被动吸烟，不喝烈性酒，少喝其他酒类；减少饱和脂肪的摄入，降至30%或更低；减少或不吃熏制、腌制食物；储藏好桃仁、果仁、谷物等食物，防止霉变，生霉后不要食用；尽可能避免食用含有致癌物的添加剂和色素；购买没有被农药污染的新鲜水果和蔬菜食用；尽量不吃烤、炸的食物，蒸、煮的食物较安全；不要偏食，要注意膳食结构合理、营养要素平衡；不要常吃又咸又辣，或麻、辣、辛、酸等的食物，也不要常吃浓厚的调味品，如花椒、胡椒等；不能用洗衣粉擦洗食具、茶具或洗食物，洗衣粉可促癌瘤发展；不要用有毒的塑料薄膜包装食品或用有毒塑料制品盛食物，如聚氯乙烯是一种致癌物质。

三、合理的膳食内容及良好的饮食习惯

鉴于上述情况，我们应该有合理的膳食内容及良好的饮食习惯，如《素问·脏器法时论》所说："毒药攻邪，五谷为养，五果为助，五畜为益，五菜为充，气味合而服之，以补益精气"，实际上包括了谷类、豆类果品类、畜禽类、蔬菜类：

（一）多食蔬菜和水果：蔬菜和豆类应占每天副食比例中的三分之二，为了获得丰富的维生素C和β－胡萝卜素，可常吃黄、红、绿等各种自然颜色的蔬菜，如甜薯、芹菜、青豆、番茄、胡萝卜、辣椒、生菜、菠菜、豆角、马铃薯等；各种十字花科蔬菜，如菜花、塔古菜、大白菜、圆白菜、油菜、荠菜，各种菌类，蘑菇、香菇、木耳、金针菇等，还有一些海藻类菜肴，紫菜、海带、苔菜等，各种水果均可适当摄入。

（二）注意纤维素的摄入，除了吃精米、面外，应适当配置一定比例的所谓粗粮，如糙米、全麦面包、玉米、高粱、各种豆类。

（三）控制脂肪摄入量，减少膳食中饱和脂肪和多不饱和脂肪酸的摄入，适当增加单不饱和脂肪酸的摄入。

（四）适当控制蛋白质的摄入量，特别是高脂肪、高蛋白的食物，建议多摄入鱼类、奶制品，特别是酸奶或低脂、脱脂奶，少吃猪、牛、羊肉，多吃豆类及豆制品，以代替部分动物蛋白。

除了以上合理的膳食结构，还要有合理的食物烹调方法，这样才能最大限度的保持饮食中的营养成分，而避免烹调过程中产生一些致癌或诱癌物质。总之，戒避烟酒，合理均衡膳食营养对于健康至关重要。

第五节 趋利避害 清除外因

肿瘤发生的外部因素很多，归纳起来大致有化学因素，其来源甚广，种类繁多，广泛存在于食物、生产作业环境、农药、医疗药品之中；物理因素，主要包括灼热、机械性刺激、创伤、紫外线、放射线等；生物因素，目前研究较多的是病毒。

一、化学因素

1969 年国际癌症研究中心总评出 628 种可疑的化学致癌物，而有充分致癌证据的有 50 种，1977 年，鉴定了 368 种化学物品，其中 26 种肯定能使人致癌，有 221 种能使动物致癌。化学致癌物大致可分为烷化剂、多环芳烃类化合物、芳香胺类化合物、氨基偶氮燃料、亚硝胺类化合物、植物毒素及金属致癌物质等。化学致癌物的来源，除了食物及香烟因素外，还有大气污染，如燃煤、原油的废气及汽车的尾气，均含有不少多环芳烃致癌物，对于工业化城市居民来说，其肺癌多于乡村，这类污染物起着重要作用。工业化的职业接触，如引起肺癌的因素包括镍的提炼、煤的炼焦过程，砷、铬酸盐和石棉；氯乙烯与脑瘤、肝癌关系密切；供切割用的矿物油，在机器操作过程中形成气雾，与工人中发生的肺癌和消化道癌有关；另外还有燃料工业、橡胶工业等等许多化工工业所产生的致癌物；很多药物未曾进行过长期的诱癌试验，现已发现少数药物有致癌作用比如一些亚硝基化的药品，它们在与亚硝酸盐接触时，特别是胃液的酸性条件下，能转变成 N－亚硝基化合物或致癌性的亚硝胺，成为致癌的基础。

二、物理因素

主要指辐射和慢性刺激，近年来，由于科学技术的迅速发展，电离辐射成紫外线普遍用于临床的诊断和治疗，放射性核素广泛用于工业、农业和医疗保健事业，核能的和平利用和核武器的研制使用等，使辐射这一物理因素越来越贴近人们的生活，大量的实验研究和临床资料统计表明，大剂量的辐射或紫外线照射的确可以致癌、致畸，且肿瘤的发病率与剂量的大小呈线性关系，日本广岛、长崎原子弹爆炸幸存者中，白血病和其他各种类型的实验肿瘤发生率和死亡率都明显升高，40～50年代，国外曾一度盛行用X线治疗风湿性关节炎、强直性脊柱炎，照射后10～20年，局部受照射软组织发生肿瘤或白血病的比例明显增高。

三、生物因素

包括病毒、霉菌毒素和一些寄生虫、细菌等，寄生虫、病毒、细菌不能直接引起人类的癌症，但在感染此类微生物的情况下，人体的组织和细胞发生炎症和增生，在增生的基础上癌变。经研究证实，EB病毒与Burkitt淋巴瘤和未分化的鼻咽癌有密切关系，肝炎病毒与肝癌，单纯疱疹病毒与子宫颈癌，乳头瘤病毒与皮肤、粘膜的良恶性肿瘤都有明显的关系，幽门螺旋杆菌与胃癌有关；黄曲霉菌毒素有致癌作用，可致肝癌。

基于上述知识，尽量避免与这些致癌因子的接触与感染是预防肿瘤的有效手段。

第六节　早期发现，防微杜渐

肿瘤的早期发现、早期诊断、早期治疗属于二级预防，是目前研究的重大课题，是提高肿瘤疗效的关键。有资料报道，早期（即Ⅰ期）宫颈癌、乳腺癌、胃癌、食管癌的5年治愈率已达90%，早期绒癌和早期睾丸精原细胞瘤的治愈率已接近100%，早期的微小肝癌5年治愈率也可达70%以上。1984年，世界卫生组织（WHO）就指出：通过早期发现，早期诊断，采取手术、放射、药物治疗，估计有1/3的癌症是可以治愈的。所以早期发现和早期诊断具有十分重要的意义，祖国医学中历代医家都较重视疾病的早防早治，如《丹溪心法》曾记载：“尝谓备土以防水也，苟不以闭塞其涓涓之流，则滔天之势不能遏；备水以防火也，若不以扑灭其荧荧之光，则燎原之焰不能止。其水火既盛，尚不能止遏，况病之已成，岂能治欤?”强调消灭疾病于萌芽状态。

一、肿瘤的十大信号

全国肿瘤防治办公室根据我国肿瘤的特点，提出了我国常见肿瘤的 10 大信号，当出现下列征象时，应当引起人们的高度重视：

（一）乳腺、皮肤、舌部或身体其他部位有可触及的或不消退的肿块。

（二）疣（赘瘤）或黑痣明显变化（如颜色加深，迅速增大，瘙痒，脱毛，渗液，溃烂，出血）。

（三）持续性消化不良。

（四）吞咽时胸骨后闷胀不适，食管内感觉异常、微痛、轻度哽噎感或上腹部疼痛。

（五）耳鸣、听力减退、鼻塞不通气，鼻出血、抽吸咳出的鼻咽分泌物带血，有时伴有头痛或颈部肿块。

（六）月经期不正常的大出血，月经期外或绝经期以后的不规则的阴道出血，特别是性交后阴道出血。

（七）持续性干咳，痰中带血丝，声音嘶哑。

（八）大便习惯的改变，便秘、腹泻交替，原因不明的大便带血及粘液，原因不明的血尿或无痛血尿。

（九）久治不愈的伤口、溃疡。

（十）不明原因的消瘦或较长时间体重减轻。

另外，临床上还有一些症状值得警惕：原因不明的固定骨痛；原因不明的疲乏、贫血和发热；原因不明的口腔出血、口咽部不适、异物感或口腔疼痛；排便或排尿习惯的改变；男性乳腺增生、明显长大；女性乳头溢液，尤其是血性液体；无痛性持续加重的黄疸；单侧持续加重的头痛、呕吐和视觉障碍，特别是原因不明的复视。

二、肿瘤的早期诊断环节

（一）对肿瘤的上述先兆症状及相关症状的高度警惕。

（二）对“癌前病变”的充分认识和积极治疗并定期复查。

（三）定期、有效的群众性的体检和普查，特别是“高危”人群的普查。

（四）广大医务人员的高度责任心。

（五）医院及相关研究机构应具备常规的及特殊的检查方法和仪器设备。

（六）新理论、新技术、新仪器的应用。

第九章　中医肿瘤现代研究状况及进展

现代中医的肿瘤研究，大致有三个方面。第一方面，是依据中医理论、理法方药、辨证论治，作临床的探索、研究，这一方面的工作是大量的。并在临床有效的基础上，对中医理论、辨证体系有了较大的发展。第二方面，则是开展实验研究。实验研究，实际上还分成两大部分。一种是按照西医现有的研究抗癌化疗药物的模式，从中医中找寻抗癌药。另一种，则是对肿瘤领域的辨证论治体系，进行研究。这一研究，有可能开辟一条新的抗癌途径。第三方面，则是以中医为主，结合西医治法，进行中西医结合的临床和实验研究。

第一节　中医肿瘤临床研究状况及进展

现代中医在肿瘤临床研究方面，大致有这些工作，包括预防、诊断和治疗。在本节中，主要讨论研究方向、方法的问题，而不具体述及临床疗效。具体治法和临床疗效，将在其他章节中详述。

一、预防工作

预防工作，历来是我国卫生工作中的一个重点。预防工作，已做过相当工作的有现场—癌肿高发区现场的调查、研究，有癌肿发病的干预研究，以及大量的宣教工作。

我国有一些食管癌高发的地区，也有不少肝癌高发的地区。对这些高发区，都曾作过详尽的病因调查和研究，进行干预研究，不少地区都建立防治点和研究所。在这些工作中，有很多中医或中西医结合工作者参加，并且和西医、预防工作者密切配合，取得了较好的效果。

在一些高发区调查中，除了探讨各种癌肿的病因外，还从中医理论角度进行分析，为从中医方式进行防治建立了基础。

例如，在一些肝癌高发区，处于中医所谓“卑湿之地”。当地居民，长期生活在相对比较潮湿的环境中，因此湿象较为明显。由于长期的湿因，必然损伤到脾，大都出现脾虚的症象。脾虚湿阻，因而气滞，可能是肝癌的一种病因。此外，一般长期接触“湿”的环境，都有嗜酒，甚或酗酒的习惯。酒的“热”，对驱除寒湿有一定作用，但过多的饮酒，又会进一步“助湿”，进一步损伤脾胃。或者，形成“湿热”交困的情况。

这些探索，为中医病机的研究，开拓了新的境界。

在癌肿预防工作中，进行干预性的预防，是现今的一个热点。现代肿瘤学中，有不少用西药进行干预的探索，例如用三苯氧胺预防乳腺癌，用阿司匹林预防大肠癌，以及用维生素类、胡罗卜素、微量元素等预防某些癌肿。中医的干预性预防，也已在七十年代前后开展。

例如，用中药预防肝癌的工作。

七十年代初，在国内曾用甲胎蛋白大规模在人群中普查肝癌。除了发现肝癌外，还发现不少甲胎蛋白低浓度升高的人群。这些人群经过一、二年的随防，发现出现肝癌的机率可在10%以上。于是，对这些人群，用中药进行治疗，以和上面的资料进行对照。中药的使用原则，按照上面所述，以健脾、理气、化湿为主。经过治疗，发现了很有意义的结果。治疗组的人群中，肝癌出现率，约为2%。与未治组相比，有十分显著的差异。这一结果，启示了中药干预研究的可能性和可行性。其他，也有应用一些提高免疫功能的中药来进行预防，也有一定效果。

肝癌的发病和肝炎密切相关。对肝炎的防治，也是预防肝癌的一个途径。现在，有用在婴儿期就注射乙肝疫苗的方法。用药物治疗已患肝炎的患者，也是阻断其向肝癌发展的一个方法。用的药物，有的是西药，也有中药。中医治疗慢性活动性肝炎，方法自然很多，目前也很难评判这些方法在预防肝癌中的价值。曾有学者报道，用健脾理气的法则来治疗肝炎，对预防肝癌的发生，可能有一定作用。

据在食管癌高发区研究后的报道，根据中医分析，将当地人群依舌诊分成两组。舌诊表现为舌质青、暗或紫者，为舌诊阳性，否则为阴性。舌诊阳性者中，发现有食管上皮重度增生和食管癌。而在舌诊阴性者中，未发现食管上皮重度增生和食管癌。

食管上皮重度增生，被认为是食管癌的癌前病变。对食管上皮重度增生者进行治疗，有可能阻断以后食管癌的发生。有报道，用冬凌草，也有用六味地黄丸之类治疗食管上皮重度增生，可使上皮增生程度明显减轻，甚至可以使之恢复正常。

再如，中医对胃癌的预防。慢性萎缩性胃炎的某些类型，常被认为是胃癌的癌前期病变。用中药治疗慢性萎缩性胃炎，从而预防胃癌，已有了不少报道。例如，有的报道用小建中汤治疗有效，有的用建脾益气为主的治疗。

总之，用中医方法预防癌肿，是一条很值得深入探索的途径。而且，我们将在下文谈到，在实验室中，用中药阻断癌变过程，也有了不少进展。

遗憾的是，这些工作，由于种种原因，还不能系统地开展下去。

预防工作中，还有一项是宣教。中医在癌肿预防的宣教方面，主要对饮食、生活的一些环节。

饮食不当，被认为是癌肿发病的一个重要因素。据国外资料，饮食不当与男性癌肿中之二分之一，女性癌肿中的三分之一有关。中医也历来认为，饮食是诱使癌肿发病的一个重要因素。

如何正确饮食，癌肿患者康复期饮食，忌口问题，饮食如何与各种治疗配合，在这些方面，已经做了大量工作，有不少正确宣教的科普文章和书籍。

在生活环节上，倡导良好的生活方式，戒烟和不要酗酒。在戒烟方面，有人试探从针灸、中药方面，使吸烟者不想吸烟。

二、在诊断方面

癌肿的诊断方面，现代医学进展甚快。现代中医吸取了所有这些成果，并且和固有的“四诊”结合，使之有了新的发展。

癌肿的诊断，大致包括三个方面。一是所谓定性诊断就是发现一些癌肿的“标记物”，凭藉找到这些标记物，而能发现癌肿。最成功的例子，是从血中发现甲胎蛋白。凡血中甲胎蛋白明显升高者，患肝细胞性肝癌的可能就很大。当然还得排除其他一些因素。此外，还有不少标记物，如若绒毛膜促性腺激素（HCG）升高，就意味着患有绒毛膜癌，等等。

由于癌肿标记物已发现，对中医来说，出现了一个辨证的新问题，所谓“无证而辨”的问题。例如，血中甲胎蛋白明显升高，在B超、CT里，也发现了肝癌。但是患者本人没有任何不舒服，脉象、舌象也都正常，一般情况，气色也可以良好。按照传统的望闻问切，这个患者可能属于无病的情况。这就需要将辨证的“证”的概念扩充，扩充到传统的“四诊”以外。或者可以称之为“第五诊”。辨证论治的“论治”，也要根据“第五诊”的出现，而重新考虑。

除了定性诊断，还有影象诊断。所谓影象诊断，就是在B超、CT、MRI、PET、放射性核素扫描，以及内腔镜等两方面，发现癌肿。发现了癌肿的具体部位，如在什么脏器，在该脏器的什么部位，之后，才能决定采用的治疗方式。或手术、或放射、或化疗，或中医、中药，或综合治疗。在影象诊断中发现癌肿以后，除了“无证可辨”外，往往会在症状、体征、舌象、脉象上有种种变化。可以出现诸如脾虚、气虚、阴虚、湿滞、气滞、血瘀、湿热等等的证象，为其后的论治，建立了基础。

值得注意的是，在西医治疗过程中，或者治疗后，往往会使症象发生变化。现代中医需要充分了解这些情况，在原有辨证论治的基础上，作相应的发展。

再一方面的诊断，就是病理诊断。

目前认为，病理诊断是确定癌肿诊断的最重要的一项依据。过去年代，中医也曾治疗过不少癌肿患者，但由于往往只是“临床诊断”，而不是病理诊断，因此疗效不被人信服，也不受医学界的重视，这是很可惜的。现代中医，重视癌肿诊断的明确性，治疗前，常需要有病理诊断。病理诊断，也常可和中医固有的诊断方法相联系，赋予辨证以新的概念。例如，不同中医证型，在病理上的表现，已有学者开始进行探索。

在中医诊断中，另一个重要的工作，是中医四诊的现代化，和证型的现代化分析。四诊的现代化，主要围绕舌象和脉象。舌象的现代化探索，从 50 年代末和 60 年初，就已开始，并已有不少论文和专著问世。脉象的研究，在国内起步较晚，第一代的脉象仪大致在 70 年代末和 80 年初开始应用。这些探索，有开拓性的意义。但是，这些设备所反映的舌象、脉象情况，与中医所见，还有很大的差距。而且，由于种种原因，这些研究长期停顿不前，这是十分可惜的。

另外，是对中医证型的现代分析。例如，肾阴虚、肾阳虚的本质是什么，脾虚的现代分析又是如何，血瘀和血液流变等的关系，等等，都进行了探索。

中医固有的四诊，在辨证论治中，仍占着主要地位。现代中医，仍应用中医的诊断方法，并使之与现代的诊断方法相结合。从而使四诊，有了发展，有了新的内涵。

三、治疗方面

现代中医在癌肿治疗方面，开展工作最多。

在癌肿治疗方面，较过去的工作有了很大的发展。包括临床设计，前瞻性的研究，建立各个癌肿的辨证体系等方面。

（一）前瞻性的研究和临床设计

以前的时代，中医治疗癌肿患者，常没有科学的临床设计，也没有随机前瞻性的研究，所取得的结果，都是回顾性的。现在，随着硬件的逐步提高，例如有了专门的中医肿瘤病房，就使科学的临床设计成为可能。因为，过去仅有门诊式的治疗，很难做到有计划的研究。

临床设计包括：

1. 患者的标准。除了诊断、分期的明确外，还有研究的入选标准和排除标准。

2. 辨证的标准。这是最应该取得一致的一项。当前，各家中医对辨证的标准，大都并不一致，甚至师徒相承的师与徒，对具体患者的辨证也不统一。现今，还很难要求有一个接近统一的辨证标准。

但是，作为现代中医治疗癌肿临床设计的一部分，在该单位进行临床研究时，他们的辨证标准应该统一。例如，什么叫脾虚，它包含的证候；什么叫血瘀，它包含的证候等等。辨证标准统一后，所得到的结果，才有价值，有可信度，也可供其他单位仿效和参考。

辨证标准的统一，是现代中医脱出经验化而向理性化转归的一个过程。

3. 疗效的判断。疗效包括：癌肿本身的变化，症状的变化，生存质量的变化，生存率的计算等等。

癌肿的变化，目前大都采用国际常用的标准。所谓完全缓解

(CR)，部分缓解（PR），稳定（S），进展（PD）等项。完全缓解，部分缓解等的标准，各个不同的癌肿常有不同。临床设计时，也需统一。

症状的变化。包括治疗后多种症状的改善情况。这一方面往往是中医治疗的强项。经中医治疗后，大部分患者的多种症状，大都可以缓解。但是症状好转不等于癌肿好转。这是现代中医和过去中医，在认识上的不同之处。此外，症状好转的标准，也应预先制定。不少症状，已有国际间常用的标准，例如疼痛。临床设计时，可以参照。

生存质量的改善，也是中医治疗常见的一个疗效。对于生存质量的估价，也应参照国际标准。目前国内应用较多的是所谓卡诺夫斯基（Karnofsky）评分法。

生存率的计算，过去常用的是直接法。现在，计算方法也有不少种。在设计时，亦可预先设定。

4. 在临床设计时，还要注意几个原则

(1) 医师的救死扶伤精神。制定临床设计的目的，是使患者在治疗中能最大可能地受惠，因此，必须有严谨的科学态度，具有救死扶伤和革命人道主义精神。

(2) 患者的自愿。患者最需要知道治疗的目的、内容和治疗的效果。假如患者对某一治疗心存疑惧，常不能取得预想的结果。一方面，医师当以同情的态度和患者说明治疗的可能有的一些结果和副作用，争取医患双方的密切配合，另一方面，患者具有决定权。决定是否参加该项治疗。应该允许患者不参加。

(3) 随机化。这是现代肿瘤学中一个很重要的原则。现代中医在临床设计时，也要应用随机化这一个原则。

(4) 统计处理。选用何种统计方法等，在临床设计时也要考虑。

5. 临床试验的分期。通常，临床试验可分成3期或4期。在以下章节中将有详细论述，这里不赘述。

（二）临床治疗

现代中医对肿瘤的治疗，遍及大部分癌肿，有的是进行系统的研究，有的是零星的报道。总的是，中医治疗的覆盖面甚广。

从治疗的方式看，有的是以中医治疗为主，这一部分患者，主要是西医治疗失败的，或者是晚期；也有的是中西医综合治疗。中西医综合治疗中，有的是有计划进行的，这是中西医综合治疗的方面；有的是无计划进行的，这是数量上较大的。如在甲医院西医治疗，而患者自行在乙医院中医治疗等等。

1. 中医治疗的覆盖面。据估计，在象上海这样的大城市中，癌肿患者90%以上采用过中医治疗。

有一些癌肿的中医治疗，是有计划、有系统地进行的。象一些晚期胃癌、肺癌、肝癌。已经能从中得到不少有价值的结果。有系统的总结，无论在疗效上，或者对辨证论治体系的提高上，或者对中医理论的发展上，都已有了不小的进展。

有一些癌肿的中医治疗，则是因为已届晚期，或者西医治疗失败，因而采用中医治法。在这些治疗中，也常可见到可喜的效果。为进一步系统研究，作出了某种贡献。

更多的癌肿治疗，是中西医综合治疗。在这里面需要注意的是，在取得的疗效评判上，也要有对照，也要有一定的标准。

例如中西医综合治疗后，对癌肿退缩的变化，如CR、PR等，要能和单独西医治疗随机的相对照，才能具有更大的说服力。又如中医治疗在减少西医治疗的副作用方面，疗效评判也应用相应的标准和对照。化疗后白细胞下降，常有不少用中医治疗。这个问题临床设计十分重要。因为临床经验告诉我们，不少化疗患者，在化疗间隙期，白细胞自行恢复，不用任何药物也会恢复。当然也有不会恢复而需用药物治疗的。因此，没有很好的临床设计，对这个副作用的疗效，就不一定可信。

2. 中医治疗方式的多样化。在癌肿治疗中，长期应用的方式是中药煎剂口服。

近年，中医治疗癌肿的方式呈现出多样形式。

针灸治疗。这是一个方面。针刺治癌，在动物实验中，已经看到某些效果。在临床上，虽还不能肯定其对癌肿的疗效，但改善症状却是有效的。针刺，常可改善食管癌的梗阻症状，以及晚期癌肿的疼痛等。灸法，常用于提高白血球和改善全身情况，也有一定效果。

推拿。癌肿能否推拿，如何推拿，尚值得深入探索。但在动物实验中，推拿对治疗癌肿有益，已有报道。这是一个十分令人喜悦的结果。

外治法。用中药外敷以止痛，已有不少现成的制剂。用皮硝之类，治疗腹水、腹胀，也有相当效果。

中药剂型的改变。近年，已有一些中药，改变剂型，制成针剂，使中药的应用更为多样化。

更值得提出的是，中医辨证论治，也有了较大的发展。

四、建立某些癌肿的辨证论治体系

前面已经述及，中医治疗的特色，就是体现在辨证论治上。而辨证论治的体系，在近年有了很大的发展。某些癌肿有可能建立一定的辨证论治体系。

试以肝癌为例，来探索辨证论治的体系。肝癌的辨证论治，有一些特殊的地方。如：前面已经讲过，肝癌可能有“无证可辨”的情况，特别在甲胎蛋白已经升高，但是患者还一无感觉时。肝癌有一些高发地区。在肝癌高发区的调查，在地理环境上有特点，以湿为主。而长期生活在这一环境中，会出现脾虚。一般认为，肝癌有前期病变。慢性活动性乙型肝炎，常被认为是一种肝癌的前期病变。这部分患者，和一般的急性肝炎不同，不是湿热瘀的表现，而常呈现出脾虚的迹象。肝癌进入中晚期，症状十分多样。因此有多种多样的治则。有以清热解毒为主，有以活血化瘀为主，也有以健脾理气为主。当然还有其他治法，象“以毒攻毒”法，但由于实际效果不好，在一些临床单位，已很少有人应用。后期的黄疸、腹水，治法也各异。黄疸有作肝胆湿热论治者，腹水有以峻下为主者。是不是对于肝癌就是需要这种“随症而治”，各治各样。能不能从癌前期开始，直至终末期，有一个统一的辨证体系。既能有一定临床疗效，又能发展中医的辨证论治，有没有这个可能？恐怕是有这个可能的。有学者设想：从肝癌的病因—霉菌毒素，和高发区大都为“卑湿之地”看，湿这个外因，恐怕是一个致病因素。久处湿浊的环境，总会引起脾虚，从肝癌的另一个病因—乙型肝炎看，迁延到慢性，也常表现为脾虚。假如湿致脾虚，是肝癌的主要病因、病机，那末，用健脾、理湿的药，应该有预防作用，这一点已经初步得到了证实，上面已经谈到。又假定因外湿等因素而致脾虚，脾虚是肝癌的主要环节，脾虚是肝癌的本质，那末，肝癌所表现的一系列证候，都应该反映出脾虚来。事实也确实是这样。

肝癌患者常有的腹胀、胃纳减退恶心、腹泻等，与脾虚的关系，一般都很明确。这里不探讨。这里重点论述肝区疼痛、肝癌癌性发热和肝区肿块。这些问题是不是也可以用脾虚来解释，因为这三个也是肝癌的常见症状。肝区疼痛，历来被认为属“血瘀”的证候，肝区肿块也常归入“症瘕积聚”，认为和血瘀也有关。假如确实是这样，那末肝癌也不需要再辨证，因为只有血瘀一种。但临床实践表明，以破瘀活血药治疗肝癌，疗效不佳。还是根据传统中医理论，按李东垣《脾胃论》，“脾病，当脐有动气，按之牢若痛，动气筑筑然，坚牢如有积而硬，若似痛也，甚则亦大痛，有是，则脾虚病也”。可见，“痛”、“坚牢如有积而硬”等，都可以是“脾虚病”。中医辨证十分精奥，癌肿并不是只有按血瘀而论治的。

那末，肝癌的癌性发热，又应如何辨证？肝癌的发热，表现十分多样，有作表证治疗，有作阴虚内热治疗，疗效常不明显。癌性发热，也可按脾虚辨证。前人说："脾病似疟"，又说："脾病上下不宁，……寒热往来"。脾胃相关，胃病也可发热。所谓"胃病，……精神少而生大热"。又如伤寒论中，阳明病，也会有大热、汗出等。确实，这些肝癌的证候，可以属于脾虚的表现，而且按脾虚治疗，可以得效。

到了晚期，黄疸、腹水，也仍是脾虚发展到后来的表现。葛洪《肘后备急方》说，腹水，系"虚损大病所致"。至于黄疸，通常辨作肝胆湿热，其实亦不尽然。按之伤寒论和金匮，所论"谷疸"、"酒疸"、"女劳疸"，以及"阳明发黄"等很明确，是脾胃所引起的黄疸，与肝胆引起的黄疸有别。

这样，从肝癌的病因、病机，从早期到晚期，似乎都可以围绕着一个中心来辨证，那就是脾虚。可以认为，脾虚是肝癌的本质。试图建立这样一个辨证论治的体系，有可能从预防到治疗，取得进一步的疗效。也解决了早期的所谓"无证可辨"的问题。自然，脾虚只是一个本质，在其发展过程中，也会涉及气、血、湿、热以及阴虚的问题，可参阅有关文献。

只想举这样一个例子，某一个癌肿的辨证体系是有可能建立的，这样，就不仅能进一步提高疗效，而且对中医固有的辨证论治体系，也会有所发展。

五、对证治疗

对症治疗，是癌肿治疗中的一个十分重要的问题，也是中医治疗的强项。

中医治疗"症状"，有两个方面，一是通常意义上的对症，如呕吐予止吐药，疼痛予止痛药等。另一个方面，则是辨证论治，吐不一定用止吐药，痛不一定用止痛药。对症治疗，现代中医也有很大的发展。

以癌痛为例。世界卫生组织曾对疼痛状况进行分级，并提出三级止痛的步骤。刘鲁明曾有报道，对296例肝癌疼痛分级，轻度者约占80⁺%左右，中度者约为13⁺%，重度仅5⁺%左右。其中，轻度者，单用辨证论治方案，不用止痛剂，即可缓解。中度者亦大都可不用止痛剂。轻中度疼痛，辨证论治，疼痛缓解者达91.9%。因此，该作者曾提出，为适合我国国情，宜将疼痛治疗步骤，分为四级。即首先按中医辨证处理。如不能缓解，再考虑止痛剂。

如能对“对症治疗”作深入研究，现代中医将对肿瘤学将作出新的贡献。

第二节　中医肿瘤实验研究现状及进展

中医肿瘤的实验研究近年进展较快。在50年代及以后一段时期，中医肿瘤研究的重点，是探索抗癌中药，即从中药中寻找抗癌药物。这些工作，主要是在药物研究单位中进行的。

从70年代末开始，现代肿瘤学在基础各方面的研究有了巨大的发展，我国的肿瘤工作者奋起追赶。中医和中西医肿瘤工作者，也开始重视和开展实验工作，并且有了不少成果。

中医肿瘤的实验工作，大致有两个方面。一个方面是对药物或者方剂的研究，另一个方面是对辨证论治体系的实验研究。

一、中药和方剂的研究

这方面的实验工作，过去从寻找抗癌中药为主，近年则探索了更广泛的方面。

（一）抗癌中药或方剂的研究

1. 经过几十年的大量工作，在实验室中，发现有一定抗癌作用的中药很多。从中医的传统分类看，几乎包括所有的各类药物。例如，在清热解毒类中有，在活血化瘀类中有，除了植物药外，还有虫类药，还有理气、化湿、化痰、软坚，和扶正类的药物。不少毒药也有实验室的抗癌作用。除了植物药和虫类药外，还有矿物类、动物类和海洋生物类，其中不少，都有一定的抗癌活性。也有一些传统的，或现代的方剂，在实验中发现，也有某些抗癌作用。

2. 对上述药物或方剂中的一部分，也作了某些抗癌机制的研究。

3. 有少数药物，已提取了抗癌有效成份，成为正式的抗癌药物。有的，也已制成一定的剂型，在临床试用。可详见以下各章。

但确实迄今还没有制成一种举世公认的抗癌药物，还是今后的一个努力方向。

4. 大部分药物，虽然没有制成正式的制剂，但临床还是在普遍应用。应用的方式，有的是作为抗癌药物，有时不分辨证情况，例如在无热无瘀的情况下，也应用清热解毒、活血化瘀类药物。有的应用，则以辨证论治为主，适当结合一些具有抗癌活性的药物。临床常称为辨证与辨病相结合。这一方式，在临床应用，较为普遍。

5. 多数学者认为，在临床应用这些抗癌方药时，还是应注意一些问题。

(1) 这些药物，虽然不是“毒”药，但还是都各有其副作用。副作用的产生，或者来源于药物本身的毒性，或者来源使用不当，或者来源于没有按照中医固有的使用方式—辨证论治。药物本身会有毒性，这是很容易理解的。中药抗癌药的毒性，虽然不一定有化学药物那样强烈，但也确实对肝、肾心等各脏器有毒性。近年比较注意的某些方药对肾功能的损害，已有报道。

使用不当，或者因不明了肿瘤情况而滥用，或者因不明了西药采用的治法，而与西医治疗相矛盾。例如，曾有报道，某些肝癌，因盲目施用活血化瘀药物，导致肝癌破裂，或者消化道出血。不按辨证规律使用，常见于非专业中医肿瘤工作者。例如，对已有脾虚证候的癌肿患者，仍使用清热解毒药，导致“苦寒败胃“，或溏泄不止。这些药物在应用时，需加注意。

（2）树立医疗道德。不能将有希望治愈的癌肿患者，盲目以疗效未明的中药做试验治疗。医疗患者，是专业性很强的工作。没有经过医学训练的非医务工作者，是不能，也不应该用中药来治疗癌肿患者的。

（二）中药、方剂在其他环节上的研究

1. 抗突变的作用。不少中药在实验室中，有抗突变作用。包括扶正健脾药，清热解毒类，活血化瘀类和其他一些类别。常有报道的象绿茶、胶股蓝、甘草、白术、苁蓉、当归、沙参、半夏、地鳖虫等。

2. 抗启动的作用。邱佳信等曾报道不少药物有抗启动作用。

3. 促进的作用。一般认为，在一些促进剂作用下的细胞改变，是可以逆转的。有报道，有一些中药有抗促进的作用。

4. 促凋亡的作用。近年对癌细胞的凋亡问题，引起了重视。近年，用中药促进癌细胞凋亡的报道甚多。中药或其某一成份，有促凋亡作用。如汉防已、小檗胺、莪术、黄芩、葛根、大黄、小柴胡汤等。其中有一些，还对作用机理进一步的探索。如砒霜的凋亡作用，和下调 bcl－2 有关。蟾酥的促凋亡作用，和下调 bcl－2 和 c－myc 有关，等等。

5. 对“逆转”的探索。在癌细胞已形成后，在实验室中，还有可能使之“逆转”成正常。中药对这一环节也作了探索。

6. 抗转移的研究。抗转移，是近年肿瘤学研究的一个热点，中药也在这一环节开展了研究。在移植癌肿过程中，不少中药都有抗转移的功能。近年有报道，某些中药，例如有一些补肾中

药，可以调节基质金属酶的活性，从而抗转移。

7. 对混合功能氧化酶 P450 的调节。不少致癌物，称为前致癌物，需经体内 P450 的作用，变成终致癌物，才具有致癌性。一些中药，可以调节 P450 的功能，使终致癌物形成减少。如甘草、绿茶、菇一类。

8. 提高免疫功能。这是报道最多的一项工作。不少中药和方剂，都有提高细胞免疫、体液免疫的功能。可以提高 T 细胞、NK 细胞、巨噬细胞等等的功能，还可以诱导产生干扰素之类。报道多的有扶正类药物，如健脾、温阳、养阴、补肾类，以及其他如小柴胡汤等。

9. 提高白细胞。这也是报道较多的一项工作。不少中药都有这个功能。

10. 改善脏器功能。在改善肝、肾功能方面中药的疗效也有不少报道。虽不直接与抗癌有关，但是在抗癌治疗中是一个重要环节。

11. 提高化疗敏感性。不少中药，被认为可与化疗综合应用，以提高疗效。近年有报道，象补骨脂[9]、川芎嗪等，可逆转“多药耐药性”，而具有增加化疗效果的功能。

12. 提高放射疗效。临床报道颇多，也有扶正类、活血化瘀类等药物。

可以看到，近年来，围绕癌肿的不少环节，都以中药进行了实验研究，得到了可喜的成果。

二、对辨证论治的实验研究

中医治疗癌肿，与西医治疗的最根本区别，在于依据中医理论而采用的辨证论治体系。假如不对肿瘤领域应用的辨证论治体系的本质，作实验研究，就很难阐明其本质，很难使其发展成现代化的，能为全世界共享的辨证论治体系。这不同于药物研究。药物研究，现代肿瘤学中，已有现成的思路、现成的方案，可供采用。无非是或采用合成药，或采用中药。

对辨证论治的研究则不同。没有现成的思路。需要按照中医的思维方式，另辟蹊径。或者说，治则的研究，是不是可以取代对辨证论治的探索。实际上，这是两个不同的概念。治则的研究，实际上是按药物研究的方式进行，并不是按中医的理法方药的固有方式进行，因此与对辨证论治的研究不同。辨证论治，是需要先“辨证”，再“论治”。

（一）实验研究的思路

怎样进行辨证论治的探索，应该有多种方式。这里举一种试探的思路为例。

临床可以先辨证，再论治。实验动物应如何进行？根据对癌肿患者的分析，患者有癌，也有中医可辨的“证”。又有癌，又有“证”。癌和“证”的情况，大致有三种可能。一种是先患癌，因癌而引起体内的变化，而形成“证”。可以简单称之为癌到“证”。第二种可能是，患者在患癌以前，先因种种原因，有体质上的变化，形成“证”。在这个基础上，再因接触各种因素，形成癌。可以简称为“证”到癌。第三种可能是癌和“证”，因不同原因，先后或同时形成，两者的成因可互不相关，简单可称为癌“证”并存。

无论是什么因素造成的，也无论是两者发生相关或无关，但同时存在于一个患者身上，必然互相有关联。从治疗上得到证实，那就是治癌会影响到“证”的变化；而辨证论治，也会对癌本身造成影响，使之控制。

根据这一分析，辨证论治，或者可以这样进行实验探索。就是，在动物身上，造成癌、“证”并存的局面。有几种可能的方式。最理想的方式，是在动物身上诱癌，由癌引起动物的“证”，然后辨证论治，观察疗效并作机理分析，本质研究。但这一理想的方式，目前还无法进行。动物诱癌完全可以做到的。但动物的

“证”却无法确定。无法确定“证”，也就无法辨“证”论治。这一设想，只能有待将来。

接下去，就只能利用“证”的模型。四十多年来，已经有不少“证”的模型的报道。如肾虚，肾阴虚，肾阳虚，脾虚，血瘀等等。这些模型，都有各自的特点，能抓住“证”的某一方面；但也都有不少缺点，并不能完全反映“证”的特点。因此，所有这些模型，都不是中医界公认的。只是有的模型，承认的学者多一些；有的，少一些。但也都有不少应用这些模型进行研究的报道。这些“证”的模型，还是可供研究用的。

有了“证”的模型，就有两种可能。一种是诱癌，或移植癌肿，再制造“证”的模型。这种方式可以制造。但似乎有一个大的缺点，就是造“证”时，就可能对癌有所影响。另一种是，先制造“证”的模型动物。在这种动物身上，再诱癌，或者移植癌。成为一种“癌”、“证”并存的情况。再辨证论治。这是一种现在阶段，现实可行的方法。当然，还有一种可能，就是用诱癌剂来制造“证”，再使之成癌。这一方式，在目前，亦尚有困难。

大致的思路是这样。目前最可行的，是先造“证”，再成癌，辨证论治，观察疗效，探索机理。

（二）初步的探索

由于消化道癌肿，常多见脾虚证候。先制作动物的脾虚模型。制造脾虚模型的一种方法，是用大黄等，以泄泻方式形成脾虚。脾虚模型建成后，移植肿瘤，或再用诱癌剂诱癌。形成“证”和癌同时存在的状态。按辨证论治规律，荷瘤的脾虚动物制成后，用健脾类药物治疗，如四君子汤一类。没有抗癌的中药，不是辨病论治，而是辨证论治。观察对宿主的情况，以及对肿瘤的影响。如有效，再作各种机理探索。

1. 对宿主的影响

应用健脾药物治疗后，荷瘤动物脾虚情况即被纠正，恢复正常状态。不但恢复，而且全身情况明显好转。全身情况的良好，甚至超过未荷瘤的正常对照动物。食欲良好，体力活动良好。小鼠和大鼠的毛色光泽，皮下脂肪增多。

（1）免疫功能恢复。荷瘤后、脾虚后，T细胞功能的会明显下降，NK细胞功能亦明显下降。健脾中药，不仅能使单纯的脾虚模型动物的细胞免疫功能恢复正常，而且可使荷瘤的脾虚动物的免疫细胞活性恢复正常。此外，还发现，在诱导LAK细胞过程中，健脾方剂可在减少白细胞介素－2的情况下，提高LAK的活性。

（2）宿主功能的恢复。脾虚、荷瘤后，宿主的白蛋白水平降低、球蛋白水平上升。糖代谢也发生紊乱。健脾治疗可使之恢复。

用四氯化炭导致急性肝中毒，可使ALT明显升高，AFP也随之升高。用健脾药物后，可使ALT升高的幅度明显减小，而恢复则提前。相应的，AFP的升高幅度也降低，恢复也提早。对蛋白、糖代谢，对肝功能，都有使之恢复的作用。

（3）对血粘度的变化。脾虚动物及荷瘤后，血液流变学的观察，均可发现异常，反映血粘度增加。应用四君汤之类的健脾药物，不使用活血化瘀类药，发现上述血液流变方面的变化亦可趋之于正常。反映了健脾药物也可纠正血粘度的异常。

（4）对辨证规律的反证。将脾虚荷瘤动物，不予健脾药物，而予清热解毒，或者活血化瘀药。实验发现，宿主的全身情况可进一步恶化，肿瘤增大，生存期缩短，而且免疫功能进一步下降。

这似乎证明，辨证论治规律的重要性。也启示，如不按辨证规律应用中药，有可能导致宿主情况的进一步恶化，癌肿的进一步发展，生存期更短。

2. 对预防的作用。也可应用上述思路，观察对癌肿预防的作用。

(1) 诱发肝癌时的阻断。用二乙基亚硝胺等，可以诱发动物肝癌。在肝癌出现前，可以出现 r－谷氨酰转肽酶的阳性病灶，被认为是一种前期病变。在出现这种前期病变时，有可能被阻断，而不再发生肝癌。在诱癌过程中，予以健脾类药物。证实可使阻断这个前期病变。提示健脾药物的预防作用。

(2) 对甲胎蛋白的观察。移植肝癌时，有时甲胎蛋白会随癌肿的移植成功而升高。给予健脾类药物，甲胎蛋白的升高幅度可下降。用四氯化炭导致中毒性肝炎，甲胎蛋白也会升高。健脾中药，也可使之较快的恢复正常。提示，健脾类中药，有可能对肝的损伤，有某种保护作用。从而也为预防肝癌起了某种作用。实验还表明，对混合功能氧化酶 P450 可能有某种调节作用。

(3) 对雌激素类诱发肝癌的作用[15]。近年证实，不少实体瘤，如胃、肝、肾、胰等瘤肿，也有相当高的雌激素受体表达率。因此，临床也可因用雌激素受体的阻断类药物。用雌激素，二乙基亚硝胺等诱发肝癌，可也有雌激素受体（ER）的表达。予中药健脾类药物，可以阻断 ER 的表达，结果与三苯氧胺作用类似，但作用机理不同。提示，健脾类中药对性激素诱发瘤肿，也可能有一定预防作用。

(4) 应用乙型肝炎转基因小鼠的一些实验结果。肝癌被认为与乙型肝炎、黄曲霉毒素等有关。近年更认为在乙型肝炎的基础上，再加黄曲霉毒素，更易形成肝癌。应用健脾药物，观察对乙型肝炎和黄曲霉毒素双重影响下，有否预防作用。建立乙型肝炎转基因小鼠，再予黄曲霉毒素，并予中药，发现确有一定预防肝癌的效果。实验中发现，健脾类药物的作用环节，可能在增强 II 相酶系。应用中药后，可使原已降低的谷胱甘肽－S 转移酶活性、乌苷二磷酸葡萄糖醛酸转移酶活性明显升高。也使原已降低的还原型谷胱甘肽量增加。应用健脾类药物后，AFB1－DNA 加成物由原先升高转为明显下降。总之，健脾类药物可保护 DNA，减少其受损，阻抑乙型肝炎转基因小鼠增强黄曲霉毒素 B_1 的致癌作用，因而起到一定程度的预防。

这样看来，健脾类中药，对因亚硝酸胺类、雌激素、四氧化碳、乙型肝炎、黄曲霉毒素所引起的肝损伤、诱癌作用，都有一定的预防上的价值。

3. 对癌肿本身的作用

按照辨证论治的规律，虽然其中没有抗癌中药，但是从临床上看，对癌肿患者，还是有相当疗效。那末，从实验角度看，对癌肿本身，对癌细胞是不是也可能有作用呢？实验证实，确有作用。

（1）宿主移植癌肿后，癌肿逐渐生长。脾虚模型动物，移植癌肿后，癌肿出现的“潜伏期”短，癌肿发展快，癌肿肿块增大明显，宿主生存期短。如为甲胎蛋白阳性癌肿，甲胎蛋白升高也很明显。

应用健脾类药物后，癌肿出现的“潜伏期”长，癌肿发展缓慢，癌肿肿块也较脾虚动物明显为少，宿主全身情况好，生存期也长。和脾虚动物有十分显著的差异。和临床观察到的情况有相似之处。表明，按辨证论治规律治疗，对癌肿也确有一定作用。

（2）从癌肿的细胞周期看，脾虚动物移植癌肿后，S 期明显增加，而 G_1 期比例下降。应用健脾类药物后，S 期下降，G_1 期上升。对癌细胞增殖有抑制作用。

（3）端粒酶近年引起了重视。不少学者认为，癌肿患者中端粒酶水平的提高，是癌细胞有“无限”寿命的一个因素。健脾类药物应用后，可使端粒酶水平下降。

（4）凋亡问题，也是近年探讨的一个热点。癌细胞会有坏死，但常不能循常规途径死亡。健脾类药物，可以促使癌细胞凋亡。进一步的研究发现，健脾类药物可上调 bax 基因，上调 P21。

（5）对癌基因和抑癌基因的调控。癌肿发生过程中，会出现不少癌基因的过度表达，或者抑癌基因的表达下降。健脾类药物的应用，对某些癌基因的过度表达，会使之下降，对抑癌基因，又可使之上调。自然，初步的观察，所探索的癌基因，抑癌基因不多，但已表明，有一定的调控作用。进一步的研究，是十分重要的。

（6）对癌肿转移的探索。近年，癌肿的转移问题，也是癌肿研究中的一个热点。现在知道，癌肿的转移，机制相当复杂。癌细胞需从母体脱落，进入血液循环。然后再粘附在靶器官，穿透其组织，诱生新生血管，然后定居发展长大。健脾类药物，对转移的某些环节，有一定作用。实验证实，诱生新生血管时，有血管内皮细胞生长因子的参预。应用健脾药物后，对血管内皮细胞生长因子有一定的抑制作用，使其血清中的水平下降。在癌细胞穿透靶器官的组织时，需要有基质金属蛋白酶的参预。健脾类药物的应用，对这个酶也有抑制作用。癌细胞在血液中，进入靶器官，或者形成癌栓，与血粘度升高有一定关系。前面已经论述，健脾类药物对此也有调节作用。癌肿的转移，和基因 nm23 基因的表达受到阻抑有关。而健脾药物可以促进 nm23 的表达。这样看来，按照辨证认治规律于肿瘤临床，从临床到实验，确实证实，纵然不是用抗癌药，对癌肿本身也有相当抑制作用。

可以抑制癌细胞增殖，在分化这个环节上，也有一定调控作用。在死亡这个环节上，可以促进凋亡，对端粒酶也有作用。对某些癌基因和抑癌基因的表达，有调控作用。使癌基因表达下调，而抑癌基因则上调。此外，在转移这个环节上，也有一定的调控作用。总之，按辨证论治规律，对荷瘤宿主的各方面，都有广泛的调节作用。

4. 中西医综合治疗的实验探索。应用健脾药物与放射、化疗综合，临床发现可增加疗效。实验中也发现，放射与健脾中药同用，可以使实验肿瘤的控制，优于单纯中药和单纯放射，也可使宿主的生存期最长。同样发现，健脾中药与化疗药同用，可以使移植肿瘤控制最满意，优于单纯化疗和单纯中药，也使NK细胞恢复最好。

多药耐药性问题，是肿瘤学界十分关注的一个问题。由于它的存在，可以使化疗减效。健脾中药与化疗同用，可以增效，一个机理是，健脾中药可逆转多药耐药性。这也是一个值得再深入研究的问题。健脾药物和放射、化疗的综合应用，实验也表明，可以增效。

这样，按照中医固有的辨证论治规律，在实验中发现它具有对肿瘤，对宿主的广泛调节作用。它有别于已有的抗癌治疗，它能对癌肿的增殖、分化、死亡转移等各个方面，都有影响；它对宿主的全身情况、免疫功能、脏器功能也有广泛的调节。它是一种独特的、十分有利于宿主的抗癌方法。对辨证论规律的进一步实验探索，有可能开辟抗癌上一个新途径，必然对中医理论和现代肿瘤理论，产生相当大的影响。

第三节 中医、中西医结合肿瘤防治的研究前景

从上面二节中可以看到，中医、中西医在肿瘤防治工作中，可以发挥很大的作用。

一、在预防方面

已有的工作表明，中医中药在胃癌、肝癌、食管癌等的预防中，有一定的作用。它的优点是，价廉，少有副作用，适合我国国情。未来研究的重点可能有：开发药物和制定简易而切实有效的方案。

1. 进一步的机制探索，包括对启动、促进等各个环节的

作用。

2. 进一步的宣传。包括中医强调的体质因素、精神因素、饮食起居因素等，在导致癌肿发病中的作用，和在预防癌肿方面的价值。

二、在治疗方面

治疗上，应包括两个方面即中医和中西医结合。

（一）中医治疗方面，应强调中医理论，强调辨证论治的重要性。

1. 辨证论治方面。应建立各种癌肿“证”的标准。逐步完善各种癌肿的辨证论治体系。

2. 辨证论治体系的进一步应验探索。

3. 整体与局部治疗相结合。辨证论治的主要方面，是对患者癌宿主各方面的广泛调节。但无论从临床或实验看来，对局部癌肿的消失率尚不够。需与对癌肿的局部治疗结合起来，以进一步提高治疗癌肿时适应率和疗效。局部治疗方式可采用现代医学已提供的所有方式。目前可采用的如介入治疗。西医应用的介入治疗，以西药为主。中医介入治疗，则可以研制的中药抗癌药为主。也包括中药的“栓塞剂”。已有的在肝癌治疗的报道，中药介入治疗也有相当效果。介入治疗有血管的介入法和B超引导下的介入。均可在临床上应用中药制剂。其他局部治疗法还可包括，癌性胸水的中药局部治疗，癌性腹水的中药局部治疗。直肠癌的“灌肠”治疗等。中医的整体治疗和局部治疗相结合，必将进一步提高中医治疗的广泛程度和疗效。

4. 辨证论治规律的进一步研究。以期作为世界公认的一种新型的癌肿治疗方法。

（二）中西医综合治疗

以中医独特的辨证论治对癌肿患者作整体治疗，与西医的手术、放射等局部治疗相结合，是进一步提高疗效的现实可行的途径。可能需要：

1. 提高实施中西医综合治疗的自觉性；
2. 提高患者对中西医综合治疗的理解；
3. 完善与西医治疗相结合的中医方案。

三、理论探索

中医典藉浩如烟海，中医理论玄深奥博。在治疗癌肿时，要进一步探索中医理论，并使之发展。例如，癌肿转移与血粘度增加有关。通常治疗癌肿，不少学者采用活血化瘀法。应可降低血粘度，预防转移。但不少实验又提示，某些活血药，有促进转移作用。如何在理论上进一步探索？活血化瘀法的理论依据是“不通”，由癌引起“不通”，包括气滞血瘀，因此要用通法来治疗。但中医还有一个未受重视的治法，“塞因塞用”。从现代医学关于转移的这一角度看，在癌细胞脱落后，到达靶器官时，或者形成癌栓时，与血粘度升高有关。但到癌细胞诱生新生血管时，是否就属于一个需要“塞”的问题。是否活血化瘀、塞因塞用，都各有其适应的阶段性。此外，介入治疗的效果，不但与抗癌药有关，更与栓塞有关，这又是一个“塞”的问题。诸如此类的中医理论甚多。在防治肿瘤中，宜于进一步探索，以丰富中医的抗癌理论。

下篇　分　论

第十章　食 管 癌

第一节　食管癌西医诊疗常规

食管癌是原发于食管的恶性肿瘤，以鳞状上皮癌多见。临床上最典型的症状是进行性吞咽困难。食管癌是世界一些国家和地区常见的恶性肿瘤。中国是世界上食管癌的高发国家，也是世界上食管癌高病死率的国家之一。本病具有地区性分布、男性高于女性以及中老年人群易患的流行病学特点。

一、病因

食管癌的确切病因目前尚不清楚。食管癌的发生与该地区的生活条件、饮食习惯、存在强致癌物、缺乏一些抗癌因素以及有遗传易感性有关。

二、病理

食管癌的病变部位以中段居多，下段次之，上段最少。部分胃贲门癌延伸至食管下段，常与食管下段癌在临床上不易区别，故又称为食管贲门癌。

（一）临床病理分期

1. 早期食管癌的分期

早期食管癌是指癌变局限于黏膜层内，而没有突破黏膜肌层。理论上可以分为 M_1（局限于上皮层内）、M_2（突破上皮层，而未累及黏膜肌层）、M_3（未突破黏膜肌层），而依靠内镜检查很难分清楚。

2. 分期标准

全国食管癌工作会议制定的临床病理分期标准（表 10－1）。

表 10－1　全国食管癌工作会议制定的临床病理分期标准

分期		病变长度	病变范围	转移情况
早期	0	不规则	限于黏膜（原位癌）	（－）
	Ⅰ	＜3cm	侵及黏膜下层（早期浸润）	（－）
中期	Ⅱ	3～5cm	侵犯部分肌层	（－）
	Ⅲ	＞5cm	侵透肌层或外侵	局部淋巴结（＋）
晚期	Ⅳ	＞5cm	明显外侵	局部淋巴结或器官转移（＋）

3. 食管癌的 TNM 分类系统

肿瘤浸润（T）：原发肿瘤浸润的深度。

T_0：没有原发肿瘤的证据。

Tis：原位癌，上皮内肿瘤。

T_1：肿瘤只侵犯黏膜或黏膜下。

T_2：肿瘤侵犯固有肌层。

T_3：肿瘤侵犯外膜。

T_4：肿瘤侵犯邻近脏器。

区域性淋巴结受累（N）：恶性播散到局部或区域的淋巴结。

N_0：没有局部或区域淋巴结的转移。

N_1：发现一个或更多恶性淋巴结受累。

N_x：不能评价淋巴结浸润。

远隔转移（M）：

M_0：没有远隔转移（腹腔轴线的淋巴结被认为是近端和中段食管癌的转移）。

M_1：有远隔转移。

M_x：不能评价转移（例如因为食管阻塞）以及甚至不能评价胃。

基于 TNM 标准的食管癌分期（表 10－2）。

表 10－2　基于 TNM 标准的食管癌分期

分期	肿瘤浸润深度	淋巴结侵犯	转移性疾病
0 期	Tis	N0	M0
Ⅰ期	T1	N0	M0
ⅡA 期	T2/T3	N0	M0
ⅡB 期	T1/T2	N1	M0
Ⅲ期	T3	N1	M0
	T4	任何 N 期	M0
Ⅳ期	任何 T 期	任何 N 期	M1

（二）病理形态分型

1. 早期食管癌的病理形态分型

隐伏型、糜烂型、斑块型和乳头型。

2. 中晚期食管癌的病理形态分型

髓质型、蕈伞型、溃疡型、缩窄型和未定型。

（三）组织学分类

我国约占 90% 为鳞状细胞癌。少数为腺癌，另有少数为恶性程度高的未分化癌。

（四）食管癌的扩散和转移

1. 直接转移

早中期食管癌主要为壁内扩散，因食管无浆膜层，容易直接侵犯邻近器官。

2. 淋巴转移

食管癌的主要转移方式。

3. 血行转移

晚期可以转移到肝、肺、骨、肾、肾上腺、脑等处。

三、临床表现

（一）早期症状

吞咽时胸骨后有烧灼感或针刺样轻微疼痛，尤以进粗糙过热或过刺激性食物时为显著。食物通过缓慢或有滞留感。上述症状时轻时重，持续时间长短不一；甚至可无症状。

（二）中晚期症状

进行性吞咽困难是最常见的主诉。狭窄的食管腔最初导致固体食物的吞咽困难，随着疾病的进展管腔进一步阻塞，导致液体食物吞咽困难。吞咽困难常常在管腔明显狭窄（超过50%）时才表现出来，并导致营养物质摄入的减少和体重下降。

食管癌中晚期出现的症状可能与食管肿瘤的位置有关。疼痛可能与吞咽困难或肿瘤扩展到纵隔有关；梗阻部位以上的食物或肿瘤侵入气道可以引起反流、咳嗽和误吸；声嘶或声音改变可能由于喉返神经受侵和（或）反复的反流引起。有长期反流症状的患者，如最近出现进行性吞咽困难，同时反流的症状减轻，则很有可能在他们 Barrett 食管的部位发生了腺癌。显性胃肠道出血如呕血或黑粪并不常见。贫血常常出现，且慢性的、亚临床的出血正是贫血的原因。大出血很罕见，且一旦发生而内镜下治疗失败就需要外科急诊手术。

四、诊断

对实验室检查而言，食管癌的患者没有特异的实验室改变。疾病的隐匿发展可能以贫血和低血清蛋白为特征。贫血可能是由于出血或营养不良，或继发与慢性疾病。血清蛋白的降低可以反映营养不良的程度。肝功能检查的异常可能提示肿瘤的肝脏转移。

对于食管癌的诊断来讲，胃镜检查结合活检病理诊断是食管癌诊断最好的方法，敏感性以及特异性均优于上消化道造影，诊断的准确率超过95%。但对于早期食管癌，需要与色素内镜、放大内镜、窄带内镜以及超声内镜相结合，提高诊断的准确率。

（一）上消化道造影

早期食管癌X线钡剂造影的征象有：①黏膜皱襞增粗，纡曲及中断；②食管边缘毛刺状；③小充盈缺损与小龛影；④局限性管壁僵硬或有钡剂滞留。上消化道气钡双重造影对早期食管癌诊断的准确率最高只有70%，特异性很低。

中晚期病例可见病变处管腔不规则狭窄、充盈缺损、管壁蠕动消失、黏膜紊乱、软组织影以及腔内型的巨大充盈缺损。如果造影表现为典型的“鸟嘴征”提示贲门失弛缓的诊断，而患者吞咽困难病史较短、年龄超过55岁、食管狭窄段超过3.5cm而又缺乏近端扩张的表现应当考虑食管下段癌或贲门癌的诊断。

在内镜检查前或者食管扩张治疗后怀疑食管穿孔时，应该考虑上消化道造影检查。如果食管近乎完全梗阻、食管狭窄扭曲内镜难以完成时应该考虑上消化道造影检查。另外，食管气管瘘以及食管动力受损也是上消化道造影检查的指征。

（二）内镜检查

内镜检查是发现和诊断食管癌的首选方法。可直接观察病灶的形态，并可在直视下做活组织病理检查，以确定诊断。内镜下食管黏膜染色法有助于提高早期食管癌的检出率。用甲苯胺蓝染色，食管黏膜不着色，但癌组织可染成蓝色。用 Lugol 碘液，正常鳞状细胞因含糖原而着棕褐色，癌变黏膜则不着色。

早期食管癌内镜下表现为轻度的异常，如局部发红、凹陷、隆起或溃疡改变，有时普通内镜甚至不能发现明确的异常，而是通过色素内镜偶然发现的。而中晚期食管癌内镜下诊断多无困难。在内镜诊断食管癌时，应该描述病变近端以及远端到门齿的距离；如果存在 Barrett 食管，应该描述其范围。

1. 色素内镜

由于食管癌早期普通内镜不易发现，于是色素内镜应运而生，利用某些色素染料，使病变部位与正常部位的区别更为明显，达到早期发现病变的目的。在食管早癌的检查中，最常用的是卢戈碘液。卢戈碘液是一种以碘为基础的可吸收染剂，对非角化的鳞状上皮中的糖原有亲和力，而癌变和不典型增生的鳞状上皮细胞内糖原含量减少甚至消失，对碘溶液反应不着色或淡染色，故两者对比反差大，可指导活检的准确性，提高早期食管癌检出率。甲苯胺蓝染色有时也被采用，它是细胞核染色，由于癌细胞内 DNA 含量明显高于正常细胞核的含量，所以甲苯胺蓝染色后癌上皮与正常鳞状上皮的界线十分清楚。Dawsey 研究显示（Dawsey，1998）：卢戈碘液染色发现的中、重度不典型增生，分别有 55% 和 22% 常规内镜不能发现。而王贵齐等研究发现：在食管癌高发区应用直接内镜下碘染进行普查，对早期食管癌及癌前病变有较高的检出率，其中早期食管癌的检出率可达到 1.6% ~ 4.59%。我们研究也发现，内镜下碘染可大大提高食管非典型增生和早期鳞癌的检出率。

卢戈碘液喷洒方法为：首先活检孔道内用清水冲洗食管中下段，尽量去除黏膜表面的黏液及血液等可能影响染色的附着物，然后用喷洒管（环喷者最好）从齿状线开始，从食管下段向上进行卢戈碘液喷洒，卢戈碘液用量约为10ml，喷洒后等待2min，再用清水冲洗食管中下段，然后进行内镜观察，对浅染或不染区域可以再次进行卢戈碘液染色，浅染或不染区域用侧向活检钳取活检，活检标本福尔马林液浸泡后送病理检查。吸净黏液池内残存的碘液，对于活检部位出血者用凝血酶局部喷洒，或者采用其他止血方法止血后方可结束检查。胸痛明显者给予硫代硫酸钠对症止痛治疗。

2. 超声内镜

超声内镜食管检查可以显示食管壁各层次的结构，可以帮助判断肿瘤的浸润深度和有无淋巴结肿大。早期食管癌的内镜超声表现为管壁增厚、层次紊乱、中断及分界消失的不规则低回声。Shen 等检查44例可疑黏膜下损害患者，结果发现超声内镜有助于确定可疑黏膜内肿瘤的组织学特性。

3. 窄波成像技术

窄波成像技术是通过滤光片将红、绿、蓝光波长降低，结果蓝光占主导地位，可以提高黏膜血管与周围组织的对比。窄波成像技术与放大内镜相结合，通过观察乳头内毛细血管襻的形态，可以提高肿瘤浸润深度的识别，与病理诊断相比，对黏膜内癌和黏膜下癌诊断正确率可达到85%。

4. 放大内镜

Kumagai 等结合对手术标本的实体显微镜观察和对应的病理结果，对放大内镜下食管黏膜表面的微小血管形态进行分类研究，提出乳头内毛细血管环的形态变化对区分正常、异常黏膜以及判断癌肿的浸润深度具有重要意义。乳头内毛细血管环是由黏膜下引流静脉分出的树状血管发出的，正常为环形。多形的乳头内毛细血管环有助于食管癌的诊断。

近年来，激光共聚焦内镜、激光激发自体荧光色谱内镜等新技术开始出现并应用于临床，初步研究发现这些技术能够提高食管癌的诊断率，但由于检查需要特殊的设备，技术较为复杂，其具体效果也有待于进一步检验。

（三）食管CT扫描检查

可清晰显示食管与邻近纵隔器官的关系。如食管壁厚度超过5cm，与周围器官分界模糊，表示有食管病变存在。CT有助于制定外科手术方式，放疗的靶区及放疗计划。但CT扫描难以发现早期食管癌。

五、鉴别诊断

（一）食管结核

较少见的临床表现有进食哽噎史。X线所见病变部位缩窄发僵，有较大溃疡，周围的充盈缺损及黏膜破坏不如食管癌明显。胃镜检查可确定诊断。

（二）胃食管反流病

胃食管反流病是指胃十二指肠内容物异常反流至食管而引起了慢性症状和（或）组织损伤。临床症状主要表现为反酸、胃灼热、吞咽疼痛或吞咽困难。内镜检查可以有黏膜炎症、糜烂或溃疡，有并发症时可以出现食管狭窄，但没有肿瘤证据。

（三）贲门失弛缓症

贲门失弛缓症是一种原因不明的以下食管括约肌松弛障碍和食管体部无蠕动为主要特征的原发性食管动力紊乱性疾病。临床常见症状为吞咽困难、食物反流以及下段胸骨后不适或疼痛。

X线诊断最重要特征是：下食管括约肌（LES）不随吞咽出现松弛，而呈间歇性开放。远端食管光滑变细如鸟嘴状。狭窄部边缘是对称的、光滑的，食管壁柔软绝无僵硬感。吸入亚硝酸异戊酯或口服、舌下含服硝酸异山梨酯5～10mg可使贲门弛缓，钡剂随即通过。

（四）食管良性狭窄

一般由腐蚀性或反流性食管炎所致，也可因长期留置胃管、食管手术或食管胃手术引起。X线可见食管狭窄、黏膜消失、管壁僵硬、狭窄与正常食管黏膜过渡边缘整齐、无钡影残缺征。内镜检查可确定诊断。

（五）其他

尚需与肺纵隔淋巴结转移、纵隔肿瘤、纵隔淋巴结炎、食管裂孔疝、左心房明显增大、主动脉瘤外压等食管外压改变以及食管平滑肌瘤、食管静脉曲张等疾病相鉴别。癔球症患者多为女性，间有咽部球样异物感，进食时消失，常有精神因素诱发，无器质性食管疾患。

六、食管其他恶性肿瘤

（一）食管腺癌

占食管恶性肿瘤的0.46%～1.5%，85%的食管腺癌来自Barrett食管。主要症状如吞咽困难等与食管鳞癌相似，预后不良。

（二）食管肉瘤

占食管恶性肿瘤的0.1%～0.5%，多发生于老年人，男性多于女性，好发于食管下段。其来源均始于间叶组织，来自纤维细胞的纤维肉瘤最多见，占肉瘤的半数；来自于平滑肌细胞的平滑肌肉瘤少见；来自横纹肌细胞的横纹肌肉瘤最罕见。

肉瘤的瘤体多较大，带蒂呈息肉样圆形、卵圆形或结节状。平滑肌肉瘤质地较实，而横纹肌肉瘤和纤维肉瘤较软，表面可有假包膜。一般认为食管肉瘤发生转移晚，对放射线敏感，手术切除率高，目前趋向于综合治疗。

（三）食管恶性黑色素瘤

原发性恶性黑色素瘤起源于食管内的黑色素母细胞。肿瘤绝大部分为有蒂的息肉状、结节状或分叶状，女性较多，多在50岁以上。病变一般局限于黏膜下层以上，少数病例肿瘤已侵犯肌层，肿瘤邻近上皮多有增生，基底细胞有黑色素母细胞或黑色素。临床症状主要是吞咽困难和胸骨后疼痛。X线检查可见较大的充盈缺损，肿瘤突入到食管腔内，可发生于食管各段，但多见于食管中段。内镜下肿瘤呈黑色、棕色或灰白色。

组织学检查可见瘤细胞内含特殊染色证实的黑色素颗粒；肿瘤来自于相连的鳞状上皮。典型的显微镜下所见为黏膜与黏膜下层之间有不同程度活性的黑色素细胞。

黑色素瘤对^{60}钴和β射线的放射治疗有一定的敏感性，手术较易切除，但多数病例手术后1年内死亡，平均存活7.4个月，个别经术前放疗加手术综合治疗可存活3年多，总的预后不佳。

七、治疗

食管癌的治疗有手术、放疗、化疗、内镜下治疗和综合治疗。使用哪种方法应根据病史、病变部位、肿瘤扩展的范围以及患者的全身情况来决定。而本病的根治关键在于对食管癌的早期诊断。

（一）手术治疗

我国食管外科手术切除率已达80%～90%，早期切除常可达到根治效果。

（二）放射治疗

鳞癌和未分化癌对放疗有效，而腺癌相对不敏感。放疗主要适用于手术难度大的上段食管癌和不能切除的中、下段食管癌。上段食管癌的放疗效果不亚于手术，故放疗作为首选。手术前放疗可使肿瘤体积缩小，提高切除率和存活率。手术中未能完全清除的病灶或病灶附近有残余未清除的淋巴结行术后放疗有益。

（三）化疗

食管癌的化疗敏感性较低，主要是因为食管增殖细胞较少，生长比例小的原因。单独应用化疗效果很差。联合化疗比单药疗效有所提高，但总的化疗现状是不令人满意的。

（四）综合治疗

通常是放疗加化疗，两者可以同时进行或序贯应用，能提高食管癌的局部控制率，减少远处转移，延长生存期。化疗可加强放疗的作用，但严重不良反应发生率较高。

（五）内镜介入治疗

1. 食管早癌的内镜治疗

随着越来越多的早期癌的发现，内镜下黏膜切除（Endoscopic Mucosal Resection，EMR）的应用越来越广泛，可以同时用来进行早期食管癌的诊断以及治疗。日本学者在这一方面做的工作较多。与外科手术相比，EMR 治疗效果确切，创伤小，有成为早期食管癌一线治疗方法的趋势。

Yoshida 研究显示，如果适应证选择合适，食管早癌 EMR 治疗后 5 年生存率与手术效果相当。

Pech 等研究了 EMR 对于食管癌的治疗效果，研究包括 39 例入选者，其中原位癌 10 例，黏膜内癌 19 例，癌变侵犯黏膜下层 10 例。EMR 治疗后，6 例患者发生少量出血，3 例发生食管狭窄，经处理后均改善。原位癌组 5 年生存率 90%，黏膜内癌为 89%，而癌变侵犯黏膜下层组 5 年生存率为 0。

以上研究证明 EMR 治疗食管原位癌和黏膜内癌是有效的。

Noguchi 等应用 EMR 治疗早期食管癌 113 例，采用日本食管疾病协会制定的标准：M_1 和 M_2 为绝对适应证，M_3 或 SM_1 为相对适应证，在 M_3 或更深浸润癌变中侵入淋巴管和淋巴结转移明显增加。多数学者认为 EMR 治疗早期食管癌的适应证为 M_1 或 M_2 病变，病变累及低于50%食管。另有研究报道，M_1、M_2通过内镜可以治愈，SM_2、SM_3一般需要外科手术解决。而M_3和SM_1则根据内镜检查和超声内镜检查结果决定治疗方案。

以上研究提示，应用EMR对食管早癌进行治疗是可行的。

(1) 适应证：①原位癌，黏膜内癌和重度不典型增生，后者基本上为不易逆转的癌前病灶；②病灶最大直径小于3cm。这是相对指征，如果病灶较大，可以同期切除2次或更多；③病灶侵及食管周径不超过2/4，而2/4～3/4可作为相对适应证；④最佳部位，病灶位于食管中下段，3～9点时钟方位。但任何部位均可由转动内镜，将病灶调整到容易操作的6点时钟方位。因黏膜切除术是新兴技术，目前上述适应证还是相对的，随着仪器改进，治疗经验积累，其适应证还会拓宽。

(2) 禁忌证：①病变广泛，病灶超过3cm或超过食管周径3/4的原位癌和黏膜内癌；②黏膜下浸润癌；③身体一般情况较差和心、肺、肝、肾等重要脏器功能不佳，不能承受内镜下手术操作者；④有食管静脉曲张者；⑤出凝血时间不正常或有出血倾向者。

(3) 方法：方法主要为EMR和内镜下黏膜剥脱术（ESD）。

2. 进展期食管癌内镜下治疗

(1) 单纯扩张：方法简单，但作用时间短且需要反复扩张；对病变广泛者常无法应用。在内支架术出现后，已经很少单独应用。

(2) 食管内支架置放术：是治疗食管癌性狭窄的一种姑息治疗，可以较长时间的缓解梗阻，改善患者的生活质量。目前，已经出现覆膜内支架和防反流支架，可以使用在胃食管连接处肿瘤所致狭窄。

适应证：食管的恶性梗阻，患者已无手术机会；食管气管瘘是应用带膜支架的适应证；放疗引起的食管狭窄以及食管肿瘤复发。

禁忌证：穿孔引起的腹膜炎或张力性气腹；多发的食管狭窄，1~2枚支架不能完全覆盖的；腹膜肿物是相对禁忌证。

放置技术：①位置：食管中段狭窄对于支架放置来说最为适合，由于抗反流支架的出现，在胃食管结合部的狭窄部位放置支架逐渐增多，食管上段狭窄放置支架比较困难；②长度：支架的上下端应该超出病变各2.5cm，以防止肿瘤长入引起支架再狭窄；③放置前食管扩张：如果管腔严重狭窄，有必要在支架放置前进行扩张治疗，并标记病变的范围；④放置安全导丝：应该在X线监视下进行，导丝远端应该至少在狭窄远端20cm处；⑤支架选择及释放：支架长度应长于病变长度3~4cm，支架放置前撤出内镜，将支架释放装置沿导丝推进并释放支架。支架释放完后应常规摄胸片了解支架位置、展开程度以及有无相应的并发症。

（3）*内镜下消融术*：最常用的是Nd-YAG激光。适用于外生型或息肉型肿瘤，并且病灶位于食管中段和下段的直线段，最好是小于5cm的肿瘤。多次内镜激光治疗可以减小腔内肿瘤的大小而改善吞咽。

（4）*光动力治疗*：是一种新的实验性治疗，用于治疗局部食管癌的闭塞。给患者注射一种光敏感化学物，它可以被良好的存留在肿瘤组织内。在内镜的引导下，与可调的氩-汞染料激光相连的分散纤维被置于邻近肿瘤的部位。激光激活放射出有合适波长的冷光，可以造成敏感肿瘤的选择性坏死。

八、预后

食管癌总的预后是不好的。分期越早的肿瘤患者生存期越长，T_1或T_2的患者和没有淋巴结侵犯的患者，5年生存率超过40%。T_3、T_4的患者，5年生存率低于15%。因此，术前分期对于指导治疗是必要的，并可以提示预后。0期、Ⅰ期和Ⅱ期的肿瘤被认为是可切除治愈的，5年生存率分别可以达到或超过

85%、50%、40%。Ⅲ期患者的肿瘤很少可以切除治愈，而大多数医师认为Ⅳ期肿瘤是不可切除和治疗的。

有无淋巴结侵犯对预后也有显著的影响：N_0期患者的5年生存率可以超过70%，而N_1期患者则接近40%，与T分期无关。一般说来，食管癌位于食管上段、病变长度超过5cm、已经侵犯食管肌层、癌细胞分化程度差及已有转移者，预后不良。

九、预防

食管癌一旦诊断，除早癌外，预后很差，所以预防食管癌的发生非常关键，应从以下几个方面着手。

（1）研究食管癌的诱发因素，并尽最大努力剔除，比如提高高发区群众生活，减少腌渍品的摄入，开展大规模的戒烟运动，戒酒等。

（2）在高发区进行食管癌的普查，在普通人群中进行高危个体的筛查，积极推广色素内镜技术，提高早癌的以及癌前疾病的发现率，并尽早治疗，减少癌的发病。

（3）研究并开展食管癌的化学预防，试验性应用比如COX-2抑制药、营养干预、中药等，减少食管癌的发病。

第二节　食管癌中医辨证论治与康复进展

食管癌是人类常见的恶性肿瘤之一。全世界每年约30万人死于食管癌。我国是食管癌的高发地区，每年因食管癌死亡者约15万人，占全部恶性肿瘤死亡近四分之一。死亡率最高的河南省。食管癌的发病率有明显的地区差异，我国的食管癌高发区有：华北太行山高发区；陕、豫、鄂秦岭高发区；苏北高发区；死亡率男性高于女性。

食管癌在中医文献中，多属“噎膈”范畴，又称本病为“噎膈”、“噎塞”等，早在两千年前就有噎膈的描述，内经有：“三阳结谓之膈;”“饮食不下，膈咽不通，食则吐”的记载。后对本病认识又有不断发展，如《医贯》说“噎膈者，饥欲得食，但噎塞迎逆于咽喉胸膈之间，在胃口之上，未曾入胃既带痰涎而出”，具体阐明了本病的发病部位及典型临床表现。

饮食不节与本病发生有密切关系，长期大量饮酒，喜欢热食，嗜食辛酸燥热之品，燥伤津液，咽管干涩，瘀热停留，内阻于食道而成噎膈之症。正如《医碥》中说“酒家多噎膈，饮热酒者尤多，以热伤津，咽管干涩，食不得入也”。除此，食物过于干粗，进食速度太快或口腔卫生不良，造成食管长期慢性机械性刺激和遭毒邪感染，与本病有一定关系。精神因素是本病发生的重要因素，张景岳认为：“膈噎一证，必以忧愁、思虑、积郁而成。”因忧思可伤脾，脾伤则气结，气结则津液不得输流便聚而成痰。肝郁气机失于宣畅，致血行也不畅流，渐瘀为“死血”。痰瘀互结为有形之块阻于食道，妨于饮食下咽而发为本病。膈噎日久，耗气伤阴，精血被夺，形体消瘦，大便不适，已属病之晚期。

食管癌的发病与亚硝胺、霉菌、遗传因素、吸烟饮酒等因素有关。其临床表现为：1. 早期症状：吞咽食物梗噎感，一般能进普食，咽下食物时胸骨后有轻微疼痛或闷胀不适，患者感觉食管内有类似米粒或蔬菜片贴附于食壁，咽不下又吐不出来；2. 中、晚期症状：进行性吞咽困难是中、晚期食管癌最典型的症状为，胸痛或背部疼痛，呕吐粘液为透明状带有泡沫，粘稠者可连绵不断，呕吐量随梗阻程度不等；声音嘶哑，癌组织坏死、溃破或侵及大血管引起呕血或黑便。终末期症状：全身广泛转移出现相应症状及体征，出现黄疸、腹水、肝功能异常、呼吸困难、咳嗽、头痛、昏迷等；肿瘤侵及食管外膜引起食管穿孔，出现纵隔炎、肺炎、肺脓肿等。

X 线钡餐造影是诊断食管癌最常用、最简便的一种方法，可观察到食管的蠕动情况、管壁舒张度、粘膜的改变及梗阻情况。早期食管癌X线表现：粘膜皱襞增粗、中断、迂曲、边缘毛糙；中晚期食管癌X线表现：髓质型：食管充盈缺损；蕈伞型：显示不规则充盈缺损；溃疡型：显示大小不等龛影。食管脱落细胞学检查采取器一般采用双腔塑料橡胶管，带望气囊：食管镜检查是诊断食管癌的重要方法之一。

其鉴别诊断为：功能性吞咽困难，也称贲门痉挛；食管外压性吞咽困难：常见的有主动脉瘤、异位右锁骨下动脉、双主动脉弓、胸内甲状腺、纵隔肿瘤、纵隔淋巴结增大、主动脉弓屈曲延长；食管炎，以饮食过粗过热及烟酒刺激或微量元素缺乏引起食管粘膜上皮损伤，可出现类似早期食管癌的症状；食管良性狭窄和食管憩室，良性狭窄多为误食化学腐蚀剂引起瘢痕狭窄；食管结核；食管良性肿瘤：平滑肌瘤、食管息肉、食管其他良性肿瘤为食管乳头状瘤、食管血管瘤、食管神经纤维瘤、食管腺瘤、食管颗粒细胞肌母细胞瘤及食管炎性假瘤等通过食管镜检可以确诊。

一、病因病机

食管癌的发病原因可分为外因和内因两种。外因是邪毒蕴聚于经络、脏腑。内因为正气不足，阴阳失调，气血流行失常。外邪侵入，是由于正气虚弱，邪毒乘虚而入，蕴聚于经络、脏腑，导致气滞、血瘀、痰凝等病理变化而形成食管癌。在食管癌的辨证上，主要是察其虚实。实者乃气、血、痰互结，阻塞谷道而出现的各种症候。虚者多因体质素虚或病程延久转虚而出现津液、气液亏耗的各种症候。但主要由于正气不足才能受邪，以致气滞、血瘀、痰凝相互胶结，形成肿瘤。

祖国医学对于肿瘤的辨证施治是根据病因、病理类型、肿瘤部位、病程长短、症状体征（包括脉象、舌象、舌苔）等不同情况，妥善处理局部与整体的关系，从而决定治疗方法。

（一）肝郁气滞

本症多因情志不舒，以至气郁不畅，疏泄失常，导致脾失健运，胃失和降，水谷不能化精微而内聚为痰，痰气互结，气结而上则吞咽梗塞。

（二）痰瘀凝结

痰瘀乃机体之病理产物，皆为有形之邪，相互搏结，阻于食道。痰瘀互阻，经络之气不畅，饮食难下，食入易吐，粘涎较多，痛有定处，日久饮食不下，阴血乏源，肌肤失于濡养，故形体消瘦。甚则滴水不下，胸膈疼痛，固定不移，此皆痰瘀互结之所为也。

（三）热毒伤阴

热为阳邪，主伤气耗阴，气虚而致气不能行，耗阴则阴血亏虚，谷道失于濡养，无以生津助运，吞咽困难，日久阴亏虚热内生。热毒迫于谷道，则水谷失运，无以生津助运，日久则噎膈成矣。

（四）脾胃虚弱

脾为后天之本，气血生化之源，若患者素体气虚，脾胃受纳运化之职受累，则水谷之气无以化津，气血无以为生，精血难以生化，谷道受运之职无以维护，则食入极少，生化无源，气血亏虚，气不化津，泛吐清涎，血虚不能上荣，饮食不下，病日长久，梗阻严重，甚则滴水难进。

二、辨证论治

噎膈初起常为气结，血瘀未甚，津液初伤，治疗以解郁润燥；噎膈中期则痰瘀交阻，当以消结、行血、利气、化痰为主。噎膈后期津枯血少，形体羸瘦者，以扶养脾胃气血为主，酌用去瘀破结之品。临床应用时应根据邪正虚实之不同而随证加减。

（一）肝郁气滞

主证：胸胁胀痛引及背肋，头晕目眩，泛吐清涎，梗阻时与情绪有关，食欲不振，咽部不适。舌质暗红，舌苔薄黄，脉弦细。

治则：疏肝理气。

方药：柴胡疏肝汤加减。柴胡、枳壳、白芍药、茯苓、半夏、沉香、全瓜蒌、急性子、威灵仙。

加减：气郁甚者用苏梗、木香；食欲不振加陈皮、鸡内金；胸胁胀闷而痛者加木香、陈皮、八月札。

（二）痰瘀凝结

主证：食不能下，或食入易吐，粘涎较多，甚则滴水不入，胸膈疼痛，肌肤焦枯，大便坚硬，形体消瘦，舌白腻，脉细涩或细滑。

治则：理气化痰，活血散瘀。

方药：二陈汤合桃红四物汤加减。党参、白术、广木香、白豆蔻、麦芽、青皮、沉香、厚朴、姜半夏、陈皮、桃仁、丹参、急性子、红花、当归、蜂房。

随症加减：胸脘胀痛者，加延胡索、川楝子、全瓜蒌；胃脘隐痛者加薤白、乳香、没药；泛吐痰涎者，加胆南星。

（三）热毒伤阴

主证：唇焦舌燥，胸背灼痛，吞咽困难，咽干痛，梗阻较重，烦躁盗汗，大便干涩，小便短赤。舌苔黄燥或黄腻，脉弦细。

治则：清热解毒，养阴生津。

方药：增液解毒汤。玄参、生地、麦冬、银柴胡、知母、山豆根、银花、蜂房、急性子、丹参、牡丹皮。

随症加减：阴亏甚者可加用天花粉、沙参，大便干结加用桃仁、麻仁。

（四）脾气亏虚

主证：饮食不下，病日长久，面色苍白或萎黄，甚则滴水难进，或形寒气短，或胸背疼痛，或声音嘶哑，形体枯瘦，自汗不止，泛吐清涎。舌苔薄白，舌质淡白，脉细无力。

治则：健脾益气，化痰祛瘀。

方药：八珍汤加减。党参、白术、黄芪、当归、白芍、生地、丹参、玄参、生牡蛎、夏枯草、海藻、昆布。

加减：饮食不下，加威灵仙、急性子；痰多者，加胆南星，杏仁；伴呃逆者，加公丁香，柿蒂。

三、经验方和单方

（一）昆贝丸

处方组成：枇杷叶 50g，陈皮 20g，杏仁 20g，葛根 30g，鸡内金 10g，浙贝母 10g，海浮石 20g，昆布 15g，五灵脂 10g，蜈蚣 2 条。

用法：水煎，每日一剂，分两次服

适应症：食管癌

处方来源：《辽宁中医杂志》1984；1

（二）金佛饮

处方组成：半支莲 30g，白花蛇舌草 30g，刘寄奴 30g，金佛草 10g，代赭石 30g，柴胡 10g，香附 10g，郁金 10g，枳壳 10g，沙参 10g，麦门冬 10g，玄参 10g，半夏 10g，丹参 10g。

用法：水煎，每日一剂，分两次服

适应症：食管癌

处方来源：《辽宁中医杂志》1986；3

（三）解毒生津汤

处方组成：鲜芦根 250g，金银花藤 60g，金银花 15g，连翘

15g，蒲公英30g，紫花地丁30g，甘草15g。

用法：水煎，每日一剂，分两次服

适应症：食管癌热毒壅盛

处方来源：《天津中医》1986；5

（四）加味越菊丸

处方组成：半夏15g，生姜9g，远志9g，酸枣仁30g，党参15g，当归15g，焦麦芽30g，谷芽15g，焦山楂15g。

用法：水煎，每日一剂，分两次服

适应症：食管癌胃气不降

处方来源：《天津中医》1986；5

（五）旋复代赭汤

处方组成：旋复花10g，党参10g，半夏10g，甘草10g，代赭石30g，大枣30g，生姜5g。

用法：水煎，每日一剂，分两次服

适应症：食管癌术后，吻合口狭窄，反流性食管炎

处方来源：《河北中医》1987；1

（六）加味地黄丸

处方组成：制斑蝥0.2g（龙眼肉包，分早、晚2次服），生地18g，山药12g，茯苓12g，山茱萸12g，丹皮10g，泽泻10g，白花蛇舌草45g。

用法：水煎，每日1剂，分2次服。

适应症：食道癌。

处方来源：《四川中医》1986；8

（七）软坚汤

处方组成：南沙参30g，女贞子30g，生南星30g，生半夏30g，麦冬12g，八月札15g，丹参15g，石打穿60g，降香9g，硇砂9g。

用法：水煎，每日1剂，分2次服。

适应症：食管癌证属痰气交阻，郁久化热，耗津伤阴者。

处方来源：《辽宁中医杂志》1987；(1)

（八）砂芪汤

处方组成：硇砂6g，黄芪15g，甘草5g。

用法：硇砂捣碎，放入砂锅内，加入浸泡10分钟，用武火煎沸30分钟，尔后加黄芪、甘草，文火煎30分钟，沉淀过滤，取汁服用。每日1剂，分2－3天再继续服用，3个疗程后，每隔5天服药。

适应症：中、晚期食管癌。

注意事项：(1) 此药严禁接触金属。(2) 服药疗程及用药剂量，要根据患者的年龄、体重，病情而定。

处方来源：《河北中医杂志》1987；(2)

（九）加味增液汤

处方组成：人参6g，香附6g，全蝎6g，生地15g，麦冬15g，瓜蒌15g，丹参10g，当归10g，白花蛇舌草20g，生甘草5g。

用法：水煎，每日1剂，分2次服。

适应症：中、晚期食管癌。

处方来源：《新疆中医药》1987；(2)

（十）启膈散

处方组成：北沙参10g，急性子10g，天南星10g，白毛藤10g，浙贝母10g，半支莲15g，丹参15g，白花蛇舌草30g，麦冬15g，谷芽12g。

用法：水煎，每日1剂，分2次服

适应症：中、晚期食管癌

处方来源：《四川中医》1988；(2)

（十一）消徵散

处方组成：白花蛇舌草 30g，蒲公英 30g，半支莲 12g，山豆根 15g，山慈姑 10g，鸦胆子 10g，黄药子 10g，露蜂房 10g，三七粉 9g，斑蝥 1 只（去头足），蟾酥 0.5g。

用法：水煎，每日 1 剂，分 2 次服。

适应症：食管癌

处方来源：《内蒙古中医药》1988；（2）：48

（十二）二陈旋复汤

处方组成：旋复花 10g，柴胡 10g，代赭石 30g，丹参 30g，苍术 15g，党参 15g，白豆蔻 6g，半夏 6g，半支莲 6g，急性子 12g，陈皮 12g，黄药子 12g，白花蛇舌草 25g，甘草 3g。

用法：水煎，每日 1 剂，分 2 次服。

适应症：食管癌。

处方来源：《四川中医》1988；8：15

（十三）海藻牡蛎散

处方组成：黄药子 30g，续断 15g，沙苑子 15g，蜈蚣 3 条，海藻 15g，牡蛎 15g，砂仁 6g，枇把叶 15g，钩藤 15g，远志 15g，熟地黄 20g，党参 10g，鸡内金 6g。

加减：呃逆不止者加柿蒂 15～30g，降香 10～15g，沉香 2g，旋复花 10g，代赭石 15～30g，食道粘膜炎，加乌贼骨 10～15g，瓦楞子 10～15g。

用法：黄药子用白酒 50ml 浸泡一小时后单煎，其他各药水煎 2 次，与黄药子煎液混合，每日 1 剂，分 2 次服。

适应症：食管癌中晚期。

处方来源：《癌症的治疗与预防》春秋出版社，1988；104

（十四）清膈散

处方组成：芦根 20g，薏苡仁 20g，冬瓜仁 20g，鱼腥草 20g，金荞麦20g，黄芩10g，杏仁10g，桃仁10g，浙贝母10g，桔梗10g，生甘草6g。

用法：水煎，每日一剂，分两次服。

适应症：食管癌穿孔并发食管纵隔瘘，肺脓疡者。

处方来源：《江苏中医》1990；4：27

（十五）增液化痰丸

处方组成：1. 黄芪30g，北沙参15g，玉竹15g，淮山药15g，莪术9g，白花蛇舌草30g，薏苡仁30g，瓜蒌30g，参三七3g，全蝎3g。

2. 海藻30g，水蛭10g，天龙10g。

用法：1方水煎，每日一剂，分两次服；2方研细末，分为10包，每次一包，每日两次。

适应症：食管癌中晚期者。

处方来源：《中医杂志》1990；9：34

（十六）化痰丸

处方组成：薏苡仁30g，丹参30g，白芨12g，白芍药12g，半夏10g，川贝母10g，厚朴6g，苏梗6g，砂仁6g，生甘草6g，郁金15g，石斛15g，三七粉9g

用法：水煎，每日1剂，分2次服。

适应症：食管癌证属痰气交阻，瘀血内结，津亏失润者。

处方来源：《江苏中医》1991；（3）：9

（十七）栝楼汤

处方组成：生南星30g，生半夏30g，瓜蒌20g，黄药子10g，旋复花10g，急性子30g，天龙3g，蜈蚣3g

用法：水煎，每日1剂，分2－3次服。

适应症：食管癌梗阻者。

处方来源：《辽宁中医杂志》1991；1：28

（十八）益气软坚散

处方组成：代赭石30g，仙鹤草30g，人参30g，红花60g，蜂蜜60g。

用法：前4味加水500ml，煎至100ml，加蜂蜜搅匀，频频饮服，1～2天服完。

适应症：晚期食管癌梗阻者。

处方来源：《新中医》1993；（5）：39

（十九）顺气软坚汤

处方组成：半夏60～120g，人参15～20g，白蜜100～200ml，威灵仙40g，代赭石40g，昆布30g，当归30g，薏苡仁30g，三棱15g，莪术15g，僵蚕12g，郁金12g，象贝12g，云南白药适量。

用法：上药除白蜜外，水煎3次取液，混合，加入蜂蜜、云南白药搅匀，频饮，1～2日服完，服药后大便溏泻者，酌减白蜜、当归、瓜壳之量，再加白术10g；兼阴虚者，加沙参15g，麦冬15g，生地15g；有热者，加蒲公英15～30g。

适应症：食管癌梗阻者。

处方来源：《浙江中医杂志》1994；（3）：24

四、中医治疗进展

食管癌的治疗方法为手术和放射治疗。手术治疗主要适应于食道下端癌；放射治疗主适应于中上端癌，随着医学科学的发展食管癌的治疗水平有了较大的提高，但总体而言食管的治愈率还不高，现有的治疗手段适应症局限、并发症较高。多年来中医中药治疗食管癌进行了大量研究并取得一定发展。

（一）辨证施治在食管癌治疗中的应用

作为祖国医学的基本理论，辨证施治是治疗各种病变的基础，在肿瘤学治疗上也不例外。有人应用和胃降逆法，有人应用理气活血法，有人应用养阴顺气法，有人应用活血软坚法，也有人应用化痰清热法，并在各法的基础上，采取辨病与辨证相结合的方法，在临床上取得了一定的疗效。

1. 和胃降逆法：该法为食管癌较为常用的治疗方法之一，在临床运用中具有一定的疗效。常用处方组成为旋复花，党参，法半夏，甘草，代赭石，大枣，生姜。在具体应用中，气虚者可加黄芪，黄精；血虚者，加当归，熟首乌；阴虚者，加沙参，麦冬；阳虚者，去法半夏，加熟附片，桂枝；胸痛者加延胡索，丹参；腹胀者，加木香，厚朴；纳差者，加神曲，山楂，谷芽，麦芽；大便溏泻者，去代赭石，加白术，茯苓，扁豆。该方法在治疗食道癌术后吻合口狭窄，返流性食管炎及胃肠功能紊乱等并发症中，其疗效为治疗 46 例，总有效率 91.3%，显效 29 例，占 63%。

2. 理气活血法：由于食管癌之病机中气滞血瘀为其主要病机之一，为此，理气活血法在治疗食管癌时具有一定的疗效，常用处方为代赭石，瓦楞子，刀豆子，泽兰，板蓝根，当归，瓜蒌，旋复花，杏仁，桔红，香附，佛手，赤芍，白芍，山慈姑，焦白术。该法在治疗食管癌术后，吻合口狭窄，反流性食管炎等病症中具有一定的实际疗效。曾以该法治疗 178 例患者，存活 5 年以上 25 例，存活 3～5 年 87 例，存活 2～3 年 72 例，存活 1～2 年及无明显效果者 14 例，3 年以上存活率为 51.6%。

3. 养阴顺气法：在食管癌进行放疗过程中，以及放疗后，常因阴虚而导致气滞，故在临床运用时可以该法进行治疗。常用处方为：南沙参，北沙参，天冬，麦冬，川石斛，公丁香，降香，沉香曲，制半夏，急性子，蜣螂，石见穿，徐长卿，紫豆蔻。加减：理气降逆加旋复花，代赭石，厚扑，郁金；活血化瘀加丹参，桃仁；软坚化痰加夏枯草，海藻，海带。治疗食管癌放疗反应症见口渴、胸痛、吞咽困难者。曾治疗 42 例，显效 29 例，占 69%；好转 9 例，占 21.4%；无效 4 例，占 9.6%，总有效率为90.4%。

4. 活血软坚法：由于食管癌在晚期出现气血亏虚，气滞血瘀之象，为此，可给予适当应用活血化瘀之剂治疗之。常用处方为：莪术，当归，昆布，海藻，栝楼，地鳖虫，生地，女贞子，麦冬。也可根据具体情况加减应用：瘀而伤阴者，可加北沙参，百合，川贝母，淮山药，石斛，茯苓，麦冬；体虚乏力者，加党参，黄芪，白术；大便秘结者，加白术，火麻仁；火毒盛者，加黄连，黄芩；痰涎多者，加海浮石，南星；进食好转后去旋复花、代赭石，加白扁豆，明玉竹。

5. 化痰清热法：食管癌之病机之中，痰瘀互结是其主要病机之一，痰结则气滞，气滞日久则郁而化热，为此，清热化痰法是治疗食管癌的常用方法之一，其常用处方为：生南星，金银花，党参，石斛，枇杷叶，生麦芽，枳实，代赭石，青黛，生甘草。在具体应用时可根据具体情况加减治疗：痰液壅盛者，加白芥子，姜半夏，瘀血内阻者，加急性子，郁金，疼痛剧烈者，加延胡索，地鳖虫。临床曾应用治疗73例，其中39例临床上得到控制，22例好转，9例显效，总有效率为95%。另用黄芪、水蛭、土鳖虫、蚤休、黄药子、穿山甲、甘草治疗中晚期食道癌，其疗效为：10例中，部分缓解4例，稳定5例，平均生存期为15个月，生存期最长2年8个月，恶化1例，最短为4个月。

（二）食管癌发病诱因的研究

食管癌，古称其为“噎膈”，其发病因素为多种多样，其中，饮酒与吸烟为其诱发因素之一。为了揭示中医“湿热伤脾，火热伤津”之食管癌的中医发病机理，张氏在研究烟酒对食管癌发病的影响时，对15803人前瞻性定群观察吸烟、饮酒与死亡的动态情况。结果表明，吸烟者食管癌死亡率114.87/10万人/年，不吸烟者52.91/10万人年，RR为2.17，95%，CI为1.53－3.07（x^2 = 20.11，P = 0.0000073），AR = 61.96/10万人年，AR% = 53.94%。

每日吸烟量与食管癌死亡之间存在明显的剂量－效应关系（$P<0.001$）。食管癌的死亡率，饮酒者为103.63/10万人年，不饮酒者为67.25/10万人年，RR为1.53，95% CI为1.08－2.16（$x2=5.94$，$P=0.0148$）。食管癌死亡率随饮酒年限增加而升高（$P<0.001$），但与饮酒量不呈剂量－效应关系（$P>0.05$），单纯饮酒而不吸烟也未发现与食管癌有关。[1]由此可见，中医理论在食管癌的病因研究方面具有一定的科学依据。

（三）中医虚证与食管癌生物学行为关系的研究

申氏根据中医辨证标准，在手术前将101例患者分为食管癌伴有虚证和不伴有虚证两组。收集记录患者的辅助检查、术中所见、术后病理检查结果等发现101例患者中有38例（37.6%）患者有不同程度的中医虚证表现，其中气虚14例、阴虚10例、气阴两虚10例、气血两虚2例、阳虚1例、阴阳两虚1例。两组食管癌患者的浸润深度、淋巴结转移和TNM分期等的构成比不同，食管癌伴有虚证组患者比不伴有虚证组患者的癌细胞浸润深度深，淋巴结转移重，TNM分期晚，差异具有统计学意义（$P<0.05$）。认为食管癌确诊后伴有虚证患者的预后比不伴有虚证患者差。

五、预后及转归

手术治疗是食管癌的主要手段，早期食管癌使用手术，有相当部分患者可达治愈。食管瘤手术治疗平均5年生存率为25%左右。但由于目前食管癌就诊者绝大部分是晚期病例，多数患者已失去手术治疗的机会。放射治疗同样是食管癌重要治疗手段，颈段及上胸段食管癌应以放射治疗为首选，根据北京、上海的报道，国内食管癌放射治疗5年生存率为16～19%，中、晚期食管癌放射治疗的5年生存率为10%左右。化学治疗适应于中、晚期食管癌不能手术或放射治疗的病例；手术后、放射治疗后复发的病例。晚期食管癌化疗后1年生存率为23%。

六、并发症处理

（一）吻合口瘘的处理

近年来，由于吻合口技术的改进和吻合器的应用，吻合口瘘的发生有所下降，但仍有3～5%左右。食管由于缺乏浆膜层，其肌层也较弱，吻合技术要求较高。胸内食管吻合口瘘一旦发生，常常危及患者生命。

一旦发生吻合口瘘，及时进行充分的引流，使不张的肺复张，足量抗生素控制感染，禁食期间良好的营养支持是治疗的重要原则。颈部吻合口瘘只要及时引流，治愈率很高。胸内吻合口瘘最为凶险，保守治疗死亡率也很高。近年来不少作者主张在积极胸腔引流，抗感染及全身支持治疗的同时积极进行第二次手术治疗，二次手术开胸修补或重建的适应证有：吻合口瘘发生时间短，胸内感染轻；或患者一般情况良好，能够耐受二次开胸手术；或胸胃的长度能行高位吻合。如残胃的长度不能满足高位吻合，也可用结肠代食管。吻合口瘘再手术原则上采用操作简单，创伤小的方法。对瘘口小于1cm者可性修补和套入缝合；对瘘口较大或吻合口移开者，应切除旧吻合口行高位重建。

（二）食管癌痛的诊治

食管癌痛是本病发展过程中较常见的症状。多表现为胸骨后闷痛、刺痛、钝痛，有时出现背部剧痛。患者常因此而影响睡眠及饮食，导致身体状况迅速恶化。因此应积极采取有效措施止痛。中医治疗可用行气祛瘀止痛法，常用药为金铃子散合桃红四物汤，并可应用中药外敷法，如：蟾酥膏外用。此方乃为上海中医药大学附属龙华医院肿瘤科教授刘嘉湘根据多年的临床实践，应用蟾酥、乌头、冰片等中药经加工提炼而成之巴布剂外用膏，具有良好的疗效。在目前临床上，单独运用中医中药治疗时，有时所取得的疗效常不甚令人满意，为此，需配合西医的止痛“三阶梯”疗法，即所谓“非吗啡类止痛药——弱吗啡类止痛药——吗啡类止痛药”之治疗方法。具体在应用时可用非吗啡类止痛药如消炎痛类（口服肠溶片或栓剂纳肛），强痛定；弱吗啡类止痛药如奇曼丁、曲吗多等缓释剂治疗；吗啡类止痛药可用美施康定、路泰等缓释剂治疗。亦可应用硬膜外注药止痛疗法以阻断疼痛。

（三）食管癌梗阻的治疗

进行性进食困难是食管癌最常见的症状，严重者则表现为终日频吐不停，少则也有无法进食之象，有鉴于此，目前在临床上常应用食管支架置入法进行治疗，常可选用带膜支架及不带膜支架，在X线监视下，经口腔植入内支架。

在食管癌的常见并发症中，临床上单独运用中医中药治疗在客观上疗效不甚理想，为此，须配合西医治疗手段，其中，外科治疗及内镜下支架的置入较为常用，外科手术治疗食管癌穿孔效果明显优于一般保守治疗。且具有切除癌肿、消除胸内感染污染源、术中彻底清洗胸腔，有效控制胸内感染等优点。[3] 为食道内支架是治疗食道恶性狭窄的有效方法，可提高生存期。

内镜治疗食管癌并发症具有一定的价值，常用手段为：内镜食管扩张术和内套管留置术，食管扩张术和内套管留置术的并发症有食管出血和穿孔等，应尽早发现，及时对症处理。另外可有内镜激光治疗、内镜微波治疗、内镜局部注射抗癌药物等。

第十一章 胃 癌

第一节 胃癌西医诊疗常规

胃癌是我国最常见的恶性肿瘤之一，死亡率居恶性肿瘤首位。胃癌多见于男性，男女之比约为2:1。平均死亡年龄为61.6岁。

一、病因

尚不十分清楚，与以下因素有关。

（一）地域环境

地域环境不同，胃癌的发病率也大不相同，发病率最高的国家和最低的国家之间相差可达数十倍。在世界范围内，日本发病率最高，美国则很低。我国的西北部及东南沿海各省的胃癌发病率远高于南方和西南各省。生活在美国的第二、三代日本移民由于地域环境的改变，发病率逐渐降低。而前苏联靠近日本海地区的居民胃癌的发病率则是前苏联中、西部的2倍之多。

（二）饮食因素

是胃癌发生的最主要原因。具体因素如下所述。

（1）含有致癌物：如亚硝胺类化合物、真菌毒素、多环烃类等。

（2）含有致癌物前体：如亚硝酸盐，经体内代谢后可转变成强致癌物亚硝胺。

（3）含有促癌物：如长期高盐饮食破坏了胃黏膜的保护层，

使致癌物直接与胃黏膜接触。

（三）化学因素

（1）亚硝胺类化合物：多种亚硝胺类化合物均致胃癌。亚硝胺类化合物在自然界存在的不多，但合成亚硝胺的前体物质亚硝酸盐和二级胺却广泛存在。亚硝酸盐及二级胺在 pH1～3 或细菌的作用下可合成亚硝胺类化合物。

（2）多环芳烃类化合物：最具代表性的致癌物质是3，4－苯并芘。污染、烘烤及熏制的食品中3，4－苯并芘含量增高。3，4－苯并芘经过细胞内粗面内质网的功能氧化酶活化成二氢二醇环氧化物，并与细胞的 DNA、RNA 及蛋白质等大分子结合，致基因突变而致癌。

（四）Hp

1994 年 WHO 国际癌症研究机构得出“Hp 是一种致癌因子，在胃癌的发病中起病因作用”的结论。Hp 感染率高的国家和地区常有较高的胃癌发病率，且随着 Hp 抗体滴度的升高胃癌的危险性也相应增加。Hp 感染后是否发生胃癌与年龄有关，儿童期感染 Hp 发生胃癌的危险性增加；而成年后感染多不足以发展成胃癌。Hp 致胃癌的机制有如下提法：①促进胃黏膜上皮细胞过度增殖；②诱导胃黏膜细胞凋亡；③Hp 的代谢产物直接转化胃黏膜；④Hp 的 DNA 转换到胃黏膜细胞中致癌变；⑤Hp 诱发同种生物毒性炎症反应，这种慢性炎症过程促使细胞增生和增加自由基形成而致癌。

（五）癌前疾病和癌前病变

这是两个不同的概念，胃的癌前疾病指的是一些发生胃癌危险性明显增加的临床情况，如慢性萎缩性胃炎、胃溃疡、胃息肉、胃黏膜巨大皱襞症、残胃等；胃的癌前病变指的是容易发生癌变的胃黏膜病理组织学变化，但其本身尚不具备恶性改变。现阶段得到公认的是不典型增生。不典型增生的病理组织学改变主要是细胞的过度增生和丧失了正常的分化，在结构和功能上部分地丧失了与原组织的相似性。不典型增生分为轻度、中度和重度三级。一般而言重度不典型增生易发生癌变。不典型增生是癌变过程中必经的一个阶段，这一过程是一个谱带式的连续过程，即正常→增生→不典型增生→原位癌→浸润癌。

此外，遗传因素、免疫监视机制失调、癌基因（如 C－met、K－ras 基因等）的过度表达和抑癌基因（如 p53、APC、MCC 基因等）突变、重排、缺失、甲基化等变化都与胃癌的发生有一定的关系。

二、病理

（一）肿瘤位置

1. 初发胃癌

将胃大弯、胃小弯各等分为 3 份，连接其对应点，可分为上 1/3（U）、中 1/3（M）和下 1/3（1）。每个原发病变都应记录其二维的最大值。如果 1 个以上的分区受累，所有的受累分区都要按受累的程度记录，肿瘤主体所在的部位列在最前如 LM 或 UML 等。如果肿瘤侵犯了食管或十二指肠，分别记为 E 或 D。胃癌一般以 L 区最为多见，约占半数，其次为 U 区，M 区较少，广泛分布者更少。

2. 残胃癌

肿瘤在吻合口处（A）、胃缝合线处（S）、其他位置（O）、整个残胃（T）、扩散至食管（E）、十二指肠（D）、空肠（J）。

（二）大体类型

1. 早期胃癌

指病变仅限于黏膜和黏膜下层，而不论病变的范围和有无淋巴结转移。癌灶直径 10mm 以下称小胃癌，5mm 以下称微小胃癌。早期胃癌分为三型（图 11－1）：Ⅰ型：隆起型；Ⅱ型：表浅型，包括三个亚型，Ⅱa 型：表浅隆起型、Ⅱb 型：表浅平坦型和Ⅱc 型：表浅凹陷型；Ⅲ型：凹陷型。如果合并两种以上亚型时，面积最大的一种写在最前面，其他依次排在后面。如Ⅱc＋Ⅲ。Ⅰ型和Ⅱa 型鉴别如下：Ⅰ型病变厚度超过正常黏膜的 2 倍，Ⅱa 型的病变厚度不到正常黏膜的 2 倍。

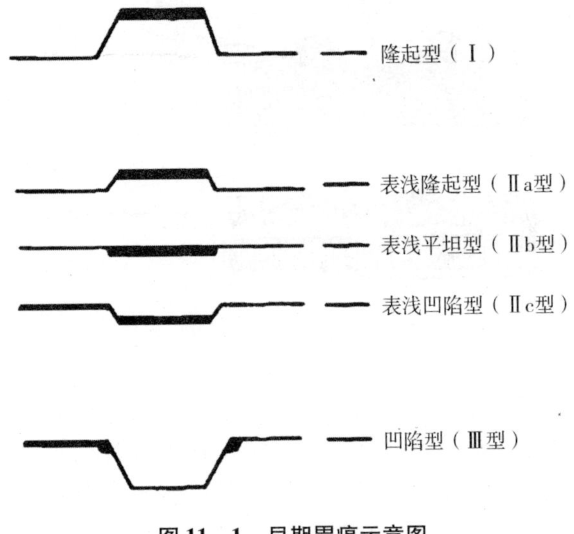

图 11－1　早期胃癌示意图

2. 进展期胃癌

指病变深度已超过黏膜下层的胃癌。按 Borrmann 分型法分为四型（图 11－2）：Ⅰ型：息肉（肿块）型；Ⅱ型：无浸润溃疡型，癌灶与正常胃界限清楚；Ⅲ型：有浸润溃疡型，癌灶与正常胃界限不清楚；Ⅳ型：弥漫浸润型。

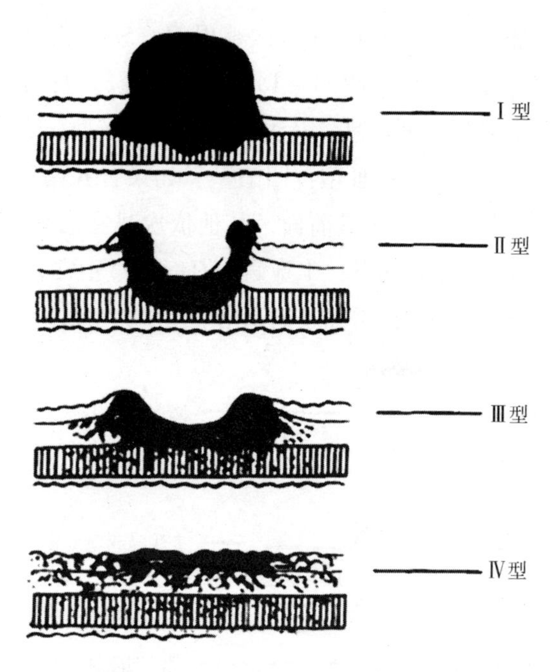

图 11－2 胃癌的 Borrmann 分型

（三）组织类型

（1）WHO 将胃癌归类为上皮性肿瘤和类癌两种，其中前者又包括：①腺癌（包括乳头状腺癌、管状腺癌、低分化腺癌、黏液腺癌及印戒细胞癌）；②腺鳞癌；③鳞状细胞癌；④未分化癌；⑤不能分类的癌。

（2）日本胃癌研究会将胃癌分为以下三型：①普通型：包括乳头状腺癌、管状腺癌（高分化型、中分化型）、低分化性腺癌（实体型癌和非实体型癌）、印戒细胞癌和黏液细胞癌；②特殊型：包括腺鳞癌、鳞状细胞癌、未分化癌和不能分类的癌；③类癌。

（四）转移扩散途径

1. 直接浸润

是胃癌的主要扩散方式之一。当胃癌侵犯浆膜层时，可直接浸润腹膜、邻近器官或组织，主要有胰腺、肝脏、横结肠及其系膜等。也可借黏膜下层或浆膜下层向上浸润至食管下端、向下浸润至十二指肠。

2. 淋巴转移

是胃癌的主要转移途径，早期胃癌的淋巴转移率近 20%，进展期胃癌的淋巴转移率高达 70% 左右。一般情况下按淋巴流向转移，少数情况也有跳跃式转移。胃周淋巴结分为以下 23 组（图 11－3），具体如下。

除了上述胃周淋巴结外，还有 2 处淋巴结在临床上很有意义，一是左锁骨上淋巴结，如触及肿大为癌细胞沿胸导管转移所致；二是脐周淋巴结，如肿大为癌细胞通过肝圆韧带淋巴管转移所致。淋巴结的转移率＝转移淋巴结数目/受检淋巴结数目。

3. 血行转移

胃癌晚期癌细胞经门静脉或体循环向身体其他部位播散，常见的有肝、肺、骨、肾、脑等，其中以肝转移最为常见。

4. 种植转移

当胃癌侵透浆膜后，癌细胞可自浆膜脱落并种植于腹膜、大网膜或其他脏器表面，形成转移性结节，黏液腺癌种植转移最为多见。若种植转移至直肠前凹，直肠指诊可能触到肿块。胃癌卵巢转移占全部卵巢转移癌的 50% 左右，其机制除以上所述外，也可能是经血行转移或淋巴逆流所致。

5. 胃癌微转移

是近几年提出的新概念，定义为治疗时已经存在但目前常规病理学诊断技术还不能确定的转移。

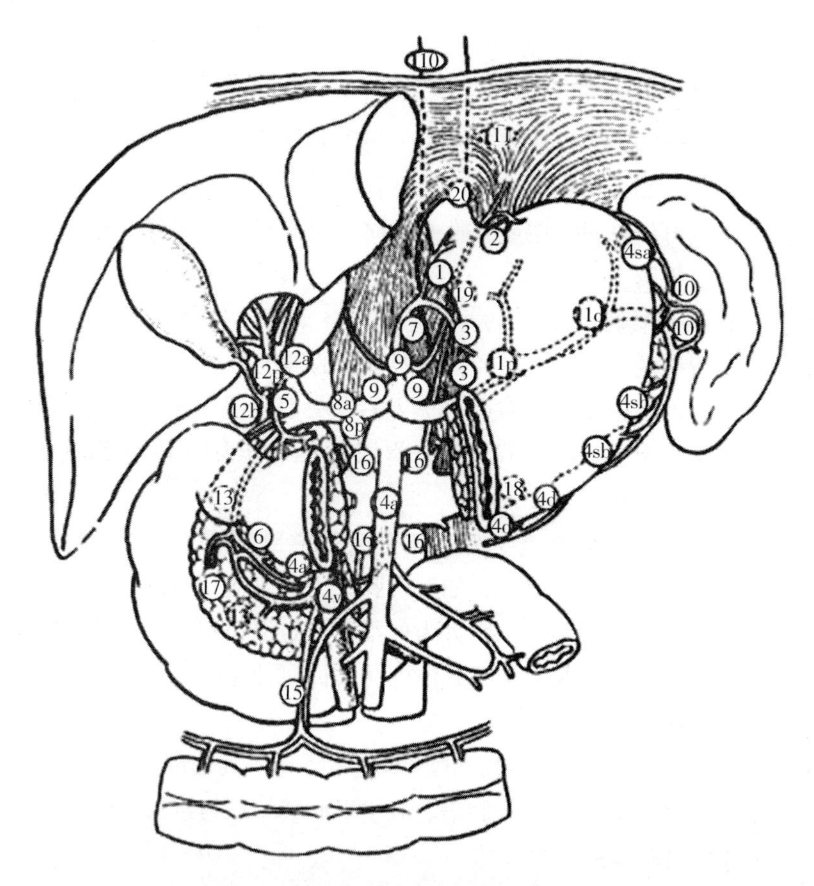

图 11－3　胃周淋巴结分组

1. 贲门右区；2. 贲门左区；3. 沿胃小弯；4sa. 胃短血管旁；4sb. 胃网膜左血管旁；4d. 胃网膜右血管旁；5. 幽门上区；6. 幽门下区；7. 胃左动脉旁；8a. 肝总动脉前；8p. 肝总动脉后；9. 腹腔动脉旁；10. 脾门；11p. 近端脾动脉旁；11d. 远端脾动脉旁；12a. 肝动脉旁；12p. 门静脉后；12b. 胆总管旁；13. 胰头后；14v. 肠系膜上静脉旁；14a. 肠系膜上动脉旁；15. 结肠中血管旁；16. 腹主动脉旁（a1，膈肌主动脉裂孔至腹腔干上缘；a2，腹腔干上缘至左肾静脉下缘；b1，左肾静脉下缘至肠系膜下动脉上缘；b2，肠系膜下动脉上缘至腹主动脉分叉处）；17. 胰头前；18. 胰下缘；19. 膈下；20. 食管裂孔；110. 胸下部食管旁；111. 膈上；112. 后纵隔。

（五）临床病理分期

国际抗癌联盟（UICC）公布了胃癌的临床病理分期，尔后经多年来的不断修改已日趋合理。

1. 肿瘤浸润深度

用T来表示，可以分为以下几种情况：T_1：肿瘤侵及黏膜和（或）黏膜肌（M）或黏膜下层（SM），SM又可分为SM_1和SM_2，前者是指癌肿越过黏膜肌不足0.5mm，而后者则超过了0.5mm。T_2：肿瘤侵及肌层（MP）或浆膜下（SS）。T_3：肿瘤侵透浆膜（SE）。T_4：肿瘤侵犯邻近结构或经腔内扩展至食管、十二指肠。

2. 淋巴结转移

无淋巴结转移用N_0表示，其余根据肿瘤的所在部位，区域淋巴结分为三站，即N_1、N_2、N_3。超出上述范围的淋巴结归为远隔转移（M_1），与此相应的淋巴结清除术分为D_0、D_1、D_2和D_3（表11－1）。

表11－1　肿瘤部位与淋巴结分站

肿瘤部位	N_1	N_2	N_3
L/LD	34d56	178a911p12a14v	4sb8p12b/p1316a_2/b_1
LM/M/ML	134sb4d56	78a911p12a	24sa8p1011d12b/p1314v16a_2/b_1
MU/UM	l234sa4sb4d56	78a91011p11d12a	8p12b/p14v16a_2/$b_1$1920
U	1234sa4sb	4d78a91011p11d	568p12a12b/p16a_2/$b_1$1920
LMU/MUL/MLU/UML	1234sa4sb4d56	78a91011p11d12a14v	8p12b/p1316a_2/$b_1$1920

表3－5　中未注明的淋巴结均为M_1，如肿瘤位于L/LD时4sa为M_1。

考虑到淋巴结转移的个数与患者的5年生存率关系更为密切，UICC在新TNM分期中（第5版），对淋巴结的分期强调转移的淋巴结数目而不考虑淋巴结所在的解剖位置，规定如下：N_0

无淋巴结转移（受检淋巴结个数须≥15）；N_1转移的淋巴结数为1～6个；N_2转移的淋巴结数为7～15个；N_3转移的淋巴结数在16个以上。

3. 远处转移

M_0表示无远处转移；M_1表示有远处转移。

4. 胃癌分期见表11－2。

表11－2　胃癌的分期

	N_0	N_1	N_2	N_3
T_1	ⅠA	ⅠB	Ⅱ	
T_2	ⅠB	Ⅱ	ⅢA	
T_3	Ⅱ	ⅢA	ⅢB	
T_4	ⅢA	ⅢB		
$H_1P_1CY_1M_1$				Ⅳ

表11－2中Ⅳ期胃癌包括如下几种情况：N_3淋巴结有转移、肝脏有转移（H_1）、腹膜有转移（P_1）、腹腔脱落细胞检查阳性（CY_1）和其他远隔转移（M_1），包括胃周以外的淋巴结、肺脏、胸膜、骨髓、骨、脑、脑脊膜、皮肤等。

三、临床表现

（一）症状

早期患者多无症状，以后逐渐出现上消化道症状，包括上腹部不适、心窝部隐痛、食后饱胀感等。胃窦癌常引起十二指肠功能的改变，可以出现类似十二指肠溃疡的症状。如果上述症状未得到患者或医生的充分注意而按慢性胃炎或十二指肠溃疡病处理，患者可获得暂时性缓解。随着病情的进一步发展，患者可逐渐出现上腹部疼痛加重、食欲减退、消瘦、乏力等；若癌灶浸润胃周血管则引起消化道出血，根据患者出血速度的快慢和出血量的大小，可出现呕血或黑便；若幽门被部分或完全梗阻则可致恶心与呕吐，呕吐物多为隔宿食和胃液；贲门癌和高位小弯癌可有进食梗噎感。此时虽诊断容易但已属于晚期，治疗较为困难且效果不佳。因此，外科医生对有上述临床表现的患者，尤其是中年以上的患者应细加分析，合理检查以避免延误诊断。

（二）体征

早期患者多无明显体征，上腹部深压痛可能是唯一值得注意的体征。晚期患者可能出现：上腹部肿块、左锁骨上淋巴结肿大、直肠指诊在直肠前凹触到肿块、腹水等。

四、诊断

胃镜和 X 线钡餐检查仍是目前诊断胃癌的主要方法，胃液脱落细胞学检查现已较少应用。此外，利用连续病理切片、免疫组化、流式细胞分析、RT - PCR 等方法诊断胃癌微转移也取得了一些进展，本节也将作一简单介绍。

（一）纤维胃镜

优点在于可以直接观察病变部位，且可以对可疑病灶直接钳取小块组织做病理组织学检查。胃镜的观察范围较大，从食管到十二指肠都可以观察及取活检。检查中利用刚果红、亚甲蓝等进行活体染色可提高早期胃癌的检出率。若发现可疑病灶应进行活检，为避免漏诊，应在病灶的四周钳取 4 ~ 6 块组织，不要集中一点取材或取材过少。

（二）X 线钡餐检查

通过对胃的形态、黏膜变化、蠕动情况及排空时间的观察确立诊断，痛苦较小。近年随着数字化胃肠造影技术逐渐应用于临床使影像更加清晰，分辨率大为提高，因此 X 线钡餐检查仍是目前胃癌的主要诊断方法之一。其不足是不能取活检，且不如胃镜直观，对早期胃癌诊断较为困难。进展期胃癌 X 线钡餐检查所见与 Borrmann 分型一致，即表现为肿块（充盈缺损）、溃疡（龛影）或弥漫性浸润（胃壁僵硬、胃腔狭窄等）3 种影像。早期胃癌常需借助于气钡双重对比造影。

（三）影像学检查

常用的有腹部超声、超声内镜（EUS）、多层螺旋 CT（MSCT）等。这些影像学检查常用的有腹部超声、超声内镜（EUS）、多层螺旋 CT（MSCT）等。这些影像学检查除了能了解胃腔内和胃壁本身（如超声内镜可将胃壁分为 5 层对浸润深度作出判断）的情况外，主要用于判断胃周淋巴结，胃周器官肝、胰及腹膜等部位有无转移或浸润，是目前胃癌术前 TNM 分期的首选方法。分期的准确性普通腹部超声为 50%，EUS 与 MSCT 相近，在 76% 左右，但 MSCT 在判断肝转移、腹膜转移和腹膜后淋巴结转移等方面优于 EUS。此外，MSCT 扫描三维立体重建模拟内镜技术近年也开始用于胃癌的诊断与分期，但尚需进一步积累经验。

（四）胃癌微转移的诊断

主要采用连续病理切片、免疫组化、反转录聚合酶链反应（RT－PCR）、流式细胞术、细胞遗传学、免疫细胞化学等先进技术，检测淋巴结、骨髓、周围静脉血及腹腔内的微转移灶，阳性率显著高于普通病理检查。胃癌微转移的诊断可为医生判断预后、选择术式、确定淋巴结清扫范围、术后确定分期及建立个体化的化疗方案提供依据。

五、鉴别诊断

大多数胃癌患者经过外科医师初步诊断后，通过 X 线钡餐或胃镜检查都可获得正确诊断。在少数情况下，胃癌需与胃良性溃疡、胃肉瘤、胃良性肿瘤及慢性胃炎相鉴别。

（一）胃良性溃疡

与胃癌相比较，胃良性溃疡一般病程较长，曾有典型溃疡疼痛反复发作史，抗酸剂治疗有效，多不伴有食欲减退。除非合并出血、幽门梗阻等严重的并发症，多无明显体征，不会出现近期明显消瘦、贫血、腹部包块甚至左锁骨上窝淋巴结肿大等。更为重要的是X线钡餐和胃镜检查，良性溃疡常小于2.5cm，圆形或椭圆形龛影，边缘整齐，蠕动波可通过病灶；胃镜下可见黏膜基底平坦，有白色或黄白色苔覆盖，周围黏膜水肿、充血，黏膜皱襞向溃疡集中。而癌性溃疡与此有很大的不同，详细特征参见胃癌诊断部分。

（二）胃良性肿瘤

多无明显临床表现，X线钡餐为圆形或椭圆形的充盈缺损，而非龛影。胃镜则表现为黏膜下包块。

六、治疗

（一）手术治疗

是胃癌最有效的治疗方法。胃癌根治术应遵循以下3点要求：①充分切除原发癌灶；②彻底清除胃周淋巴结；③完全消灭腹腔游离癌细胞和微小转移灶。胃癌的根治度分为3级，A级：D>N，即手术切除的淋巴结站别大于已有转移的淋巴结站别；切除胃组织切缘1cm内无癌细胞浸润；B级：D=N，或切缘1cm内有癌细胞浸润，也属于根治性手术；C级：仅切除原发灶和部分转移灶，有肿瘤残余，属于非根治性手术。

1. 早期胃癌

20世纪50至60年代曾将胃癌标准根治术定为胃大部切除加D_2淋巴结清除术，小于这一范围的手术不列入根治术。但是多年来经过多个国家的大宗病例的临床和病理反复实践与验证，发现这一原则有所欠缺，并由此提出对某些胃癌可行缩小手术，包括缩小胃的切除范围、缩小淋巴结的清除范围和保留一定的脏器功能。这样使患者既获得了根治又有效地减小了手术的侵袭、提高了手术的安全性和手术后的生存质量。常用的手术方式有：①内镜或腔镜下黏膜切除术：适用于黏膜分化型癌，隆起型＜20mm、凹陷型（无溃疡形成）＜10mm。该术式创伤小但切缘癌残留率较高，达10％。②其他手术：根据病情可选择各种缩小手术，常用的有腹腔镜下或开腹胃部分切除术、保留幽门的胃切除术、保留迷走神经的胃部分切除术和 D_1 手术等，病变范围较大的则应行 D_2 手术。早期胃癌经合理治疗后黏膜癌的5年生存率为98.0％、黏膜下癌为88.7％。

2. 进展期胃癌

根治术后5年生存率一般在40％左右。对局限性胃癌未侵犯浆膜或浆膜为反应型、胃周淋巴结无明显转移的患者，以 D_2 手术为宜。局限型胃癌已侵犯浆膜、浆膜属于突出结节型，应行 D_2 手术或 D_3 手术。N_2 阳性时，在不增加患者并发症的前提下，选择 D_3 手术。一些学者认为扩大胃周淋巴结清除能够提高患者术后5年生存率，并且淋巴结的清除及病理学检查对术后的正确分期、正确判断预后、指导术后监测和选择术后治疗方案都有重要的价值。

3. 胃癌根治术

包括根治性远端或近端胃大部切除术和全胃切除术3种。根治性胃大部切除术的胃切断线依胃癌类型而定，BorrmannⅠ型和BorrmannⅡ型可少一些、BorrmannⅢ型则应多一些，一般应距癌外缘4～6cm并切除胃的3/4～4/5；根治性近端胃大部切除术和全胃切除术应在贲门上3～4cm切断食管；根治性远端胃大部切除术和全胃切除术应在幽门下3～4cm切断十二指肠。以L区胃癌，D_2 根治术为例说明远端胃癌根治术的切除范围：切除大网膜、小网膜、横结肠系膜前叶和胰腺被膜；清除 N_1 淋巴结3、4d、5、6组；N_2 淋巴结1、7、8a、9、11p、12a、14v组；幽门下3～4cm处切断十二指肠；距癌边缘4～6cm切断胃。根治性远端胃大部切除术后消化道重建与胃大部切除术后相同。根治性近端胃大部切除术后将残胃与食管直接吻合，要注意的是其远侧胃必须保留全胃的1/3以上，否则残胃将无功能。根治性全胃切除术后消化道重建的方法较多，常用的有（图11－4）：①食管空肠Roux－en－Y法：应用较广泛并在此基础上演变出多种变法；②食管空肠襻式吻合法：常用Schlatter法，也有多种演变方法。全胃切除术后的主要并发症有：食管空肠吻合口瘘、食管空肠吻合口狭窄、反流性食管炎、排空障碍、营养性并发症等。

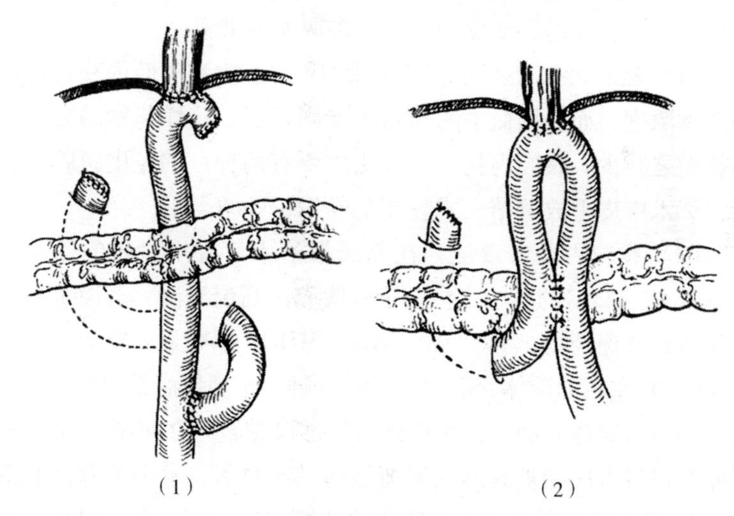

图11－4　全胃切除术后消化道重建的常用方法

（1）Roux－en－Y法；（2）Schlatter法

4. 扩大胃癌根治术与联合脏器切除术

扩大胃癌根治术是指包括胰体、胰尾及脾在内的根治性胃大部切除术或全胃切除术。联合脏器切除术是指联合肝或横结肠等脏器的切除术。联合脏器切除术损伤大、生理干扰重，故不应作为姑息性治疗的手段，也不宜用于年老体弱，心、肺、肝、肾功能不全或营养、免疫状态差的患者。

5. 姑息手术

目的有二：一是减轻患者的癌负荷；二是解除患者的症状，如幽门梗阻、消化道出血、疼痛或营养不良等。术式主要有以下几种：①姑息性切除，即切除主要癌灶的胃切除术；②旁路手术，如胃空肠吻合术；③营养造口，如空肠营养造口术。

6. 腹腔游离癌细胞和微小转移灶的处理

术后腹膜转移是术后复发的主要形式之一。已侵出浆膜的进展期胃癌随着受侵面积的增大，癌细胞脱落的可能性也增加，为消灭脱落到腹腔的游离癌细胞，可采取如下措施。

（1）腹腔内化疗：可在门静脉内、肝脏内和腹腔内获得较高的药物浓度，而外周血中的药物浓度则较低，这样药物的毒副作用就随之减少。腹腔内化疗的方法主要有两种：①经皮腹腔内置管；②术中皮下放置植入式腹腔泵或 Tenckhoff 导管。

（2）腹腔内高温灌洗：在完成根治术后应用封闭的循环系统，以 42～45℃的蒸馏水恒温下行腹腔内高温灌洗，蒸馏水内可添加各种抗癌药物，如 ADM、DDP、MMC、醋酸氯己定等。一般用 4000Ml 左右的液体，灌洗 3～10 分钟。早期胃癌无须灌洗。T_2 期胃癌虽未穿透浆膜，但考虑到胃周淋巴结转移在 40% 以上，转移癌可透过淋巴结被膜形成癌细胞的二次脱落、术中医源性脱落以及 T_2 期胃癌患者死于腹膜转移的达 1.2%～1.8%，所以也主张行腹腔内高温灌洗。至于 T_3 期与 T_4 期胃癌，腹腔内高温灌洗则能提高患者的生存期。

（二）化学治疗

胃癌对化疗药物有低度至中度的敏感性。胃癌的化疗可于术前、术中和术后进行，本节主要介绍常用的术后辅助化疗。术后化疗的意义在于在外科手术的基础上杀灭亚临床癌灶或脱落的癌细胞，以达到降低或避免术后复发、转移的目的。目前对胃癌术后化疗的疗效仍存在较大的争议，一些荟萃分析显示术后化疗患者的生存获益较小。

1. 适应证

（1）根治术后患者：早期胃癌根治术后原则上不必辅以化疗，但具有下列一项以上者应辅助化疗：癌灶面积 $>5cm^2$、病理组织分化差、淋巴结有转移、多发癌灶或年龄 <40 岁。进展期胃癌根治术后无论有无淋巴结转移，术后均需化疗。

（2）非根治术后患者：如姑息性切除术后、旁路术后、造瘘术后、开腹探查未切除以及有癌残留的患者。

（3）不能手术或再发的患者：要求患者全身状态较好、无重要脏器功能不全。4 周内进行过大手术、急性感染期、严重营养不良、胃肠道梗阻、重要脏器功能严重受损、血白细胞低于 $3.5\times10^9/L$、血小板低于 $80\times10^9/L$ 等不宜化疗。化疗过程中如出现上述情况也应终止化疗。

2. 常用化疗方案

已证实胃癌化疗联合用药优于单一用药。临床上常用的化疗方案及疗效如下。

（1）FAM 方案：由 5－FU（氟尿嘧啶）、ADM（多柔比星）和 MMC（丝裂霉素）三药组成，用法为：5－Fu600Mg/m^2，静脉滴注，第 1、8、29、36 日；ADM30Mg/m^2，静脉注射，第 1、29 日；MMC10Mg/m^2，静脉注射，第 1 日。每 2 个月重复一次。有效率为 21%～42%。

（2）UFTM 方案：由 UFT（替加氟/尿嘧啶）和 MMC 组成，用法为：UFT600Mg/d，口服；MMC6～8Mg，静脉注射，1 次/周。以上两药连用 8 周，有效率为 9%～67%。

（3）替吉奥（S－1）方案：由替加氟（FT）、吉莫斯特（CDHP）和奥替拉西钾三药按一定比例组成，前者为 5－Fu 前体药物，后两者为生物调节剂。用法为：40Mg/m^2，2 次/日，口服；6 周为 1 个疗程，其中用药 4 周，停药 2 周。有效率为44.6%。

近年胃癌化疗新药如紫杉醇类（多西他赛，docetaxel）、拓扑异构酶I抑制剂（伊立替康，irinotecan）、口服氟化嘧啶类（卡培他滨，capecitabine）、第三代铂类（奥沙利铂，oxaliplatin）等备受关注，含新药的化疗方案呈逐年增高趋势，这些新药单药有效率>20%，联合用药疗效更好，可达50%以上。此外，分子靶向药物联合化疗也在应用和总结经验中。

（三）放射治疗

胃癌对放射线敏感性较低，因此多数学者不主张术前放疗。因胃癌复发多在癌床和邻近部位，故术中放疗有助于防止胃癌的复发。术中放疗的优点为：①术中单次大剂量（20~30Gy）放射治疗的生物学效应明显高于手术前、后相同剂量的分次照射；②能更准确地照射到癌复发危险较大的部位，即肿瘤床；③术中可以对周围的正常组织加以保护，减少放射线的副作用。术后放疗仅用于缓解由狭窄、癌浸润等所引起的疼痛以及对残癌处（非黏液细胞癌）银夹标记后的局部治疗。

（四）免疫治疗

生物治疗在胃癌综合治疗中的地位越来越受到重视。主要包括：①非特异性免疫增强剂：临床上应用较为广泛的主要有：卡介苗、短小棒状杆菌、香菇多糖等；②过继性免疫制剂：属于此类的有淋巴因子激活的杀伤细胞（LAK）、细胞毒性T细胞（CTL）等以及一些细胞因子，如白细胞介素-2（IL-2）、肿瘤坏死因子（TNF）、干扰素（IFN）等。

（五）中药治疗

是通过“扶正”和“驱邪”来实现的，如人参、黄芪、六味地黄丸等具有促进骨髓有核细胞及造血干细胞的增殖、激活非特异性吞噬细胞和自然杀伤细胞、加速T淋巴细胞的分裂、诱导产生干扰素等“扶正”功能。再如健脾益肾冲剂具有清除氧自由基的“祛邪”功能。此外，一些中药可用于预防和治疗胃癌化疗中的副作用，如恶心、呕吐、腹胀、食欲减退，白细胞、血小板减少和贫血等。

（六）基因治疗

主要有抑癌基因治疗、自杀基因治疗、反义基因治疗、核酶基因转染治疗和基因免疫治疗等。虽然这些治疗方法目前多数还仅限于动物实验，但正逐步走向成熟，有望将来成为胃癌治疗的新方法。

第二节　胃癌中医辨证论治与康复进展

胃癌，是常见的恶性肿瘤之一，尽管已采取了三级预防措施，然而，预测 2000 年我国的胃癌发病率男性仍将高达 53.7/10 万；女性为 24.8/10 万（世界人口标化率）。我国胃癌的发病率和死亡率在各类肿瘤中均占首位，每年死于胃癌约 16 万人，占居民总死因的 2.26%，在恶性肿瘤死因中占 23.02%。中医学认为，胃癌乃属于“胃脘痛”、“噎膈”、“伏梁”、“积聚”等范畴。如《素问·阴阳别论》谓：“三阳结谓之膈。”《素问·至真要大论》记载：“胃脘当心而痛，上支两胁，膈咽不通。”《素问·腹中论》认为：“病有少腹盛，上下左右皆有根……病名伏梁……裹大脓血，居肠胃之外，不可治，治之每切按之致死。”《金匮要略》提出“反胃”之病名，曰：“趺阳脉浮而涩，浮则为虚，涩则伤脾，脾伤则不磨，朝食暮吐，暮食朝吐，宿食不化，名曰反胃”。《景岳全书·反胃》中进一步提出：“虚在下焦，而朝食暮出，或食入久而反出者，其责在阳，非补命门以扶脾土之母，则火无以化，终无济也。”意为本证与肾阳虚衰关系密切。对其发病机理亦提出正虚邪实，而以正虚为多见。《灵枢·百病始生》认为：

"……不得虚，邪不能独伤人。"《脾胃论》："元气之充足，皆内脾胃之气无所伤，而后能滋养元气。若脾胃之气本弱，饮食自倍，则脾胃之气既伤，而元气亦不能充而诸病之所由生也。"

现代医学将胃癌分为早期胃癌和进展期胃癌，其诊断可以根据临床症状和体征，实验室检查、影像学诊断及胃镜检查病理、脱落细胞检测为依据。常见者为：有中、上腹不适或隐痛，剑突下有压痛或有可疑之块状物，原因不明的纳呆，腹胀、消瘦、呕血、黑便，原有胃病史，近期加重者。大便隐血持续阳性，GI 检查可有胃之局部充盈缺损或胃壁僵硬貌，粘膜中断，局部有梗阻象，胃镜下组织呈灰白色，局部表面有出血点、溃疡面污秽或巨大溃疡有环堤状，病理证实为癌细胞或脱落细胞学检查证实之。

胃癌须与良性溃疡、胃息肉、平滑肌瘤及肉瘤、良性巨大皱襞症等相鉴别。

胃癌的治疗可有外科治疗、化疗、放疗、热疗及免疫治疗等。外科治疗是目前能达到治愈目的的主要治疗方法。一旦胃癌诊断确立，应尽早争取外科根治手术。对于无法实施根治术的患者，可给予做姑息性治疗。胃癌的化疗有效率较低，只能作为辅助疗法，临床主要应用的方案为 FAM 方案 30%、FP 方案 38%、FAP 方案 37%、FAB 方案 44%、FAMe 方案 25%、EAP 方案 48%、ECF 方案 61% 等。

一、病因病机

正虚与邪实是其发病的两个重大因素。《医宗必读·积聚篇》指出："积之成者，正气不足，而后邪气踞之。"初起多由情志不遂，忧郁气结或恼怒伤肝，肝气不舒或饮食不节，损伤脾胃，致肝胃不和，食滞胃中，动忧胃气，气郁上逆阻塞食道，肝失疏泄而致胃失和降，肝郁气滞；肝郁气滞，气机失宣，或因痰湿阻遏气机，阻于血络，血不能随气而行于脉络，血滞成瘀，阻于胃腑致上下不通，瘀血阻络，日渐成积；或因脾胃虚弱，运化失职，津液输布失常，停滞于内而为湿邪，聚而成痰，或因素体湿盛，又嗜食肥甘厚味，蕴湿生痰，或因忧思伤脾，脾伤则气结，气机阻滞，津液输布失调，聚而为痰。气滞则血瘀、食积、痰阻，复又加重气滞。气滞日久则血瘀，与毒邪顽痰阻结，日久而成癥块。

亦可先天禀赋不足，胃气素弱，或因暴饮暴食，损伤脾胃，或因久病重病，或因老年脾胃自衰太过，致脾胃虚弱；脾胃虚弱，运化失职，不能腐熟五谷，化生精微，致气血亏虚；食物运化无力，积滞胃中难以下行，动忧胃气则反胃。或因饮酒过度，或过食辛辣肥甘厚味，积热于胃，日久气机不畅而化热，热久伤阴，或情志失调，肝郁化火伤阴，损伤脉络，或因放疗化疗，热毒内蕴，耗伤阴津，阴液亏损，津枯血燥，胃脘干槁，发为本病。也有素体阳虚，火不生土，或过食生冷，寒伤脾胃，或久病大病，阳气虚衰，或老年自衰太过，均可致脾胃失其温养，阴寒内聚，气机凝滞，甚则脾肾阳虚，不能腐熟水谷而见宿食不化。

以上各型病久失于调治，贻误时机使病情进一步发展。如脾胃虚弱，水谷精微化生无源，气血不足；瘀血内结，恶血不去，新血不生；阴津不足，久则虚热耗损阴血，机体抗邪能力下降，造成疾病的进展与加重。即患者已气血大亏，脾胃虚弱，同时又有痰瘀癥积等邪实的一面，形成本虚标实之体，造成治疗的困难，攻邪又恐伤正，扶正又恐壅邪，需慎重协调攻补之间的关系。

（一）邪实

（1）饮食失宜：饮食过冷过热、饥饱不匀、过食肥甘、嗜好烟酒等均能损伤脾胃或致脏腑功能失调，脾失健运，胃失和降，聚湿生痰，血行不畅，化生瘀毒，阻于胃脘，日久形成积聚。现代医学认为食物中的亚硝胺等二级胺水平过高是胃癌形成的重要因素。

(2) 情志失调：中医特别注重情志因素在胃癌病因中的影响。因忧思抑郁过度，致情志失调，气机紊乱，津液运行失常，凝聚成痰；顽痰阻结日久更致气滞、血瘀而生肿块。

（二）正虚

(1) 劳累过度：中医认为“劳则伤脾”，过度劳累致脾气虚弱，饮食后水谷不能化生精微被吸收而反成痰浊水湿，可以引起气机不畅，气滞则血瘀、食积、痰阻，化为癥块。现代医学认为过度疲劳容易引起人体免疫功能的下降，其免疫监视、免疫修复的能力下降，对细胞突变的纠正作用减弱。

(2) 脾肾两虚：脾为后天之本，肾为先天之本。肾又有命门之称，主一身之气。胃癌作为一种可危及生命的恶性疾病，“久病必伤其肾”。临床上见到，胃癌患者晚期可见水湿泛滥，浸淫四肢，腹中腹水生成，这些都是肾气虚衰的表现。对于一些久病的胃癌患者来说，脾肾亏虚也是不容忽视的。

二、辨证论治

根据本病的病因、病机和临床表现，经辨证可分为邪实之肝胃不和、气滞血瘀、痰气交阻以及正虚之胃阴不足、脾胃气虚、脾胃虚寒和气血双亏七型。

（一）邪实

(1) 肝胃不和

主症：胃脘胀满疼痛，嗳气泛酸；反胃，或见胸胁苦满，呃逆纳呆。舌质淡红或暗红，或见瘀斑，苔薄白或薄黄，脉弦。

治则：舒肝理气，和胃降逆。

方药：柴胡舒肝散加减：柴胡 9g，枳壳 12g，郁金 9g，半夏 9g，川芎 6g，丹参 15g，白芍药 15g，炙甘草 6g。

加减：恶心重见舌苔腻，可加藿香、陈皮；泛酸者，宜加吴茱萸、黄连；胁痛或胃脘痛甚者，或舌质见瘀斑隐现或舌质暗者，可酌加川楝子、延胡索、砂仁、三七粉。

（2）气滞血瘀

主症：腹痛剧烈，固定不移，胃脘刺痛拒按，痛有定处，或可扪及肿块，腹满不欲食。呕吐宿食，或见柏油便，唇舌青紫，舌质紫暗或有瘀斑，脉细涩。

治则：舒肝理气，活血化瘀止痛。

方药：膈下逐瘀汤加减：当归9g，川芎6g，桃仁9g，红花6g，延胡索12g，香附9g，枳壳9g，郁金9g，牡丹皮9g，赤芍药9g，炙甘草6g。

加减：肿块明显者，去川芎、牡丹皮，加三棱、蓬莪术；呕吐宿食者去香附、郁金，加厚朴、莱菔子、山楂；痰湿郁阻而致气滞血瘀者，治以健脾化湿，祛痰理气，药用陈皮、半夏、白术、木香、茯苓、桃仁、红花；若见吐血及柏油便，加三七粉、白及、仙鹤草。

（3）痰气交阻

主症：上腹肿块，胀满疼痛。胸脘胀闷或心下痞满，吞咽不利甚则呕恶痰涎，口淡无味，纳呆食少，腹胀便溏，舌苔白腻而厚，内蕴湿热则见黄腻苔，脉弦滑。

治则：健脾化湿，理气化痰，宽中散结。

方药：二陈汤、海藻玉壶汤加减：药用陈皮9g，半夏9g，郁金9g，海藻9g，昆布9g，浙贝母9g，茯苓12g，栝楼15g，甘草6g。

加减：恶心呕吐者，加旋复花、代赭石；痰食积滞者，加莱菔子、生山楂、鸡内金；气滞甚者加柴胡、厚朴、大腹皮；痰湿蕴热、舌苔黄腻者加黄芩、龙葵、土茯苓。

（二）正虚

（1）脾胃气虚

主症：面色萎黄，气短神疲，四肢无力，食欲不振，食后胃脘饱胀或胃脘不适，恶心呕吐，吐后胃舒；或见腹部虚胀，大便溏薄，久病则形体消瘦。舌质暗淡，舌体胖大可见齿痕，苔白或腻无根，脉沉细无力。

治则：健脾益气养胃，消食化瘀。

方药：香砂六君子汤加减：党参9g，黄芪9g，陈皮9g，半夏9g，枳壳9g，木香6g，白术12g，茯苓12g，焦山楂9g，鸡内金9g，砂仁3g，炙甘草6g。

加减：若见食滞难下，腹中挛急呕吐反胃，则加莱菔子、厚朴、白芍药，去枳壳、木香；舌质暗较明显者，应加三七粉、赤芍药以活血化瘀，预防因气虚而致血瘀。若水湿不化，凝痰湿而阻于内，可酌加薏苡仁、白豆蔻、藿香。

(2) 胃阴不足

主症：胃脘灼热隐痛，或时感胃脘刺痛，嘈杂不适，饥不欲食，口干喜冷饮，大便干结。中脘痞满、嘈杂欲食，但食入则痛，发热持续不退，舌质红绛，舌苔厚腻。舌红而干，或见舌裂纹或舌暗隐青，苔少或苔花剥，脉细数或虚数。

治则：益胃养阴，清热解毒。

方药：麦门冬汤、益胃汤加减：组方为生地黄9g，玉竹9g，石斛9g，白扁豆12g，谷芽9g，麦门冬9g，半夏9g，鸡内金9g，牡丹皮9g。

加减：津少口渴甚者加芦根、天花粉、知母；热毒内蕴甚者，加银花、玄参、竹茹、黄连；热灼胃络出血者加仙鹤草、侧柏叶或生地黄、生石膏，去白扁豆；兼气虚者加西洋参或太子参、生黄芪。

(3) 脾胃虚寒

主症：证见胃脘痛，喜温喜按，朝食暮吐，或暮食朝吐，素谷不化，泛吐清水，肾阳虚甚则见形寒肢冷，畏寒蜷卧，大便薄溏，或五更泄泻，小便清长。舌质暗淡，可见齿痕，苔白水滑或白腐，脉沉细或沉缓。

治则：温中散寒、兼温肾助阳。

方药：附子理中汤加减：药用党参9g，白术9g，半夏9g，附子9g，陈皮9g，草豆蔻3g，干姜3g，猪苓15g，补骨脂9g。

加减：寒凝血瘀者加鸡血藤、桃仁、红花、桂枝，或三七粉冲服；寒凝气滞者加乌药、木香；肾阳虚甚者，去干姜、草豆寇，加肉苁蓉、墨旱莲、杜仲；水湿内停明显，苔白腻水滑者，可酌加茯苓、泽泻、车前子、桂枝。

（4）气血两亏

主症：症见面色无华，唇甲色淡，自汗盗汗，或见低热，纳呆食少，胃脘可见肿块疼痛，或食后胃胀，或饮食不下全身乏力，动辄气短，形体消瘦，舌淡或舌质暗淡，或见瘀斑，脉虚或沉细。

治则：治以气血双补，行气活血，解毒化瘀

方药：八珍汤加减：党参9g，黄芪9g，白术12g，茯苓12g，当归9g，川芎6g，白芍药15g，枳壳9g，熟地黄6g，肉桂3g，菟丝子9g，枸杞12g。

加减：气虚甚者去党参改人参，或加西洋参、附子；血瘀甚者加三棱、蓬莪术、陈皮；瘀毒内阻，症瘕形成，则可酌加山慈姑、半支莲、土茯苓、蓬莪术、生山楂、全蝎、蜈蚣等药物，用量可自酌；气滞明显者可加木香、郁金、大腹皮等。

在实际临床应用中，我们还须根据患者的具体情况及疾病所处的不同阶段，采取辨病与辨证相结合的原则，随证治之，方可取得较好的疗效。

三、经验方和单方

（一）升血汤加减

处方组成：黄芪30g，太子参30g，鸡血藤30g，白术10g，茯苓10g，枸杞子15g，女贞子15g，菟丝子15g。

用法：水煎，每日1剂，分2次服，6周为1个疗程。

适应症：中、晚期胃癌；亦可在化疗期间服用。

处方来源：《北京中医杂志》1990，（1）：46

（二）柴胡疏肝汤合喜树煎

处方组成：柴胡10g，白芍药10g，枳壳10g，陈皮6g，香附6g，郁金6g，延胡索6g，生姜三片、丁香6g，鲜喜树叶500g。

用法：将喜树叶与其他药分开煎，每日1剂，分别服用。

适应症：肝气不疏、气滞瘀结之胃癌。

处方来源：《新中医》1990，22（3）：38

（三）自拟胃癌方

处方组成：灶心土（水煎取汁）60g，熟附子9g，阿胶（烊化）12g，熟地黄15g，当归10g，白芍药10g，川芎6g，黄芪20g，白术10g，茯苓10g，黄芩6g，肉桂3g，炙甘草6g，大枣4枚，生姜三片、三七粉（冲服）3g，红参（另炖）6g。

用法：水煎，每日1剂，分2次服。

适应症：胃窦癌并便血者。

处方来源：《河北中医》1990，（5）：32

（四）六君薏苡三虫汤

处方组成：党参10g，半夏10g，僵蛹10g，炒白术10g，九香虫10g，茯苓10g，炙甘草6g，陈皮6g，生薏苡仁30g，壁虎2条。

加减：脘腹胀痛者，加木香10g，枳壳10g，延胡索10g，香附10g；恶心呕吐，属胃热者，加吴茱萸3g，生姜3片；嗳气频作者，加旋复花（布包）10g，代赭石（先煎）30g；纳呆者，加炙鸡内金10g，焦神曲10g，谷芽30g，麦芽30g；气血不足者，加炙黄芪18g，当归10g，枸杞子10g；阳虚者，加附子10g，干姜3g；阴虚者，加川石斛10g，炒白芍药10g，麦门冬10g。

用法：水煎，每日1剂，分2次服，连续服药3~4月，待症状好转稳定后隔日1剂，坚持服药1~2年。

适应症：晚期胃癌术后。

处方来源：《浙江中医杂志》1990，(10)：443

（五）枳朴六君子汤加减

处方组成：党参30g，瓦楞子30g，白术15g，茯苓15g，郁金15g，半夏15g，露蜂房10g，，全蝎10g，生姜10g，甘草3g。

加减：培补脾肾，加白扁豆15g，红参（蒸兑）15g，补骨脂30g，山药30g，何首乌30g；血虚者，加枸杞子30g，桑椹30g，大枣10枚；呕血、便血者，加仙鹤草60g，白及15g，地榆30g，阿胶（烊化）30g。

用法：水煎，每日1剂，分2次服。

适应症：胃癌属肝郁脾虚、痰瘀互结者。

处方来源：《陕西中医》1990，11（10）：433

（六）自拟防毒汤

处方组成：黄芪30g，党参30g，五味子15g，补骨脂15g，炒白术15g，麦门冬20g，当归12g，茯苓12g，陈皮12g，清半夏12g。

用法：水煎，每日1剂，分2次服。化疗前3天开始服用，星期日停药1天，化疗结束后继续服1周。

适应症：胃癌化疗期间及化疗后。

处方来源：《陕西中医》1990，11（11）：485~486

（七）通幽汤

处方组成：生地黄30g，熟地黄30g，当归30g，制半夏30g，白花蛇舌草30g，蚤休30g，桃仁15g，厚朴15g，枳实15g，红花10g，炙甘草10g，升麻10g，大黄10g，生姜汁（兑服）6ml，韭菜汁（兑服）6ml。

用法：水煎取汁并浓缩至300ml，冲入姜汁、韭菜汁，每日1剂，分6~8次频服，宜少量饮用。

适应症：晚期胃癌属阴虚燥结、瘀血停滞、通降不利者。临床症见：吞咽困难，顽固性呕吐，大便秘结，舌苔光剥，脉涩等。

处方来源：《陕西中医》1990，11（11）：488

（八）自拟健脾汤方

处方组成：党参30g，（或人参10g），茯苓15g，清半夏15g，陈皮15g，白术10g，露蜂房10g，全蝎10g，黄芪60g，料姜石60g，瓦楞子30g，蜈蚣2条。

加减：气阴两虚者，改党参为沙参15g，加麦门冬10g，草石斛10g，天花粉10g；气虚加痰湿者，加山慈姑30g，土贝母10g，红花10g，桃仁10g，蟅虫10g。

用法：水煎，每日1剂，分2次服。

适应症：晚期胃癌属脾胃气虚型者。

处方来源：《陕西中医》1990，11（11）：487

（九）抗癌灵

处方组成：全蝎30g，蜈蚣30g，白花蛇30g，硇砂5g，水蛭30g，蟾酥1g，薏苡仁50g，鲜泽漆600g。

用法：上药共研细末，装成胶囊，每粒约0.5g。每次2~4粒，每日3次，开水送服。

适应症：胃癌疼痛者。

处方来源：《江苏中医》1991，（10）：13

（十）半夏泻心汤合四君子汤

处方组成：清半夏10g，干姜10g，黄连10g，黄芩6g，大枣3枚，炒白术10g，茯苓15g，太子参15g，甘草10g。

用法：水煎，每日1剂，分2次服用。

适应症：胃癌术后腹泻者；亦可用于消化道其他肿瘤术后腹泻者。

注意事项：服中药期间，停服其他止泻药物。

处方来源：《河北中医》1992，14（3）：10

（十一）自拟益气止呃汤

处方组成：人参6~9g，炒白术9~20g，吴茱萸9~12g，干姜6~9g，丁香9~12g，高良姜6~9g，旋复花（布包）9~10g，代赭石（先煎）9~12g，柿蒂6~9g，炙甘草6~12g。

用法：水煎，每日1剂，分2次服。

适应症：胃癌见呃逆严重者。

处方来源：《山东中医杂志》1993，（1）：41

（十二）自拟减毒方

处方组成：黄芪15g，党参15g，苍白术各12g，生薏苡仁30g，猪苓15g，茯苓15g，当归10g，附子6g，补骨脂10g，仙鹤草30g，木香10g，半夏10g，鸡内金10g，山楂15g，谷芽15g，麦芽15g，三七粉（研细末冲服）3g。

用法：水煎，每日1剂，分2次服。

适应症：晚期胃癌属脾胃虚弱者，腹腔动脉插管化疗前。

处方来源：《中国中西医结合杂志》1993，13（3）：173

（十三）自拟化疗增敏方

处方组成：鲜生地黄39g，鲜石斛30g，水牛角（先煎）30g，北沙参30g，麦门冬30g，玄参10g，山豆根10g，黄连10g，半支莲30g，白花蛇舌草30g，生大黄10g，川楝子30g，生甘草10g，西洋参（炖服或泡茶饮）3g，真犀黄粉（冲或吞服）0.3g。

加减：便秘者，加芒消（冲服）10g。

用法：水煎，每日1剂，分2次服。

适应症：晚期胃癌属热毒内蕴者，腹腔动脉插管化疗前。

处方来源：《中国中西医结合杂志》1993，13（3）：173

（十四）自拟升血方

处方组成：黄芪 30g，当归 10g，七叶胆 15g，阿胶（烊冲）12g，生地黄 12g，熟地黄 12g，薏苡仁 30g，虎杖 30g，仙鹤草 30g，猪苓 15g，茯苓 15g，鹿含草 15g，石韦 15g，木香 12g，丹参 15g，鸡内金 10g，红枣 30g，炒干姜 3g。

用法：水煎，每日 1 剂，分 2 次服。

适应症：晚期胃癌腹腔动脉插管化疗后骨髓抑制者。

处方来源：《中国中西医结合杂志》1993，13（3）：174

（十五）复方三四合剂

处方组成：猕猴桃根 30g，水杨梅根 30g，山楂 30g，虎杖 15g，党参 15g，茯苓 15g，白术 12g，鸡内金 6g，生甘草 6g。

加减：气滞腹胀者，加天仙藤 12g，木香 123g，大腹皮 15g；胃阴不足，舌红少苔者，加北沙参 15g，麦门冬 15g，鲜石斛 30g；瘀血腹痛者，加丹参 30g，桃仁 15g，红花 12g；化疗后血象偏低者，加鸡血藤 30g，赤小豆 30g，牛耳大黄 15g；脾胃不和，恶心欲呕者，加郁金 12g，八月札 12g，姜半夏 12g。

用法：水煎，每日 1 剂，分 2 次服。

适应症：进展期胃癌。

处方来源：《浙江中医杂志》1993；（8）：345

四、中医药研究进展

在中医药防治胃癌的实验研究中，经常采用的细胞株有 SGC－7901，MGc80－3，BCG－823，MKN－45，MKN－28 等胃癌细胞株。在体外实验中常用生长曲线测定药物对癌细胞的抑制作用；用集落形成法测定药物对肿瘤克隆原细胞的抑制作用；用染料排斥试验测定药物的抗癌作用等。在体内实验中常用的动物模型有致癌剂诱发胃癌癌前病变、胃癌；人类胃癌细胞株裸小鼠皮下移植瘤；人类胃癌细胞裸小鼠脾包膜下接种成瘤等。所运用的研究手段既有光镜、电镜下的形态观察，流式细胞仪 DNA 含量和细胞动力学变化，免疫组化技术测定基因的蛋白表达，PCR 技术运用到中药对基因转录水平和基因突变影响的研究，也有中医药对信号转导的调控、免疫调节等的研究。随着医学，特别是分子生物学及生物工程的迅猛发展，现代的抗癌研究已到了一个新的阶段，面临着理论、技术的更新及思路的更新。反映在抗癌药物的研究中，就是以细胞毒为理论依据的传统思路及工作方法正受到冲击，抗肿瘤药物的研究范围已从细胞毒药物扩大到分化诱导剂、生物反应调节剂、癌的预防药物等等，寻找和设计抗肿瘤药物也逐渐从以病理过程的后继结果为靶点的传统化疗药物向直接以肿瘤细胞内与癌变有关的异常环节为靶点定向设计和筛选抗癌药物发展。抗癌中医药的研究不仅要跟上现代医学的理论和技术发展，充分利用其研究手段和方法来研究中医中药的抗癌作用，同时，由于中医药理论有其独特的性质，中医的整体观和辨证论治理论和中药复方是中医的精华所在，但因其复杂性，我们更要加强对中医药抗癌理论的实验研究，探索其特有的研究模型和寻求以现代医学的语言来表述其作用机制和本质。

（一）健脾法在胃癌治疗中的应用

“脾为后天之本，气血生化之源”，故人之脾胃功能强健则百病不生，反之则诸病由生也。在此理论的指导下，以健脾法为主治疗胃癌在临床上取得了较好的疗效：邱佳信的实验资料显示，某些具有健脾为主作用的方剂具有反突变、反启动的作用[4]，在此基础上，应用具有健脾为主作用的胃肠安方剂在治疗晚期胃癌中，观察 1、2、3 年生存率，其结果分别为 82.44%、62.49%、31.12%；而化疗组则分别为 41.39%、27.59%、7.6%，其作用明显优于化疗组；同样，在用 ENNG 致 Beagle 犬胃癌模型后，模拟临床分组治疗，中药健脾组之中位生存期为428天，化疗组为246天，差异显著[5]；用健脾中药治疗C57小鼠Lewis瘤的肺转移，白术组转移灶为4.5±3.07个，低于对照组18.13±4.52个[6]。陈伟等报道用健脾中药治疗晚期胃癌，寿命法统计一年生存率为88.82%，三年生存率为71.72%，五年生存率为49.17%[7]。王冠庭、林均华等报道临床应用健脾为主的中药治疗晚期胃癌亦能提高生存质量及延长生存期的作用[8][9]。于尔辛用健脾理气药物治疗脾虚鼠转移瘤能减慢肿瘤生长，肿瘤灶出现潜伏期延长，而脾虚对照组早期生长快，潜伏期短，瘤体大且生存期短[10]。范忠泽等治疗胃癌术后患者，TNM分期为II期30例，III期29例，IV期40例，随机分成中药组（49例），化疗组（50例）进行比较。中药组以健脾等中药为治疗，化疗组以FAM方案化疗。结果：中药组5例存活10年以上，化疗组无。卡氏评分，中药组有效率84.8%，化疗组36.67%（$P<0.01$）[11]。潘氏用健脾为主中药治疗小鼠实体型肿瘤，抑瘤率达35.2%－43.6%[12]。赵氏通过对胃癌癌前状态及10例早期胃癌和49例进展期胃癌患者的主要脾虚症状进行半定量计分，从统计学角度研究显示脾虚是胃癌发生、发展的重要因素[13]。

陈氏等以健脾祛瘀法治疗晚期胃癌，方拟：黄芪、党参、白术、茯苓、郁金、谷麦芽、木香、三棱、蓬莪术、乳香、没药、丹参、穿山甲等，统计生存时间：平均为11个月，且生存质量有较大提高，并使癌性疼痛、贫血、黑便等并发症均显著下降。顾兆雄以六君薏苡三虫汤（党参、半夏、僵蛹、炒白术、九香虫、茯苓等各10g，炙甘草、陈皮各6g，生米仁30g，壁虎2条）为主辨证加减治疗胃癌30例。结果：存活1～3年者5例，3～5年者17例，5～10年者8例。徐立生运用巴豆生物碱治疗118例3～4型胃癌。结果：3年、5年、10年生存率分别为61.7%、44.7%、37.5%，而单纯手术对照组分别为9%、5%、0，用药时间长短与生存率呈正相关。

（二）辨证施治在胃癌治疗中的应用

陈长义应用祛瘀解毒法治疗182例胃癌，TNM分期III期140例，IV期42例。药物：半支莲、白花蛇舌草、黄芪、羚羊角、威灵仙各100g，石斛、砂仁、穿山甲、山豆根、露蜂房、马鞭草、地骨皮、核桃枝各50g，广木香、大黄各60g，研末成丸，每次服10g，用地骨皮10g，枸杞子10g煎汤冲服，其结果为：存活1年者64例，2年者36例，3年者19例，4年11例，5~10年者19例[17]。周阿高运用小金丸加减治疗中晚期胃癌44例。药物：马钱子0.5g，当归、制乳香、没药各6g，地龙、五灵脂、丹参、制草乌、陈皮、厚朴、木香各9g，砂仁4.5g（加工成片，含生药0.4g/片），其结果为：1年、1.5年、2年生存率，治疗组为93.2%、82.4%、80%，对照组为64.3%、48%、38.9%（$P<0.05\sim0.01$）。其中IV期患者1年生存率，治疗组为88.2%，对照组为45.5%（$P<0.05$），且治疗组4项血凝指标（AFIII、Fn、Fa、VIII R：Ag）治疗后显著好转（$P<0.05$）。徐振晔等运用中医阴阳平衡法治疗胃癌18例。用猕猴桃根、野葡萄藤、八月札、绿萼梅为主方辨证加减，3年存活率为60.8%，5年存活率为41%。其中5例患者存活10年以上[19]。

（三）单味药物在胃癌治疗中的应用

吴启才以蛇毒肽胶囊治疗胃癌，TNM分期均为III~IV期；结果：1、3、5年生存率分别为77.2%、27.7%、18.2%，而单纯化疗组分别为47.6%、4.8%、0。

（四）针灸气功疗法在胃癌治疗中的辅助作用

在胃癌的治疗中，作为一项辅助疗法目前亦可对其进行探讨，亦需辨证施治，如肝气犯胃，则取足三里、中脘、太冲；脾胃气虚则取足三里、中脘合肝腧、胃腧，前者用电针，亦可配合耳针，常取脾、胃，若肝气犯胃则配肝，脾胃虚寒则加交感。有时亦可用梅花针在脊柱两侧叩打，以及可用穴注水针疗法，强壮足三里，从而对于化疗后白细胞下降具有一定的提高作用。古丰等应用穴位注射法治疗肿瘤化疗后 WBC 减少症 55 例，取穴足三里（双侧）疗效显著。在应用灸法时常用隔姜灸，附子饼灸，取脐中，脾俞、胃俞、足三里，对于脾胃虚寒型胃癌造成的胃痛及化疗后的白细胞降低具有一定的治疗作用。并可根据中医天人相应理论及经络学说理论，并根据患者体质的强弱，可以采取贯气放松功法或郭林气功等新疗法，用以辅助治疗，以冀提高疗效。

（五）应用现代医学手段，结合中西医以提高疗效

周维顺等应用中西医结合治疗晚期胃癌 180 例，以柴胡、白芍药、玫瑰花、半夏、旋复花、代赭石等治疗肝胃不和型胃癌；以党参、白术、干姜、半夏、吴茱萸、黄芪治疗脾冒虚寒型胃癌；以生蒲黄、延胡索、赤芍药、三七、半支莲、蒲公英、铁树叶等治疗瘀毒内阻型胃癌；以黄芪、党参、茯苓、当归、白芍药、仙灵脾、紫河车等治疗气血双亏型胃癌。结合化疗 MFD 方案治疗，与单纯化疗组比较：其有效率明显高于化疗组。杨宝印等以中西医结合治疗晚期胃癌 37 例，方拟益气、养血、健脾、滋阴之黄芪、党参、白术、熟地黄、当归、紫河车、枸杞、巴戟天、鹿角胶、何首乌；化疗采用 MF 方案，临床疗效观察：总有效率为 62.16%，中位生存期为 15.5 月，平均生存期为 18.09 月，且生存质量均有一定程度提高。吴永芳等运用羟基喜树碱结合丹参治疗消化道癌，PR 为 50%，平均生存期 192.3 天，而单用羟基喜树硷组为 0，平均生存期仅 107 天。吴良村等采用中药结合动脉化疗 136 例晚期手术后复发胃癌患者。插管用 selding 氏法、药物为 5—Fu（或）DDP。其结果为：生存率半年，1 年分别为 85%、46.3%，而单纯化疗对照组只为 41.1%、12%。王冠庭等运用扶正抗癌方配合化疗治疗术后晚期胃癌 158 例。（扶正

抗癌方组成：党参、生黄芪各15g，生白术10g，薏苡仁、仙鹤草、白花蛇舌草各10g，七叶一枝花15g，石见穿18克等）。其结果为：3年生存率均在50%以上。浙江中医学院附属医院肿瘤科郭勇等治疗15例进展期胃癌患者，采用selding氏法插管化疗，术前给予扶正抗癌汤：党参、广木香、白术各12g，茯苓15g，生甘草6g，红锦藤15g，焦三仙15g，大枣15g。结果：CR为0、PR为7例，S为4例，P为3例，临床症状改善者12例，占80%。在抗转移方面亦有资料显示1年、2年转移率中药组分别为3.33%，4.76%，（明显低于化疗组25.8%，36.84%）。周阿高等采用扶正活血片（党参、黄芪、当归、丹参、生地黄、沙参、地龙、五灵脂、制草乌、制乳香、制没药、马钱子、陈皮、川朴、木香、砂仁）结合少量化疗治疗术后胃癌患者56例，TNM分期，2期16例，3期18例，4期22例。结果：1、2年生存率分别为92.9%、84.4%，而对照组为64.3%和38.9%（$P<0.05$）；血液高凝指标（Ag，BTG）显著好转（$P<0.05$）[30]。

（六）西为中用，取长补短

以传统中医理论为指导，根据辨证施治的原则，将化疗药物作为辨证施治中的一员给予应用，（如清热解毒法），常可起到一定的作用。于庆生等对43例胃癌术后患者早期给予中药加化疗，通过对41例同类手术后常规治疗的对照组比较，能明显减少吻合口炎症及部分并发症，并改善营养状况。

（七）中药对于化疗具有减毒及增效作用[32]，并对正常细胞具有一定的保护作用

王氏应用益气健脾中药合并化疗治疗胃癌61例，单纯化疗对照40例显示：治疗组因化疗所致的恶心呕吐发生率明显减少，且完成率达95%，白细胞及血小板下降率明显低于对照组（$P<0.01$）。其结果显示健脾益气中药可以提高动物对化疗药物的耐受量并减轻化疗的毒副反应[33]。该作用同样为汤氏[34]所证实。

钱紫电等应用手术、化疗、中药结合治疗 66 例晚期胃癌患者，WBC 显著升高，胃肠道反应较轻，体重增加，生活质量提高显著，高加亮等用中药配合化疗治疗 267 例胃癌患者，其付反应明显小于单纯化疗组（43 例），$P<0.05$。

以上资料显示，胃癌的治疗须“防治并重”，方可取得一定的疗效。以中医理论为指导，采取辨病与辨证相结合的方法，对胃癌的不同时期采取相应的不同的治疗措施是极其重要的。

五、预后及转归

癌瘤之为病，乃因素体正虚，邪为所患，气滞、痰凝、邪毒郁久，阻络遏经，日久方成癥块，伤气耗血，阻遏气机，且可循经而致毒邪外窜，故其为病深重。可根据邪正双方状况而观其预后：其病为初，正气不虚，邪气未盛，则扶正可以达邪，使其邪却而正安，预后良好；其病至中，邪正相争，邪盛而正不虚，此时在扶正同时，以手术除瘤则可使邪去而正安，气血虽虚，尚可以益气养血兼以祛邪而望正安有时；若病至后期，邪盛而正虚，此时祛邪则尤恐伤正，以致邪未却而其正先虚，此时病势危笃，预后不良。在我国近年来随着早期胃癌发现率的提高、手术方法的改进和综合治疗的应用，胃癌的治愈率有所提高，但大多数报道的 5 年生存率为 20～30%。其影响因素与术前病程、分期情况、浸润深度、病理类型、淋巴结转移情况有关：早期胃癌则预后良好，其治愈率可达 90% 以上。进展期胃癌：预后不良，与进展程度呈负相关。与分化程度呈负相关，而其淋巴结转移站次愈远则预后越差。

六、并发症处理

（一）出血

胃癌并发出血主要表现为呕血和便血，可以是少量慢性出血，检查呕吐物隐血或大便隐血呈阳性，也可以是大量呕出或便出鲜红色血。出血量达到约20ml时，隐血试验可呈阳性反应，出血量达约50ml－70ml以上，表现为黑便。胃癌并发出血中医认为与脾气虚弱、气不摄血和脾胃虚寒、脾不统血有关，方剂用归脾汤（济生方：白术12g，茯神9g，黄芪15g，龙眼肉12g，酸枣仁12g，人参12g，木香9g，当归9g，远志6g，生姜三片、大枣15g，甘草6g）加十灰散治疗。以及用黄土汤（灶心土15g，白术12g，附子9g，干地黄9g，阿胶9g，黄芩9g，甘草6g）加当归补血汤治疗。对少量慢性出血者除中药汤剂治疗外，可应用大蓟止血粉口服，每次3～6g，一日两次，或用生大黄粉，每次3～6g，一日两次，生大黄粉用量依病情而定。必要时配合使用H2受体拮抗剂或质子泵抑制剂，并积极止血治疗。对于大量出血者，必须及时应用止血药物和止血措施，及时补充血容量，使用H2受体拮抗剂或质子泵抑制剂，也可以用野山人参1.5～3g浓煎20～40ml，灌服，以补气止血。需要时作内窥镜直视下止血或手术处理。血止后宜中医辩证论治，口服中药巩固疗效。因食管胃底静脉曲张出血者，除运用上述方法以外，可用善得定治疗。

（二）梗阻

胃癌出现梗阻往往以幽门梗阻和吻合口梗阻为多见，表现为食不能进，食入即吐，或吐出黄色和黄绿色液体，可以是完全性梗阻也可以是不完全性梗阻。对于不完全性梗阻运用大承气汤合旋复代赭汤（生大黄、厚朴、枳实、芒硝、旋复花、代赭石、党参、半夏、生姜、大枣、炙甘草）以通腑降逆。对完全性梗阻者，使用胃管将胃内容物引出，并冲洗胃后用大承气汤浓煎100ml左右经胃管缓慢滴入，每日一次，严重者每日两次。对肿瘤进展而致梗阻者，可用硇砂2～6g，溶于150ml水中，经胃管缓慢滴入，溃疡性肿瘤慎用。必要时留置胃肠减压。有时局部炎性水肿亦可导致梗阻，用庆大霉素溶于约40ml温水中徐徐饮服，每次8万单位，每日两次。也可用黄连解毒汤（黄芩、黄柏、栀子、黄连）口服，每日一剂，两次分服。内科方法不能治愈的梗阻，选作内镜直视下扩张术或内镜直视下扩张支架放置术。有手术指征的可采取外科手术方法治疗。

（三）腹水

腹腔播散是胃癌的主要转移途径之一，一旦出现则预后不良。在进行腹腔内化疗的同时，需事先判断有无反指征，并在腹腔埋管后尽可能将腹水抽尽，再用生理盐水将以下药物稀释后作腹腔内注射。也可在化疗的同时用 DXM 5～10mg 作腹腔内注射。可选用的方案为 EPF 方案、MFP 方案等。

（四）倾倒综合征

胃癌大部切除术与胃肠吻合术后，失去了胃和幽门的正常生理功能，胃内容物骤然倾倒至十二指肠或空肠引起一系列症状，表现为头晕目眩，偶有晕厥，神疲乏力，大量汗出，胸闷心悸，面色苍白并伴有上腹胀满，恶心欲吐，大便溏泻等消化道症状。中医认为此乃气虚血亏，治疗宜补气益血为主，方用八珍汤（当归 9g，川芎 6g，白芍药 12g，熟地黄 9g，人参 9g，白术 15g，茯苓 15g，甘草 6g，生姜三片、大枣 15g）合当归补血汤治疗。同时嘱宜少量多餐，多进干食少进汤，限制食糖，予高蛋白质、高脂肪和低碳水化合物饮食。亦可在餐前服用抗胆碱能药物，以阻止过度的胃肠蠕动。对早发型倾倒综合征者（术后两周内、食后 30 分钟出现倾倒综合征）可服 D8600.5～1g 使高血糖症的持续时间缩短，此外，还可用生长抑素、血管活性肠肽等有效控制症状。对迟发型倾倒综合征（餐后 1.5～3 小时出现倾倒综合征），发病时伴有低血糖症，此时稍进食糖即可缓解，或餐后平卧 30 分钟。对于少数无法控制倾倒综合征者，则作手术治疗。

第十二章　肝　癌

临床上肝脏良性肿瘤较为少见，有些种类还甚为罕见，但近年来随着影像技术的不断进步及普及，肝脏良性肿瘤的发现亦日渐增多，在临床上已引起重视。肝脏良性肿瘤多无明显的症状，大多数病例是在偶尔的脏器影像学检查时发现，部分病例凭详细的病史资料，仔细的观察以及某些富有特征的影像学表现，或行经皮肝穿刺活检可以得出正确的诊断，但还有一部分病例需经手术切除，病理学检查加免疫组化染色才能最后确诊。

肝脏良性肿瘤的分类方法甚多，根据组织学特点可将其分为肝细胞性、胆管细胞性、血管性、间叶性以及间叶上皮混合性等。

第一节　原发性肝癌西医诊疗常规

一、原发性肝癌的病因学

目前认为肝炎病毒有 A、B、C、D、E、G 等数种以及 TTV。已经有大量的研究证明，与肝癌有关的肝炎病毒为乙、丙型肝炎病毒。即 HBV 与 HCV 慢性感染是肝癌的主要危险因素。

（一）乙型肝炎病毒与肝癌发病密切相关

HBV 与肝癌发病间的紧密联系已得到公认，国际癌症研究中心已经确认了乙型肝炎在肝癌发生中的病因学作用。据估计，全球有 3.5 亿慢性 HBV 携带者。世界范围的乙型肝炎表面抗原（HBsAg）与肝癌关系的生态学研究发现，HBsAg 的分布与肝癌的地理分布较为一致，即亚洲、非洲为高流行区。当然在局部地区，HBsAg 的分布与肝癌的地理分布不一致，例如格陵兰 HBsAg 的流行率很高，但肝癌发病率却很低。病例研究发现，80% 以上的肝癌患者都有 HBV 感染史。分子生物学研究发现，与 HBV 有关的 HCC 中，绝大多数的病例可在其肿瘤细胞 DNA 中检出 HBV DNA 的整合。研究发现，慢性 HBV 感染对肝癌既是启动因素，也是促进因素。

（二）丙型肝炎病毒（HCV）与肝癌发病的关系

据估计全球有 1.7 亿人感染 HCV。丙型肝炎在肝癌发生中的重要性首先是由日本学者提出的。IARC 的进一步研究也显示了肝癌与丙型肝炎的强烈的联系。

但有研究发现，HCV 在启东 HCC 及正常人群中的感染率并不高，因此 HCV 可能不是启东肝癌的主要病因。最近启东的病例对照研究显示，HCV 在启东 HBsAg 携带者中的流行率也不高（2.02%），HBsAg 携带者中肝癌病例与对照的 HCV 阳性率并无显著差别。

二、诊断和分期

（一）肝癌的分期

原发性肝癌的临床表现因不同的病期而不同，其病理基础、对各种治疗的反应及预后相差较大，故多年来许多学者都曾致力于制定出一个统一的分型分期方案，以利于选择治疗、评价结果和估计预后。与其他恶性肿瘤一样，对肝癌进行分期的目的是：①指导临床制定合理的治疗计划；②根据分期判断预后；③评价治疗效果并在较大范围内进行比较。因此，理想的分期方案应满足以下两个要求：①分期中各期相应的最终临床结局差别明显；②同一分期中临床结局差别很小。

1. Okuda 分期标准

日本是肝癌高发病率国家。Okuda 等根据 20 世纪 80 年代肝癌研究和治疗的进展，回顾总结了 850 例肝细胞肝癌病史与预后的关系，认为肝癌是否已占全肝的 50%、有无腹水、清蛋白是否 >30 g/L 及胆红素是否 <30 mg/L 是决定生存期长短的重要因素，并以此提出三期分期方案（表 12－1）。

表 12－1　Okuda 肝癌分期标准

分期	肿瘤大小	腹水	清蛋白	胆红素
>50%（+），<50%（－）	（+） （－）	<0.3 g/L(3 g/dl)（+），>0.3 g/L(3 g/dl)（－）	>0.175 μmol/L(3 mg/dl)（+），<0.175 μmol/L（3 mg/dl）（－）	
Ⅰ	（－）	（－）	（－）	（－）
Ⅱ		1 或 2 项（+）		
Ⅲ		3 或 4 项（+）		

与非洲南部的肝癌患者情况不同，日本肝癌患者在确诊前大多已经合并了肝硬化，并有相应的症状。而且随着 20 世纪 80 年代诊断技术的提高，小肝癌已可被诊断和手术切除。因此 Okuda 等认为以清蛋白指标替代 Primack 分期中的门脉高压和体重减轻来进行分期的方案更适用于日本的肝癌患者。Okuda 称Ⅰ期为非进展期，Ⅱ期为中度进展期，Ⅲ期为进展期。对 850 例肝癌患者的分析表明，Ⅰ、Ⅱ、Ⅲ期患者中位生存期分别为 11.5、3.0 和 0.9 个月，较好地反映了肝癌患者的预后。

2. 国际抗癌联盟制定的 TNM 分期

根据国际抗癌联盟（UICC）20 世纪 80 年代中期制定并颁布的常见肿瘤的 TNM 分期，肝癌的 TNM 分期如表 12－2。

表 12-2 UICC 肝癌 TNM 分期

分期	T	N	M
Ⅰ	T_1	N_0	M_0
Ⅱ	T_2	N_0	M_0
ⅢA	T_3	N_0	M_0
ⅢB	T_1 ~ T_3	N_1	M_0
ⅣA	T_4	N_0，N_1	M_0
ⅣB	T_1 ~ T_4	N_0，N_1	M_1

表中，T——原发肿瘤、适用于肝细胞癌或胆管（肝内胆管）细胞癌。

T_x：原发肿瘤不明。

T_0：无原发病证据。

T_1：孤立肿瘤，最大直径在 2 cm 或以下，无血管侵犯。

T_2：孤立肿瘤，最大直径在 2 cm 或以下，有血管侵犯；或孤立的肿瘤，最大直径超过 2 cm，无血管侵犯；或多发的肿瘤，局限于一叶，最大的肿瘤直径在 2 cm 或以下，无血管侵犯。

T_3：孤立肿瘤，最大直径超过 2 cm，有血管侵犯；或多发肿瘤，局限于一叶，最大的肿瘤直径在 2 cm 或以下，有血管侵犯；或多发肿瘤，局限于一叶，最大的肿瘤直径超过 2 cm，有或无血管侵犯。

T_4：多发肿瘤分布超过一叶；或肿瘤侵犯门静脉或肝静脉的一级分支；或肿瘤侵犯除胆囊外的周围脏器；或穿透腹膜。

注：依胆囊床与下腔静脉之投影划分肝脏之两叶。

N——区域淋巴结，指肝十二指肠韧带淋巴结。

N_x：区域淋巴结不明。

N_0：区域淋巴结无转移。

N_1：区域淋巴结有转移。

M——远处转移。

M_x：远处转移不明。

M_0：无远处转移。

M_1：有远处转移。

3. 我国通用的肝癌分型分期方案

根据肝癌的临床表现，1977 年全国肝癌防治研究协作会议上通过了一个将肝癌分为3期的方案。该方案如下：

Ⅰ期：无明确的肝癌症状与体征者。

Ⅱ期：介于Ⅰ期与Ⅲ期之间者。

Ⅲ期：有黄疸、腹水、远处转移或恶病质之一者。

此项方案简单明了，便于掌握，在国内相当长的时间内被广泛采用，并于1990年被收录入中华人民共和国卫生部医政司编制的《中国常见恶性肿瘤诊治规范》，作为我国肝癌临床分期的一个标准。

4. 1999年成都会议方案

1977年的3个分期的标准虽简便易记，但Ⅰ～Ⅲ期跨度过大，大多数患者集中在Ⅱ期，同期中病情有较大出入。因此中国抗癌协会肝癌专业委员会1999年在成都第四届全国肝癌学术会议上提出了新的肝癌分期标准（表12－3），并认为大致可与1977年标准及国际TNM分期相对应。

表12－3　成都会议原发性肝癌的分期标准

分期	数量、长径、位置	门静脉癌栓（下腔静脉、胆管癌栓）	肝门、腹腔淋巴结肿大	远处转移	肝功能Child分级
Ⅰ	1或2个、<5 cm、在1叶	无	无	无	A
Ⅱa	1或2个、5～10 cm、在1叶，或<5 cm、在2叶	无	无	无	A或B
Ⅱb	1或2个、>10 cm，或3个、<10 cm、在1叶，或1或2个、5～10 cm、在2叶	无或分支有	无	无	A或B
Ⅲ	癌结节>3个，或>10 cm，或在2叶，或1或2个、>10 cm、在2叶	门静脉主干	有	有	C

此分期的特点是：①未采用国际TNM分期中关于T的划分，

认为小血管有无侵犯是一个病理学分期标准，肝癌诊断时多数不能取得病理学检查，难以使用此项标准；②肝功能的好坏明显影响肝癌的治疗选择与预后估计，因而肝功能分级被列入作为肝癌分期的一个重要指标。严律南等分析 504 例肝切除患者资料，认为此分期与国际 TNM 分期在选择治疗方法、估计预后方面作用相同，且应用简便，值得推广。

5. 2001 年广州会议方案

在 1999 年成都会议肝癌分期标准基础上，中国抗癌协会于 2001 年底广州全国肝癌学术会议提出了新的分期标准，建议全国各肝癌治疗中心推广使用。分期方案如下：

Ⅰa：单个肿瘤直径 <3 cm，无癌栓、腹腔淋巴结及远处转移；Child A。

Ⅰb：单个或两个肿瘤直径之和 <5 cm，在半肝，无癌栓、腹腔淋巴结及远处转移；Child A。

Ⅱa：单个或两个肿瘤直径之和 <10 cm，在半肝或两个肿瘤直径之和 <5cm，在左右两半肝，无癌栓、腹腔淋巴结及远处转移；Child A。

Ⅱb：单个或多个肿瘤直径之和 >10 cm，在半肝或多个肿瘤直径之和 >5 cm，在左右两半肝，无癌栓、腹腔淋巴结及远处转移；Child A。

有门静脉分支、肝静脉或胆管癌栓和（或）Child B。

Ⅲa：肿瘤情况不论，有门脉主干或下腔静脉癌栓、腹腔淋巴结或远处转移之一；Child A 或 B。

Ⅲb：肿瘤情况不论，癌栓、转移情况不论；Child C。

（二）肝癌的临床表现

1. 首发症状

原发性肝癌患者首先出现的症状多为肝区疼痛，其次为纳差、上腹肿块、腹胀、乏力、消瘦、发热、腹泻、急腹症等。也有个别患者以转移灶症状为首发症状，如肺转移出现咯血，胸膜转移出现胸痛，脑转移出现癫痫、偏瘫，骨转移出现局部疼痛，腹腔淋巴结或胰腺转移出现腰背疼痛等。肝区疼痛对本病诊断具有一定的特征性，而其他症状缺乏特征性，常易与腹部其他脏器病变相混淆而延误诊断。

2. 常见症状

（1）肝区疼痛：最为常见的症状，主要为肿物不断增长，造成肝被膜张力增大所致。肿瘤侵及肝被膜或腹壁、膈肌是造成疼痛的直接原因。肝区疼痛与原发性肝癌分期早晚有关，早期多表现为肝区隐痛或活动时痛，中、晚期疼痛多为持续性胀痛、钝痛或剧痛。疼痛与肿瘤生长部位有关，右叶肿瘤多表现为右上腹或右季肋部痛，左叶肿瘤可表现为上腹偏左或剑突下疼痛。当肿瘤侵及肝被膜时，常常表现为右肩背疼痛。当肿瘤突然破裂出血时，肝区出现剧痛，迅速波及全腹，表现为急腹症症状，伴有生命体征变化。

（2）消化道症状：可出现食欲减退、腹胀、恶心、呕吐、腹泻等。食欲减退和腹胀较为常见。食欲减退多为增大的肝脏或肿物压迫胃肠道及患者肝功能不良所致。全腹胀往往为肝功能不良伴有腹水所致。腹泻多较为顽固，每日次数可较多，为水样便或稀软便，易与慢性肠炎相混淆。大便常规检查常无脓血。

（3）发热：大多为肿瘤坏死后吸收所致的癌热，表现为午后低热，无寒战，小部分患者可为高热伴寒战。消炎痛可暂时退热。部分患者发热为合并胆管、腹腔、呼吸道或泌尿道感染所致。经抗生素治疗多可控制。

（4）消瘦、乏力、全身衰竭：早期患者可无或仅有乏力，肿瘤组织大量消耗蛋白质及氨基酸，加之患者胃肠道功能失调特别是食欲减退、腹泻等，使部分患者出现进行性消瘦才引起注意。当患者进入肿瘤晚期，可出现明显的乏力，进行性消瘦，直至全身衰竭出现恶病质。

（5）呕血、黑便：较为常见，多与合并肝炎后肝硬化、门静脉高压有关，也可为肿瘤侵入肝内门静脉主干造成门静脉高压所致。食管、胃底静脉曲张破裂出血可引起呕血，量较大。门脉高压所致脾肿大、脾亢引起血小板减少是产生出血倾向的重要原因。

（6）转移癌症状：肝癌常见的转移部位有肺、骨、淋巴结、胸膜、脑等。肿瘤转移到肺，可出现咯血；转移至胸膜可出现胸痛、血性胸水；骨转移常见部位为脊柱、肋骨和长骨，可出现局部明显压痛、椎体压缩或神经压迫症状；转移至脑可有神经定位症状和体征。肿瘤压迫下腔静脉的肝静脉开口时可出现 Budd - Chiari 综合征。

3. 常见体征

（1）肝肿大与肿块：肝肿大与肿块是原发性肝癌最主要、最常见的体征。肿块可以在肝脏局部，也可全肝肿大。肝表面常局部隆起，有大小不等的结节，质硬。当肝癌突出于右肋下或剑突下时，可见上腹局部隆起或饱满。当肿物位于膈顶部时，X 线可见膈局部隆起，运动受限或固定。少数肿物向后生长，在腰背部即可触及肿物。

（2）肝区压痛：当触及肿大的肝脏或局部性的肿块时，可有明显压痛，压痛的程度与压迫的力量成正比。右叶的压痛有时可向右肩部放射。

（3）脾肿大：常为合并肝硬化所致。部分为癌栓进入脾静脉，导致脾淤血而肿大。

（4）腹水：多为晚期征象。当肝癌伴有肝硬化或癌肿侵犯门静脉时，可产生腹水，多为漏出液。当肿瘤侵犯肝被膜或癌结节破裂时，可出现血性腹水。肝癌组织中的肝动脉 - 门静脉瘘引起的门脉高压症临床表现以腹水为主。

（5）黄疸：多为晚期征象。当肿瘤侵入或压迫大胆管时或肿瘤转移至肝门淋巴结而压迫总胆管或阻塞时，可出现梗阻性黄疸，黄疸常进行性加重，B 超或 CT 可见肝内胆管扩张。当肝癌合并较重的肝硬化或慢性活动性肝炎时，可出现肝细胞性黄疸。

（6）肝区血管杂音：肝区血管杂音是肝癌较特征性体征。肝癌血供丰富，癌结节表面有大量网状小血管，当粗大的动脉突然变细，可听到相应部位连续吹风样血管杂音。

（7）胸腔积液：常与腹水并存，也可为肝肿瘤侵犯膈肌，影响膈肌淋巴回流所致。

（8）Budd－Chiari 综合征：当肿物累及肝静脉时，可形成癌栓，引起肝静脉阻塞，临床上可出现肝肿大、腹水、下肢肿胀等，符合 Budd－Chiari 综合征。

（9）转移灶体征：肝癌肝外转移以肺、骨、淋巴结、脑、胸膜常见，转移至相应部位可出现相应体征。

4. 影像学检查

（1）肝癌的超声诊断：肝癌根据回声强弱（与肝实质回声相比）可分为如下 4 型。

①弱回声型：病灶回声比肝实质为低，常见于无坏死或出血、质地相对均匀的肿瘤，提示癌组织血供丰富，一般生长旺盛。该型较常见，约占 32.1%。②等回声型：病灶回声强度与同样深度的周围肝实质回声强度相等或相似，在其周围有明显包膜或者晕带围绕，或出现邻近结构被推移或变形时，可有助于病灶的确定。该型最少见。约占 5.6%。③强回声型：其内部回声比周围实质高。从组织学上可有两种不同的病理学基础，一种是回声密度不均匀，提示肿瘤有广泛非液化性坏死或出血，或有增生的结缔组织；另一种强回声密度较均匀，是由其内弥漫性脂肪变性或窦状隙扩张所致。强回声型肝癌最常见，约占 42.7%。④混合回声型：瘤体内部为高低回声混合的不均匀区域，常见于体积

较大的肝癌，可能是在同一肿瘤中出现各种组织学改变所致。此型约占 15.5%。

肝癌的特征性图像：①晕征：大于 2 cm 的肿瘤随着肿瘤的增大，周边可见无回声晕带，一般较细而规整，晕带内侧缘清晰是其特征，是发现等回声型肿块的重要指征。声晕产生的原因之一为肿瘤周围的纤维结缔组织形成的假性包膜所致；也可能是肿块膨胀性生长，压迫外周肝组织形成的压缩带；或肿瘤本身结构与正常肝组织之间的声阻差所致。彩超检查显示，有的晕圈内可见红、蓝彩色动静脉血流频谱，故有的声晕可能由血管构成。声晕对于提示小肝癌的诊断有重要价值。②侧方声影：上述晕征完整时，声束抵达小肝癌球体的侧缘容易发生折射效应而构成侧方声影。③镶嵌征：在肿块内出现极细的带状分隔，把肿瘤分成地图状，有时表现为线段状，此特征反映了癌组织向外浸润性生长与纤维结缔组织增生包围反复拮抗的病理过程，多个癌结节也可形成这样的图像。镶嵌征是肝癌声像图的重要特征，转移癌则罕见此征象。④块中块征：肿块内出现回声强度不同、质地不同的似有分界的区域，反映了肝癌生长发育过程中肿块内结节不同的病理组织学表现，如含肿瘤细胞成分、脂肪、血供等不同的结构所形成的不同回声的混合体。

（2）肝癌的 CT 表现：现在从小肝癌和进展期肝癌的 CT 表现及肝癌的 CT 鉴别诊断三方面分别讲述。

小肝癌的 CT 表现：小肝癌在其发生过程中，血供可发生明显变化。增生结节、增生不良结节以及早期分化好的肝癌以门脉供血为主，而明确的肝癌病灶几乎均仅以肝动脉供血。其中，新生血管是肝癌多血供的基础。因此，肝脏局灶性病变血供方式的不同是 CT 诊断及鉴别诊断的基础。小的明确的肝癌表现为典型的高血供模式：在动脉期出现明显清晰的增强，而在门静脉期对比剂迅速流出。早期分化好的肝癌、再生结节或增生不良结节均无此特征，而表现为与周围肝组织等密度或低密度。

形态学上，小肝癌直径小于 3 cm，呈结节状，可有假包膜。病理上 50% ~60% 的病例可见假包膜。由于假包膜较薄，其 CT 检出率较低。CT 上假包膜表现为环形低密度影，在延迟的增强影像上表现为高密度影。

进展期肝癌的 CT 表现：进展期肝癌主要可分为 3 种类型：巨块型、浸润型和弥漫型。①巨块型肝癌边界清楚，常有假包膜形成。CT 可显示 70% ~80% 的含有假包膜的病例，表现为病灶周围环形的低密度影，延迟期可见其增强；癌肿内部密度不均，尤其在分化较好的肿瘤有不同程度的脂肪变性。②浸润型肝癌表现为不规则、边界不清的肿瘤，肿瘤突入周围组织，常侵犯血管，尤其是门静脉分支，形成门脉瘤栓。判断有无门脉瘤栓对于肝癌的分期及预后至关重要。③弥漫型肝癌最为少见，表现为肝脏多发的、弥漫分布的小癌结节，这些结节大小和分布趋向均匀，彼此并不融合，平扫为低密度灶。

（3）肝癌的 MRI 表现：肝癌可以是新发生的，也可以由不典型增生的细胞进展而来。在肝硬化的肝脏，肝癌多由增生不良结节发展而来。近来，一个多中心的研究结果显示，增生不良结节为肝癌的癌前病变。过去肝癌在诊断时多已为进展期病变，但近年来随着对肝硬化及病毒性肝炎患者的密切监测、定期筛查，发现了越来越多的早期肝癌。

组织学上，恶性细胞通常形成不同厚度的梁或板，由蜿蜒的网状动脉血管腔分隔。肝癌多由肝动脉供血，肝静脉和门静脉沿肿瘤旁增生，形成海绵状结构。

影像表现：肝癌的 MRI 表现可分为三类：孤立结节/肿块的肝癌占 50%，多发结节/肿块的肝癌占 40%，而弥漫性的肝癌占不到 10%。肿瘤内部有不同程度的纤维化、脂肪变、坏死及出血等。使肝癌 T_1、T_2加权像的信号表现多种多样。肝癌最常见的表

现是在 T_1 加权像上为略低信号，在 T_2 加权像上为略高信号，有时在 T_1 加权像上也可表现为等信号或高信号。有文献报道 T_1 加权像上表现为等信号的多为早期分化好的肝癌，而脂肪变、出血、坏死、细胞内糖原沉积或铜沉积等均可在 T_1 加权像上表现为高信号。此外，在肝血色病基础上发生的肝癌亦表现为在所有序列上相对的高信号。T_2 加权像上高信号的多为中等分化或分化差的肝癌。有文献报道 T_2 加权像上信号的高低与肝硬化结节的恶性程度相关。肝癌的继发征象有门脉瘤栓或肝静脉瘤栓、腹水等，在 MRI 上均可清晰显示。

早期肝癌常在 T_1 加权像上表现为等高信号，在 T_2 加权像上表现为等信号。可能是由于其中蛋白含量较高所致。直径小于 1.5 cm 的小肝癌常在 T_1 加权像和 T_2 加权像上均为等信号，因此只有在钆剂动态增强的早期才能发现均匀增强的病变。肝动脉期对于显示小肝癌最为敏感，该期小肿瘤明显强化。但此征象并不特异，严重的增生不良结节也表现为明显强化。比较特异的征象是增强后 2 min 肿瘤信号快速降低，低于正常肝脏的信号，并可在晚期显示增强的假包膜。有学者报道，肝硬化的实质中出现结节内结节（nodule－in－nodule）征象提示早期肝癌，表现为结节外周低信号的铁沉积和等信号的含铁少的中心。

肝癌多血供丰富。对比剂注射早期的影像观察有助于了解肿瘤的血管结构。由于 MRI 对钆剂比 CT 图像对碘剂更加敏感，所以 MRI 有助于显示肝癌，尤其是直径小于 1.5 cm 的肿瘤。Oi 等比较了多期螺旋 CT 和动态钆剂增强的 MRI，结果显示早期钆剂增强影像检出 140 个结节，而早期螺旋 CT 发现 106 个结节。在动态增强的 MRI 检查中，肝细胞特异性对比剂的应用改善了病变的显示情况。如 Mn－DPDP 的增强程度与肝癌的组织分化程度相关，分化好的比分化差的病变强化明显，良性的再生结节也明显强化。而在运用单核－吞噬细胞系统特异性对比剂 SPIO 时，肝实质的信号强度明显降低，肝癌由于缺乏 Kupffer 细胞，在 T_2 加权像上不出现信号降低，相对表现为高信号。

（4）肝癌的 DSA 表现：我国原发性肝癌多为肝细胞癌（HCC），多数有乙肝病史并合并肝硬化。肝癌大多为富血管性的肿块，少数为乏血管性。全国肝癌病理协作组依据尸检大体病理表现，将肝癌分为三型：①巨块型，为有完整包膜的巨大瘤灶，或是由多个结节融合成的巨块，直径多在 5 cm 以上，占 74%；②结节型，单个小结节或是多个孤立的大小不等的结节，直径小于 3 cm 者称为小肝癌，约占 22%；③弥漫型，病灶占据全肝或某一叶，肝癌常发生门静脉及肝静内瘤栓，分别占 65% 和 23%。也可长入肝胆管内。

肝脏 DSA 检查可以确定肿块的形态、大小和分布，显示肝血管的解剖和供血状态，为外科切除或介入治疗提供可靠的资料。由于肝癌的供血主要来自肝动脉，故首选肝动脉 DSA，对已疑为结节小病变者可应用慢注射法肝动脉 DSA，疑有门静脉瘤栓者确诊需门静脉造影。

肝癌的主要 DSA 表现是：①异常的肿瘤血管和肿块染色：这是肝癌的特征性表现。肿瘤血管表现为粗细不等、排列紊乱、异常密集的形态，主要分布在肿瘤的周边。造影剂滞留在肿瘤毛细血管内和间质中，则可见肿块“染色”，密度明显高于周边的肝组织。肿瘤较大时，由于瘤体中心坏死和中央部分的血流较少，肿瘤中心“染色”程度可减低。②动脉分支的推压移位：瘤体较大时可对邻近的肝动脉及其分支造成推移，或形成“握球状”包绕。瘤体巨大时甚至造成胃十二指肠动脉、肝总动脉或腹腔动脉的推移。弥漫型肝癌则见血管僵直、间距拉大。③“血管湖”样改变：其形成与异常小血管内的造影剂充盈有关，显示为肿瘤区域内的点状、斑片状造影剂聚积、排空延迟，多见于弥漫型肝癌。④动－静脉瘘形成：主要是肝动脉－门静脉瘘，其次是肝动脉－肝静脉瘘。前者发生率很高，有作者统计高达50%以上，其发生机制在于肝动脉及分支与门静脉相伴紧邻，而肿瘤导致二者沟通。DSA可检出两种类型：一为中央型，即动脉期见门脉主干或主支早期显影；一为外周型，即肝动脉分支显影时见与其伴行的门脉分支显影，出现“双轨征”。下腔静脉的早期显影提示肝动－静脉瘘形成。⑤门静脉瘤栓：依瘤栓的大小和门静脉阻塞程度出现不同的征象，如腔内局限性的充盈缺损、门脉分支缺如、门脉不显影等。

上述造影征象的出现随肿瘤的病理分型而不同。结节型以肿瘤血管和肿瘤染色为主要表现，肿块型则还有动脉的推移，而弥漫型则多可见到血管湖和动－静脉瘘等征象。

5. 并发症

（1）上消化道出血：原发性肝癌多合并有肝硬化，当肝硬化或门静脉内癌栓引起门静脉高压时，常可导致曲张的食管胃底静脉破裂出血。在手术应激状态下或化疗药物作用下，门静脉高压性胃黏膜病变可表现为大面积的黏膜糜烂及溃疡出血。上消化道出血往往加重患者的肝性脑病，成为肝癌患者死亡的原因之一。上消化道出血经保守治疗可有一部分患者症状缓解，出血得到控制。

（2）肝癌破裂出血：为肿瘤迅速增大或肿瘤坏死所致，部分为外伤或挤压所致肿瘤破裂出血，常出现肝区突发剧痛。肝被膜下破裂可出现肝脏迅速增大、肝区触痛及局部腹膜炎体征，B超或CT可证实。肝脏完全破裂则出现急腹症，可引起休克，出现移动性浊音，腹穿结合B超、CT检查可证实。肝癌破裂出血是一种危险的并发症，多数患者可在短时间内死亡。

（3）肝性脑病：常为终末期表现，多由肝硬化或肝癌多发引起门静脉高压、肝功能失代偿所致，也可因上消化道出血、感染或电解质紊乱引起肝功能失代偿所致，常反复发作。

（4）旁癌综合征：原发性肝癌患者由于肿瘤本身代谢异常而产生或分泌的激素或生物活性物质引起的一组症候群称为旁癌综合征。了解这些症候群，对于肝癌的早期发现有一定现实意义。治疗这些症候群，有利于缓解患者痛苦，延长患者生存期。当肝癌得到有效治疗后，这些症候群可恢复正常或减轻。

低血糖症：原发性肝癌并发低血糖的发生率达8%～30%。按其临床表现和组织学特征大致分为两型：A型为生长快、分化差的原发性肝癌病程的晚期，患者有晚期肝癌的典型临床表现，血糖呈轻中度下降，低血糖易控制。B型见于生长缓慢、分化良好的原发性肝癌早期，患者无消瘦、全身衰竭等恶病质表现，但有严重的低血糖，而且难以控制，临床上需长期静点葡萄糖治疗。发生低血糖的机制尚未完全明确，可能包括：①葡萄糖利用率增加，如肿瘤释放一些体液性因素具有类似胰岛素样作用，或肿瘤摄取过多的葡萄糖；②肝脏葡萄糖产生率降低，如肿瘤置换大部分正常肝组织或肝癌组织葡萄糖代谢改变，并产生抑制正常肝脏代谢活性的物质。

红细胞增多症：原发性肝癌伴红细胞增多症，发生率为2%～12%，肝硬化患者出现红细胞生成素增多症被认为是发生癌变的较敏感指标。其与真性红细胞增多症的区别在于：白细胞与血小板正常，骨髓仅红系增生，动脉血氧饱和度减低。红细胞增多症患者，外周血象红细胞（男性>6.5×10^{12}/L，女性>6.0×10^{12}/L）、血红蛋白（男性>175 g/L，女性>160 g/L）、红细胞压积（男性>54%，女性>50%）明显高于正常人。少数肝硬化伴晚期肝癌患者红细胞数不高，但血红蛋白及红细胞压积相对增高，可能与后期血清红细胞生成素浓度增高，反馈抑制红细胞生成有关，患者预后较差。原发性肝癌产生红细胞增多症机制不明，可能的解释为：①肝癌细胞合成胚源性红细胞或红细胞生成素样活性物质；②肝癌产生促红细胞生成素原增多，并释放某种酶，把促红细胞生成素转变为有生物活性的红细胞生成素。

高钙血症：肝癌伴高血钙时。血钙浓度大多超过2.75 mmol/L，表现为虚弱、乏力、口渴、多尿、厌食、恶心，如血钙超过3.8 mmol/L时，可出现高血钙危象，造成昏迷或突然死亡。此高血钙与肿瘤骨转移时的高血钙不同，后者伴有高血磷，临床上有骨转移征象。高血钙症被认为是原发性肝癌旁癌综合征中最为严重的一种。高血钙产生的可能原因为：①肿瘤分泌甲状旁腺激素或甲状旁腺激素样多肽，它通过刺激成骨细胞功能，诱导骨吸收增强，使骨钙进入血流；它能使肾排泄钙减少而尿磷增加，因此出现高血钙与低血磷症。②肿瘤和免疫炎症细胞产生的许多细胞活素具有骨吸收活性。③肿瘤可能制造过多的活性维生素D样物质，它们促进肠道钙的吸收而导致血钙增高。

高纤维蛋白原血症：高纤维蛋白原血症可能与肝癌有异常蛋白合成有关，约有1/4可发生在AFP阴性的肝癌患者中。当肿瘤被彻底切除后，纤维蛋白原可恢复正常血清水平，故可以作为肿瘤治疗彻底与否的标志。

血小板增多症：血小板增多症的产生机制可能与促血小板生成素增加有关。它和原发性血小板增多症的区别在于血栓栓塞、出血不多见，无脾肿大，红细胞计数正常。

高脂血症：高脂血症可能与肝癌细胞自主合成胆固醇有关。伴有高脂血症的肝癌患者，血清胆固醇水平与AFP水平平行，当肿瘤得到有效治疗后，血清胆固醇与AFP可平行下降，当肿瘤复发时，可再度升高。

降钙素增高：肝癌患者血清及肿瘤中降钙素含量可增高，可能与肿瘤异位合成降钙素有关。当肿瘤切除后，血清降钙素可恢复至正常水平。肿瘤分化越差，血清降钙素水平越高。伴高血清降钙素水平的肝癌患者，生存期较短，预后较差。

性激素紊乱综合征：肝癌组织产生的绒毛膜促性腺激素，导致部分患者血清绒毛膜促性腺激素水平增高。原发性肝癌合并的性激素紊乱综合征主要有肿瘤性青春期早熟、女性化和男性乳房发育。性早熟可见于儿童患者，几乎均发生于男性，其血清及尿中绒毛膜促性腺激素活性增高。癌组织中可检出绒毛膜促性腺激素，血中睾酮达到成人水平，睾丸正常大小或轻度增大，Leydig细胞增生，但无精子形成。女性化及乳房发育的男性患者，血中催乳素及雌激素水平可增高，这与垂体反馈调节机制失常有关。当肿瘤彻底切除后，患者所有女性的特征均消失，血清中性激素水平恢复正常。

三、治疗

（一）治疗原则

原发性肝癌采用以手术为主的综合治疗。

（二）具体治疗方法

1. 手术切除

是目前治疗肝癌最有效的方法。

（1）适应证：肝功能无显著异常，肝硬化不严重，病变局限，一般情况尚好，无重要器官严重病变。

（2）禁忌证：黄疸、腹水，明显低蛋白血症和肝门静脉或肝静脉内癌栓的晚期肝癌患者。

（3）手术方式：局限于一叶，瘤体直径 <5cm，行超越癌边缘2cm，非规则的肝切除与解剖性肝切除，可获得同样的治疗效果。伴有肝硬化时，应避免肝三叶的广泛切除术。全肝切除原位肝移植术不能提高生存率。非手术综合治疗后再行二期切除或部分切除，可以获得姑息性效果。

2. 肝动脉插管局部化疗和栓塞术

目前多采用单次插管介入性治疗方法。

（1）适应证及禁忌证：癌灶巨大或弥散不能切除；或术后复

发的肝癌，肝功能尚可，为最佳适应证，或作为可切除肝癌的术后辅助治疗。对不可切除的肝癌先行局部化疗及栓塞术，肿瘤缩小后再争取二期手术切除。亦可用于肝癌破裂出血的患者。严重黄疸、腹水和肝功能严重不良应视为禁忌证。

（2）插管方法：经股动脉，选择性肝动脉内置管。

（3）联合用药：顺铂（80mg/m^2）、多柔比星（50mg/m^2）、丝裂霉素（10mg/m^2）、替加氟（500mg/m^2）等。

（4）栓塞剂：采用碘油或明胶海绵并可携带抗癌药物，或用药微球作栓塞剂。

（5）局部效应：治疗后肿瘤可萎缩（50% ~70%）。癌细胞坏死，癌灶有假包膜形成，瘤体或变为可切除，术后患者可有全身性反应，伴有低热，肝区隐痛和肝功能轻度异常，一周内均可恢复。

3. 放射治疗

适用于不宜切除、肝功能尚好的病例。有一定姑息疗效，或结合化疗提高疗效，对无转移的局限性肿瘤也有根治的可能。亦可作为转移灶的对症治疗。

4. 微波、射频、冷冻及乙醇注射治疗

这些方法适用于肿瘤较小而又不宜手术切除者。在超声引导下进行，优点是安全、简便、创伤小。

5. 生物学治疗

主要是免疫治疗。方法很多，疗效均不确定，可作为综合治疗中的一种辅助疗法。

（三）治疗注意事项

（1）肝癌术后是否给予预防性介入治疗，存在争议。

（2）目前手术是公认的治疗肝癌最有效的方法，要积极争取手术机会，可以和其他治疗方法配合应用。

（3）肝癌的治疗要遵循适应患者病情的个体化治疗原则。

（4）各种治疗方法要严格掌握适应证，综合应用以上治疗方法可以取得更好的疗效。

（5）肝癌患者治疗后要坚持随访，定期行 AFP 检测及超声检查，以早期发现复发转移病灶。

第二节　原发性肝癌中医辨证论治与康复进展

原发性肝癌是我国和亚非、南欧等一些国家和地区的常见的恶性肿瘤之一，全世界每年新发生的病例约 26 万例，占全部恶性肿瘤 4%。我国的肝癌发病率较高，占全世界病例的 42.5%。就死亡率而言，我国的肝癌标化死亡率男女分别为 14.52 和 5.16/10 万，仅次于肺癌和胃癌，占第三位。中医学认为，肝癌属于“癥瘕”、“积聚”、“黄疸”、“鼓胀”、“腹水”等范畴。如《难经·五十五难》所述：“阴沉而伏，阳浮而动。气之所积名曰积，气之所聚名曰聚。故积者，五脏所生，聚者，六腑所成也。积者，阴气也，其始发有常处，其痛不离其部，上下有所终始，左右有所穷处；聚者，阳气也，其始发无根本，上下无所留止，其痛无常处，谓之聚。”《诸病源侯论·症瘕》指出：“症瘕者，皆有寒温不调，饮食不化，与脏器相搏结所生也。”《张氏医通·杂门》描述：“有瘀血发黄，大便必黑，腹胁有块或胀。”《类证治裁·黄疸》认为“阴黄系脾脏寒湿不运，与胆液浸淫，外渍肌内，则发而为黄。”《灵枢·水胀》篇记载：“腹胀，身皆大，大与腹胀等也，色苍黄，腹筋起，此其侯也。”《金匮要略·水气病》谓：“肝水者，其腹大，不能自转侧，胁下腹痛，时时津液微生，小便续通。”

现代医学将肝癌按细胞分型分为肝细胞型、胆管细胞型和混合细胞型，按大体形态分型分为巨块形、结节型、弥漫型和小癌型（小肝癌），其病因迄今尚未完全明了，但被认为与乙型和丙型肝炎、肝硬化、中华分枝睾吸虫、遗传因素、某些微量元素缺乏、摄入黄曲霉素、亚硝胺类等化学物质有较为密切的联系。本病恶性程度较高，早期无特异性临床症状，晚期可严重威胁患者的生命。肝癌的诊断可以根据病史、临床症状和体征、实验室检查、影像学检查，以及肝穿刺活检等。常见的诊断依据有：乙型肝炎病史，肝区疼痛，消瘦，乏力，腹胀，发热，肝脾肿大，上腹部肿块，黄疸，腹水，AFP 阳性等。异常凝血酶原（DCP），岩藻糖苷酶（AFU），γ－谷氨酸转肽酶同工酶Ⅱ（GGT－Ⅱ），M_2 型丙酮酸激酶同工酶（M_2－PyK），和胎盘型谷胱苷肽 S－转移酶（GST）等肿瘤标志物具有一定的参考价值。病理证实可通过肝穿刺找肝癌细胞等手段。

原发性肝癌须与继发性肝癌，肝炎，肝硬化，肝脓肿，肝脏良性肿瘤如血管瘤，肝包虫病等相鉴别。

对于本病的治疗，现代医学在主张根据肿瘤大小、部位、门静脉有无癌栓、肝功能代偿等情况，分别按照下列目标治疗，一为根治，二为延长生存期，三为减轻痛苦。故对早期 <5cm 的小肝癌力争根治性切除。此外还有肝叶、肝（亚）段等局部切除等手术。术中肝动脉结扎。对大量病程较晚，伴有肝硬化等而无手术指征的患者，则首选介入放射学的方法，即肝动脉化疗灌注和栓塞（TAI＋TAE）等保守治疗。并在各种治疗措施取得一定疗效的基础上争取二期手术切除。80 年代以来，随着新理论，新技术的进步，各种治疗方法层出不穷，如肝移植，移动条野放疗，氩氦刀，液氮冷冻，射频，无水乙醇瘤内注射，生物反应修饰剂，基因治疗，微波、导向治疗等等。由于原发性肝癌具有隐匿性发病，病程短，恶性程度高，常伴有肝硬化、晚期患者常呈全身衰竭，伴有黄疸，大量腹水，门静脉癌栓等，目前尚无有效的治疗措施，故预后较差。

一、病因病机

中医学对于肝癌的病因研究迄今尚未有完全统一的认识，医家所论多为外感六淫邪毒，饮食失调，或情志郁结，或正气不足，脏腑失和，气机阻滞，痰浊内生，瘀血内停，日积月累而成。现代中医学术界常见的病因学观点有以下几种：

（一）情志因素

因情志不舒，喜怒失常，忧愁和暴怒等精神情绪变化，导致气机不畅，血行受阻，日积月累而见脏腑功能失调，抵抗力减弱。在营养缺乏，或饮食不节，或寒温不适，或嗜酒过度，或邪毒外侵等因素诱发下而发病。

（二）外邪入侵

湿热等六淫之邪留滞经脉，聚于脏腑，致使气滞血瘀，或气血失调，或肝肾阴虚，日久而成。也有学者认为局部癌肿是热毒、积滞、瘀血、痰饮等在一定条件下相互聚结而成。其病机则是“因病致虚”。即患者虽可同时具有邪毒积聚和气血虚弱的表现，但其病因病机的基础是外邪入侵。

（三）正气虚弱

正气虚是肿瘤发生的重要因素，正虚由于程度和阶段不同，可能有显露和隐蔽的二种情况存在，再加上外感六淫疫疠（乙型肝炎病毒，肝寄生虫），饮食失调（黄曲霉素，酒精性肝病，营养不良），七情内伤（精神创伤），脏腑虚损（主要可能是脾虚），气血失和等因素而引发。

（四）内外因素结合，内因为主

由内因和外因相互作用而产生的病理产物，患者正虚和邪实共存，但以正虚为主，病机是一种因虚致病，本虚标实。故临床表现为全身性虚，局部性实的疾病。

（五）根据病期区分病因病机

本病早期与湿阻、或轻度气滞有关，而体质以脾虚为主。中期出现气滞、血瘀、湿热、热毒的表现。后期则常见阴虚、津亏。并认为该病与脾的关系最为密切。早期病理上癌变的关键可能是脾虚，晚期可出现肺肝肾诸脏的虚象。

总之，对原发性肝癌的病因病机的认识目前尚未完全统一，上述看法具有一定的代表性。除了反映了该病的多因素病因和复杂的病机外，其共性可能仍为历代医家所描述的体内的“正气不足”和外来的“邪气滞留”有关。肝癌的发生是由正虚和邪实共存，内因和外因相互作用而产生的病理产物。从病机上看，本病是一种因虚致病，因病致虚，本虚标实的疾病。故临床上出现全身表现为虚，局部表现为实的现象。

二、辨证论治

由于肝癌的病因复杂，各阶段有不同的临床表现，辨证分型也就不一样。目前较多见的分型方法可归纳为肝气郁结、气滞血瘀、肝胆湿热、脾虚湿困、肝肾阴虚等五种证型。

（一）肝气郁结

主证：右胁胀满，胸闷不舒，情志抑郁后加重，舌苔薄白，脉弦。

治则：疏肝理气。

方药：逍遥散加减：柴胡9g，枳壳12g，白芍15g，白术15g，当归15g，川芎12g，香附12g，青、陈皮各9g，郁金12g，丹皮12g，栀子9g。

加减：恶心纳差，舌苔腻者可加藿香、半夏、白扁豆、砂仁，胁部胀或痛者川楝子、延胡索。

（二）气滞血瘀

主证：腹部肿块，或胀或痛，或质地较硬，或聚散无常，痛无定处，或固定不移，或痛有定处，同时可见面黯消瘦，舌苔薄白或薄黄，舌边暗紫或见瘀点，脉涩或弦细等。

治则：理气活血，软坚散结，破瘀消症。

方药：柴胡疏肝散合桃红四物汤加减：柴胡、白芍、桃仁、红花、川芎、三棱、莪术、各10g，八月扎15g，香附12g，当归12g，龙葵30g。

加减：若胁痛如刺，固定不移者加赤芍15g，丹参15g，乌蛇10g；大便不畅或便秘者加生大黄9g，枳实、厚朴各12g；腹部胀满，胃纳不佳者加白扁豆12g，沉香3g，青陈皮各10g。

（三）湿热蕴结

主证：黄疸，发热口渴，口干口苦，纳呆，恶心欲吐，小便黄赤，大便秘结，脘腹胀满，舌苔黄腻，舌质红，脉象弦滑数等。

治则：清热利湿，解毒消结。

方药：茵陈蒿汤加味：大黄9g，栀子9g，茵陈30g，赤芍15g，夏枯草15g，半枝莲15g，半边莲15g，白花蛇舌草30g，蜀羊泉30g，猪苓15g等。

加减：腹胀，喘息气短，小便量少，腹水，下肢水肿者加车前子15g，商陆10g；恶心呕吐者加竹茹、姜半夏，陈皮各10g，代赭石20g；呕血、便血者加白茅根、侧柏炭各10g。

（四）脾胃虚弱

主证：神疲乏力，形体消瘦，腹大痞满，颜面和四肢浮肿，纳差，恶心，腹胀腹泻，舌质淡胖，苔白腻，脉缓。

治则：补脾益气。

方药：四君子汤加味：党参15g，黄芪20g，白术15g，猪茯苓各15g，甘草6g，陈皮12g，淮山药15g，苡仁30g，半夏9g，木香9g，砂仁9g，厚朴12g，等。

加减：胸闷者加柴胡、枳壳各6g，便塘者加焦楂曲、煨葛根各9g，兼有血瘀者可加莪术、桃仁、红花各10g。

（五）肝肾阴虚

主证：低热或潮热盗汗，胁腹疼痛，绵绵不休，形体羸瘦，腹大胀满，口渴心烦，或鼻衄齿衄，或便血，皮下瘀斑，舌质红少苔，脉虚细而数。

治则：养血疏肝，滋阴补肾。

方药：一贯煎加减：生熟地15g，山药15g，山茱萸12g，丹皮12g，赤芍12g，枸杞子15g，当归15g，炙龟板15g，炙鳖甲15g，土鳖虫10g。

加减：黄疸尿少者加茵陈30g，栀子12g，泽泻、车前子、大腹皮各12g，胁痛加元胡、乌药、川楝子各10g。

三、经验方和单方

（一）犀黄丸

处方组成：牛黄、麝香、乳香、没药。

用法：每日1次，每次6g，米醋20ml送下。较重病例，每次6g，每日3次。局部疼痛较重者，可研末加米醋调成糊状，外敷肝区，每日1次，每次6小时。苦于服药者，可用本药6g加水30ml化开，保留灌肠，每日1次。

适应症：肝癌、食道癌、胃癌。晚期正气亏虚者，可用人参汤送服。

处方来源：《四川中医》1991，（10）：31

（二）抗癌1号

处方组成：柴胡、白芍、当归、郁金、鳖甲、三棱、青皮、青黛、半枝莲。

用法：水煎，每日1剂，分2次服。

适应症：肝气郁滞型肝癌。

处方来源：《北京中医杂志》1990，（5）：32

（三）抗癌2号

处方组成：生牡蛎、郁金、穿山甲、蜈蚣、蔗虫、三棱、莪术、元胡、赤芍、芫花、露蜂房。

用法：水煎，每日1剂，分2次服。

适应症：气滞血瘀型肝癌。

处方来源：《北京中医杂志》1990，(5)：32

（四）抗癌3号

处方组成：茵陈、熟军、栀子、片姜黄、草河车、连翘、金钱草、蒲公英、商陆、土茯苓。

用法：水煎，每日1剂，分2次服。

适应症：湿热蕴毒型肝癌。

处方来源：《北京中医杂志》1990，(5)：33

（五）抗癌4号

处方组成：太子参、北沙参、当归、赤芍、牵牛子、半边莲、青蒿、仙鹤草、丹皮、厚朴。

用法：水煎，每日1剂，分2次服。

适应症：肝肾亏虚型肝癌。

处方来源：《北京中医杂志》1990，(5)：33

（六）抗癌5号

处方组成：人参、鹿茸、紫河车、麝香、雄黄、藏红花、广角、羚羊角、冰片、鸡内金、水蛭、牛黄、炙马钱子、蟾酥、血竭、甘遂、祖师麻、鳖甲、川乌、穿山甲。

用法：上药加工成粉剂，每日中午，白开水冲服3g。

适应症：各型原发型肝癌。

处方来源：《北京中医杂志》1990，(5)：33

（七）柴胡蔗虫汤

处方组成：柴胡、黄芩、白芍、郁金、桃仁、蔗虫、大黄、田三七、莪术、半枝莲、七叶一枝花。

用法：水煎，每日1剂，分2次服。

适应症：气滞血瘀型肝癌。

处方来源：《新中医》1991，（10）：21

（八）女贞旱莲汤

处方组成：女贞子、旱莲草、生地、麦冬、山萸肉、西洋参、丹参、五味子、鳖甲、七叶一枝花、半枝莲、鸡内金。

用法：水煎，每日1剂，分2次服。

适应症：各型肝癌。

处方来源：《新中医》1991，（10）：22

（九）山栀土茯苓汤

处方组成：茵陈、山栀子、七叶一枝花、半枝莲、白花蛇舌草、大黄、田三七、猪苓、丹参、土茯苓、山楂。

用法：水煎，每日1剂，分2次服。

适应症：肝热湿毒型肝癌。

处方来源：《新中医》1991，（10）：21

（十）A_9化瘀汤

处方组成：丹参、白花蛇舌草、大黄、醋鳖甲各30g，川楝子、当归、莪术、穿山甲、山栀各15g，赤芍、醋香附各20g，蜈蚣5条、郁金10g。

用法：水煎，每日1剂，分2次服。

适应症：气滞血瘀型晚期肝癌。

处方来源：《陕西中医》1991，12（11）：485

（十一）A_{11}化瘀汤

处方组成：太子参、沙参、丹参、鳖甲、白花蛇舌草、茵陈各30g，黄芪40g、当归、莪术、麦冬、白术各15g，生大黄9g，赤芍20g，蜈蚣5条。

用法：水煎，每日1剂，分2次服。

适应症：正虚邪实型肝癌。

处方来源：《陕西中医》1991，12（11）：485

（十二）A_{12}化瘀汤

处方组成：太子参、栀子、当归、赤芍各15g，丹参、炒大黄、白花蛇舌草、金银花、生地各30g，黄芪、茵陈、水牛角各20g

用法：水煎，每日1剂，分2次服。

适应症：热毒伤阴型肝癌。

处方来源：《陕西中医》1991，12（11）：485

（十三）丹参枳实汤

处方组成：丹参、赤芍、枳实、莪术、三棱、泽兰、川朴、七叶一枝花。

用法：水煎，每日1剂，分2次服。

适应症：各型肝癌。脾虚者加党参、白术、云苓皮、泽泻、生苡仁等。湿郁气滞，发黄，则柴胡、铁线草、大腹皮、绵茵陈、田基黄等加减。肝区疼痛加川楝子、延胡索或云南白药，有条件者可用刺河豚鱼干皮（30～50g/d）煲瘦肉协助止痛及消腹水。

处方来源：《新医药通讯》1980，（5）：9

（十四）棱莪逍遥汤

处方组成：莪术、三棱、七叶一枝、花白花蛇舌草、柴胡、白芍、当归、生姜、薄荷、茯苓。

用法：水煎，每日1剂，分2次服。

适应症：肝郁脾虚型肝癌。

处方来源：《黑龙江中医药》1990，（4）：19

（十五）枳朴六君子汤

处方组成：党参、茯苓、丹参各30g，白术15g，陈皮、半夏、枳壳、厚朴、乌梢蛇、土鳖虫各10g，蜈蚣2条，甘草6g。

用法：水煎，每日1剂，分2次服。

适应症：肝癌脾虚血瘀型。

处方来源：《陕西中医》1990，（10）：448

（十六）黄芪地枯萝汤

处方组成：生黄芪15g，白术10g，皮尾参12g，白扁豆15g，生贯仲10g，茯苓10g，佛手10g，地枯萝30g，八月札30g，虎杖15g，降香10g。

用法：水煎，每日1剂，分2次服。

适应症：脾虚气滞型肝癌。

处方来源：《中西医结合杂志》1990，（12）：746

（十七）白术马兰汤

处方组成：太子参或党参12g，珠儿参12g，炒白术12g，茯苓30g，丹皮12g，银花30g，岩柏30g，马兰根30g，生牡蛎30g，夏枯草12g，炙山甲、鳖甲各12g，玫瑰花9g，绿萼梅9g，天龙3条、地龙12g，八月札15g，生南星15g。

用法：水煎，每日1剂，分2次服。

适应症：各型肝癌。

处方来源：《中西医结合杂志》1987，7（5）：275

（十八）普陀膏

处方组成：血竭、地龙、无名异、全虫、蜈蚣、水红花子、僵蚕、木鳖子、大枫子、土元、虻虫、冰片。

用法：上述中药经麻油加工制成外用膏剂。在肝区外敷，每帖外敷5～7天，休息3天再换一剂，12剂为一疗程。

适应症：原发性肝癌。

处方来源：《中西医结合杂志》1990，10（12）：723

（十九）肝癌直肠净化液

处方组成：黄芪30g，大黄10g，丹参15g。

用法：上药加水煎煮4次，1小时，过滤，合并滤液，浓缩成稠膏，加95%乙醇，使含乙醇量达到65%，放置过夜，过滤，回收乙醇至无醇味，加蒸馏水适量，加防腐剂，分装每瓶250ml，高压消毒即成为净化液。保留灌肠透析，每日2次，每次250ml保留不足半小时的，可1次，连用5天为1疗程。

适应症：晚期肝癌所至腹水，肝肾衰竭。

处方来源：《中西医结合杂志》1991，（1）：55

（二十）香松散

处方组成：蜈蚣10条，生半夏45g，陈橘皮45g，硼砂30g，蚤休45g，全蝎30g，乳香30g，没药30g，紫花地丁45g，银柴胡9g，麝香1.5g。

用法：以上各药研成粉末，以荞麦面粉打成稀糊，调药粉，按疼痛部位大小，外敷对侧（肝痛部位的对侧）皮肤上，每2天换药1次。

适应症：晚期肝癌的剧烈疼痛。

处方来源：肿瘤中医防治研究，陕西科学技术出版社，1980：114

（二十一）田螺膏

处方组成：田螺肉10枚，薛七叶一枝花30g，冰片1g。

用法：将田螺肉与七叶一枝花同捣如泥，做饼状，加冰片1g，敷于表面。用时每日1次敷于脐部。

适应症：肝癌腹水。

处方来源：《浙江中医杂志》1984，19（10）：462

（二十二）鳖苋敷剂

处方组成：活杀鳖头 2 具，鲜灰苋菜 150g，水红花子 90g。

用法：先将鳖头剁成碎块，然后用小铁锤在干净的石板上捶成泥状，再将灰苋菜水红花子加入，共捣如泥状。用时选择大小适中的纱布将药摊平（厚约 1.5cm），再向药物表面浇炖温的陈醋 1 杯，乘热敷于患处，12 小时换 1 次。

适应症：肝癌疼痛。

处方来源：《江苏中医杂志》，1986，（4）：4

（二十三）葫芦素

处方组成：甜瓜蒂经分离提取有效成分，即葫芦素，制成片剂。

用法：口服，开始由每次 0.3mg，1 日 3 次，逐渐增加至 0.5 ~0.6mg，1 日 3 次。成人最有效安全剂量为每日 1.5 ~1.8mg。

适应症：肝癌、肝炎

处方来源：《中草药》1985，（4）：39

（二十四）华蟾素

处方组成：干蟾皮

用法：常规剂量，每次 4ml，肌肉注射，每日 2 次。大剂量每次 20ml，加 10% 的葡萄糖注射液 500ml 静脉滴注，每日 1 次。

适应症：原发性肝癌。

处方来源：《中西医结合杂志》1987，7（5）：299

（二十五）AT 素

处方组成：蟑螂

用法：注射剂 9 ~24g 加入 10% 葡萄糖液 250 ~500ml 中，每日静脉滴注，连续应用 1 ~3 个月后，酌情减为隔日 1 次。治满 3 个月这为 1 疗程。片剂每次口服 6 ~8 片，每日 3 次，连续服用。

适应症：原发性肝癌。

处方来源：《上海中医药杂志》1990，(8)：9

(二十六) 冬凌草

处方组成：冬凌草

用法：冬凌草糖浆每次30ml，每日3次。冬凌草片每次5片，每日3次。2～3个月为1疗程。冬凌草注射液每次静脉用药75～100mg，隔日1次。

适应症：肝癌。

处方来源：中医肿瘤学，科学技术出版社，1983：269

四、中医对原发性肝癌的实验研究

(一) 中药的实验研究

1. 活血化瘀药物的实验研究：

活血化瘀法在治疗原发性肝癌上具有较为重要的指导意义，也是国内外学者的研究重点之一。其依据：(1) 原发性肝癌患者大都伴有肝硬化，活血化瘀药物能促进纤维组织软化，吸收和疏通肝内血管闭塞，改善肝血循环以利肝硬化修复。(2) 中晚期原发性肝癌患者常呈血瘀之证。(3) 许多活血化瘀药物如三棱、莪术、红花、鸡血藤、水蛭等具有抑制癌细胞生长作用。(4) 活血化瘀药的抗纤与溶纤作用，可防止或减少瘤栓形成和转移。(5) 有些活血化瘀药物能提高人体免疫功能，有利于清除游离的癌细胞。(6) 活血化瘀药物与化疗药物同时使用有明显的增效作用。但也有学者持不同观点，认为活血化瘀药物有促进肿瘤转移，引起和加重出血的倾向，甚至导致肝脏破裂而加快患者死亡。因此认为即使患者有明显的血瘀征象，也应慎用或不用活血化瘀类药物。

2. 扶正固本药物的实验研究：

现代研究已证明许多扶正固本中药具有不同程度的抗癌作用，其依据：(1) 提高机体免疫，增强内分泌和体液调节，改善机体自动控制系统等功能，如黄芪、白术、党参能改善荷瘤小鼠的T淋巴细胞系统及其亚群，且能调控NK细胞。（2）保护骨髓并提高造血能力，如人参、补骨脂、仙茅、仙灵脾等。与化疗药物同时使用能在一定程度上减轻其毒副反应。（3）增强脾胃消化吸收功能，改善物质代谢。如党参、白术、茯苓、甘草等有改善蛋白质代谢，调整肠胃运动的作用。能纠正荷瘤小鼠的代谢紊乱，延迟恶病质出现。其疗效较单纯的静脉高营养更为明显。（4）降低肿瘤组织中S期（DNA合成期）细胞的比例。（5）抑制癌ras基因的过度表达。（6）增强机体的排毒能力。基于原发性肝癌病情的各个阶段大多涉及到脾肾，因此扶正固本往往从脾胃或脾肾入手。临床观察显示健脾理气药物的作用在于调整脾虚所致的代谢和免疫不平衡，改善带瘤宿主的全身状况，阻断促进恶性肿瘤生长的恶性循环。而益气补肾法能提高或双向调节免疫功能。因此二者均有延长生存期的作用。也有学者指出，晚期且伴有肝硬化的原发性患者，常出现肝肾阴虚的证候，单纯使用健脾益肾之法效果不佳，需正确使用补益肝肾之阴的药物才能提高疗效。

3. 清热解毒药物的实验研究：许多清热解毒药物如半枝莲、白花蛇舌草、山慈菇、蜀羊泉、蛇六谷、七叶一枝花等均具有抗癌作用，能直接杀伤癌细胞，直接或间接抑制癌细胞生长，有些还具有提高机体免疫功能，能同时发挥清除癌性毒素及抗病毒作用。

4. 单复方和验方的实验研究：目前被认为疗效较好，且毒副反应较轻的单、复方和验方较多，举例如下：

葫芦素的实验研究：葫芦素为甜瓜蒂提取物，50年代初发现该药物有抗肿瘤作用，其主要成分为四环三萜类化合物，该药物对早中期和不伴有肝硬化的原发性肝癌患者疗效较好。临床观察显示葫芦素能改善原发性肝癌患者的症状，缩小部分患者的瘤体，降低其 AFP。药理研究表明，该药物可能具有以下药理作用：（1）细胞毒作用：葫芦素作为一种还原性极强的药物，能抑制 M 期的肝癌细胞。葫芦素的衍生物 EME 对小鼠 S180 和 Erhlich 氏腹水瘤有细胞毒作用。葫芦素 B、E 侧链不饱和羰基是一种高度亲电子中心，能选择性地作用于烷化酶的亲核基团，而这些正是控制细胞分裂的酶。此外，葫芦素和糖皮质激素还有相似的细胞毒作用。（2）提高血浆 cAMP/cGMP 比值：葫芦素通过提高 cAMP（环磷酸腺苷）稳定 cGMP（环磷酸鸟苷）的水平，升高 cAMP/cGMP 比值，以抑制癌细胞的增殖。（3）提高机体免疫功能：葫芦素有类似转移因子的药理作用，能逆转患者细胞免疫缺陷，以达到抗肿瘤的效应。该药物尚存在的问题是消化道反应，个别甚至诱发消化性溃疡。

散结片的实验研究：散结片主要成分是白鲜皮和白附子水提取浸膏，作为一种新的抗癌中药已得到中医界广泛的认可。由于其安全性高，基本无毒副反应，疗效相对稳定和可靠，故在原发性肝癌治疗药物测试中常被用作对照药物。药理实验提示：（1）可能通过抑制肝癌的核酸代谢而发挥抗肿瘤作用。具体表现：散结片在体内外对移植性肝癌均有直接的杀伤和致死作用。病理检查提示用药后肿瘤细胞肿胀，膜破裂，核固缩、破碎或溶解。肿瘤组织周围纤维细胞增多，大量淋巴细胞和吞噬细胞包围肿瘤细胞。电镜超微结构发现散结片治疗组的癌细胞间有许多坏死区。核染色质及细胞质呈溶解状，胞质全部消失，细胞膜完全溶解破碎。同时还观察到大量肿瘤细胞圆化，核/质比例明显缩小，细胞核外形趋向于正常，染色质数量减少，线立体显著增多。（2）可能使肝癌细胞产生物质和能量代谢障碍。具体表现为：散结片治疗组的肝癌细胞整体崩解或萎缩坏死，癌细胞明显萎缩变小，中间有许多坏死区，核仁减少或消失，粗面内质网扩张，线立体肿胀和空泡化，可见崩解的细胞器碎片。（3）提高机体免疫功能，近年临床观察显示散结片能提高患者的自然杀伤细胞（NK）和 T 淋巴细胞亚群（CD3 CD4 CD8）水平，调整 CD4/CD8 比例。

其他药物的实验研究：对复方龙葵注射液（龙葵、蛇毒、白英等）的研究提示，该注射液可能通过抑制细胞表面的磷酸二酯酶和（$Na^+ - K^+$）ATP 酶的活性，提高细胞内 cAMP 水平，以达到阻抑腹水型肝癌细胞增殖的效应。对冬凌草的研究提示该药物对肝癌细胞杀伤力是 5 - FU 的 2 倍，其原理是减少 S 期细胞，延缓或阻断 G2 期细胞进入 M 期，且能损伤 M 和 G2 期细胞。对汉防己甲素的研究提示该药物对人肝癌细胞有抑制作用，且发现其抑瘤作用随药物浓度增加而加强。对臭牡丹的研究提示该药物通过提高免疫功能而发挥抑制肝癌的作用。对藤黄的研究提示，该药物对肝癌细胞较强的抑制和杀伤作用。对复方木鸡冲剂的研究提示该药物能直接杀伤腹水型肝癌细胞等。

5. 中药预防肝癌的实验研究

黄曲霉毒素（AFT），其 B_1 简称（AFB_1）是一种强力致癌物质，能引起多种动物的肝癌，它与人类肝癌有着密切联系。阮氏等[9]应用 Ames 抗诱变试验，发现山楂、当归、丹参、五味子、女贞子、天冬、苡米、百合、杏仁、山萸肉、乌梅等 11 种中药的丙酮提取液加入 AFB_1 后，诱导 TA - 100 碱基置换型突变株有明显抑制作用（抑制率 > 76%）（茯苓的抑制率 65.4% 较低）。结果表明 11 种中药对 AFB_1 有明显抑制致突变作用的效果，提示这些中药含有抗突变物质，它不仅能抑制移码型突变，而且也抑制碱基置换型突变。通过这些诱变抑制剂在细胞内或细胞外使致突变物灭活，阻断致突变物损伤 DNA 引起体细胞突变而达到防癌的目的。为开发预防肝癌药物，降低肝癌发病率的研究，提供了科学依据。屠氏等用二乙基亚硝胺作诱癌剂，巴比妥钠作促癌剂建立大鼠肝癌模型，用健脾理气（党参、白术、茯苓、八月扎）、活血化瘀（丹参、川芎、桃仁、红花）、清热解毒（半边莲、山豆根、石见穿、银花）中药处理实验动物，以大鼠肝脏癌前病变γ-GT酶变灶的定量分析为实验指标，观察不同治则的中药对大鼠肝脏癌变过程的影响。结果发现健脾理气（预处理）组和健脾理气组每平方厘米肝脏切面γ-GT酶变灶数低于诱癌对照组和活血化瘀、清热解毒组，差别显著（$P<0.01$），且健脾理气预处理组与健脾理气组相比，差别亦显著（$P<0.05$），表明对酶变灶数目的抑制作用，健脾理气中药要优于活血化瘀、清热解毒中药，诱癌前健脾理气中药预处理效果则更好。另外各类中药处理对大鼠肝脏酶变灶的平均体积和总体积亦有明显缩小作用（$P<0.01\sim0.05$），而健脾理气中药又要优于活血化瘀、清热解毒中药（$P<0.05$）。由于本实验采用将诱癌阶段和促癌阶段完全分开的大鼠肝癌模型，在诱癌后再行中药处理产生了抑制酶变灶的作用，说明中药对癌变过程的促癌阶段有阻断作用。实验还发现健脾理气中药诱癌前处理效果更好，说明健脾理气中药还对二乙基亚硝胺诱发肝癌的诱癌阶段亦有预防作用。

（三）中医治则的实验研究

1. 健脾理气治则

大量的实验研究表明，大多数有抗癌作用的补益中药，有增强免疫细胞和免疫因子的活性，调节机体内环境平衡的作用。如党参、黄芪、白术均能促进脾脏NK细胞的活性。吕氏等研究健脾理气药对荷肝癌腹水瘤小鼠自然杀伤细胞（NK细胞）活性的影响，发现荷瘤小鼠用健脾理气药治疗后可使NK细胞的活性恢复至正常范围。若荷瘤小鼠先予健脾理气药再给环磷酰胺，NK细胞活性亦恢复良好，且瘤体明显缩小，可见健脾理气药有可能作为NK的细胞增强剂。此外，健脾药有改善蛋白质代谢，调节胃肠功能的作用。如四君子汤可使小鼠肝糖原增加，黄芪煎剂可使血清白蛋白升高。对荷瘤脾虚鼠的代谢紊乱有纠正作用等。这些研究结果为临床应用健脾理气法或健脾理气法结合化疗、放疗治疗肝癌患者，提供了科学依据。

2. 活血化瘀治则

近年来，从微循环、血液流变学、结缔组织代谢等多方面研究，发现活血化瘀药治疗肿瘤的机理主要有（1）抑制癌细胞生长，直接杀灭癌细胞。（2）有抗凝与溶纤作用，从而改善微循环和机体的高凝状态，防止或减少瘤栓的形成与肿瘤转移。（3）抑制结缔组织细胞增殖和胶原纤维的形成，减轻放疗引起的纤维化，血管闭塞等副作用。但考虑到肝癌有易出血的特点，国内也有人认为不宜多用活血化瘀药。如何合理使用活血药治疗肝癌，还有待今后继续研究。

3. 清热解毒治则

现代药理研究证实许多清热解毒药有抗癌作用，如蛇毒、龙葵，白英、当归、丹参、郁金等。吕氏等用上述药物的提取液做成复方，连续作用于小鼠肝癌（H_{22}）腹水型癌细胞，对其增殖有明显阻抑作用，抑制率达 87.85%，$P < 0.001$，表明具有显著的高效抗癌作用。其作用机理可能是通过抑制癌细胞表面上的磷酸二酯酶和 $Na^+ - K^+$ - ATP 的酶活性，调控细胞的增殖和分化。

4. 扶正祛邪治则

邱氏等用健脾理气，清热解毒、软坚化痰基本方（太子参或党参、珠儿参、炒白术、茯苓、丹参、银花、岩柏、马芷根、生牡蛎、夏枯草、炙山甲、鳖甲、玫瑰花、绿萼梅、天龙、地龙、八月扎、生南星）治疗 123 例晚期肝癌，一年生存率 32.5%。实验研究结果如下：（1）对人肝细胞（7402）的杀伤能力以全方作用最强，其中岩柏、马芷根等清热解毒类药为最，而健脾类药如白术等仅有较弱作用；（2）白术、牡蛎、穿山甲、生南星、绿萼梅等具有反突变作用；（3）白术、茯苓等具有反启动作用；（4）白术能抑制 Lewis 瘤肺转移，存在着选择性杀伤负责转移细胞亚群的可能；（5）全方能发挥阻断二乙基亚硝胺（DEN）致癌作用。

五、中医对原发性肝癌的临床研究

（一）辨证论治的研究

多年来的临床实践证明，对肝癌进行辨证论治治疗，有肯定的疗效。目前国内多采取分型论治的方法，以便于临床观察和做出规律性的总结。但各地分型标准尚不统一，处方用药亦各有侧重。徐氏等治疗早期肝癌29例，分为（1）肝郁血瘀型，治以活血化瘀，用血府逐瘀汤加减；（2）肝郁脾虚型，治以健脾化湿，用香砂六君子汤加减；（3）肝郁阴虚型，治以养阴柔肝，用一贯煎加减。结果：生存一年以上者22例，三年以上者8例，五年以上者2例。刘氏辨证治疗原发性肝癌30例，气滞血瘀型用血府逐府汤加减，肝胆湿热型用甘露消毒饮加减；发热不退合白虎汤，石膏用至100g；脾胃虚弱型用枳朴六君子汤加减；肝肾阴虚型用一贯煎加减。结果：存活3～6个月者5例，6～12个月者8例，12～18个月者12例，24个月者2例，已存活一年目前仍在治疗中有3例，平均存活15个月。近年来应用中医药治疗晚期肝癌，对延长患者生存期，提高患者生存质量亦取得一定效果。汤氏等对Ⅲ期原发性肝癌以清热利湿、理气活血、软坚散结、健脾滋阴等法为主治疗。结果：1、2、6个月以上生存率分别为34.25%、8.22%、2.7%，一年以上者为1.37%，平均生存期为34.01天。林氏以扶正软坚法治疗中、晚期原发性肝癌44例，治疗后半年、1、3、5年以上生存率分别为77.3%、59%、15.9%、6.8%。陈氏等辨证治疗晚期肝癌76例，分别用疏肝解郁、清热解毒、凉血解毒，健脾利水、活血软坚、温肾助运，平肝熄风。泻肝止血、消痞镇痛10法。结果：3、6个月以上者生存率分别为55.3%，18.%。

肝癌的辨证论治亦有主张不分型。采取对证拟定基本方剂，再随证加减，也取得一定疗效。大体分三种情况组方治疗：

1. 按“症瘕积聚”论治：以疏肝活血类药物为主组方，主要适于气滞血瘀，肿块明显者。浙江省中医院以柴胡、茯苓、赤芍、白芍、茜草、当归、郁金、香附、蚤休、黄芩、莪术、甘草、全瓜蒌、生鳖甲、虎杖、云南白药等，治疗19例肝癌，生存1~2年者5例，2~4年者2例，4~5年者1例，5年以上者6例，平均生存时间为17.4个月。张氏等对34例I期原发性肝癌以活血化瘀的基本方（三棱、莪术、桃仁、鳖甲、石见穿、香附、郁金、八月札等）并随证加减，同时查AFP结合生存期观察其动态变比。认为理气活血药可改善微循，易通过血窦渗入肿瘤组织、预防癌栓形成和脱落，延缓癌肿转移。

2. 按“湿热瘀毒”论治：以清热解毒类药物为主组方。适于肝胆湿热、热毒明显者。雷氏等用夏枯草、赤芍、海藻、海带、桃仁、铁树叶、漏芦、八月扎、白花蛇舌草、川楝子、郁金、生香附、木香、白芍、党参、白木、苡仁、茵陈、车前子、丹参、当归、鳖甲、甘草等组成肝21方，治疗Ⅱ期肝癌34例，一、二年生存率分别为14.71%、8.82%；在肝21方基础上加石见穿、龙葵、蜀羊泉、田基黄、平地木、三棱、莪术、留行子制成浸膏名为益肝煎，治2期肝癌40例，一、二年以上生存率分别为32.5%（13例）和17.5%（7例）。

3. 按“脏腑虚损”论治：以健脾益肾类药物为主组方，适于正虚邪盛者。陈氏等以麝香、人参、三七、银耳、生苡仁、茯苓、牛黄、熊胆、乳香、没药等做成胶囊，每日3次，每次1.5克，治疗手术后肝癌16例，其中12例生存1年以上。林氏治疗31例中、晚期肝癌，气虚型以六君子汤和补中益气汤为主，阴虚型以一贯煎或知柏八味丸为主，气阴两虚则以上述益气养阴方合用，且每方加丹参、三棱、莪术、赤芍、夏枯草、白花蛇舌草、半枝莲、半边莲等药，1、2、5年生存率分别为67.2%（19/28）、28.6%（8/28）和7.1（2/28）。于氏从脾胃理论探讨肝癌的治疗，用香砂六君子汤合补中益气汤加减治疗48例肝癌，1、5年生存率分别为43.7%（21例）、16.7%（8例），中位生存期12个月。而以清热解毒、活血化瘀方药，治疗51例，1年生存率仅13.3%（2例），且无5年生存者，中位生存期5个月。

（二）单方、验方和复方的临床研究

多年来，从中草药中寻找抗癌活性物质的研究，取得了可喜的成绩，我国采用斑蝥、喜树、甜瓜蒂、鸦胆子、冬凌草，蟾酥、藤黄、乌骨藤、莪术、薏苡仁等中药的提取物治疗原发性肝癌已取得较好的效果。路氏用黄、狼毒治疗原发性肝癌16例，结果有使病程延长、明显止痛的效果。朱氏用鼠妇粉3克冲服治疗肝癌，取得胃纳增加、腹水消退、胀退痛止等病情稳定效果。姚氏等曾用单味鼠妇治疗肝癌剧痛获得显效的基础上，经进一步动物实验证实鼠妇有止痛作用，为临床提供一种止痛作用明显持久且无毒副反应的药物。武氏、易氏分别报道了以复方木鸡汤、复方711丸、复方消症丸、801针剂、美登木、癌灵1号、外敷镇痛方等治疗原发性肝癌。

（三）中西医结合的临床研究

肿瘤是一种生物学行为很强的复杂的全身性疾病。它的发病十分复杂，既有局部的改变又有全身的变化。中医治疗注重对全身的调理而西医则重视局部病因的治疗。因此中、西两种医学结合能取长补短。多年临床实践表明无论是以中医理论为指导，辨证论治的应用化疗药物，还是发挥中药的减毒增效作用，中西医协同作用，都提高了疗效，延长了生存期，改善了生存质量。

1. 外科手术结合中医中药治疗： 主要适用于早、中期肝癌患者，如上海中山医院认为术前给予当归六黄汤。术后早期给予生脉散和调胃承气汤加减（人参、当归、麦冬、五味子、制大黄、枳壳、苡仁、仙鹤草等），待患者复原后再攻补兼施，投以消积软坚汤（白花蛇舌草、党参、黄芪、当归、白术、枳实、三棱、

莪术、地鳖虫、红枣等）并随证加减，疗效可望提高。于郁等撰文，认为术前、术后并用中医中药治疗，可望提高手术切除率，促进术后康复，提高5年生存率，一般术前可用补中益气汤等健肝益气药，以增强机体应激能力。术后可用小柴胡汤等，以促进机体及肝功能恢复。此外，可根据患者不同情况，采用适当的、多种方法综合治疗，以提高远期疗效。

2. 化疗配合中医中药治疗：能减轻消化道反应，对骨髓抑制有一定保护作用，可提高疗效。上海报道，早、中期患者化疗并用中药，其疗效补法 > 攻补兼施 > 攻法，1年生存率分别为33.3%、14.8%、8.7%，且中药中补药如：参、芪、归、芍、苡仁之类合理应用可延长生存期。于氏以辨证为主，辅以少量化疗，基本方：白花蛇舌草、半枝莲、独脚莲各30g，蚤休15g，丹参、三棱、莪术、土茯苓各9g。结果生存期3～13个月5例，平均6.6个月。同时认为西医用攻，中医则宜补法。应用补气养血，健脾和胃，滋补肝肾等药物，可增强化疗药的疗效，减轻毒性反应，抑制癌细胞的转移，延长生存期。

3. 放疗配合中医中药治疗：可以保护肝脏，减少副作用，提高疗效，尤以健脾理气及养阴生津，滋补肝肾药物为佳。于氏用放疗结合中医健脾理气法，治后1年生存率达65.4%，中位生存期16.5个月，生存期范围4～41个月，对照组仅为28.6%，6.5月和4～24个月。刘氏将放疗、化疗的50例患者中医辨证分甲组（脾虚型）和乙组（痰湿凝聚、气滞血瘀、肝肾阴虚三型），甲组基本方用补中益气汤、当归六黄汤或四君子汤加金铃子散，并加1～2味抗癌中药如龙葵、半枝莲、白花蛇舌草、土茯苓等；乙组三型分别用二陈汤或温胆汤，血府（膈下）逐瘀汤或柴胡疏肝散，增液汤或一贯煎加减。结果；甲乙两组生存期分别为416～7240天和54～402天。平均为1957.28天和170.16天，两组比较有显著性差异（$P<0.001$），提示脾虚型疗效优于其他型。

（四）中药介入疗法治疗原发性肝癌的临床研究

中药介入疗法的研究于80年代后期开展，近年来已取得较大的进展。其手术操作的方法与西医相同，常用经皮股动脉穿刺肝动脉药物灌注和/或栓塞、B超导引下瘤内注射药物两种手段。可用的灌注和栓塞中药有榄香烯、鸦胆子、吗特灵、华蟾素、岩舒注射液、消癌平（乌骨藤的灭菌注射液）、白芨和麝香、冰片、明矾制成的注射液等。彭氏报道20例经肝动脉介入化疗无效的患者，静脉点滴复方丹参注射液配合辨证用药，有效率40%，明显优于单纯辨证用药对照组（$p<0.01$）。程氏报道莪术油肝动脉灌注栓塞治疗30例原发性肝癌患者，按照世界卫生组织所制定的实体瘤疗效标准评判，近期有效率（完全缓解和部分缓解）为43.3%，瘤体缩小率为76.7%，AFP滴度下降一半以上和转阴率为31.8%，一年生存率为50%。其疗效与化疗灌注和栓塞相似，肝功能损害较小，没有化疗和栓塞所产生的肝硬化。

冯氏报道从白芨中提取白芨胶进行肝动脉栓塞，治疗17例原发性肝癌患者，完全缓解和部分缓解率为70.6%。动物实验证明白芨的治疗机理：（1）白芨颗粒小，在栓塞器官内粘附，均匀分布和缓慢膨胀的作用可机械性阻断血流。（2）通过抗凝血酶，抑制纤维蛋白溶解，促进血小板解体，红细胞聚集，使栓塞效果更持久。（3）白芨内含粘液质薜苈多糖有广谱的抗肿瘤作用。（4）白芨本身的抗感染作用可减少栓塞器官的感染。故认为白芨胶是“载体、导体和自身抗肿瘤的栓塞剂”。

肝动脉灌注中药鸦胆子的临床和实验研究证明：（1）鸦胆子含有鸦胆子苦素，鸦胆子酸，苦木内酯等成分既能在局部发挥高强度抗肿瘤，又能通过栓塞阻断肿瘤血液供应。（2）增强肿瘤组织周围免疫反应，促进脾集落因子生长，发挥抗肿瘤作用。（3）如与化疗药物同用，鸦胆子具有保护骨髓造血功能的作用。

对华蟾素的实验研究证明：（1）药物本身的抗肿瘤作用。

(2) 华蟾素使被栓塞的肿瘤血管产生血管炎和继发性栓塞。(3) 该药物强心利尿，抗炎镇痛，升高外周白细胞和提高免疫的功能可起辅助治疗作用。

此外，肝动脉化疗灌注栓塞合并 AC－Ⅲ 注射液（人参、砒石、轻粉、瓜蒂）抗炎一号注射液（含白花蛇舌草、蒲公英和苍耳草）等也有报道，可能具有协同化疗发挥抗癌和提高免疫的双重作用。对由于肝脏巨大以至于血管推移变形，导管无法超选择进入到肝动脉的晚期原发性肝癌患者，在腹腔动脉内灌注夏枯草注射液，有一定的效果，但样本数较小，尚处于预初阶段。被认为在中药介入治疗原发性肝癌方面使用方便，有更好疗效，更有发展前景，有较肯定的直接抗癌和栓塞作用的中药微球制剂，也从实验研究转入临床研究。运用 B 超导引下经皮肝穿刺瘤内注射中药的治疗方法，临床已有相对较长时间的研究，注射药物有斑蝥素、莪术、乳香和没药等，疗效报道不一，且并不优于西医的瘤内注射无水乙醇，故有待于继续深入研究。关于在肝动脉化疗灌注加栓塞同时口服中药治疗原发性肝癌的研究的报道甚多，常用中药有四生汤、香砂六君子汤、肝复乐、消瘀养肝汤、八珍汤等。均有一定的增加抗癌和减轻毒副反应的辅助作用。

六、预后及转归

原发性肝癌由于早期诊断较难且缺乏十分有效的治疗手段而长期被视为“不治之症”，1905～1970 年世界文献报道 5 年以上生存者仅 45 例。但经过近半个世纪的努力已有较大的进展。其影响预后的因素与临床分期情况、病理分型、治疗措施及病程等有关。小肝癌不伴肝硬化，获根治性切除，单个结节，肿瘤包膜完好者，5 年生存率较高。相反大肝癌，肝功能差，有广泛癌栓形成者预后不佳。中医学认为，疾病的发生与正邪的关系密切相关。因此可以根据邪正双方的状况来推测预后：疾病之初，正气不虚，邪气未盛，故正气可以驱邪外出，使邪去正安，预后较好；肝癌中期，邪正相争，邪盛而正不虚，此时采取扶正祛邪之法，尚能提高生活质量，延长寿命；若病至晚期，邪盛而正虚，正气无力抗邪，祛邪又要伤正，此时病情危重预后不良。

七、并发症处理

（一）肝性脑病

肝性脑病是肝癌晚期常见的并发症，可出现肝臭、扑翼样震颤、精神性格的改变、神经系统功能障碍，根据程度不同可分为4期，即前驱期、昏迷前期、昏睡期和昏迷期。常由消化道出血、大量利尿、大量放腹水、感染、镇静药应用不当以及水电解质紊乱等诱发。一旦发现肝癌患者出现肝性脑病前驱期症状时，应提高警惕，卧床休息。同时控制蛋白质饮食，特别是非优质蛋白质饮食，以减少蛋白质在肠道内经细菌作用分解成氨而吸收入血。待肝性脑病恢复后再逐渐增加蛋白的摄入量。如肝性脑病反复出现，则应再度禁食蛋白质。肝癌并发肝性脑病中医认为多由痰扰心神或热入营血所至。故治疗以化痰开窍、凉血清心为主可选以下药物（1）紫雪丹3~6g，2~3次/d，适用于高热、抽搐、昏迷的患者。（2）安宫牛黄丸，每次1丸，每日2~3次，口服。（3）清开灵注射液60~80ml，加入10%葡萄糖静脉滴注，每日1~2次。（4）醒脑静注射液4ml加入10%葡萄糖静脉滴注，每日1~2次。（5）中药灌肠：大黄、芒硝、枳实各30g，丹皮20g，煎汁400ml加食醋20ml，每日分2次灌肠，每次20~30分钟。同时也可配合维生素、抗感染以及降血氨的西药治疗。

（二）上消化道出血

上消化道出血是肝癌常见并发症之一。肝癌并发上消化道出血常因食道或胃底静脉曲张破裂出血所至，但也有因药物或应激引起的出血。在肝硬化门脉高压基础上发生的肝癌或门静脉、肝静脉癌栓形成，均易引起门脉压力增高导致食管下段曲张的静脉破裂出血。此合并症甚为危急，即使抢救成功也易导致肝功能迅速恶化而诱发肝性脑病或肝肾综合征。常表现为大量呕血，有时呈喷射状，色较鲜，有时以黑便为主。出血多或快时，大便呈暗红色或血，还伴随口渴、头晕、心悸、尿少，或突然出现晕厥、烦躁不安、精神萎靡等症状。实验室检查可见红细胞减少，血色素下降，红细胞压积变低。大便潜血呈强阳性或血便。肝功能检查异常及有类肝癌的酶学改变。尿素氮可升高。一旦发现应紧急处理。中药止血可选用（1）生大黄粉、白芨、三七粉各等分研末，每次3～6g，加少许水伴成糊状吞服，每日2～3次。（2）云南白药lg，每日4次，吞服。大呕血时应配合应用垂体后叶素、八肽或十四肽加压素、立止血、凝血酶、止血芳酸、氨基已酸等药物以及二囊三腔管压迫止血或内镜下止血。血止后宜中医辨证论治，口服中药巩固疗效。对于慢性出血或小量出血可选用中医辨证论治，常用归脾汤、十灰散、黄土汤等方剂加减治疗。

（三）肝破裂

原发性肝癌自发性破裂出血是其最凶险的并发症，为原发性肝癌死亡的4大原因之一，其发生率为7～10%。肝破裂的发生主要是肝癌细胞生长迅速，导致肿瘤组织缺血、坏死、液化月继发感染，瘤体侵蚀血管，致使血管破溃及癌栓阻塞肝静脉，血液流出突然受阻，血液自瘤体破溃而出血。可突然出现上腹局限性腹痛或剧烈的腹痛；恶心呕吐、腹胀、头晕、心悸、口渴、冷汗；出血进入胆道者，可出现剧烈腹痛、高热、黄疸加深三联征；血液破入胸腔可引起胸痛、胸闷、气急、呼吸因难等；如肝癌尚属早期，可争取手术切除。如为中晚期，则不宜剖腹，可予腹部包扎，同时应用中西药物止血治疗（基本同上消化道出血的治疗）

（四）肝肾综合征

肝肾综合征是由严重肝病晚期并发的功能性肾衰竭。原发性肝癌，尤其是弥漫型肝癌晚期发生率较高。多在肝癌病程中大量抽腹水、消化道大出血、感染或低蛋白血症时诱发。但多数是无诱因可查，而是肝癌终末前期并发症。该综合征一旦发生，预后极差。可表现为突然出现少尿（24 小时尿量 < 400ml）、无尿（24 小时尿量 < 100ml）、恶心呕吐、腹胀、厌食、烦渴、精神萎靡、乏力、嗜睡。尿比重常 > 1.025，尿钠明显减少 < 10mmol/L；血清尿素氮和血肌酐增高；血清钠降低，晚期尤为明显；肾小球滤过率和肾血流量均明显减低，滤过分数下降或正常；血清钙和镁降低；也可有肝癌的酶学改变及肝功能异常。中医中药治疗可采用（1）中药灌肠：处方如下：大黄 45g（后下），黄芩 20g，槐花 15g，白头翁 30g，苏叶 15g，生牡蛎 30g（先煎），水煎取汁 150～200ml 保留灌肠，每日 1 次，10 日为 1 疗程。或用中成药尿毒灵每次 1 瓶，每日 1 次，保留灌肠以清热解毒、泻浊通腑、降低尿素氮。（2）中药静脉滴入：复方丹参注射液、川芎嗪注射液，每次 10～20ml，加入液体中静脉点滴，每日 1 次。可配合西药如八肽加压素、多巴胺、酚妥拉明治疗。若治疗效果不佳应配合透析疗法可采用腹腔透析或血液透析。

第十三章　胆道肿瘤

第一节　胆道肿瘤西医诊疗常规

胆系肿瘤有良、恶性之分，以恶性多见，可发生于胆道系统任何部位。

一、胆囊癌与胆管癌

胆囊癌是胆系恶性肿瘤中最多见的一种，多发于50岁以上女性。胆管癌一般是指原发于左右肝管至胆总管下端的肝外胆管癌。40~70岁男性多发。胆囊癌与胆管癌的病理组织类型均以腺癌为主，均可通过淋巴转移，或直接播散到邻近器官，很少血行播散。胆管癌大多为高分化腺癌，生长较缓慢，恶性程度低。

（一）诊断

诊断要点如下。

1. 临床表现

(1) 胆囊癌：起病隐袭，早期大多无症状。主要表现为中上腹或右上腹疼痛，可呈间歇性或持续性绞痛或钝痛，进行性加重，可向右肩背放射。消瘦及黄疸也常见，可有恶心、呕吐、纳差等。体检时可见右上腹压痛，可触及肿物。晚期可有肝大、发热和腹水。

(2) 胆管癌：黄疸为最常见症状，多呈进行性梗阻性黄疸，常伴有皮肤瘙痒，少数患者黄疸呈波动性。有消瘦、食欲不振、中上腹或右上腹疼痛、恶心、呕吐、腹泻、消化不良等症状。并发胆道感染时有畏寒、发热，大多数患者肝脏肿大，可触及胆囊。晚期有胆汁性肝硬化，门脉高压。

2. 辅助检查

（1）B超检查：注意胆囊癌的声像特征：肿块直径＞10mm；胆囊壁呈不均匀增厚；肿块向囊腔突出，基底宽，边缘不规则，不伴声影，不随体位变动；胆囊腔消失，充满弱回声或粗大不均匀的回声；胆囊区显示一不均匀的实质性包块。胆管癌可见肝内胆管明显扩张，肝门部有团块状弱回声，胆总管内有肿块影，在B超引导下做细针穿刺，做细胞学检查，常能获得恶性细胞。

（2）ERCP、PTC：胆囊不显影或胆囊底部不规则充盈缺损提示胆囊癌；胆总管扩张充盈缺损示胆总管癌。

（3）其他检查：可以应用CT、MRI、IVUS、DSA等检查手段，对病情有更全面的了解。

（二）治疗

1. 手术治疗

是首选的方法，以根治性切除为主，晚期者行姑息手术。

2. 放射治疗及化学治疗

可作为手术后及无法切除者的辅助治疗。

3. 介入疗法

包括选择性动脉插管化疗、经皮肝穿刺胆道引流术、内镜下胆道内引流术等，对缓解黄疸、延长生命有一定疗效。

二、乏特壶腹癌

乏特壶腹癌为起源于十二指肠乳头及其周围十二指肠黏膜、壶腹内胆管侧黏膜、胰管开口处黏膜的肿瘤。以乳头状腺癌为主，恶性度低，生长缓慢，较局限，远处转移较晚。常引起间歇性梗阻，55岁左右男性多发。

（一）诊断

诊断要点如下。

1. 临床表现

中上腹痛是首发症状，可放射到背部；黄疸与腹痛同时或先后出现，多数为持续性，少数为波动性，晚期黄疸进行性加深；由于癌肿溃烂可引起胆道出血；可有消瘦、皮肤瘙痒、肝肿大、胆囊肿大、继发感染等表现。

2. 辅助检查

（1）B超检查：可见胆总管及肝内胆管扩张，胆囊增大，但对乳头癌的诊断率较低。

（2）内镜检查：十二指肠镜检查可见乳头肿大，表面不规则，呈结节状，质脆易出血，活检有确诊意义。由于乳头高低不平，管腔狭窄阻塞，ERCP常不易成功。

（3）PTC：可有以下表现：①管壁僵硬。②胆总管下端可见不规则、边缘不整齐的充盈缺损。③胆总管下端呈收缩状态，括约肌运动缺如。

（二）治疗

手术是唯一治疗方法，其手术切除率、术后生存率较高。梗阻性黄疸明显者，全身情况差不能耐受手术者，可先做PTCD减压，可延长生存期。

三、胆系良性肿瘤

胆系良性肿瘤多见于胆囊，胆管中较少见。胆囊中最常见的是胆囊息肉，是指胆囊腔内突出的限局性息肉样病变。胆囊息肉可发生在胆囊黏膜的任何部位，呈蒂状或疣状，多发，向胆囊腔内突出，其基底部与胆囊黏膜相连，形态不一，大小不等，大部分直径＜10mm。自B超广泛应用于临床以来，本病发现率明显增高，多见为胆固醇息肉、炎性息肉、腺肌瘤样增生。

（一）诊断

诊断要点如下。

1. 临床表现

一般症状不明显，可有上腹部不适或右季肋部疼痛。胆囊颈部的带蒂息肉或并发结石时可发生胆绞痛。

2. 辅助检查

B超为首选，表现为胆囊壁上附着固定的光团而不伴声影，其中胆固醇息肉呈颗粒状不均的高回声团，多发常见。其他检查方法还有CT、EUS、PTDCC、PTDCCS等。

（二）治疗

一般认为临床特征可以排除恶变者，可随访观察。对于症状明显，影响工作及生活者，可以手术切除。

当发现病情有进展时，要考虑手术治疗。

第二节　胆囊癌中医辨证论治与康复进展

胆囊癌是最常见的胆道恶性肿瘤，近年来我国的发病率在逐步上升，文献报道其发病率占全部肿瘤的0.76～1.2%，占胆囊手术的2%，以50岁以上的女性多见，于男性之比为3：1。由于早期症状不明显，就医者多属中、晚期，因此疗效差，绝大多数在一年内死亡。中医文献中虽无胆囊癌的名称，但类似本病的征候记载，散见于“胁痛”、“肝胃气痛”、“黄疸”等门类之中。早在二千多年前的《灵枢·胀论》篇中就有“胆胀者，胁下胀痛”、“肝胀者，胁下满而痛引少腹。”的记载。汉代《伤寒论》太阳病描述“结胸症”的症状是：“膈内疼痛、拒按、气短、心下部坚硬胀满、身发黄。”等，与胆囊癌颇为相似。

胆囊癌的病因尚不清楚，但相关因素颇多。如年龄、性别、种族、饮食、激素、细菌感染、胆囊结石等。其中胆囊结石与胆囊癌的关系受人关注，结石或异物对胆囊粘膜的慢性刺激可能会导致粘膜上皮细胞突变，而癌变。胆囊癌由于症状不典型，目前主要通过B超、CT、经皮经肝胆囊双重造影（PTDCC）、口服胆囊造影、ERCP及肿瘤标志物的检测等多种手段来提高胆囊癌的发现率。临床症状以右上腹疼痛、黄疸为主，仅少数有食欲减退、乏力、恶心等。一旦出现右上腹包块、黄疸、腹水、消瘦等症状，提示已属晚期。

胆囊癌须与胆囊的良性肿瘤作鉴别，如腺瘤、纤维瘤、脂肪瘤、平滑肌瘤等，同时胆囊结石、慢性胆囊炎、胆囊腺瘤等均易伴发胆囊癌。

胆囊癌的治疗以手术为主，但是绝大多数患者在手术时发现癌肿已不可能被切除，或仅能做一些姑息性切除。据报道其治愈性切除率为10~30%。术后患者可通过辅助放疗、化疗来改善生存情况。进展期的患者常有肝转移、阻塞性黄疸等表现，因无手术指征，解除黄疸是重要的治疗手段。通常采用的方法有：经内镜放置支架、肝内胆管肠吻合术、放置经皮肝胆管导管数等。

一、病因病机

祖国医学认为肝在胁下，胆附于肝，肝胆有经脉络属而互为表里。胆是“中清之腑”，储胆汁，而传化水谷与糟粕，它的功能以通降下行为顺。胆囊癌的主要病因病机为：肝气郁结，胆失通降，疏泄不利，脾气虚弱，水湿不化，致痰湿互结，湿热交蒸，瘀毒内阻，乃成疾病。

（一）情志失调

情志抑郁，或暴怒伤肝，肝失条达，气机阻滞，脉络受阻，血行不畅，其致血瘀，日积月累，而成积聚。

（二）饮食所伤

饥饱失常，或嗜酒过度，损伤脾胃，以致运化功能失职，湿浊内生，郁而化热，熏蒸肝胆，胆汁不循常道，湿热蕴结，发为肿块。

（三）久病转化

由于胆囊慢性炎症，或因结石、腺瘤等疾病长期不愈，正气不足，气血凝滞，脉络瘀阻，升降失常。肝病传脾，脾失健运，痰湿内生，久则痰瘀互凝，气血壅滞更甚，逐渐化为癥块。

二、辨证论治

胆囊癌的病机为肝胆瘀滞，湿热蕴结，病位在胆，涉及肝、胆、脾胃等脏腑。本病的病机演变与正气有关，一般初病多实，久则多虚实夹杂，后期则正虚邪实。治疗上，应根据病史长短，邪正盛衰，伴有症状，辨明虚实的主次。始终注意保护正气，攻伐之药，用之不宜过度，邪衰应扶正达邪，以免伤正。正如《素问·六元正纪大论篇》所言："大积大聚，其可犯也，衰其大半而止。"

（一）肝气郁结

主症：右胁隐痛、胀痛或闷痛，低热或发热，食欲减退，或有恶心呕吐，或目黄、身黄、小便黄赤，舌质淡红或淡暗、苔薄，脉弦细。

治则：疏肝利胆，化痰软坚。

方药：大柴胡汤和大黄庶虫丸加减：柴胡9g，枳实9g，厚朴9g，法半夏9g，鸡内金9g，庶虫9g，赤芍15g，虎杖15g，车前子15g，瓜蒌皮15g，半枝莲30g。

加减：胁痛甚者，加青皮，川楝子，郁金；气郁化火，口干口苦，溺黄便秘者，加丹皮，栀子，黄连等清泻肝火；胁痛肠鸣者，为肝气横逆犯脾，加茯苓，泽泻，白术等。

（二）肝胆湿热

主症：右上腹部可有持续性胀痛，多向右肩背部放射，右上腹或见包块疼痛拒按，身目黄染，高热寒战，或往来寒热，口苦咽干，口渴，恶心呕吐，大便秘结，小便短赤。舌质红，苔黄腻，脉弦滑。

治则：清热利胆，化湿退黄

方药：茵陈蒿汤加减：茵陈30g，栀子9g，大黄9g（后下），茯苓15g，泽泻15g，虎杖30g，白术15g，柴胡9g，白花蛇舌草30g，霍香9g，土茯苓30g。

加减：恶心呕吐严重者，加橘皮，竹茹等降逆止呕；心中懊侬，可加黄连，龙胆草；伴有结石者，宜加金钱草，海金沙等利胆排石；小便短少者，加木通，车前草，大腹皮等以清热利尿。

（三）瘀毒内结

主症：右上腹持续性疼痛，以胀痛或刺痛为主，且有包块，疼痛拒按，或见身目黄染，胸闷纳呆，恶心，乏力大便不畅，舌质暗红，有瘀斑，苔腻，脉弦或沉涩。

治则：清肝利胆，活血化瘀

方药：龙胆泻肝汤合桃红四物汤加减：龙胆草9g，茵陈30g，黄芩9g，栀子9g，泽泻15g，赤芍15g，当归15g，丹皮9g，桃仁9g，红花9g，郁金9g，半枝莲30g，半边莲30g。

加减：血瘀甚者，可加三棱，莪术，五灵脂等破血祛瘀之品；胁痛甚者，加玄胡，川楝子，香附，枳壳等理气止痛；腹胀者，加莱菔子，厚朴，陈皮，木香等理气消滞。

（四）脾虚湿阻

主症：右上腹部隐痛，右上腹包块明显，脘闷腹胀，纳差，面目虚肿，畏寒身冷，乏力气短，自汗，形体羸瘦，舌质淡嫩或淡胖，苔白，脉细弱无力或虚大。

治则：健脾益气，利湿退黄

方药：参苓白术散合茵陈五苓散加减：党参15g，茯苓15g，猪苓15g，白术15g，泽泻15g，白扁豆15g，薏苡仁15g，茵陈30g，桂枝9g，陈皮9g。

加减：便血者，加仙鹤草，蒲黄炭，参三七等止血之品；便溏者，加苍术，淮山药，石榴皮等健脾止泻；气虚甚者，去党参，改用人参，重用黄芪。伴有发热、口干者，酌加石斛，知母，银花等养阴清热。

三、经验方和单方

（一）自拟方

处方组成：柴胡、赤芍、枳实、金钱草、石打穿、茵陈、木香、生军、玄明粉、三棱、莪术、桃仁。

用法：水煎，每日1剂，分2次口服。

适应症：胆囊癌之腹块黄疸。

处方来源：《老中医临床经验选编》（上册）：212。

（二）利胆抗癌汤治

处方组成：虎杖30g，金钱草30g，茵陈15g，木香6g（后下），大黄9g（后下），枳壳15g，黄芩6g，白花蛇舌草30g，麦芽15g。

用法：每日1剂，清水煎服。

适应症：胆囊癌。

处方来源：《中西医临床肿瘤学》1996，12：761

（三）茵赤栀虎汤

处方组成：茵陈蒿、赤芍药、栀子、虎杖、黄芩、生地黄、龙胆、败酱。

用法：每日1剂，1剂分头煎和二煎，分两次服用。

适应症：湿热黄疸。

处方来源：《陕西中医》1998，19（12）：536。

（四）中医治疗进展

胆囊癌术前诊断率较低，早期无特殊临床表现。近年随着影像技术的发展，检测技术的提高，检出率虽有所提高，但确诊病例多属晚期。对于有手术条件的患者，首先主张行胆囊切除术，手术后采用综合治疗。中医治疗可以预防其转移和复发，并将改善其他治疗措施的毒副反应。由于手术后患者正气受损，余邪未清，临床常以扶正为主，达到正安而邪自祛的目的。对于那些未能手术的患者，治疗上根据患者的虚实、寒热、标本等变化，辨证论治，审慎用药。在改善症状的同时，宜加强抗肿瘤治疗。胆囊癌常用的抗癌中药有：白花舌蛇草、半枝莲、土茯苓、山豆根、藤梨根，虎杖、龙葵、肿节风、山慈菇等。成药有平消胶囊、犀黄丸、回生胶囊等。胆囊癌的治疗近年来没有太大的突破，中医治疗具有一定优势，值得进一步总结研究。

四、预后和转归

胆囊癌的发病率逐年上升，目前总体预后仍差。由于早期缺乏典型症状，易误诊为胆囊结石与慢性胆囊炎等疾病而失去最佳手术时机。80% 以上的患者确诊后死于一年内。手术切除率低，切除后的疗效亦差。如胆囊癌仅侵犯粘膜及粘膜下层，行胆囊切除术的预后好。中医认为胆囊癌早期，正气未衰，邪气始成，治疗上拟祛邪为主兼顾扶正，是邪去而正不伤。一旦出现腹痛、黄疸、消瘦等症状，说明疾病已进入晚期，正气虚损，邪气制盛，若一味祛邪，则正气更伤，于病不利，应扶正为主，辨证治疗，或健脾，或补肾，或柔肝，或滋阴；辅以利胆、退黄、渗湿、利水，理气，化瘀，止痛等。胆囊癌改善预后的关键在于早期诊断和及时作根治性手术，有学者认为侵及肝十二指肠韧带是影响预后的最主要因素。对于年龄在 40 岁以上的慢性胆囊炎、胆结石及胆囊息肉样病变特别是直径大于 1cm 者，均应及时行胆囊切除术，避免发生癌变。

五、并发症处理

（一）梗阻性黄疸

胆囊癌患者可以黄疸为其首发症状，主要由于癌肿直接累及肝外胆管或发生胆管转移，临床上属于梗阻性黄疸。从内科角度讲是一难治之疾，常用中西医结合疗法。首先应用中医辩证论治方法利胆退黄，并结合中医抗瘤退邪。常用的中药方剂有：茵陈蒿汤、茵陈五苓散、茵陈术附汤、茵陈四逆散等，并依据中医“开鬼门，洁净腑，去苑陈莝”的方法，加用具有利尿作用的中药，如车前子、泽泻、猪苓、冬瓜皮、生薏苡仁、金钱草、浮萍、玉米须等现代药理证实具有利尿作用的中药，通过尿量增加，使血清胆红素得以适量排出，黄疸症状有所控制及改善。其次，配合使用茵栀黄注射液40～80ml加入葡萄糖液或生理盐水250～500ml，静脉滴注，每日一次，十天至十四天为一疗程。合并感染者，必要时可应用广谱或抗革兰氏阴性菌的抗生素，如环丙沙星乳酸盐、头孢三嗪、先锋必等。

梗阻性黄疸的内科治疗只治其标，治其本需采用手术治疗切除肿瘤，以缓解梗阻，或作内引流术使胆液改道而泄之，或作外引流造瘘术、鼻胆管引流术，使胆汁引流体外，或作肝外胆管切开，与左、右肝管内置入记忆合金胆道内支架等，这些方法可使症情得以解除和缓解。

（二）胆道感染

胆囊癌出现胆道感染多因胆汁淤积、细菌通过血循环、淋巴管及直接逆行胆道感染所致，常见上腹痛加剧、绞痛或持续性胀痛，寒战高热，黄疸等临床表现。急性发作时，可予阿托品肌注解痉镇痛；青霉素、红霉素、庆大霉素，头孢类等抗生素抗炎治疗。慢性的反复感染者除用抗生素外，中药治疗有控制感染、排除结石和调节胆道功能等作用。常用方剂为黄连解毒汤、龙胆泻肝汤，大黄牡丹汤或内服或外敷。常用药物有黄芩、金钱草、大黄、虎杖、枳壳、柴胡、白芍、木香等，辨证用药。同时可用茵栀黄注射液40ml加入5%葡萄糖注射液500ml中静脉滴注，7～14天为一个疗程。并注意宜低脂饮食，维持水、电解质与酸碱平衡。

第十四章　胰腺癌

第一节　胰腺癌西医诊疗常规

胰腺癌主要指胰腺外分泌肿瘤，是最常见的胰腺恶性肿瘤，约占全身恶性肿瘤的1% ~4%，占消化道肿瘤的8% ~10%。近年来，胰腺癌发病率正逐渐增高，美国、英国、日本的数据显示，近20 ~30 年胰腺癌发病率增加了3 倍。胰腺癌起病隐匿，症状缺乏特异性，早期诊断困难，当出现典型的临床症状时已属晚期。

胰腺癌患者以男性多见，男女比例约1. 3:1。任一年龄均可发病，但平均起病年龄为70 ~80 岁。胰腺癌可发生于胰腺的任一部位，但以胰头最多见，约占2/3。约90% 的胰腺癌为起源于胰管上皮的中等分化粘液腺癌，仅5% 起源于胰岛细胞。

一、病因及发病机制

胰腺癌病因至今未明，国内外研究提示可能与慢性胰腺炎、吸烟、糖尿病、遗传易感性等众多因素有关。

（一）遗传因素

遗传因素可直接或间接诱发胰腺癌，如遗传性慢性胰腺炎。遗传相关的胰腺癌患者中，5% ~10% 患者的一级亲属有胰腺癌病史；发病年龄较轻；吸烟似是促发疾病的危险因素。遗传性慢性胰腺炎所致胰腺癌只占少数，但受累家庭成员70 岁时患病的危险性高达40%，如果父亲患病，儿子患病的累积危险度达

75%。在某些无遗传性胰腺炎的家族中亦有胰腺癌聚集现象，家族中可发现致癌基因，如 BRCA1、BRCA2 和 CDKN2A。家庭肿瘤综合征的患者亦有罹患胰腺癌的危险，如：Peutz－Jeghers 综合征、家族性非典型痣恶性黑色素瘤（FAMMM）、运动失调性毛细血管扩张症等。

（二）非遗传性慢性胰腺炎

国际胰腺炎研究组织的随访资料显示，非遗传性慢性胰腺炎的患者 10 年后罹患胰腺癌的危险性达 1.8%，20 年后的危险性达 4%。

（三）糖尿病

糖尿病患者的胰腺癌发病率是健康人群的 2～4 倍。另有资料显示，约 23% 的胰腺癌患者在获得确诊的 2～3 年前已患糖尿病，提示糖尿病继发于胰腺癌，其机制可能是肿瘤产生胰岛淀粉样多肽，降低了胰岛素的敏感性，手术切除肿瘤后糖尿病常可得到改善。即使患者尚未出现糖尿病的症状，长期的葡萄糖的代谢异常、胰岛素浓度过高、胰岛素抵抗均与胰腺癌的发生有关。

（四）吸烟

不少研究表明吸烟与胰腺癌的发病密切相关，而且危险性随吸烟量的增加而升高，对于谷胱甘肽 S 转移酶基因（GSTT1）同合子缺失的患者尤甚。戒烟后患病的危险性逐年降低，美国的统计显示戒烟可使胰腺癌死亡率降低 25%。

（五）肥胖和运动

一项长程随访研究发现肥胖与胰腺癌的发病相关，体重指数（BMI）达 30 kg/m^2 或以上时患病危险性显著升高；适当的运动可降低胰腺癌的发生。

（六）饮食

大多数研究指出“西化”的饮食习惯，如大量摄入脂肪和/

肉类，特别是烟熏和腌制的肉类与胰腺癌的发病有关。部分研究显示血清番茄红素和硒的水平降低与胰腺癌有关。

（七）阿司匹林和 NSAID 的使用

实验室研究数据提示阿司匹林和其他 NSAIDs 药物可抑制胰腺癌的发生，但流行病学的研究尚存争论。

（八）手术史

有研究报道胃部分切除术后 15～20 年胰腺癌的患病危险性增加 2～5 倍，胆囊切除术后胰腺癌的发病亦有增加。可能与术后血清中胆囊收缩素含量增高，促进胰腺腺癌细胞株的生长。

（九）幽门螺杆菌

有报道幽门螺杆菌感染及长期高酸状态与胰腺癌相关，特别是 CagA 菌株感染的患者。

（十）基因突变

胰腺癌病例中可发现多种基因联合突变，包括致癌基因的激活（如 K－ras 突变）、抑癌基因的失活、DNA 错配修复基因缺失。K－ras 致癌基因的突变是胰腺癌的标志，超过 90% 的肿瘤有该基因的突变。表皮生长因子（EGF）家族参与构成的自分泌环在 K－ras 效应通路中起重要作用。研究已发现胰腺癌中有数个抑癌基因的国内缺失，特别是 CDKN2A、p53、DPC4、BRCA2。在其他肿瘤中罕见的 CDKN2A 和 K－ras 联合突变是胰腺癌的分子标签。少于 5% 的胰腺癌的病例中发现 DNA 错配修复基因缺失突变，如 MLH1 和 MSH2，病变组织呈特征性的髓样变。

二、诊断步骤

（一）病史采集要点

1. 起病情况

胰腺癌的临床表现多样，因癌肿部位、病程早晚、胰腺受侵犯的程度及有无转移而不同。本病早期症状隐匿而无特异性，当患者因胰管或胆管阻塞出现黄疸等症状时，已是晚期。一般而言，胰头部肿瘤症状出现较早，胰体、胰尾较迟。

2. 主要临床表现

大多数胰腺癌患者表现为腹痛、体重减轻或黄疸。

（1）*腹痛*：80% ~85% 的进展期患者主诉腹痛，通常位于上腹部，钝痛，向后背放射，可表现为间歇性腹痛，进食可加重症状。腹痛通常是由于癌肿使胰腺肿大，压迫胆管或胰管所致；当癌肿压迫或侵犯腹腔神经丛时，可出现剧烈而顽固的上腹痛或腰背痛。

（2）*体重减轻*：体重可在短期内急速下降，可能与厌食、饱胀、腹泻或脂肪泻等因素有关。

（3）*黄疸*：黄疸时通常伴有皮肤瘙痒、白陶土样大便、浓茶样小便。近一半局灶不能切除病变的患者表现为痛性黄疸，而也有近一半可切除的肿瘤患者表现为无痛性黄疸。

患者的初发症状随肿瘤部位不同而异。胰体或胰尾部肿瘤通常表现为腹痛和体重减轻，胰头癌则主要表现为脂肪泻、体重减轻和黄疸。部分患者起病时可表现为近期出现的不典型的糖尿病症状、近期出现的无其他原因可以解释的血栓性静脉炎或胰腺炎。

3. 既往病史

胰腺癌早期症状无特异性，约 60% 的患者在症状出现 3 ~6 个月后才就诊，进一步检查时已发展至晚期，因此就诊时间较迟常是早期诊断率低的重要原因，强调临床医生应对患者的非特异性症状提高警惕。对 40 岁以上近期出现下述情况者，应考虑胰腺癌的可能：①体重减轻伴不明原因的上腹痛；②放射至背部的顽固性上腹痛，夜间加重，躯体前倾或坐位可减轻疼痛；③进行性加深的胆汁淤积性黄疸和顽固性腰背痛；④上腹痛或背痛伴多发性静脉血栓形成或血栓性静脉炎；⑤上腹痛或背痛伴新近出现的不典型的糖尿病症状者。应短期内密切观察有关生化指标或影像学的检查，早期诊断或排除胰腺癌。

（二）体格检查要点

1. 一般情况

早期可无明显异常，延至晚期可出现消瘦、身目黄染、萎靡、恶病质等体征，约10%的患者在病程中出现发热，可为低热、高热、间歇或不规则热。

2. 腹部体征

20%的的胰腺癌患者可扪及腹部包块或出现腹水征。梗阻性黄疸的患者在右肋缘下可看见或触及肿大的胆囊（Courvoisier征）。左侧锁骨上窝可触及肿大的淋巴结（Virchow’s node）。病程晚期，当胰体或胰尾部癌肿压迫腹主动脉或脾动脉时，可在脐周或左上腹出现收缩期动脉血管杂音。如有下肢深静脉血栓形成，可出现患侧下肢水肿；门静脉血栓形成时，则可引起食管下段静脉曲张或腹水。少部分患者可出现皮下结节性脂肪坏死。

（三）继续检查项目

胰腺癌的辅助诊断措施多种多样，敏感性和特异性各不相同，但没有一项检查可以确诊或排除。生化检查常见血清胆红素浓度和碱性磷酸酶活性增高，多伴有轻度贫血。胰腺癌的诊断主要依赖影像学和组织病理学检查。

1. 影像学检查

包括腹部B超或超声内镜（EUS）、CT、逆行胰胆管造影（ERCP）、MRI、MRCP。

（1）腹部B超：对黄疸的患者通常首选腹部B超检查。发现胆管扩张或胰头部肿块提示可能为胰腺癌。诊断的敏感性和特异性分别为75%～89%和90%～99%。但实际效果有赖于检查者的经验、患者是否有胆管阻塞及肿瘤的大小。

（2）CT及CT血管造影术：CT检出胰腺癌的敏感性及特异性高于腹部B超，分别为85%～90%及90%～95%，特别适合无黄疸表现及腹部B超检查时较多肠气干扰的患者。CT可见胰管及胆管扩张，胰腺内的肿块影及胰腺外肿瘤扩散所造成的改变，如肝脏或淋巴结的转移征象及腹水征等。螺旋CT增强扫描可显示大血管的情况，如门静脉、肠系膜上静脉、肠系膜上动脉，有助于判断肿瘤能否切除。螺旋CT的不足之处在于可能低估肝脏或淋巴结受累的程度：有时肿瘤已经转移但淋巴结还是正常大小，而且CT常常漏掉小于1 cm病变。另外，CT发现的胰周肿大淋巴结可能是良性的，与肿瘤是否转移无关，亦不影响存活率的判断。

（3）ERCP：已广泛用于胰腺癌的诊断，敏感性和特异性均达到90%～95%。特别适合于CT或腹部B超未能发现病变的患者或需要与慢性胰腺炎鉴别诊断的患者。ERCP出现以下征象提示胰腺癌："双管征"（胆管、胰管同时显示狭窄或梗阻）、胰管的狭窄长度超过1 cm、无慢性胰腺炎的特征性改变。ERCP亦有一定的局限性，如不能直接显示胰腺癌浸润的程度，易漏诊钩突部、副胰管及胰尾部的肿瘤，需进行胰管造影。对于伴有胆管炎或需减轻胆管梗阻症状的患者可通过ERCP予以治疗。

（4）EUS：是同时应用内镜及腔内B超检查的一种诊断方法。目前临床应用最广泛的是扇形扫描超声内镜，是将微型超声探头安装在内镜顶端，随内镜置于胃和十二指肠腔内观察胰腺病变的一种方法。胰腺癌的EUS图像各异，多为低回声病变，肿瘤内也可出现等回声、强回声或杂乱的混合回声病灶，边缘不规则，呈伪足样改变。EUS可清晰显示胰腺实质和胰管，特别适合于小于直径2～3 cm的肿瘤的诊断。EUS亦能清楚显示淋巴结和大血管（除肠系膜上动、静脉）受侵犯的情况，从而判断肿瘤有无手术切除的可能。但EUS检查结果的准确性也是有赖于检查者的经验和熟练程度，其应用价值只能是针对当地的专家而言。

（5）MRI和MRCP：其优势在于非侵袭性，无并发症，且无需造影剂，即使在胰胆管炎时也可进行；可判定梗阻性黄疸的梗阻部位，梗阻部位以上的胰胆管亦可显影，同时可观察周围结构的改变，有助于综合诊断。MRCP较适合梗阻性黄疸的病因诊断，对患者不能进行ERCP检查，如胆－肠吻合术后的患者、ERCP失败后、以及完全梗阻无法判定病变范围时，可作为候选方法之一。其缺点是无法收集胰液进行细胞学检查。

（6）经口胰管镜（POPS）：20世纪90年代初期开始应用于临床，其临床意义在于实现了可视下全程观察主胰管的结构与形态，并可直接获得胰液和组织进行病理学检查，使得良、恶性的鉴别更加准确，尤为适用于经常规影像学技术难以明确的、起源于主胰管的病变，对早期癌或小胰腺癌有较高的检出能力。该法的局限在于仅能观察主胰管的情况，操作需要一定的技巧。

（7）胰管内超声（IDUS）：此技术是将B超探头经逆行方式插入主胰管中进行观察。不同频率的探头可清楚探查胰管内、胰腺实质或胰周病变的情况。

（8）正电子发射断层扫描（PET）：此技术应用范围广泛，不仅可用于肿瘤的诊断、微小转移灶的检测，而且可用于疗效的评价和预后的判断。PET诊断胰腺癌的敏感性和特异性均高达93%，优于CT。

2. 肿瘤标志物检测

各种途径获得的体液均可进行肿瘤标志物的检测，如胰液、囊肿穿刺液、腹水、活检组织提取液等。已用于临床的标志物有：①肿瘤相关抗原：CEA、CA199、胰腺癌胚抗原（POA）、CA242、CA50等；②酶类：淀粉酶、弹力蛋白酶；③激素测定：睾酮/双氢睾酮；④分子标志物P53、CA199。是临床应用最广泛的肿瘤标志物，敏感性和特异性高达80%～90%。血清CA199的水平与肿瘤的大小和分级显著相关。极高的 CA199 水平（如 >1 000 U/ml）常提示肿瘤已无法手术切除且预后极差。

3. 细胞学检查

B 超或 CT 引导下经皮穿刺细针活检组织细胞学检查可明确诊断，敏感性和特异性受限于肿瘤的大小和操作者的经验，分别为 80% ~90% 及 98% ~100%。EUS 引导下细针穿刺可作为胰腺癌诊断和分级的手段，因是通过肠壁进行活检，所以不易造成肿瘤的腹腔内播散。另外，ERCP 的同时可以抽取胰液和细胞刷检进行细胞学检查，该法敏感性很低，但特异性达 100%。

三、诊断对策

（一）诊断要点

迄今为止，胰腺癌的早期诊断仍是临床十分棘手的问题。重视临床症状是早期诊断的基础，影像学检查是早期诊断的主要手段，胰腺癌标志物和癌基因的研究是今后提高早期诊断水平的方向，可作为细胞学检查的补充。总之，只有综合应用多种检查方法才能提高早期诊断的水平。基本诊断流程是：对高危人群（如近期出现糖尿病的患者、慢性胰腺炎患者）和上腹部不适的就诊者进行筛查，包括肝功能、HBsAg、胃镜、B 超、CA199、CA242、K - ras（大便）等，发现可疑者可进一步选择 EUS、IDUS、ERCP 或 CT 等检查明确诊断；如诊断基本成立，患者有手术切除的可能时可在术前行选择性腹腔动脉血管造影，以上措施均未能明确诊断者可予手术探查。

主要诊断依据如下列几项。

（1）症状：上腹痛、消化不良、黄疸、消瘦。

（2）实验室检查：CA199 >70，并有进行性升高，大便或穿刺组级中发现 K - ras 突变。

（3）影像学检查：B 超提示胰腺低密度区，胰管和胆总管扩张，胆囊肿大；CT 提示胰腺局部增大和占位性病变；ERCP 提示胰管截然中断、断端变钝或有双管征；EUS 提示胰腺低密度占位；MRCP 示胰管狭窄、管壁僵硬、不规则或中断，远端胰管扩张，或同时伴有胆总管近端狭窄，远端胆管扩张，胆囊肿大；选择性腹腔动脉血管造影示胰腺内肿瘤血管征或胰外血管受侵犯。

（4）B 超或 EUS 下穿刺发现肿瘤细胞。

（二）鉴别诊断要点

1. 各种慢性胃部疾病

当胰腺癌以上腹部饱胀、隐痛不适等症状为主诉时，常易误诊为慢性胃炎或消化性溃疡。慢性胃部疾患的病程为非进行性的，无明显的体重减轻和食欲减退，腹痛多与饮食有关，黄疸少见；胰腺癌病程进展较快，体重下降迅速，伴厌食。胃镜检查不难作出鉴别，但应注意胰腺癌浸润胃肠壁时可出现类似于溃疡或新生物的表现。

2. 病毒性肝炎

初起两者易混淆，但有肝炎接触史，肝炎病毒标志物阳性，血清转氨酶增高，黄疸多在 2～3 周后逐渐消退，血清碱性磷酸酶多不高。肝炎患者腹部 B 超无肝内外胆管扩张的表现。

3. 胆石症、胆囊炎

胰腺癌以腹痛、黄疸、发热为主要临床表现时易与胆管疾病混淆。胆石症的腹痛通常呈阵发性绞痛，黄疸常在腹痛 48 小时内出现，急性发作时常有发热和白细胞增高，黄疸多在短期内消退或有波动，无明显体重减轻，右季肋部常有压痛和/或反跳痛。ERCP 有确诊价值。

4. 原发性肝癌

常有肝炎或肝硬化病史、血清甲胎蛋白阳性，先有肝肿大，黄疸在后期出现，腹痛不因体位改变而变化，B 超和 CT 可发现肝占位性病变。

5. 急慢性胰腺炎

急性胰腺炎多有暴饮暴食史，病情发作急骤，血淀粉酶升高。慢性胰腺炎可以出现胰腺肿块（假囊肿）和黄疸，酷似胰腺癌，而胰腺深部癌压迫胰管也可以引起胰腺周围组织的慢性炎症。腹部 X 线平片发现胰腺钙化点对诊断慢性胰腺炎有帮助但有些病例经各种检查有时也难鉴别，可在剖腹探查手术中用极细穿刺针作胰腺穿刺活检，以助鉴别。

6. 壶腹周围癌

壶腹周围癌比胰头癌少见，病起多骤然，伴黄疸、消瘦、皮肤搔痒、消化道出血等症状。而壶腹癌开始为息肉样突起，癌本身质地软而有弹性，故引起的黄疸常呈波动性；腹痛不显著，常并发胆囊炎，反复寒战、发热较多见。壶腹癌的切除率在 75% 以上，术后 5 年存活率较胰头癌高。但两者鉴别困难，ERCP 对诊断有重要帮助。

四、治疗对策

（一）治疗原则

一旦确立诊断应积极采取手术治疗，适当放宽外科剖腹探查指征可为外科根治提供机会。外科手术中或术后辅以放疗或化疗有助提高术后生存率。对无法手术的晚期患者可采取内镜治疗、化学治疗、放射治疗、减症治疗等，以期提高生存率或生存质量。

（二）治疗计划及治疗方案的选择

1. 外科手术

仍是目前治疗胰腺癌最主要和最有效的方法。胰腺癌手术治疗的目的有：①通过手术达到肿瘤的根治目的；②通过手术延缓患者的生命；③通过手术改善及提高患者的生存质量；④缓解及减轻患者的痛苦。具体手术方式的选择有赖于肿瘤的部位、有无远处转移及胆管消化道的梗阻、全身状况及合并症、综合医疗条件及手术者的经验及能力。具体手术方式有以下几种。

（1）胰腺癌根治术：①胰十二指肠切除术：分为标准的胰十二指肠切除术和改良的胰十二指肠切除术（保留幽门的胰十二指肠切除术）；②胰体尾切除术：适应证为直径小于 2 cm 胰体尾癌、无胰胞膜侵犯、无胰周淋巴结转移、无远处转移。

（2）扩大的胰腺癌根治术：包括区域性胰十二指肠切除术及区域性全胰切除术。扩大切除术是否能改善远期的生存，还需积累经验。

（3）胰腺癌联合脏器切除术。

2. 内镜或腹腔镜治疗

对于无手术切除条件的晚期患者，为解除或减轻症状可采用内镜或腹腔镜治疗，如经内镜在胆管、胰管、肠道内放置内支架；经腹腔镜行胆肠吻合、胃肠吻合等方法以缓解患者的黄疸、十二指肠梗阻等症状。

3. 化学治疗

胰腺癌对化学治疗不敏感，以氟尿嘧啶（5 - FU）为基础的联合化疗是治疗的首选。单一药物治疗胰腺癌有效率大于 10% 的药物有 5 - FU、丝裂霉素（MMC）、表阿霉素（E - ADM）、链脲霉素（STZ）、健择、紫杉醇、泰索帝、希罗达等。常用方案举例如下。

（1）FAM：5 - FU 300 mg/m^2 静滴，第 3、5、10、12 天；ADM 30 ~ 40 mg/m^2 静注，第 1 天；MMC 4 ~ 6 mg/m^2，第 1、8 天。21 天为一周期，3 周期为 1 疗程。

（2）FSM：5 - FU 600 mg/m^2 静滴，第 1、第 8、第 29、第 36 天；STZ 1.0 mg/m^2 静注，第 1、第 8、第 29、第 36 天；MMC 10 mg/m^2 静注，第 1 天。56 天为 1 疗程。

健择毒性低，不良反应小，目前已成为国外治疗胰腺癌的一线用药。以健择为基础的一线化疗方案有以下几种。

（1）GP：健择 1 000 mg/m^{2}静滴 30 分钟，第 1、第 8、第 15 天；DDP 50 mg/m^{2}静滴水化，第 1、第 15 天，28 天为 1 疗程。

（2）GCF：健择 1 000 mg/m^{2}静滴 30 分钟，第 1、第 8、第 15、第 22 天，CF 200 mg/m^{2}静滴 2 小时；5 – FU 750 mg/m^{2}静滴 24 小时，第 1、第 8、第 15、第 22 天。6 ~ 8 周为 1 疗程。

区域性动脉灌注介入治疗局部可达到高浓度，克服肿瘤的耐药性；疗效较肯定，主要通过腹主动脉、肝动脉以及门静脉给药，可以使高浓度化疗药物直接作用于肿瘤区域，且全身不良反应明显减小；还可较好地抑制肝转移。

4. 放射治疗

放疗可使 30% ~ 50% 的患者腹痛和背痛得到缓解，并在一定程度上抑制肿瘤的发展。术中放疗可降低肿瘤的局部复发率，并延长患者的无瘤生存期；术中放疗和术后放疗相结合可进一步提高疗效。

5. 放疗 + 化疗

某些化疗药物及其衍生物有放射增敏作用，而放疗改变了血胰屏障的通透性，增加了化疗的效果。根治性切除加辅助性的术后放化疗将成为可切除的胰腺癌术后治疗的标准治疗方案。而术前的放化疗亦有以下的优点：放疗对载体有氧供应的肿瘤更有杀伤力；术前放化疗对癌细胞的杀伤作用可减少术中手术操作导致的肿瘤种植；可增加手术切缘阴性的可能性；可加快术后恢复；增加肿瘤切除的可能性，但是临床上还需进一步验证。

6. 生物治疗

常用的抗肿瘤生物制剂有胸腺肽转移因子、干扰素、白介素 - 2、肿瘤坏死因子等，但未见单独应用有效的报告。

7. 内分泌治疗

目前认为在胰腺癌组织和正常组织细胞中存在雌激素受体。

因而有关内分泌激素治疗胰腺癌的报道日渐增多，最常用的药物为他莫西芬。除性激素以外，生长抑素（善得定）亦具有抗增殖功效，主要通过抑制血管生成和抑制生长激素的分泌起作用，也可直接作用于肿瘤细胞产生疗效。目前，其长效替代药 RC－160 及 SMS－201995 也已进入临床试验。

8. 基因治疗

近年来，基因治疗在治疗胰腺癌的领域里有着长足的进步，目前采用的靶基因有可分为自杀基因、反义基因、抑癌基因和免疫基因。基因转入肿瘤细胞的方法包括病毒介导和物理介导的基因转移方法，病毒转移方法因有高的转导效率而被更广泛地应用。基因前体药物活性治疗目前研究很多，单纯疱疹病毒胸苷激酶基因系统是目前众多肿瘤基因治疗方案中技术上较为成熟的一种。胞嘧啶脱氨酶基因转移入细胞后，可产生胞嘧啶脱氨酶，后者将氟胞嘧啶转化为活性形式的 5－FU，使肿瘤局部 5－FU 浓度显著提高，从而增强对肿瘤细胞的杀伤作用。K－ras 基因在胰腺癌中突变率高而成为令人注目的基因疗法的靶点，有研究用反义 K－ras 基因来抑制含突变 K－ras 基因的胰腺癌细胞株。

9. 对症治疗

支持治疗对晚期及术后患者均十分重要，可予高能静脉营养和氨基酸输注改善营养状况；给予多种维生素及胰酶制剂改善消化不良的症状。上腹部及腰背部疼痛剧烈者，可给予镇痛剂及麻醉剂。对少数顽固性疼痛的患者可推荐使用癌症疼痛治疗的三阶梯疗法，对晚期剧痛者，为改善其生活质量，可每日定期服用吗啡缓释片 30 mg，每日 2 次。还可采用内脏神经丛或腰交感神经节阻滞疗法，或腹腔神经切除术，达到长期止痛的效果。

五、预后评估

胰腺癌进展迅速，预后极差，外科手术是唯一可能的根治疗法，但由于早期诊断困难，临床确诊者多已属中、晚期，因此仅

15% ~20% 的患者有机会行胰腺切除术，且术后 5 年的存活率仅占手术病例的 10% ~30%。美国的统计资料显示，2006 年约有 33 730 例新发胰腺癌病例，而预计死亡病例数则高达 32 300。因此如何提高早期确诊率、早期治疗、提高治愈率，仍是亟待解决的课题。

第二节 胰腺癌中医辨证论治与康复进展

胰腺癌是指原发于胰腺的癌瘤，按病变部位划分为：胰头癌、胰体癌、胰尾癌和全胰癌。胰腺癌发病率在世界范围内均有增高趋势，发病年龄以 45 ~70 岁为最多见，60 岁左右为高峰，男女之比 1.7 ~2:1。国外资料统计胰腺癌占所有癌的 3%。胰腺癌属于祖国医学的“癥积”、“积聚”、“黄疸”以及“肝积肥气”、“脾积痞气”等证范畴。《难经》说：“气之所积名曰积，……积者阴气也，其始发有常处，其病不离其部，上下有所终始，左右有所穷处。”《诸病源候论》说：“癥者由寒温失节，致脏腑之气虚弱。而食饮不消，聚结在内，染渐生长块段，盘老不移动者是癥也。若积引岁月，人皆柴瘦，腹转大，逐致死。”《难经》又说：“肝之积，名曰肥气，在左胁下如覆杯，有头足”，“脾之积，名曰痞气，在胃脘复大如盘，久不愈，令人四肢不收，发黄疸”。这些论述与胰腺癌表现的腹痛、黄疸、上腹部肿块、腹水、消瘦及恶病质相似，并指出其难治性和预后极差。

胰腺癌的病因至今尚未完全清楚。大多数胰腺癌发生在 65 岁以后，吸烟是唯一已知的致病危险因素，可以增加胰腺癌的发病机会 2 ~3 倍。胰腺癌的发病还与高胆固醇、高脂肪饮食以及接触环境中某些化学致癌物如亚硝酸胺类有关。另据报道，在糖尿病患者中胰腺癌的发病率比普通人高 1 倍。

胰腺癌绝大部分是胰腺导管腺癌，占 80% 以上其他类型的有腺泡细胞癌、腺鳞癌、粘液囊腺癌、多形性癌等等，但均较少见。

胰腺癌的临床症状主要取决于癌肿的生长部位，周围器官是否受累及有无并发症出现等。胰腺癌侵润或压迫胆总管时常较早出现黄疸，易被发现。而胰体、尾部癌早期几乎无明显症状，通常胰腺癌患者有食欲不振、恶心呕吐、腹泻或便秘。大多数患者有体重减轻，有上腹痛或腰背痛者占 2/3。但此时病期已晚，大约 10% 的患者在病程中有发热出现，部分中晚期患者还可出现血栓性静脉炎、症状性糖尿病及精神症状。体征上可出现明显消瘦，部分患者有皮肤及巩膜黄疸，约 50% 的患者有肝肿大。胆囊肿大见于部分已出现黄疸的病例。由于胰腺的位置较深，胰腺癌患者一般不易摸到肿块，一旦摸及肿块则表示病程已属晚期。

在检查上 B 超为首选检查项目，CT 的诊断阳性率高，近来较提倡在 B 超或 CT 引导下行经皮细针穿刺活检或经内镜逆行性胰、胆管逆性造影（ERCP）对胰腺癌的诊断效果较好。

实验室检查上消化道癌相关抗原（CA19－9）被认为是诊断胰腺癌的肿瘤标记物。其敏感性为 81%，特异性为 91～95%。但主要见于癌肿已转移或不可切除的患者，在早期或局灶性胰腺癌中仅 3% 为阳性。

诊断要点包括：①临床诊断：对于有上腹不适及隐痛、食欲不振或消瘦、梗阻性黄疸呈持续性且进行性加深者，如果超声显像或 CT、MRI 检查胰腺有肿瘤以及 CA19－9 测定增高，即可确立临床诊断。②细胞学诊断：十二指肠引流或经胰管抽取胰液做细胞学检查，及经皮做胰腺肿瘤穿刺细胞学检查，符合胰腺癌细胞学标准者，诊断可以确立。③病理学诊断：胰腺癌可行手术根治术，标本经病理、组织学证实或剖腹探查取组织活检病理学诊断证实者。

胰腺癌在诊断上还需同慢性胃炎、消化道溃疡以及黄疸性肝炎、慢性胰腺炎等鉴别。

早期胰腺癌应争取作根治术，对无法作根治性切除者应酌情行姑息手术，分流胆汁或解除肠道梗阻。胰腺癌对放射治疗及化学治疗均不敏感，故无显著治疗价值。

一、病因病机

邪重正虚，克伐过胜，正不抗邪为胰腺癌的发病重要因素。

（一）饮食所伤

饮食失节、饥饱失宜，损伤脾胃，脾失健运，不能输布水谷精微，湿浊凝聚成痰，痰阻气机，血行不畅，脉络壅塞，痰浊与气血搏结，乃成本病。

（二）七情内伤

情志抑郁，肝气不舒，脏腑失和，气机阻滞，脉络受阻，血气不畅，气滞血瘀，日积月累而成。

（三）脾胃虚弱

脾虚生湿、脾湿郁困、久则化热，湿热蕴结，日久成毒，全身发黄，形成脾胃湿热，病程牵延，气滞血瘀、瘀毒内结形成肿块。

（四）脾肾两虚

脾阳之虚不能充养肾阳，而由脾及肾，肾阳虚衰不能温养脾阳，由肾及脾，使脾肾阳气俱伤，正气虚损。湿浊内聚，阻滞气机，气血瘀滞，积块乃成。

二、辩证论治

根据胰腺癌的临床症候表现，将其辩证分型大致可分为：湿热毒盛型、气滞血瘀型、湿浊阻遏型及气血亏损型。

（一）湿热毒盛

主症：发热烦渴，上腹胀满，胁下刺痛，深压可扪及肿块，黄疸色深，甚则呈暗绿色，皮肤搔痒，恶心呕吐，大便秘结，或呈白色，小便短赤，舌苔黄腻而干，脉弦数。

治法：清热解毒利湿

方药：黄连解毒汤、龙胆泻肝汤加减：龙胆草12g，山栀9g，黄芩12g，黄连6g，黄柏12g，茵陈30g，生地12g，柴胡12g，丹参9g，大黄9g（后下），金钱草30g，土茯苓12g，薏苡仁20g，茯苓30g，郁金9g，车前子15g（包煎），黛蛤散30g（包煎）。

加减：腹块或胁下肿块加岩柏30g，夏枯草12g，菝葜15g，石见穿30g，石打穿30g。

（二）气滞血瘀

主症：脘腹痛累及腰背部，疼痛可为持续性疼痛，或为阵发性剧痛，夜间尤甚，恶心呕吐、纳食呆钝，触及腹部肿块或胁下肿块，面色黝黑、羸瘦乏力，舌苔厚腻，舌质紫暗，边有瘀斑、脉细涩或弦数。

治法：行气化瘀、软坚散结

方药：膈下逐瘀汤加减：丹参30g，丹皮9g，桃仁10g，红花9g，莪术15g，三棱15g，八月扎30g，岩柏30g，木香15g，穿山甲12g。

加减：腹痛甚加川楝子12g，玄胡索24g，望江南15g，徐长卿30g，制乳香5g，制没药30g。恶心呕吐加旋复花12g（包煎），代赭石30g（先煎），丁香9g，柿蒂9g。

（三）湿浊阻遏

主症：神疲乏力，胸腔痞闷，头重身困，恶心欲呕，纳呆，腹部隐痛，身目俱黄，面色晦暗，口干不欲饮，大便溏薄，舌质淡，苔白腻，脉沉细或沉迟。

治法：健脾利湿，化浊解毒

方药：茵陈五苓散加减：茵陈30g，猪苓12g，茯苓12g，白术10g，泽泻15g，桂枝10g，菝葜20g，陈皮10g，法半夏10g，石见穿30g，山慈菇30g，甘草5g。

加减：脾阳不振、寒湿阻遏明显等，加制附片10g，干姜3g。湿邪郁而化热者加木通10g，黄芩10g，薏苡仁20g。

（四）气血亏损

主症：腹胀隐痛，扪及包块，纳差，倦怠乏力，全身消瘦，面色萎黄，舌质淡，或有瘀点，瘀斑，苔薄白，脉沉细。

治法：益气养血，化瘀散结。

方药：十全大补汤加减：生黄芪15g，党参15g，当归15g，炒白术12g，熟地15g，茯苓15g，猪苓15g，鸡血藤30g，炙必甲9g（先煎），枸杞子12g，浙贝母15g，炮山甲9g（先煎），甘草6g。

加减：兼脾虚湿困者，加薏苡仁20g，砂仁10g，陈皮10g，半夏10g；积块日久，阴伤甚而舌红无苔脉细数者，加生地15g，北沙参15g，石斛10g；呕血、便血等，加槐花10g，地榆炭15g，大黄粉3g（冲服）。

三、经验方和单方

（一）铁树牡蛎汤

处方组成：煅牡蛎30g，夏枯草15g，海藻15g，海带12g，漏芦12g，白花蛇舌草30g，铁树叶30g，当归12g，赤芍12g，丹参18g，党参15g，白术12g，茯苓15g，川楝子9g，郁金9g。

用法：水煎服，每日一剂，分2次服用。

适应症：胰腺癌腹块巨大肿瘤。

处方来源：《肿瘤良方治疗大全》安徽科学技术出版社1994：143

（二）蒌参汤

处方组成：太子参9g，焦白术9g，茯苓9g，草蔻仁9g，陈皮9g，香附9g，郁金9g，川楝子9g，五灵脂9g，半夏9g，海螵蛸9g，薏苡仁30g，生黄芪30g，当归12g，瓜蒌15g，炒柴胡4.5g，广木香4.5g。

用法：水煎服，每日一剂，分2次服用。

适应症：胰头癌。

处方来源：《肿瘤良方治疗大全》安徽科学技术出版社1994：144

（三）祛瘀散结汤

处方组成：八月扎12g，炮山甲12g，香附12g，枸杞30g，红藤30g，龙葵30g，平地木30g，夏枯草30g，蒲公英30g，石见穿30g，丹参15g，郁金9g，川楝子9g，广木香9g。

用法：水煎服，每日一剂，分2次服用。

适应症：气滞血瘀型胰腺癌。

处方来源：张民庆《肿瘤良方治疗大全》安徽科学技术出版社1994：142

（四）山甲龙葵汤

处方组成：穿山甲15g，川楝子10g，香附12g，郁金10g，石见穿30g，丹参15g，青皮12g，陈皮12g，夏枯草24g，红花30g，龙葵30g，广木香10g，枸杞30g，八月扎12g。

用法：水煎服，每日一剂，分2次服用。

适应症：胰腺癌改道术后治疗。

处方来源：《肿瘤良方治疗大全》安徽科学技术出版社1994：139

（五）自拟方

处方组成：白参（蒸蜕）5g，苍术10g，生白术10g，川黄连7g，肉桂（后下）7g，煅瓦楞15g，猪苓20g，茯苓10g，参三七片4g，生山楂30g，生赤芍10g，生白芍10g。

用法：水煎服，每日一剂，分2次服用。

适应症：各期胰腺癌。

处方来源：《中医杂志》1993；（10）：588。

（六）自拟方

处方组成：鳖甲15g，蜇虫15g，浙贝母15g，玄参15g，莪术12g，三棱12g，鸡内金12g，皂角菌12g，灵芝菌30g，海藻30g，昆布30g，半枝莲30g。

用法：上药研粉，早、晚各服3g，温开水送服。

适应症：胰头癌。

处方来源：《四川中医》1994；（12）：34

（七）自拟方

处方组成：柴胡12g，枳实12g，赤芍12g，青皮12g，陈皮12g，穿山甲12g，厚朴10g，木香12g，三棱15g，莪术15g，延胡索15g，苍术10g，三七10g，茵陈10g，半枝莲20g，甘草3g。

用法：水煎服，每日一剂，分2次服用。

适应症：晚期胰腺癌。

处方来源：《成都中医学院学报》1991；（3）：34

（八）自拟方

处方组成：白花蛇舌草30g，土茯苓30g，炒柴胡6g，茯苓30g，蒲公英30g，米仁30g，三棱30g，莪术30g，天龙5条，广郁金12g，丹参24g，制川军6g，茵陈30g，焦山栀12～15g，焦楂曲各12g，牛黄醒消丸（分两次吞服）3g。

加减：黄疸明显，山栀、茵陈剂量加大；发热，加黄芩、大黄、知母；中上腹疼痛明显，加五灵脂、蒲黄、延胡索；腹胀，加鸡金、大腹皮、木香；大便不成形，加白扁豆、炒白术。

用法：水煎服，每日一剂，分2次服用。

适应症：胰头癌伴总胆管转移。

处方来源：《上海中医药杂志》1995；(8)：13－14

（九）自拟方

处方组成：柴胡10g，枳壳10g，郁金10g，干蟾皮10g，鸡内金10g，八月扎30g，猪、茯苓各30g，生米仁30g，菝葜30g，半枝莲30g，白花蛇舌草30g，生山楂15g。

加减：腹痛剧烈者加徐长卿、元胡、川楝子、白芍、甘草；伴发黄疸加生军、茵陈、山栀、田基黄；伴发腹泻加坷子肉、罂粟壳、肉豆蔻、白扁豆；伴发腹水加大腹皮、半边莲、龙葵；恶心呕吐者加姜半夏、姜竹茹、代赭石、枇杷叶。

用法：水煎服，每日一剂，分2次服用

适应症：各部位胰腺癌。

处方来源：《四川中医》1996；(10)：20

（十）自拟方

处方组成：①党参12g，白术12g，茯苓12g，黄精12g，首乌9g，当归12g，川芎9g，郁金12g，玄胡12g，三棱6g，莪术6g，木香9g，白花蛇舌草30g，甘草6g。②槐耳每周5～10g。③醋鳖甲500g，龟板300g，鸡内金150g，水蛭150g，庶虫150g，炮山甲200g。

用法：①方水煎服，每日一剂，分2次服。②方每日煎水代茶频饮。③方研未装入空心胶囊中，每次2g，每日3次。

适应症：胰头癌胰体、胆囊受侵。

处方来源：《河南中医》1990；(1)：29

四、中医药治疗进展

胰腺癌是一十分凶险的恶性肿瘤，目前除手术外尚无有效的治疗方法。由于就诊患者多数均为晚期，因此死亡率很高，1年成活率低。中医药单纯治疗胰腺癌的立项研究目前开展的尚不多，多数为临床的回顾性观察报道，进行系统临床设计的前瞻性研究较少。综合近年的文献，中医药治疗胰腺癌主要在如下几方面：（1）胰腺癌的中医辩证治疗。（2）胰腺癌的中医单方治疗。（3）胰腺癌的中西医结合治疗。（4）胰腺癌合并症的中医治疗。⑸胰腺癌中医治疗的实验研究。

（一）胰腺癌的中医辩证治疗

证是一类西医尚未认识的基本病理过程。中医辩证治疗是中医治疗疾病的特色和优势。辩证治疗通过调整患者的阴阳平衡，提高患者的免疫力等可以起到治疗肿瘤的效果。目前中医药在胰腺癌的治疗中多以中医辩证分型治疗为主。

上海杨炳奎依据老中医钱伯文经验，通过42例胰腺癌的临床观察，将胰腺癌总结分为四型：（1）湿热毒盛型，（2）气血瘀滞型，（3）脾虚湿阻型，（4）阴虚内热型。采用龙胆草、柴胡、黄芩、黄连、山栀、茵陈、生地、蒲公英、白花蛇舌草、土茯苓、苡仁、茯苓清热利湿；丹参、郁金、大黄活血化瘀。血瘀内阻加桃仁、红花、七叶一枝花；阴虚加鳖甲、知母、地骨皮、银柴胡、西洋参等；气虚予党参、白术、黄芪；腹痛加枳壳、香附、八月扎、枸橘李等；胃肠道出血加白及、参三七、血余炭、旱莲草、生地榆、侧柏炭。42例中晚期胰腺癌经辩证治疗，治后生存5年以上2例，4~5年3例，3~4年6例，2~3年10例，1~2年17例。5年生存率为4.8%，2年生存率为50%，1年生存率为90.5%。治后患者临床症状均有不同程度减轻、好转或消失，黄疸消退。刘合心等将胰腺癌辩证分为湿热毒盛、脾虚瘀阻二型，采用由大青叶、半枝莲、蒲公英、桃仁、红花、丹参、郁金、白术、云苓、苡仁组成的“青一弓”清热解毒、活血化瘀、健脾利湿治疗30例中晚期胰腺癌，经随访生存1~2年者18例，生存3年以上者5例，其中一例病灶完全消失。杨炳奎报告1例胰腺癌治验，患者为胰头癌总胆管转移，辩证为湿热毒邪内蕴、血瘀，治以清热利湿，活血消肿。药用白花蛇舌草、土茯苓、炒柴胡、茯苓、苡仁、三棱、莪术、天龙、广郁金、红花、制川军、茵陈、焦山栀、焦楂曲，牛黄醒消丸，连续服药11月，CT、B超复查示胰头癌肿完全消失。王庆才等依据中医辩证治疗晚期胰腺癌，基本方：柴胡、枳壳、郁金、干蟾皮、鸡内金、八月扎、白术、猪茯苓、生米仁、菝契、半枝莲、白花蛇舌草、生山楂。配以辩证加减：腹痛剧烈者加徐长卿、元胡、川楝子、白芍、甘草；伴发黄疸者加生川军、茵陈、山栀、田基黄；伴发腹泻者加坷子肉、罂粟壳、肉豆蔻、白扁豆；伴发腹水者加大腹皮、半枝莲、龙葵；恶心呕吐者加姜半夏、姜竹茹、代赭石、枇杷叶。结果13例患者治后生存期均超过半年，其中生存7～9月者5例，10～12个月者3例，13～15个月者4例，1例生存长达34个月，平均生存期13个月。

（二）胰腺癌的中医单方治疗

现代医学对于疾病过程的认识是“病”，由于现代医学诊断技术的发展使得机体各个部位发生的肿瘤都可以得到明确诊断，这是现代医学诊治疾病的重大优势。近年来，中医在治疗疾病时也吸纳了西医这种辩“病”治疗模式。因此，现代中医治疗肿瘤的原则是在辩证治疗的基础上，还常选用一些具有一定抗癌作用的中草药进行辩病治疗。具体到胰腺癌上则表现在针对胰腺癌的单方治疗，结合症状表现予以辩证加减。实践证明这种辩证与辨病相结合治疗肿瘤具有较好疗效。

尤建良采用著名肿瘤专家赵景芳之调脾抑胰方（潞党参、炒白术、茯苓、茯神、姜半夏、陈皮、猪苓、苏梗、枳实、薏苡仁、淮山药、炒谷麦芽、全爪蒌、徐长卿、八月扎）治疗42例晚期胰腺癌，结果42例患者治疗后生存期均超过6个月，生存6～12月共17例，13～24月共20例，二年以上共5例，其中最长者已生存67月，平均生存期16个月。韩先知报道应用党参、白术、白芍、鸡血藤、牡蛎、薏苡仁、半枝莲、茯苓、玄参、花粉为基本方，结合蜈蚣、七叶一枝花、三棱、莪术等，治疗胰腺囊腺癌，取得良好疗效，一例患者生存12年[6]。陆文彬报道，采用醋大黄、红花、元胡、制香附、佛手片、参三七、三棱、蓬莪术、青陈皮、台乌药、广木香、留行子活血化瘀、理气破积方之剂治疗晚期胰头癌，患者疼痛解除，结块消散，临床痊愈。

（三）胰腺癌的中西医结合治疗

近年来中西医结合治疗肿瘤的研究甚为活跃，多数研究集中在三个方面：（1）中医药疗法对西医疗法（手术、放疗、化疗）毒副反应的防治作用。（2）应用中医药方法与现代医学方法相结合提高肿瘤的近期及远期疗效。（3）中医药抗术后肿瘤复发及转移。由于胰腺癌治疗效果差，中西医结合治疗的重点在于提高疗效上。

李增煜等对35例胰腺癌患者在超声引导下局部注射纯乙醇顺铂溶液，由肿瘤远端边退针边注射，一般7～10天注射1次，直至活检组织中癌细胞转阴为止，并给予白术、黄芪、三棱、莪术、川芎、白花蛇舌草等药组成的“胰宝康泰胶囊”辅助治疗，结果35例的半年、1年、2年存活率分别为85.2%、68.6%、51.4%，中位生存期为10.3个月，疗效好于胰腺癌的单纯手术。李秋等将不能手术切除的晚期胰腺癌患者随机分组，分别给予由人参、黄芪、蟾酥、斑蝥组成的参芪抑癌液、细胞因子及常规化疗药物治疗，结果：参芪抑癌液、细胞因子组在延长患者生存时间、改善症状方面优于常规化疗组，前者生存时间为11.3月，后者为8.5月。临床观察印证晚期胰腺癌治疗中为改善患者生存质量、延长生存时间，可采用参芪抑癌液，细胞因子进行治疗。贺用和等应用口服中药配合动脉插管化疗灌注术治疗晚期癌21例，中药治疗根据临床表现，采用疏肝理气、活血散结，解毒抗癌治法，药用柴胡、香附、枳壳、赤白芍、生地、桃仁、红花、莪术、川牛膝，夏枯草、半枝莲，炙山甲，动脉插管胰头癌、胰体癌或胰腺癌肝转移者至腹腔动脉，胰尾癌至脾动脉，药用阿霉素、顺铂、5FU、丝裂霉素，结果全组有效率（CR + PR）为23%，中位及平均生存期分别为4.3月、8.9月，半年、1年和2年生存率分别为46%、30.8%和7.7%。

（四）胰腺癌疼痛的中药治疗

疼痛是胰腺癌的主要症状之一，中医药治疗胰腺癌疼痛的价值在于减少西药吗啡类制剂的用量，增强其镇痛效果，减轻其毒副作用、成瘾性，依赖性并逐渐替代之。

刘鲁明等报道，采用中西医结合四步梯级止痛法治疗晚期胰腺癌疼痛，56例患者治疗中均辨证论治给予中药汤剂口服，结果56例经治后疼痛得到了不同程度的缓解，经一梯级治（中医疗法）后疼痛消失好转率为46.6%，二梯级治疗后消失好转率为73.2%，三梯级治疗后消失好转率为83.9%，说明中医药治疗胰腺癌疼痛效果良好，在胰腺癌疼痛治疗中具有重要的价值。孔庆志等报道应用由草血竭、金龟莲，化血丹、七叶一枝花、附片、金地锁莲、金铁锁、山药、天南星等组成的“痛血康胶囊”与美施康定合用治疗晚期胰腺癌疼痛患者20例，结果痛血康胶囊加美施康定10mg组与单用美施康定30mg组交叉自身镇痛效果对比，有效率分别为95%。均数缓解时间合用组长于单药组并合用组的不良反应率明显低于单药组，表明痛血康胶囊加10mg美施康定合用镇痛效果良好，与30mg美施康定相当，但合用组疼痛缓解时间明显长于单药组，且不良反应明显低于单药组。

（五）胰腺癌中医药治疗的实验研究

根据中医理论，结合现代科学研究手段及方法，中医药抗肿瘤的研究已进入到新的高度。大量的抗癌中草药及方剂的实验研究印证了中医药在提高免疫，直接抑瘤上的疗效。

王杰军等利用羟基喜树碱进行人胰腺癌细胞SW－1990凋亡的研究。以不同浓度的羟基喜树碱处理在体外培养的胰腺癌细胞，通过电子显微镜、流式细胞仪和原位末端标记分析和检测细胞凋亡。结果不同浓度羟基喜树碱作用于体外培养的胰腺癌细胞后，肿瘤细胞的凋亡率在13.2～30.4%之间不等，实验证实羟基喜树碱可作为细胞凋亡诱导剂用于胰腺癌的治疗[13]。日本学者通过体外实验对胰腺癌的中药治疗进行研究。采用人胰腺癌细胞SUIT－2进行单层培养，添加5－FU及中药柴胡桂枝汤等，结果添加柴胡桂枝汤能够抑制人胰腺癌细胞的再增殖且优于单独使用5－FU的作用。实验表明柴胡桂枝汤与抗癌药并用时能够增强对人胰腺癌细胞的抗癌效果。

综合上述的论述，我们可以看到中医药治疗胰腺癌，同治疗其它恶性肿瘤一样，有其临床疗效。可以做为胰腺癌综合治疗中的有效手段之一。但也存在尚需进一步完善、改进及加强之处，如辨证分型上还无统一规范的标准，单方方面还没有成熟的、进行对照的临床实验研究结果。随着胰腺癌发病率的增高，相信胰腺癌的中医药治疗研究将会得到重视与加强。中医药抗肿瘤机理研究，肿瘤的中医证型特点研究，中医药治疗肿瘤的确切疗效研究，将成为21世纪中西医结合研究的发展方向。

五、预后转归

胰腺癌预后甚差，在症状出现后平均寿命约一年左右，扩大根治术治疗的5年存活率也仅4%。多数患者终因黄疸、消化道梗阻等并发症所致全身衰竭而死。近年的临床实践表明中医中药治疗作为胰腺癌综合治疗中的手段之一，能够改善患者的生存质量、延长患者的生存时间。

六、并发症处理

中晚期胰腺癌患者，常出现黄疸、发热、疼痛、胃肠道出血、消化道梗阻等并发症状，而对这五个重症正确辨证，合理用药与否，会直接影响其存活期。

（一）黄疸

发生于胰头部的胰腺癌、肝、乏特氏壶腹周围、胆总管或肝胆管，胆囊转移等患者。胆道梗阻者可行经皮胆道引流（PTCD）或胆总管空肠吻合术。祖国医学对黄疸分阳黄与阴黄两种。在临床诊疗中分三个类型辨证。（1）热重于湿型：常用半枝莲，白花蛇舌草，茵陈、山栀、黄芩、大黄等。（2）湿重于热型：常用茵陈、苡仁、茯苓、猪苓、龙葵、白术、郁金等。（3）急黄爆发型：宜于犀角、丹皮、元参、鲜生地、茵陈、草河车等。

（二）发热

多属里证，正虚邪实，津液大伤，瘀毒结，郁而发热。在临床上可分为两大类：（1）中等热度以上的发热：偏于血瘀内阻时，常用丹参、桃仁、水红花子、七叶一枝花等；偏于湿热内宿的，常用杏仁、蔻仁、薏仁、竹叶、滑石、半枝莲等；热入营分发热者，常用犀角尖、生地、元参、赤芍、丹皮、紫草等。（2）长期低热：偏阴虚发热者，常用鳖甲、知母、地骨皮、银柴胡、西洋参、蛇莓等；偏于气虚发热者，常用党参、白术、黄芪、陈皮、甘草、柴胡等。胰腺癌发热首先应区分感染性发热和肿瘤热，感染热应用有效抗生素治疗，如为肿瘤热可用新癀片，每日三次，每次二片口服，也可用消炎痛拴 50mg 纳肛，12 小时一次。

（三）疼痛

疼痛多在中上腹部。毒邪蓄结，持续锐痛，肿块坚硬，舌青紫暗，脉弦者，常用蒲公英、白花蛇舌草、野菊花、土茯苓、白屈菜、夜葡萄藤、三棱等；血瘀经络，刺痛有定处，舌紫有瘀斑，脉涩者，常用白花蛇舌草、五灵脂、延胡、三棱、莪术、参三七、天龙等；气滞不通，胀痛不舒，时缓时急，脉弦舌暗者，常用郁金、香附、八月扎、枳壳、桔叶、枸桔李等。疼痛治疗中配合西医治疗，在西药采用上遵循癌症疼痛治疗三阶梯原则，常用药物有消炎痛、吗啡控释片等。对于顽固性疼痛，可采用 50% 酒精作腹腔神经丛注射或作腹腔神经切除术。

（四）胃肠道出血

发生率 10%，拟清热、消肿、止血，用大黄、白及、参三七、血余碳、墨旱莲、生地榆、侧柏碳等；偏于脾气虚惫、统摄无权者，加党参、白术、黄芪、甘草等。必要时配合使用 H2 受体拮抗剂如法莫替丁、洛赛克等并积极予止血、补充血容量等治疗措施。

（五）消化道梗阻

当有持续性呕吐或呕吐物含有胆汁时，表示癌肿侵犯到十二指肠下段。对于不完全性梗阻运用大承气汤和旋复代赭汤，药用生大黄、厚朴、枳实、芒硝、旋复花、代赭石、党参、半夏、生姜、大枣、炙甘草等。对完全性肠梗阻者，应于胃肠减压，使用胃管将胃内容物引出，并冲洗胃后用大承气汤浓煎至 100ml 左右经胃管缓慢滴入。也可考虑于行胃空肠吻合，以解决营养补充的问题。

第十五章 小肠肿瘤

第一节 小肠肿瘤西医诊疗常规

小肠肿瘤是指从十二指肠起到到回盲瓣止的小肠肠管所发生的肿瘤。小肠占胃肠道全长的75%，其黏膜表面积约占胃肠道表面积的90%以上，但是小肠肿瘤的发生率却较低，恶性肿瘤也较少见。随着胶囊内镜和双气囊小肠镜的问世，目前认为小肠恶性肿瘤约占胃肠道恶性肿瘤的6%～9%。小肠肿瘤可发生在任何年龄。但是多发病于50～60岁，男性稍多于女性。

小肠肿瘤病之所以较少，可能与下列因素有关：①小肠腔内的内容物呈流体状态，小肠的蠕动频繁并且排空快，当粪水进入结肠后，粪便内所含的致癌物质亦随之更加浓缩，使结肠特别是左半结肠所受到致癌物质的危害（无论在接触的时间和浓度上）均远较小肠为大。另外，小肠内的细菌亦较大肠内少，而且，粪便内的某些物质如胆盐需经细菌作用后才能转化为致癌物质，因此，小肠内致癌物质相对较少。②小肠液呈碱性，浆膜细胞含有一组微粒体酶系统，能减弱或去除外源性致癌物质的作用。③小肠与脾脏相似，有抗癌能力，是特殊的免疫系统，免疫球蛋白IgG在小肠内含量较高。

小肠肿瘤可来源于上皮或间叶组织，有30多种类型（表15－1）。

表 15－1　原发性小肠肿瘤的分类及其组织来源

组织来源	良性	恶性
上皮组织		
腺上皮	腺瘤	腺癌
Brunner 腺	Brunner 腺瘤；黏液囊肿	
非上皮组织		
平滑肌	平滑肌瘤	平滑肌肉瘤
脂肪	脂肪瘤	脂肪肉瘤
血管	血管瘤（毛细血管瘤、海绵状血管瘤、混合性毛细血管瘤）；肠血管病；遗传性出血性毛细血管扩张症	血管肉瘤
神经	神经纤维瘤；神经鞘瘤；节细胞神经瘤	神经纤维肉瘤；恶性神经鞘瘤
淋巴	淋巴组织结节性增生；淋巴管瘤；炎性假瘤	霍奇金淋巴瘤；非霍奇金淋巴瘤；Kaposi 肉瘤
内分泌	良性胃泌素瘤（胃十二指肠）	恶性胃泌素瘤（胃十二指肠）；类癌与类癌综合征
Cajal 间质细胞	小肠间质瘤	小肠间质瘤
其他组织	Peutz－Jeghers 综合征	

一、病因和发病机制

小肠肿瘤的确切病因目前尚不清楚。有些学者认为小肠肿瘤与上面提及的某些致癌物质的影响以及机体免疫功能的减退有关；还认为与遗传因素及某些后天性疾患有一定关系。如消化器官的癌，由遗传而发生的癌与非遗传的相比，常常在多脏器内发生；小肠恶性肿瘤常常有第二个原发病灶发生。这说明部分小肠恶性肿瘤的多发病灶或同时伴有胃肠道其他恶性肿瘤与多基因可能有关。

还有学者认为小肠癌的发病因素是某些胆酸如脱氧胆酸、原胆酸等及其在细菌作用下的一些降解产物有致癌作用，故在十二指肠慢性炎症的基础上，经过胆汁中某些致癌物质的作用，可导致癌的发生。克罗恩病时小肠腺癌发生率增加，且常发生在活动性炎症病变区，提示慢性炎症刺激对小肠的致癌作用。

有人提出，小肠与大肠一样，存在腺瘤/癌的演变顺序。主要依据有：①约 1/3 小肠腺瘤可找到癌变，而许多小肠腺癌内可残留腺瘤组织；②腺瘤患者的平均年龄低于腺癌患者的平均年龄；③腺瘤与腺癌在小肠的分布部位一致；④较大腺瘤具有较高恶变潜能。艾滋病与 Kaposi 肉瘤和淋巴瘤的关系、免疫增生性小肠病与小肠恶性淋巴瘤的关系，都表明小肠肿瘤存在由良性病变发展到恶性病变的过程。

二、诊断步骤

（一）病史采集要点

1. 起病情况

无论良性还是恶性，早期常常没有典型的临床表现，甚至无临床症状。可能有不典型腹部隐痛等。

2. 主要临床表现

小肠肿瘤的临床表现很不典型，一般与肿瘤的类型、部位、大小、性质及是否有梗阻、出血和转移有关。常表现为以下一种或几种症状。

（1）腹痛：是常见的症状。部分原因是由于肠梗阻所引起的，另外，肿瘤的牵拉及其引起的肠管蠕动失调、瘤体中心坏死所引起的炎性反应、溃疡、穿孔等，都可以引起腹痛。

（2）肠道出血和贫血：出血一般是肿瘤在发生溃疡或表面糜烂后出现的症状。约 1/3 的小肠良性肿瘤有出血，其中以平滑肌肉瘤和血管瘤比较多见，而来自腺瘤者较少。出血可致贫血。小肠癌和恶性淋巴瘤患者常有贫血。

（3）腹块：部分患者腹部可触及肿块，以向肠腔外生长的肿瘤为多见。肿块的硬度可以从柔软到坚硬不等。

（4）肠梗阻：是小肠肿瘤较常见的并发症。多因肿瘤所引起的肠套叠、肠管挛缩、狭窄或扭转等所致。

（5）穿孔：在小肠良、恶性肿瘤中均可能发生，但在恶性肿瘤更多见。常发生于溃疡型和平滑肌肉瘤。肠穿孔可以是急性的，引起弥漫性腹膜炎，也可以是慢性的，形成局限性脓肿和肠瘘。

（6）消化道症状：有时小肠肿瘤引起类似溃疡病的上腹部不适和疼痛，同时伴有恶心、腹胀和消化不良等现象；有恶心及呕吐者约占半数，而便秘者亦属常见。此外，不少患者可有腹泻，以恶性淋巴瘤者为多见。

（7）发热：可以是小肠恶性淋巴瘤的第一个症状，以平滑肌肉瘤较多见，而癌症较少见。热型不规则。发热的原因部分是由于肿瘤中心坏死、溃破感染、或穿孔后引起腹膜炎或脓肿所致。

（8）消瘦和体重减轻：多见于恶性肿瘤患者。常与食欲减退、消化不良、腹泻、肠梗阻、慢性失血及发热等有关。晚期肿瘤患者可出现恶病质。

（9）其他：有时因肿瘤累及肠系膜根部淋巴结，可压迫静脉而发生下肢浮肿；也可因腹膜的累及和营养障碍而有腹水症状；肿瘤大出血时可致休克；肿瘤位于十二指肠壶腹部周围时，可出现阻塞性黄疸或胆管感染等现象。

3. 既往病史

可因不同病因而存在不同既往病史，如发热、腹痛、消化道出血等，Kaposi 肉瘤患者可有艾滋病史或使用过免疫抑制剂。

（二）体格检查要点

一般无阳性体征发现，也可有贫血、腹部包块、肠梗阻等体征。

（三）辅助检查

1. 实验室检查

有慢性出血者可出现红细胞及血红蛋白降低，大便隐血试验阳性。肿瘤标志物如癌胚抗原、甲胎蛋白在小肠肿瘤患者中均无增高。十二指肠癌中的乳头周围癌堵塞 Vater 壶腹引起梗阻性黄疸时，血中胆红素及碱性磷酸酶增高。尿中胆红素增高，尿胆原阴性。小肠类癌患者发生类癌综合征时，可使 24 小时尿中 5－羟吲哚乙酸含量升高。

2. X 线检查

（1）腹部平片：小肠肿瘤致肠梗阻者，腹部平片可见肠内气液面。此时不宜作钡餐检查，以免发生并发症。

（2）小肠钡剂造影：病变在空肠者较易查出，越向远侧由于肠襻纡回重叠，有些肿瘤不易发现而被遗漏。

（3）胃肠钡餐双重对比造影：本法对十二指肠癌诊断的准确率达 42%～75%，X 线的主要征象有持久的十二指肠黏膜皱襞变形、破坏或消失，肠壁僵硬、充盈缺损、龛影或狭窄。

（4）十二指肠低张气钡造影：在整个检查过程中，肠壁松弛，黏膜舒展，在铺有薄层钡剂的黏膜与空气的对比下，便于发现十二指肠黏膜的早期病变。

3. CT 检查

不易发现小肠肿瘤，特别是微小肿瘤。有时显示小肠壁增厚、肠腔内肿物、肠壁内肿物。对向肠腔外生长的肿物或以腹部肿块为主要表现的患者，CT 有助于鉴别肿物的性质，可发现肝内转移瘤及腹腔淋巴结转移。

4. B 超检查

能发现肝内转移瘤及腹腔淋巴结转移。必要时可以在 B 超引导下进行肿物的针吸活检。

5. 内镜检查

胶囊内镜可完成全小肠摄影，受检患者无痛若，但不能取活检，不用于可疑肠梗阻的患者；双气囊小肠镜理论上可直接观察全小肠病灶的大小、部位，并进而取活检以获病理确诊。两者的问世提高了小肠肿瘤的早期检出率。对梗阻性黄疸的患者可通过逆行胰胆管造影明确梗阻部位，以鉴别乳头周围癌、胆管下段癌抑或胰头癌。

6. 选择性肠系膜上动脉造影

可显示出血性肿瘤的出血部位并根据血管损害的情况区分肿瘤的性质，尤其是对血管丰富的平滑肌瘤、血管瘤尤为适用，是术前有价值的诊断方法。选择性腹腔动脉造影对小肠肿瘤亦有较高的诊断价值。

7. 腹腔镜检查

对小肠肿瘤，特别是小肠转移瘤、小肠系膜肿瘤和淋巴结转移以及病变活检具有重要意义。还可以同时进行治疗。

8. 剖腹探查与术中内镜

临床表现有疑诊者，不能明确诊断时，应及时开腹探查。手术探查时需慎防遗漏较小的肿瘤或血管瘤，视诊及扪诊有时不易发现，可用强光透照检查，必要时需切开小肠做术中内镜，直接检查肠粘膜表面情况，并需注意小肠肿瘤有多发的可能性。

三、诊断对策

（一）诊断

1. 诊断线索

对不明原因腹痛或肠梗阻、不明原因消化道出血患者应注意小肠肿瘤可能，及时进行相关检查。

2. 小肠钡剂造影

可用于肿瘤筛查，但有一定的漏诊率。对无肠梗阻征象者可行胶囊内镜检查。全小肠镜加病理活检可对小肠肿瘤的部位、大小、性质作出明确诊断。B 超及 CT 可明确有无腹腔或肝脏等器官的转移。

（二）鉴别诊断

小肠增殖性结核常可扪及腹块，且常伴有乏力、食欲减退、恶心、呕吐、发热、贫血等，临床症状酷似小肠恶性肿瘤。手术探查时常见多处小肠襻粘着肿块之上，常伴有少量腹水，而且腹膜腔内有弥漫性粟粒样播散。临床上很难与小肠晚期癌相鉴别，直至腹膜结节活检病理切片观察后才能明确诊断。多发性小肠恶性淋巴瘤常在数个病灶之间隔以正常肠段，因此手术时易被误诊为克罗恩病。小肠良性肿瘤与恶性肿瘤之间的鉴别更加困难，特别对瘤体较大的交界性病变，如小肠间质瘤、平滑肌瘤与绒毛状腺瘤是否已恶变，临床上无法作出判断，有时甚至需要经过反复详细的病理检查后才能鉴别。

四、治疗对策

（一）治疗原则

（1）良性小肠肿瘤可作部分病变肠段及周围组织部份切除；多发者可行分段切除吻合术。

（2）恶性肿瘤者局限宜根治性切除术。

（3）晚期肿瘤并梗阻、出血等可作短路吻合术以解除梗阻或缓解症状。

（4）必要时可选化疗或放疗作术后或姑息性治疗。

（二）治疗计划

1. 手术治疗

手术切除是目前小肠肿瘤的主要治疗方法。小肠良性肿瘤一般手术切除或者内镜下治疗效果良好。小肠恶性肿瘤一经确诊，应立即争取根治性手术切除或姑息性手术切除。

当剖腹探查时如发现肿瘤比较局限，应争取将病变肠管连同肠系膜区域淋巴结一并切除。对十二指肠的恶性肿瘤，直径小于1 cm者，可以连同一部分肠壁作局部切除；较大的肿瘤则需要考虑作部分胰十二指肠切除术。对回肠末端恶性肿瘤应作右半结肠切除术。如发现已有远处转移，或浆膜面有散在种植，或肿瘤局部已广泛浸润与邻近组织粘连固定，也应尽可能将肿瘤作姑息性切除或作梗阻近端与远端肠管吻合以缓解梗阻，使局部症状保持在最低程度。例如已有肝转移的病例，若原发肿瘤可以切除而转移瘤又为孤立的结节，且患者全身情况较好，可以将原发肿瘤作根治性切除，同期或分期作肝叶切除或肝部分切除术。如转移瘤不能切除，也应争取将原发肿瘤切除以减轻患者的症状。

2. 放射治疗

小肠癌对放射治疗敏感度虽然比较低，但是如果手术后残留癌组织范围比较局限，也可以作放射治疗，一般总量在40 Gy。淋巴瘤对放射治疗较敏感。

3. 化疗

小肠腺癌对化疗药物不甚敏感，不能切除的小肠癌患者应用化疗后，个别患者可呈现肿瘤缩小、症状改善。常用药物有氟尿嘧啶、丝裂霉素、顺铂、洛莫司汀等。联合化疗的优于单剂化疗。小肠肉瘤对化疗药物有一定的敏感性，特别是阿霉素对各类转移灶的有效率超过65%。对巨大小肠平滑肌肉瘤，术前应用阿霉素、顺铂、环磷酰胺、更生霉素、长春新碱等药物的联合化疗，可使瘤体缩小，提高切除率。对于不能切除的小肠恶性淋巴瘤，应用COPP方案或MOPP方案，可以使瘤体明显缩小，以达到改善症状、延长生命的目的。小肠间质瘤术后可用酪氨酸激酶抑制剂甲磺酸伊马替尼（格列卫）辅助治疗以预防复发。

五、预后评估

小肠良性肿瘤一般手术切除或者内镜下治疗预后良好。个别病例可能引起严重并发症，如十二指肠壶腹部的腺瘤或者平滑肌瘤可能引起胆管、胰管堵塞，导致胰腺炎等；少数腺瘤和平滑肌瘤由于没有及时诊断和治疗可能引起癌变。

第二节　小肠肿瘤中医辨证论治与康复进展

小肠癌较为少见，约为消化道恶性肿瘤的1%，占全身恶性肿瘤的0.1%，由于缺乏特异性的检测手段，往往在发现之时已为晚期，而X－ray之检测率为50%，根据上海市肿瘤研究所1994年上海市区恶性肿瘤发病率统计资料，小肠恶性肿瘤的发病率为0.55/10万。

小肠癌的低发生率是由于小肠的蠕动平凡而排空快，小肠内的细菌也较大肠内少小肠内致癌物质解毒酶可使强烈的致癌物质转化为活性较小的化合物排除体外，小肠内每天能产生数克足以抵抗病毒及癌瘤的免疫球蛋白，而其发病率与食物中的脂肪摄入具有一定的相关性。作为癌前病变的小肠腺瘤，特别是绒毛状腺瘤，与小肠癌的发生密切相关。其病理则以腺癌为多。其发病的部位越高则发病率越高，如十二指肠癌发生率为小肠癌的40%，但小肠肉瘤的发生情况则与此相反。小肠癌的播散途径为直接浸润、淋巴及血道转移，种植性转移。

小肠癌常见的有以下几种：十二指肠腺癌：占小肠腺癌的40%，发病年龄为60～70岁，主要症状有腹痛，似十二指肠溃疡，但进食及制酸剂均无法缓解疼痛；黄疸，有皮肤瘙痒和陶土便；肠梗阻，进食后上腹部饱胀不适，但无肠型体征；出血，大便隐血实验阳性；腹块，常可见于右上腹部。空肠、回肠腺癌：按其分化程度，可分为腺癌、粘液腺癌、未分化癌。好发于空肠近端和回肠远端，主要临床表现为梗阻，无肠型，但呕吐频繁；出血，大便隐血实验阳性；排便习惯改变；腹块；穿孔以及压迫症状，如肾盂积水，会阴部水肿，排尿和排便困难。

鉴别诊断：须与小肠的良性肿瘤、小肠恶性淋巴瘤、小肠平滑肌肉瘤、小肠类癌等相鉴别。其中，小肠良性肿瘤主要有：小肠腺瘤，小肠平滑肌瘤，小肠脂肪瘤，小肠神经源性肿瘤，小肠血管瘤，小肠假性淋巴瘤，小肠纤维瘤等，其鉴别主要靠病理诊断，而其中内窥镜检查则不失为一种有效的手段，小肠腺瘤常可见到梗阻性黄疸，平滑肌瘤可有肿块扪及，而小肠脂肪瘤则多为无症状者，小肠血管瘤则可能出现出血，小肠假性淋巴瘤系感染细菌或病毒所致，因有巨大淋巴结而可能出现梗阻之象。

此外，尚需与小肠其他恶性肿瘤相鉴别：小肠恶性淋巴瘤：该病与免疫功能缺陷及病毒感染有关。其主要临床表现为腹痛腹泻、恶心呕吐、发热贫血等，常可有腹块扪及，亦可并发肠穿孔、肠套叠等。小肠平滑肌肉瘤：其特点为瘤体巨大，大部分向腔外生长。小肠类癌：又称嗜银细胞癌，可分泌 5 - 羟色胺自尿中测出，有时可有类癌综合症。诊断：影像学诊断：X - ray 正确率平均为 50%，其主要征象为持久的十二指肠粘连，皱襞变形、破坏或消失，肠壁僵硬或环状狭窄。CT 检查：可发现局部肿块及其转移状况。内窥镜检查：可通过此项检查而获取病理，并可对梗阻性黄疸行 ERCP 检查，明确部位。

治疗：以外科治疗为首选其放射治疗不敏感，对放射线的耐受性亦较差，一般不用，而小肠肉瘤则可用一部分放疗来提高手术切除率，其化疗也不甚敏感，可用 5 - FU、MMC，DDP，Me - CCNU，小肠肉瘤则可用 CTX、VCR、ADM、MTX 等联合化疗。

术后平均 5 年生存率仅为 20% 左右，

一、病因病机

正虚与邪实是其发病的两个重大因素。《医宗必读·积聚篇》指出：“积之成者，正气不足，而后邪气踞之。”初起多由情志不遂，忧郁气结或恼怒伤肝，肝气不舒或饮食不节，损伤脾胃，痰湿阻遏气机，阻于血络，血不能随气而行于脉络，血滞成瘀，日渐成积；或因脾胃虚弱，运化失职，津液输布失常，停滞于内而为湿邪，聚而成痰，或因素体湿盛，又嗜食肥甘厚味，蕴湿生痰，或因忧思伤脾，脾伤则气结，气机阻滞，津液输布失调，聚而为痰。气滞则血瘀、食积、痰阻，复又加重气滞。气滞日久则血瘀，与毒邪顽痰阻结，日久而成癥块。

病久失于调治，贻误时机使病情进一步发展。如脾胃虚弱，水谷精微化生无源，气血不足；瘀血内结，恶血不去，新血不生；阴津不足，久则虚热耗损阴血，机体抗邪能力下降，造成疾病的进展与加重。即患者已气血大亏，脾胃虚弱，同时又有痰瘀癥积等邪实的一面，形成本虚标实之体，造成治疗的困难，攻邪又恐伤正，扶正又恐壅邪，需慎重协调攻补之间的关系。

（一）饮食失宜

饮食过冷过热、饥饱不匀、过食肥甘、嗜好烟酒等均能损伤脾胃而致小肠功能失调，脾失健运，聚湿生痰，血行不畅，化生瘀毒，结于肠中，日久形成积聚。

（二）情志失调

因忧思抑郁过度，致情志失调，气机紊乱，津液运行失常，凝聚成痰；顽痰阻结日久更致气滞、血瘀而生肿块。

（三）思虑过度

中医认为“思则伤脾”，过度劳累致脾气虚弱，饮食后水谷不能化生精微被吸收而反成痰浊水湿，可以引起气机不畅，气滞则血瘀、食积、痰阻，化为癥块。

（四）脾肾两虚

脾为后天之本，肾为先天之本。肾又有命门之称，主一身之气。“久病必伤其肾”。为此，脾肾亏虚也是不容忽视。

二、辨证论治

（一）肝胃不和

主症：脘腹胀满疼痛，胸胁苦满，纳呆。舌质淡红或暗红，或见瘀斑，苔薄白或薄黄，脉弦。

治则：舒肝理气。

方药：柴胡舒肝散加减：柴胡9g，枳壳12g，郁金9g，半夏9g，川芎6g，丹参15g，白芍药15g，炙甘草6g。

（二）气滞血瘀

主症：腹痛较剧，固定不移，痛有定处，或可扪及肿块，腹满不欲食。唇舌青紫，舌质紫暗或有瘀斑，脉细涩。

治则：理气活血，化瘀止痛。

方药：膈下逐瘀汤加减：当归9g，川芎6g，桃仁9g，红花6g，延胡索12g，香附9g，枳壳9g，郁金9g，牡丹皮9g，赤芍药9g，炙甘草6g。

（三）痰气交阻

主症：上腹肿块，胀满疼痛。口淡无味，纳呆食少，腹胀，苔白腻而厚，若内蕴湿热则见黄腻苔，脉弦滑。

治则：健脾化湿，宽中散结

方药：二陈汤合海藻玉壶汤加减：药用陈皮9g，半夏9g，郁金9g，海藻9g，昆布9g，浙贝母9g，茯苓12g，栝楼15g，甘草6g。

（四）脾胃气虚

主症：面色萎黄，气短神疲，四肢无力，食欲不振，腹部虚胀，大便溏薄，久病则形体消瘦。舌质暗淡，舌体胖大可见齿痕，苔白或腻无根，脉沉细无力。

治则：健脾益气，消食化瘀

方药：香砂六君子汤加减：党参9g，黄芪9g，陈皮9g，半夏9g，枳壳9g，木香6g，白术12g，茯苓12g，焦山楂9g，鸡内金9g，砂仁3g，炙甘草6g。

（五）脾胃虚寒

主症：脘腹疼痛，喜温喜按，素谷不化，泛吐清水，肾阳虚甚则见形寒肢冷，畏寒蜷卧，大便薄溏，或五更泄泻，小便清长。舌质暗淡，可见齿痕，苔白水滑或白腐，脉沉细或沉缓。

治则：温中散寒，温肾助阳

方药：附子理中汤加减：党参9g，白术9g，半夏9g，附子9g，陈皮9g，草豆蔻3g，干姜3g，猪苓15g，补骨脂9g。

（六）气血两亏

主症：症见面色无华，唇甲色淡，自汗盗汗，或见低热，纳呆食少，脘腹可扪及肿块，动辄气短，形体消瘦，舌淡或舌质暗淡，或见瘀斑，脉虚或沉细。

治则：治以气血双补，行气活血，解毒化瘀

方药：方以八珍汤加减：党参9g，黄芪9g，白术12g，茯苓12g，当归9g，川芎6g，白芍药15g，枳壳9g，熟地黄6g，肉桂3g，菟丝子9g，枸杞12g。

三、预后及转归

癌瘤之为病，乃因素体正虚，邪为所患，气滞、痰凝、邪毒郁久，阻络遏经，日久方成癥块，伤气耗血，阻遏气机，且可循经而致毒邪外窜，故其为病深重。可根据邪正双方状况而观其预后：其病为初，正气不虚，邪气未盛，则扶正可以达邪，使其邪却而正安，预后良好；其病至中，邪正相争，邪盛而正不虚，此时在扶正同时，以手术除瘤则可使邪去而正安，气血虽虚，尚可以益气养血兼以祛邪而望正安有时；若病至后期，邪盛而正虚，此时祛邪则尤恐伤正，以致邪未却而其正先虚，此时病势危笃，预后不良。其影响因素与术前病程、分期情况、浸润深度、病理类型、淋巴结转移情况有关，临床上，在发现小肠癌时往往已非早期，手术切除治疗为其首选疗法。

四、并发症处理

（一）腹痛

以腹痛阵作，痛而剧按，或如刀割，或伴腹胀阵作，饮食不下，嗳气频作，恶心呕吐，苔薄腻，或黄腻，舌淡或红，脉弦紧为主证。其辨证乃是肝郁气滞。治以疏肝理气法，方用金铃子散：（苍术6g，香附9g，川芎6g，神曲9g，栀子9g）

若伴痛如刀割，则另加芍药甘草汤（白芍药，炙甘草）以缓急止痛；若伴痛而不大便，加承气汤（生大黄、厚朴、枳实、芒硝）以通腑泻下；若伴恶心呕吐，以旋复代赭汤（旋复花、代赭石、党参、半夏、生姜、大枣、炙甘草）和胃降逆。

本证常可在吻合口瘘，穿孔，梗阻及吻合口狭窄中出现，吻合口瘘常于术后一周内出现，可有腹痛拒按、压痛、反跳痛等腹膜炎之表现，可行吻合口瘘修补术；若为穿孔则可行外科修补术；若为梗阻则可行减压术，庆大霉素等抗生素用以消除局部炎症，减轻梗阻程度，加强补液支持疗法，注意电解质平衡，必要时做改道术或切除术。

（二）便血

以下利鲜血或便中带血为多，纳呆，腹部隐痛，喜温喜按，头晕目眩，苔薄白，舌质淡红，脉细为主证。其辨证乃是脾不统血。治以健脾益气摄血。方用黄土汤（灶心土15g，白术12g，附子9g，干地黄9g，阿胶9g，黄芩9g，甘草6g，加当归补血汤）

正确估计出血量多少，可配合西医止血、输血，增加有效循环血量等法，必要时做修补术以止血。

第十六章 大肠癌

第一节 大肠癌西医诊疗常规

一、定义

（一）原位癌

是指肿瘤细胞失去极向或结构形态异常，主要表现为“腺体套腺体现象”（gland within gland），并伴有异型增生。意义：肿瘤未侵及固有层或粘膜下，因此无转移倾向，可以局部切除。

（二）粘膜内癌

指肿瘤浸润至固有层但未达粘膜下层。意义：该类病变在大肠较少见，常为炎性肠病的并发症，常常累及固有层的毛细血管和淋巴组织，因此理论上有转移的可能。事实上，除非浸润至粘膜下，一般不发生转移，因此切除局部粘膜病变可以治愈。一个常见的错误概念是大肠粘膜无淋巴管。然而，确实有淋巴管穿过粘膜肌层到达固有膜的基底部。活检标本发现的粘膜内癌有时可能代表浸润癌的表浅部分。

（三）浸润性癌

癌细胞浸润至粘膜下层以下称浸润性癌。意义：浸润癌有经淋巴及/或血行转移倾向，并可直接向邻近组织浸润。

二、流行病学

（一）发病率

在北美和欧洲，大肠癌是胃肠道中最常发生的浸润性肿瘤，其死亡率仅次于肺癌，位居第二；在女性则次于乳腺癌。在许多以往认为发病率较低的国家如日本，亦呈上升趋势。在高危地区（如美国、加拿大、澳大利亚、新西兰、南非、乌拉圭以及阿根廷等）发病率约为每年30～55/10万，而非洲仅为5/10万。有资料显示，在美国大约6.8%的女性会发生大肠癌，3.1%死于大肠癌，而男性则分别为6.3%和2.9%。换言之，目前在世的美国人中，大约有750万人将会死于大肠癌。有意义的是，大肠癌高发国家中40岁以下人口的发病率与低发达国家并无差异。

尽管在过去的十年中，预期发病率呈逐年上升趋势，但死亡率却缓慢下降。有一项研究报告，1950年为28/10万，1982年则降至22/10万。在日本以及亚洲许多国家，年死亡率基本控制在5/10万以下。即使在同一国家，也有高、低危人群，高、低危地区之分。例如，在美国，东北部为高危地区，而中部平原则为低危地区。我国北方102 800无症状人群普查资料显示，近年大肠癌发病率亦呈上升趋势，该地区发病率达24.31/10万，且城市高于农村

（二）年龄与性别

大肠癌随年龄增高而增加。尽管高发年龄段为60岁，中位年龄为62岁，但年龄分布范围较大，甚至10岁以下的儿童亦可发生。青年时发病的患者多有已知的易感因素，如患有家族性大肠腺瘤性息肉病，炎症性肠病以及其它遗传性疾病。年轻患者往往预后不良。肿瘤分化程度低，就诊时往往失去手术机会。总体而论，性别分布无差异，但男性的直肠癌发病率稍高，而女性的结肠癌发病率稍高。

（三）肿瘤在大肠中的分布

以往将直肠癌与结肠癌分开，主要原因是直肠癌几乎占大肠癌的半数，乙状结肠癌约占25%，其余25%均匀分布于其它部分，目前欧洲的一些国家例如德国，奥地利直肠癌仍占全部大肠

癌的25%～50%，因此仍然沿用之。但是某些大肠癌高发地区在过去的20年中，大肠癌发生部位的分布情况已有缓慢的改变。与低发地区相比，有明显差异。在低发地区，右半结肠癌的发病率相对较高，而高发地区，大约3/4的大肠癌发生在直乙结肠，其中乙状结肠癌约占全部大肠癌的半数。丹麦的一项调查显示，直乙结肠癌约占大肠癌的40%。一项统计资料报告，内镜下切除的癌变息肉约80%位于乙状结肠，盲肠和升结肠癌约占15%～20%，肝曲至降结肠癌约占10%～15%。

三、大肠癌易感因素

（一）地理差异

环境和遗传因素可能是结肠癌发病的主要影响因素，遗传易感性可能是基于环境因素之上而发挥作用。其依据可以从世界各地发病率的不同得到解释。此外，从低危国家向高危国家的移民发病率明显增加。移居美国的日本人，其第一代移民中大肠癌死亡率比本土日本人增加3～4倍，因此无法仅用遗传学来解释上述资料，其中最有可能的致癌因素是饮食。其它自低危地区向高危地区移民（如自波兰，瑞典向美国移民），在新的生活环境中，大肠癌发病率迅速上升，但是稳定在一个低于所移居国普通人群发病率的水平，也证明环境因素的重要作用。

（二）饮食因素

有足够的证据表明，饮食因素特别是动物脂肪、纤维素、动物蛋白等在大肠癌的发病中发挥重要作用。大肠癌是进食高动物脂肪（尤其是牛肉）人群的“社会病”。有人推论，由于高脂饮食造成的胆酸、胆盐、中性类固醇向肠道排出增加，或被某些肠道细菌降解为致癌原。动物实验亦提示，如果胆盐池增大，或将胆汁改道至大肠的不同部位则可诱发肿瘤形成。在人类，大肠腺瘤和癌患者的十二指肠内去氧胆酸的量明显增加，且与腺瘤发生的高危因素如腺瘤数目、体积、异型增生程度以及绒毛成分等均有相关性。游离脂肪酸和胆汁对上皮组织均有直接毒性作用。

饮食中纤维的作用仍有争议，已有证据表明纤维摄入与大肠癌呈负相关；低纤维饮食者，粪便在肠道中通过时间延长，致癌物与粘膜接触时间延长。此外，纤维可以降低粪便 pH 值。在美国，普通人群的粪便 pH 值高于食素人群，而后者仍高于非洲的普通人群。粪便酸度增高可能对大肠粘膜有保护作用，其机理可能是 pH 增高使细菌作用于胆酸的活力增加，特别是促进初级胆酸向次级胆酸转化，并可使某些细菌繁殖。

（三）职业因素

石棉、钢厂工人，接触地毯合成纤维以及从事静坐工作的工人较非静坐的工人患癌的危险性增加一倍，但仅限于乙状结肠和降结肠癌。吸烟和大肠癌也可能有一定联系。

（四）促发条件

息肉综合征、家族性结肠腺瘤病、Gardner 综合征均以多发性大肠腺瘤为特征。通常为 100 个以上甚或数千个。上述综合征中几乎所有患者最终都发生大肠癌。家族性结肠腺瘤病的变异型如 Oldfield 综合征（伴发多发性皮肤腺囊肿），Turcot 综合征（伴中枢神经系统肿瘤）发生大肠癌的危险性亦增加。其它少见的非腺瘤性息肉病综合征如幼年性息肉病，Peutz - Jegher 综合征，Cronkhite - Canada 综合征亦与大肠癌有关。约 5% 的大肠癌在首发癌的同时可有多源性肿瘤发生。另有 5% ~8% 可发生二重癌，1/3 以上的患者同时伴有腺瘤。尸检时大肠腺瘤的发生率约为 40%。

（五）家族史和个人史

大肠癌患者（散发性癌，无已知综合征存在）的一代血缘亲属中大肠癌的发病率较普通人群增加 4 倍。与遗传有关的大肠癌的确切发病率尚不清楚，但有文献报告，至少占全部大肠癌的5%以上。

1. 遗传性（部位特异性）非息肉性结肠癌（HNPCC）

亦称Lynch Ⅰ型综合征。该综合征系常染色体显性遗传。约占散发性大肠癌的5%～6%。诊断大肠癌时平均年龄40岁，较普通人群提前20年，与家族性腺瘤性息肉病和溃疡性结肠炎等高危人群相似。一例患者发病并不能作出HNPCC诊断，必须在现症患者的基础上进行家族谱系调查，方可诊断。其典型特征是发病年龄较早，通常位于右半结肠，亦可表现为多发性腺瘤进而恶变为癌（亦多发于右半结肠）。需要指出的是，“非息肉性”一词意在勿将该病与家族性腺瘤性息肉病相混淆，而并非无腺瘤发生。

2. 癌家族综合征

至少有2种不同类型，一为经典的遗传性癌综合征亦称Lynch Ⅱ型，其特征为多部位、多器官的多发性肿瘤，包括结肠、小肠、胃、乳腺、子宫内膜、卵巢和胰腺。首次发现肿瘤的年龄多为45岁左右，外显率75%；另一类型是Li－Fraumeni综合征，主要累及软组织、骨骼、乳腺，而极少累及胃肠。

3. 遗传性胃结肠癌

原发性胃或大肠（或同时发生）多发性肿瘤。若系大肠癌，多为右半结肠受累，外显率为90%，首发肿瘤年龄常为40岁左右。

4. Muir－Torre综合征

系多脏器多发性肿瘤，通常为大肠、膀胱，常伴随皮脂腺肿瘤，有可能发生局部浸润，常合并皮肤角质棘皮瘤或自愈性上皮瘤。

5. 炎症性肠病

溃疡性结肠炎，少数克罗恩病，偶见慢性血吸虫病和阿米巴肠病亦可发生大肠癌。在中国，炎症性肠病的癌变率约为44/10万，与西方国家相似。

6. 局部放射线照射史

Ⅱ期宫颈癌患者局部放射治疗后（通常照射量达8000r）常发生直肠和乙状结肠癌、膀胱癌、前列腺癌局部照射后少数患者亦可发生大肠癌。放射治疗后发生大肠癌的潜伏期一般在10年以上，且与照射剂量有关。肠管接受放射线剂量低于30Gy时极少发生癌变。

7. 胆囊切除史

多项研究表明，胆囊切除有可能促发大肠癌。但仍有一些争议，甚至有资料显示，胆囊切除非但不会增加大肠癌变的危险性，反而会略微降低大肠癌的发生。但从总体分析结果估算，胆囊切除术后发生大肠癌的危险性增高1.5倍，其中主要是由于女性右侧大肠癌的发生率增加所致。其机理与胆酸和中性类固醇在右侧结肠沉积有关，而远端结肠则未暴露于这些高浓度的潜在致癌物质。

8. 输尿管乙状结肠吻合术史

输尿管乙状结肠（有时为直肠）吻合口处是多种肿瘤的好发部位，主要为腺癌，亦可能发生炎性及异形增生性息肉。由于这类肿瘤发生频率较高，目前某些临床研究中心已将输尿管乙状结肠吻合术后长期存活的患者召回，并重新进行输尿管回肠吻合手术。

9. 其他相关因素

有人报告Barrett食管、糖尿病、色素性视网膜炎以及免疫缺陷综合征可能与大肠癌有关，但均未定论。有人指出，皮肤赘生物有可能是大肠腺瘤（亦可能是癌）的标志，另有人认为，皮肤赘生物并不一定与大肠腺瘤或癌有关，但可以视为结肠镜检查的一个适应证。

四、发病机制

（一）癌前病变

目前组织学认定的大肠癌前病变是异型增生（不典型增生），其定义为上皮细胞发生肿瘤性增生，可能为非浸润性、已有癌变或具有直接浸润的倾向。因此，上皮细胞肿瘤性增生既可以是良性（腺瘤或异型增生）亦可以是恶性（癌），溃疡性结肠炎常见异型增生。

（二）腺瘤－癌（异型增生－癌）演变过程（adenoma – carcinoma sequence）

腺瘤的发生和演变：越来越多的证据表明，大多数的大肠癌是来源于已经存在的腺瘤或异型增生，通常此癌变过程经历以下4个阶段：①在完全正常的粘膜发生腺瘤或异型增生；②腺瘤生长直至浸润，其体积至少要达到4mm；③腺瘤继续生长，并出现异型增生，常伴有绒毛成分；④浸润，通常可见直接向粘膜下浸润，有时可见先浸润至固有膜。

目前的问题是，为什么有的腺瘤继续生长，而有的则否？为什么有一部分腺瘤发生癌变？

一般而言，腺瘤增长有以下三种方式：

1. 取代

肿瘤性上皮取代原有的正常上皮。肿瘤性上皮自表层向隐窝过渡，形态学上呈现“雪梨”样改变，意即肿瘤性上皮破坏或取代正常上皮，利用原有腺管框架浸润，有意义的是，有时一种类型的腺瘤上皮被另一种异型增生更为明显的腺瘤上皮所取代，且常常是高度异型增生的取代异型增生程度较轻的。

2. 芽生

一般是发生在隐窝和表面上皮。肿瘤性上皮呈新萌出细胞团凹入固有膜，但是隐窝周围的纤维母细胞外套膜仍完整。这些新萌出的细胞可以增生并且继之形成次级萌出。如果病变穿透深达固有膜，则可见到两种形态的隐窝：正常隐窝和增生形成肿瘤性隐窝。

3. 肿瘤性腺体增生

当隐窝长度显著增长时，肿瘤性腺体增生非常明显，此时往往可见绒毛成分。

通常随着异型增生程度的不断加重，结构更加复杂，并常出现绒毛成分。所有这些均增加了浸润的可能性。有些腺瘤继续生长，另一些则停止生长或消退；有些继续生长并浸润，有些则可能生长甚微而很早期即发生浸润。一旦浸润出现，有些腺瘤并无明显增大，有些即使增大亦不转移，有些虽然体积确实很小却已转移。

随着腺瘤体积的增大，常伴有异型增生，并且出现绒毛成分。一旦发生上述改变，一些腺瘤继续增长，一些则既不增长也不缩小，而有一部分则继续增长直至发生浸润，还有一部分则体积增长甚微而较早发生浸润。同样，即使发生浸润，有些肿瘤尽管体积很大，并无明显恶性浸润或转移；而有些腺瘤虽然体积很小却已发生转移。

在大肠，肿瘤通常直接向粘膜下浸润，但有时浸润源于固有层，此种浸润可能为弥漫性，称之为粘膜内癌。因此从理论上推断，由于粘膜毛细血管和粘膜肌层淋巴结浸润，该类型肿瘤势必要发生转移。然而，迄今为止，临床上有关大肠粘膜内癌发生转移的病例鲜有报道。

自隐窝基底部向粘膜下直接浸润常伴随某些酶类的释放，例如胶原酶或胞浆素原激活物质如尿激酶，从而加速浸润过程。某些肿瘤浸润伴有基底膜板层素（laminin）的缺失，细胞骨骼肌动蛋白的结构紊乱或促进粘连。一项研究发现，某些具有溶胶原活性的细胞自溶素，在腺瘤组织中无活性，而癌组织中分泌的此种细胞自溶素则呈活性形式。

（三）关于原位癌（de novo carcinoma）的争议

有关原位癌存在与否，多年来欧美学者与日本学者分歧较大。日本学者通过大量的临床病例证实确实有部分平坦/凹陷型大肠癌是原位发生，且此种类型的癌极易发生浸润。而欧美学者则认为，浸润性癌中往往都有腺瘤成分，且与腺瘤的体积有关。体积越小，腺瘤成分出现的可能性就越大。经内镜切除的伴有浸润性癌变的腺瘤性息肉中，90%以上含有明显的腺瘤成分。但是，某些小的癌组织中腺瘤的并存率很低，55岁以下患者中极少见到。外向性生长且分化较高的癌或浸润局限于粘膜下的癌组织中则腺瘤的并存率较高。此外，亦有研究认为确实有一些癌组织中无腺瘤成分。欧美学者认为，语言及词意的不同以及对组织学所见的解释不同是导致上述分歧的主要原因。

例如，仅仅累及数个隐窝但异型增生程度较高甚至出现结构上的‘背靠背’（back to back）现象的小腺瘤，由于尚未浸润至粘膜下，因而不能认为其有浸润。那么，如何解释上述病变呢？由于它仍符合腺瘤的定义，即腺体良性增生（尽管出现高度异型增生）。因此，应解释为腺瘤伴高度异型增生。但是，某些学者则将其解释为‘原位癌’，并且指出，因为它是‘癌’，而不是腺瘤，所以它就是‘原位癌’。此种情况下，谁也不能否认其组织学所见，其分歧点只是如何解释这些组织学所见。遗憾的是，由于各执己见，无法得到‘正确’结论。因此，鉴于双方的观点不同，解释及结论则不可能一致。在美国，广泛采用Astler和Collar的浸润性癌分期系统。根据这一分期系统，Dukes A期的癌仍属于高度异型增生的腺瘤。鉴于临床实际的需要，欧美学者提出，‘癌’一词应仅限于已发生浸润的病变，从而避免了不恰当的手术。

再例如，原位癌有可能是腺瘤浸润癌的另一种情况是：其粘膜中的腺瘤成分即使有轻度异型增生，但尚未出现浸润癌的形态学特征性改变。如果去除其浸润成分，则只能判定为腺瘤。但是，即使出现浸润成分，此种粘膜内的病变是否应该解释为浸润癌的粘膜内成分，亦即原位癌？类似上述的情况亦可见于其它器官如宫颈，当原位癌出现浸润时，常常有形态学改变，通常为角质性癌，但如果出现异型增生，则往往见不到此种形态学改变。因此，角质形成可以视为浸润的一个标志。大肠腺瘤向癌转变亦应有此种变化。但是，此种变化尽管有时发生，然而并不常见。有人提出将有无此种改变作为鉴别腺瘤与癌的一个指标。如果没有此种改变，那么形态学所见不能解释为腺瘤，只能是息肉样癌的一部分。因此，不支持腺瘤－癌演变过程。关于此论点亦是各执已见，由于观点不同，解释则各异。

但是，欧美学者亦不否认，小部分大肠癌确实起源于高度异增的隐窝，且伴随高度异型增生的浸润性癌。目前尚不清楚的是，为何此类大肠癌生长非常迅速。此外，欧美学者还提出，某些癌直接来源于并非高度异型增生的上皮，且并不经过原位癌的阶段，发生浸润时其形态学亦无改变。这些可能见于那些不易发现的无蒂（扁平）腺瘤或癌。但是并不支持原位癌的学说。欧美学者认为，这些粘膜改变是异型增生或腺瘤样改变，因此提出原位癌的观点已经过时，应被废止。鉴于此种争议，有人提出，既然粘膜内成分是腺瘤，那么来源于正常粘膜（原位癌）的说法没有必要继续使用。

目前我国的病理学者认为，腺瘤（异型增生）—癌变过程以及原位癌（de novo）均存在，之所以出现上述争议主要是由于欧美与日本学者的判断标准存在较大差异：日本学者主要根据核形和细胞结构来判断腺瘤、异型增生或癌，而欧美学者则以有无浸润来区分。

五、病理组织学

（一）大多数大肠癌（约80%）的组织学特征是腺体结构保存较好，呈中-高度分化，腺体内衬高柱状上皮。约10%为胶样癌（colloid），常含有印戒细胞成分。单纯印戒细胞癌仅占所有大肠肿瘤的1%~2%。其它10%中，多数为分化差的肿瘤，此外包括一些少见的细胞类型，如罕见的分化很高的癌，以至于很难与深在性囊性结肠炎（colitis cystica profound）相区别；以及腺鳞癌、鳞癌、内分泌癌、绒癌、透明细胞癌、微腺体杯状细胞癌等。

（二）一般根据肿瘤细胞的分化程度来分级。但是如果考虑到分期，分化程度是否可作为一个独立的预后指标目前尚不清楚，此外，必须要明确，将肿瘤作为一个整体来进行平均分级抑或应找出那些分化最差的区域，其结果是不一样的。分化差的区域往往在肿瘤的边缘部分。大多数大肠腺癌标本的中心和表浅部分往往分化较好，而深部和边缘发生浸润的部位则分化较差。因此有人提出，边缘分化差有可能是肿瘤具有高度恶性浸润的指征，并应以此来判定分化程度。

大肠癌组织学分级受主观因素影响较大，因此不甚精确。目前采用高分化、中分化、低分化三组。有专家建议临床实践中应采用5级划分法，即除了上述高、中、低三级外，再加上介于高与中分化之间的分化较好和介于中与低分化之间的分化较差。约10%的大肠癌为高分化腺癌。高分化的标准是：瘤组织内腺体被复高柱状上皮。大多数含有乳头状结构及小的不规则细胞核。分化较差的肿瘤一般很少或无腺管形成，即使见到腺管亦很小或其结构异常，可发生单个细胞或成堆细胞的浸润，通常没有腺腔。这些腺体被复上皮为立方形，且核呈空泡样变，核膜周边深染，可以失去极性。中度分化的肿瘤则是腺体形态较好，但腺管有结构异常，被复上皮为低柱状细胞，胞核中度增大，尚保持一定极性。有些肿瘤中可以出现上述不同分化组织混合存在的现象，此种情况称之为“多种分化，包括低分化”（variable differenciation，includingpoorly differenciation）。

六、临床表现

早期大肠癌常无症状。随着肿瘤的增大，干扰了机体正常功能，遂出现一系列症状。这些症状常因病变累及部位而有所不同。

右半结肠癌由于该部位结肠肠腔宽，粪便稀，较少出现肠梗阻，出血亦较少见，但乏力、消瘦、贫血和腹部包块相对较为常见。腹部包块有时并非肿瘤本身，而是套叠的肠管，因而常可时隐时现，腹痛多为隐痛。持续性右侧腹痛，而不易为其它疾病解释时应引起警惕。左半结肠癌，由于肠腔相对较窄、迂曲，粪便已成形，故主要表现为便血和梗阻。便血的量与性状也与病变部位有关，据观察，病变愈接近肛门，血色愈鲜红，且往往是粪、血分离，愈是远离肛门，粪、血愈易混在一起，高部位病变出血，往往呈现果酱样粪便。排便习惯的改变在大肠癌也很常见，如腹泻、便秘交替等。病变接近肛门时，常有里急后重感。左半结肠特别是直、乙状结肠癌，体积长大时也可形成梗阻，出现剧烈腹痛和肠型。

除肿瘤本身症状外，大肠癌的并发症，如肠间瘘、直肠膀胱瘘、直肠阴道瘘，由于肿瘤坏死而出现的低热，因肿瘤转移而出现的肝、肺、脑等相应症状，均可在晚期大肠癌患者身上见到。包块、腹水、肝大也是中、晚期癌常见到的体征。我国直肠癌约占全部大肠癌的50%，因此，直肠指诊应视为检查常规。指诊应注意肛周病变，注意有无狭窄，有无触痛及肿块，如有肿物，应注意肿物大小、质地、形状，与周围组织的关系，特别要注意肠内肿块与肠外肿块（如直肠膀胱/子宫凹陷）的区别。指诊结束应注意指套上有无血迹，还可通过指套涂片检出肠癌细胞。

七、实验室检查

（一）粪隐血等试验

90%的大肠癌和20%的腺瘤可有间断出血，据同位素红细胞标记检测。正常人每天肠道失血为（0.5±0.4）ml，最多可达1.5ml，大肠癌失血量多超过此量，且常与肿瘤部位有关：回盲部和升结肠癌失血量平均9.3ml/d；横结肠癌为1.5ml/d；乙状结肠癌1.9ml/d；直肠癌1.8ml/d。每天失血量2ml时，隐血试验阳性率为7%；失血10～20ml时为61%；30ml时可达93%。腺瘤的出血与大小有关，小于1cm的腺瘤很少出血。

目前常用的粪隐血试验有三种：即愈创木酯试验、免疫化学试验和血卟啉试验。愈创木酯试验借助其检出过氧化酶的能力，可检出粪便中的血红蛋白、肌红蛋白，也可与粪便中任何含有过氧化酶活性的物质如饮食中肉和生蔬菜中的过氧化酶发生反应，故有较高的假阳性。免疫化学隐血试验只与人血红蛋白反应，对于自身肠道出血特异性较强。有志愿者食入自身血10～100ml后，粪便中没有发现具有免疫活性的血红蛋白。血卟啉试验不但可以检出血红蛋白，而且可以检出血红蛋白的降解产物，故对上消化道出血的检测较为敏感。

三种隐血试验检测胃和结肠出血的敏感性不同。血卟啉试验对结肠和胃出血的检出敏感性相似，免疫化学试验对结肠出血的检出敏感性显著高于胃出血。愈创木酯试验居于两者之间。

粪隐血试验被认为是现今大肠肿瘤初筛方法中最有效、最简单的方法，但由于其仍有较高的假阳性与假阴性，故许多研究人员又探讨了粪便微量白蛋白，大肠癌伴随抗原，粘液T抗原以及促腐因子等试验与粪便隐血互补，以提高对大肠肿瘤检出的敏感性。通过已知患者和无症状人群普查，我们发现粪便白蛋白检测与隐血试验互补确可提高大肠肿瘤的检出率，其缺点是互补后假阳性率较高。由于愈创木酯试验（化学法）不易分辨胃与结肠出血，不易排除食物的干扰，而免疫化学法价格又较贵，我们设计了“序贯法粪隐血试验”，即先行愈创木酯试验，阳性时再做免疫化学试验，以剔除前一种试验中的假阳性，这样的序贯隐血试验即花费低又减少了假阳性，对于临床判断结果和减少普查中结肠镜检查的数量均有好处。无论哪种粪便试验均要连续检查三次，且注意粪便标本不要接触便桶中的水，以提高阳性检出效果。

（二）肿瘤标志物

肿瘤标志物系指癌变过程中恶性细胞产生、释放的相关抗原、酶或代谢产物。

1. 肿瘤伴随抗原

大肠癌细胞产生的 CEA 大部分凋落于肠腔，少部分进入血循环，再进入腹水等体腔液中。肿瘤细胞产生 CEA 的量与肿瘤发展阶段有关，晚期患者，特别是有肝转移者，血 CEA 升高明显，而早期病变极少有血清 CEA 水平的升高。此外，不少良性疾病也会有血 CEA 水平超过正常值，故很难单独依靠血中 CEA 升高做出大肠癌的诊断。根据文献和我们的随访观察，连续测定血清 CEA 对评价治疗效果和判断术后有无复发有很大意义。手术后 CEA 保持高水平，意味着体内残余肿瘤的存在，术后下降的 CEA 再度升高，则预示着肿瘤的复发。这种 CEA 水平的升高往往早于临床发现复发 3 ~6 个月。临床常用的检测方法主要有酶免疫法和放射免疫法两种，前者正常值为 5ng/ml 以下，后者为 15ng/ml 以下。评价血清 CEA 水平的临床意义应注意其动态变化，并结合其它检查结果综合判断。

其它肿瘤伴随抗原如血清 CA50，CA125 和 CA19 -9，虽然在结肠癌时可有升高，但它们在其它恶性肿瘤，特别是其它消化道癌和某些良性疾病也有升高，故对大肠癌而言更缺乏特异性。

2. 癌相关基因

有证据表明 60% 的大肠癌有 c－myc 基因的过度表达，41% 的大肠癌有 k－ms 基因的点突变。几个重要的癌前病变，如家族性腺瘤性息肉病（FAP）等也有 c－myc 的过度表达。APC 抑癌基因中一个等位基因失活可引起 FAP 的发生，而另一个等位基因的点突变或小片断丢失，可促使腺瘤癌变。

理论上讲，应用基因分析手段检测它们的异常变化有可能在早期诊断和预后判断上发挥作用。近年研究人员发现 44% 的大肠癌患者癌组织中有 P53 的突变，这些患者中 64% 可从其粪便 DNA 提取物中发现 P53 的突变。是否癌基因或抗癌基因的检测可以作为一种癌变过程的提示或作为一种临床诊断手段，学术界尚有争论。一般讲，诊断学试验直接服务于疾病的判断，其结果指示当前的健康状态，而目前的基因检测还只能是一种遗传学预示，可以作为某些家族中高危个体的筛检手段，服务于未来的健康状况。有的学者认为，作为遗传学检查的基因检测应像对待新药一样，既看到利也要看到弊。例如患者血/粪便中发现 k－ras 基因的点突变，只能预示着某人有发生肿瘤的可能，但这种信息是一个概率性信息，是一种倾向。肿瘤的发生是一个多基因，多阶段的发生、变化过程，而这许多基因的变化又受着各种环境因子的影响，并非一旦发现某个癌基因或抗癌基因的异常，便一定预示或肯定肿瘤的存在。把这些基因检测用于临床诊断会给患者带来巨大心理压力，甚至家庭或社会的歧视。

（三）X 线检查

普通钡灌肠造影仅能显示结肠形态和轮廓，对细小病变的观察较为困难。气钡双重对比则可显示粘膜上的细微结构，有利于早期癌的检出。进展期癌的 X 线表现，依肿瘤生长特点可分为增生型：肿块呈圆形或分叶状表面不平；浸润型：肠壁僵硬，局部粘膜下陷，肠管狭窄；溃疡型：多为肿块上的溃疡，故常表现为腔内龛影。由于病变发展的不平衡，往往可同时发现以上几种特征。早期癌的X线表现类似于早期胃癌，分为隆起型，平坦型和凹陷型三个类型。与早期胃癌相比，隆起型（类息肉型）较为多见。

（四）B型超声检查

由于肠管内气体的干扰，经腹壁超声检查很难发现肠粘膜早期病变，而因结肠肿瘤形成腹部包块时，B超可见含气的肿物和增厚的肠壁（表现为低回声或等回声）。肠腔注水后，可见肠腔内的不规则狭窄或在充盈性暗区的肠腔内有多个肿瘤突起。超声内镜则可提供肿瘤浸润的深度、方向以及其与邻近器官的关系等信息。

（五）CT检查与虚拟结肠镜检查术

与B超检查一样，CT对于肠癌，特别是早期癌的诊断帮助不大。对于晚期肿瘤与其它腹部包块的鉴别，了解腹腔淋巴结的肿大有很大价值。近年有人报告以螺旋CT三维重构技术模拟结肠粘膜表面结构（virtualcoloscopy），可以检出5~9mm的息肉，结果与肠镜检查相符，但不能分辨4mm以下病变。研究人员认为这是一种有发展前途的无创性结肠病变检查方法。

（六）结肠镜检查

纤维结肠镜乃至近年已普遍应用的电子结肠镜是大肠癌诊断治疗上的一个重大突破。现今日本普查出的早期癌已占到全部大肠癌的50%~60%。1994年日本大肠癌研究会制定的大肠癌诊断方案中把内镜下早癌分为三型。Ⅰ型为隆起型：Ⅰp－有蒂；Ⅰsp－亚蒂；Ⅰs－无蒂。Ⅱ型为平坦型：Ⅱa－表面隆起；Ⅱb－表面平坦；Ⅱc－表面凹陷（病变周边隆起低于2mm）。Ⅲ型为凹陷型。近年日本学者对平坦凹陷型早期大肠癌进行了深入研究。他们发现这种病变（Ⅱ型）范围虽小，但恶性程度高，即便5mm

的Ⅱc 或Ⅱc + Ⅱa 型病灶便可有粘膜下浸润，1cm 的病变已可出现淋巴和血管浸润，甚至淋巴结转移。由于这种病变微小，内镜检查极易漏诊，特别是当内镜医生发现肠道其它部位息肉时，忽略了这种微小、但很重要的病灶。由于早期大肠癌多为腺瘤性息肉恶变，故隆起型居多，这种类型病变容易发现，而上述平坦、凹陷型病灶常被遗漏，故一旦发现肠粘膜异常充血，触之易出血，粘膜局部有凹陷或颗粒状突出，凹陷边缘呈放射状或盘状表现时，经反复充气、吸气，局部粘膜出现变形均应疑及平坦、凹陷型早癌病灶。进展期大肠癌内镜下大致可分为肿块型、溃疡型、浸润型、硬化型等几个类型，诊断并不困难。值得提出的是，文献统计普查资料显示我国直、乙状结肠癌约占全部大肠癌的 70% 左右，特别是相对年轻的患者，2/3 的大肠肿瘤可以被乙状结肠镜发现，甚至一个硬式乙状镜均可查出大部分大肠癌，故不应忽视乙状结肠镜的作用。

（七）肠脱落细胞检查

据研究正常人大肠粘膜每天大约有 10×10 个上皮细胞脱落，又由于大肠脱落细胞不经消化液消化，因而收集粪便中脱落细胞对于肠道恶性肿瘤的诊断极为有利。据文献报告，该方法对大肠肿瘤诊断的敏感性，特异性均可达 90% 以上，相当一部分早期癌可获得阳性脱落细胞。我们曾收集大肠肿瘤患者腹泻后的粪便，以细胞图像分析仪测定肠脱落细胞的 DNA 倍体含量，发现大肠癌的阳性符合率为 72.73%，特异性 91.49%，阳性预示值 66.67%，阴性预示值 93.48%，结果证明该方法的准确性优于粪隐血检查。缺点是方法较复杂，患者依从性不如粪隐血检查。

（八）“光学活检”（optical biopsy）

内镜下对早癌病灶，特别是平坦型早癌灶的辨认较为困难。迄今仍然是采取可疑病灶多点活检的办法，具有一定盲目性。近年人们发现，粘膜组织经一定波长的光激发后，产生特定的荧光，随着生物组织的结构和化学性质不同，激发出的荧光谱有所不同。据此，根据荧光谱特征可实时地分辨正常粘膜与恶性粘膜。我们应用337nm氮分子激光，激发胃、肠粘膜，发现癌组织在440～480nm处的荧光高峰比正常粘膜低3～6倍，在该荧光高峰的红光侧（540±20nm），癌的荧光强度高于正常粘膜，荧光高峰的紫光侧（400nm）出现癌组织的次高峰。根据100余例恶性肿瘤荧光检测数据，胃、肠癌检出的敏感性为88%，特异性92.3%，预示阳性91.7%，预示阴性88.9%。由于它可以反复检查，无创、实时，结果较客观，准确，有人将其称为“光学活检”，是一种很有发展前途的内镜活检引导技术。

八、诊断与鉴别诊断

如前所述，早期大肠癌很少有自觉症状，但是由于大肠癌是一个相对发展缓慢的恶性肿瘤，加之其癌前病变也有一个较长的渐进过程，故因出现肠道症状而就诊的患者中仍然有一部分患者处于癌前或“可治愈癌”阶段。据我们对727例住院手术大肠癌患者统计，36.86%的患者为Dukes A或B期，仍处于可治愈阶段。国外许多资料显示，DukesA或B期患者，手术根治后5年存活率为80.3%，10年存活率74%。也有报告统计，限于肠壁的大肠癌5年存活率高达90%，累及淋巴结35%～60%，有远隔部位转移者不足10%。根据这些长期随访观察，许多学者提出“可治愈癌”的概念（curable cancer），即Dukes A或B期大肠癌手术根治后，可达到“治愈”的目的。这些处于可治愈阶段的患者常有各种症状，如便血，腹泻等肠道症状。一旦出现上述表现，立即进行肠镜检查，以求在可治愈阶段获得根治。

大肠类癌、恶性淋巴瘤、平滑肌瘤、脂肪瘤、增殖性结核以及结肠克罗恩病等均表现为大肠内实质性“瘤样”病变，因而它们可有类似的临床表现，如便血、腹痛、排便习惯改变和低位肠梗阻等。在诸多腹部症状中便血，特别是中老年人出现便血要给予足够重视。一般而言，大肠出血，由于血液在肠道停留时间较短，故血色鲜红，上部大肠出血常与大便混匀，而直，乙结肠病变多为成形便表面覆盖鲜血，肛周病变经常是便后滴血，便血伴粘液或脓样分泌物者多为结肠急性炎性病变。据国内一组 2 077 例下消化道出血的病因分析，恶性肿瘤 1 110 例，据首位，息肉 452 例，炎性病变 295 例，良性肿瘤 4 例。由此可见，血便患者，应高度警惕大肠癌。

九、早诊与普查

大肠癌患者的预后主要取决于是否能早期诊断。大量研究表明无症状人群普查是早期诊断大肠癌最佳途径。法国，瑞典，丹麦和英国的普查资料均显示，普查人群检出的 Dukes A 期患者占大肠癌总检出数的 50%，而对照组仅为 9.6% ~12%。作者等对十余万无症状人群普查结果也显示，普查人群中 Dukes A 和 B 期大肠癌占 52%，而同期住院手术的大肠癌仅 1/3 为 Dukes A 和 B 期患者。

目前普遍采用的普查方法各有优缺点。据统计各种常用方法的普查效率为：直肠指诊的癌检出率 <10%，粪隐血试验为 40% ~80%，硬式乙状镜为 20% ~30%；纤维乙状镜为 50% ~65%；气钡对比钡灌肠为 85% ~95%；全结肠镜为 95% ~99%。上述各种普查方法的肠癌检出率不仅决定于普查方法的敏感性，还与被查人群的依从性有关。有人统计，虽然纤维结肠镜的大肠癌检出率可达 95%，但当其依从性为 50% 时，它的检出率不足 48%，当依从性下降到 6% 时，其检出率也随之降到 6%。因此，提高大肠癌检出的敏感性和被普查人群的依从性是提高普查效率的两个重要环节。为提高普查的依从性，多数学者主张在普查策略上采用先以无创、有效、价廉的方法对被查人群进行“初筛”，而后再以准确的方法对“初筛”阳性者进行“精查”。目前普遍应用的大肠癌普查方法是：先用粪隐血试验做“初筛”，隐血阳性者，

再行肠镜检查。

提高普查效率不仅体现在检出多少大肠肿瘤，还要计算普查方案的效/价比和最终效益。所谓效/价比，即投入的经费与所获取的效益之比，普查效益不但要看检出多少早期癌，更重要的是普查后是否降低了被查人群大肠癌的死亡率和发病率。由于普查效益与被查人群的发病率也有一定联系，故对高危人群与一般人群有着不同的普查策略：

大肠癌高危人群除 FAP 和 HNPCC 家族以外，散发性大肠癌（占全部大肠癌的95%左右）中，有大肠癌或大肠腺瘤家族史的人，患大肠癌的危险性也比一般人群高 2～3 倍。

众多研究资料提示，对有大肠癌家族史的个人应按如下原则进行筛检：

1. 第一代血缘亲属患有结肠癌者应从 40 岁开始进行初筛。

2. 如果有两个第一代血缘亲属患结肠癌或有一个亲属 50 岁以前患大肠癌，则应直接进行肠镜检查，且应比患癌亲属的年龄早 5 年进行检查。

3. 如果有三个以上血缘亲属或有一个在 30 岁以前患大肠癌，应高度疑为 FAP 或 HNPCC 家族。

4. 第一代血缘亲属患有大肠腺瘤或第二，三代血缘亲属患大肠癌则可行标准大肠癌筛检。

十、治疗

手术治疗是大肠癌的首选治疗方法。切除原发病灶及相关引流的淋巴结是大肠癌的标准术式。欲取得最佳治疗效果，除手术治疗外应注意综合治疗，特别是手术后的化疗。原则上除原位癌和粘膜内癌外均应进行化疗。近年比较趋于一致意见的化疗方案是包括 5－FU，左旋咪唑（LEV）和甲酰四氢叶酸（LV）在内的各种联合化疗方案。其中 LEV 被认为是抑制细胞内磷酸酯酶，从而减少 5－FU 的降解，间接加强 5－FU 的作用，也有人认为它只是一种免疫功能促进剂。美国一组 1247 例大肠癌的对照观察，单纯手术组五年无病存活率 44%；术后接受 5 – FU 和 LEV 治疗组为 61%（$P<0.0001$）。LV 是一种非细胞毒药物，与 5 – FU 合用可提高 5 – FU 的抗癌作用。近年意大利，加拿大和法国联合进行了一个对照实验：757 例单纯手术组，三年无病存活率 62%，736 例手术后接受 5 – FU 和 LV 治疗组，为 71%（$P<0.0001$）。结果均提示以 5 – FU 为主的化疗方案是目前行之有效的大肠癌化疗方案。

上述方案的具体用药方法为：

（一）优福定（UFT）加 LEV

UFT3 片/次（每片含喃氟啶 50mg，脲嘧啶 112mg）每日 3 次，共服 2 个月。停 2 个月后再服，共 1 年。LEV50mg，每日 3 次，共 3 天。停 12 天后再服，共一年，或 LEV 透皮剂 5ml，涂皮肤，每 5 天一次，共 2 个月，停 2 个月后再涂，共 1 年。

（二）5 – FU 加 LV

LV200mg 静点，继而 5 – FU 500mg/m^2 缓慢静点，连续 5 天，停 25 天后重复，每月一次，共 6 个月。

由于复发病例中半数为肝转移，故有人主张门静脉给药。此外，因腹膜转移引起的腹水是大肠癌转移复发的又一重要途径，故早期腹腔内给药不但可减少腹膜转移，还可间接增加门静脉药物浓度，对清除肝内小转移灶也有益处。

十一、预后

临床诊断的大肠癌中大约 20% ~30% 是无法根治切除的晚期癌。70% ~80% 可行根治切除，但其中 30% ~40% 将会复发。复发病例中，局部复发约占 20% ~30%，远处复发为 50% ~80%。远处复发的脏器依次为肝、肺、骨、脑等部位。直肠癌更倾向于局部复发，结肠癌远处复发多见。复发病例中 10% ~12% 仍可行再次手术切除，这些再手术病例的5年存活率仍可达30% ~40%。

有无淋巴结转移，阳性淋巴结转移的数目与部位以及原发肿瘤浸润的深度对预后有重要影响。统计表明，肿瘤侵至粘膜下仅有1%机率有淋巴转移；肿瘤侵犯肌层，淋巴转移机率为21%；浆膜受侵时，淋巴结转移可高达75%。每多累及1个淋巴结，5年存活率下降10%。根据诸如上述的观察，人们探索了多种大肠癌的临床病理分期。

由于Dukes分期简单，易记，临床应用较多，TNM分期较规范，与其它实体瘤的分期匹配，研究工作应用的较多。

大肠癌的预后除与肿瘤分期有关外，还与肿瘤分化程度，有否淋巴管、血管浸润以及病灶淋巴细胞浸润多少有一定相关性。85%的肿瘤复发发生在术后30个月内，在这段时间内应严密观察、随访。在众多随访手段中连续测定血清CEA有重要价值。复发患者中，50%有血清CEA升高，特别是持续升高者更具有重要意义。CEA的升高往往早于出现临床复发前3—6个月。此外，术后粪隐血试验，X线检查，CT以及结肠镜检等对判定术后复发和检出同步癌或异时癌也有一定价值。根据经验，术后3个月做一次全结肠镜检查以除外同步癌，术后3年以及其后每3 ~5年检查一次肠镜以发现异时癌，同时切除肠镜检查所发现的腺瘤也是彻底治愈大肠癌不可少的一个步骤。

十二、预防

如前所述，大肠癌的发病即受机体内在因素（如多种癌基因，抗癌基因的突变）控制，又与许多环境因素有关。控制与大肠癌发病相关的环境因素可以有效地降低大肠癌的发病率。

（一）饮食

长期高脂肪、高动物蛋白、低纤维素饮食有利于大肠癌的发生，相反蔬菜、水果、多纤维素的谷物则有预防大肠癌的效果。

欧洲癌预防组织（ECP）和国际营养科学联盟（IUNS）提出了预防大肠癌的食物指南：

1. 减少饱和及不饱和脂肪酸的摄入，把脂肪供热减少到总热量摄入的30%以下。提倡蒸、烤食物，避免油炸食物。

2. 多食绿叶和根茎类蔬菜，摄入富含维生素和矿物质的食物。

3. 进食复合性碳水化合物（如淀粉，多纤维素的谷物），保持肠功能正常。

4. 多摄入全谷物食品，蔬菜，水果等低热能食物保持适当体重。

5. 每天食盐摄入量少于5g。

6. 避免食入腌、发霉食物，吃新鲜未经加工的食物。

7. 减少酒精饮料的摄入。

我国传统的饮食结构与目前推荐的膳食结构相似。因此，从予防大肠癌的角度而言，应提倡保持我国传统的饮食结构，避免饮食结构的西方化。

（二）化学预防

应用特殊的化学药物，抑制或逆转致癌过程称为大肠癌的化学预防。已明确有上述作用的药物是小剂量非甾体类抗炎药，如炎痛西康（piroxicam）的前体Ampiroxicam（该药到达小肠才能转化为炎痛西康，可减少对胃粘膜的刺激）和舒林酸（Salindac），后者每日服300mg，48周后2/3的大肠腺瘤可消退。

（三）开展大肠肿瘤普查

如前所述，大肠癌是一种发展相对缓慢的恶性肿瘤，其癌前病变——大肠腺瘤的癌变过程也在10年以上。因此，通过普查，发现早期癌，切除发现的腺瘤防止其向癌的转化对降低大肠癌死亡率，减少发病率有积极意义。美国明尼苏达州13年连续大肠癌普查使当地大肠癌发病率降低了33%。美国国家息肉研究组对肠镜切除了息肉的 1 418 例患者随访 5.9 年，根据计算，该组患者的大肠癌发病率减少了 76% ~90% 。我们对 1638 例 60 ~ 90 岁老年人连续 11 年进行了每年一次的大肠肿瘤普查，共发现 130 例腺瘤，并于镜下全部切除。11 年内 130 例患者无 1 例恶变。这些观察均说明开展大肠肿瘤普查，作好二级预防对降低大肠癌发病率，减少死亡率确有很大价值。

第二节 结肠癌中医辨证论治与康复进展

结肠癌，是常见的恶性肿瘤之一。其发病率及死亡率均呈逐年上升的趋势。在发达国家，结肠癌往往是第 1 ~ 2 位常见的内脏恶性肿瘤，在我国，结肠癌的发病率及死亡率在各地大致占常见恶性肿瘤的第 4、6 位。其在中医之中属于“积聚”、“脏毒”、“肠澼”、“肠蕈”等范畴。《景岳全书 · 积聚》指出：“凡脾肾不足及虚弱失调之人多有积聚之病。”《诸病源侯论》认为：“肠蕈者，寒温失节，脏之气虚弱而饮食不消，聚结在内，染渐生长块段，盘牢不移动者是也。”《医宗金鉴 · 脏毒论》中记载：“此证有内外阴阳之别。发于外者，由醇酒厚味，勤劳辛苦，蕴注于肛门，两旁肿突，形如桃李，大便秘结，小水短赤，甚者肛门重坠紧闭，下气不通，刺痛如锥，……大便虚闭”。

现代医学认为：结肠癌的发病在不同地区、不同环境条件下具有一定程度的差异。其病因与高脂低渣饮食习惯、肠道慢性炎症、肠道腺瘤、家族性腺瘤息肉病、部分化学致癌物有关。其临床表现在早期可无任何表现，逐渐可出现排便习惯改变，进一步发展可出现脓血便、便血，腹部出现包块，乃至出现肠梗阻。乙状结肠镜检查、结肠造影（包括钡气双重造影）在结肠癌的诊断中具有特别重要的意义，而血清 CEA 检查无论是对该疾病的进展或是对其预后均有一定的参考价值：李良庆等联合应用血清 SA

和 CEA 测定对结肠癌诊断的准确率为 87.8%。细胞病理学诊断是结肠癌诊断的重要依据，其主要组织学分型有腺癌、粘液腺癌、未分化癌等。基因诊断在结肠癌中也得到了一定程度的应用：盛崇明等研究结果表明，P53 基因在结肠癌中的阳性率为 52.5%；万德森等研究证实端粒酶在结肠癌检测阳性率较高，可能作为其早期诊断指标。

结肠癌的鉴别诊断常须与结肠的良性疾病如：肠结核、阿米巴肉芽肿、血吸虫病肉芽肿、溃疡性结肠炎、结肠息肉病等鉴别。

结肠癌作为恶性肿瘤之一，具有转移和扩散的特征。肿瘤治疗后的失败原因主要在于治疗后癌细胞的远处转移和局部复发。目前西医治疗结肠癌的主要手段有手术、化疗。外科治疗是目前能达到治愈目的的主要治疗方法。一旦诊断确立，应尽早争取外科根治手术。对于无法实施根治术的患者，可给予做姑息性治疗。结肠癌的化疗有效率较低，只能作为辅助疗法，临床主要应用的方案为 CF + 5 - FU 方案 28%（国际多中心结肠癌研究综合分析曾报道 1500 例应用该方案患者之中位生存期为 37 个月，71% 患者无复发[4]、FP 方案 26%、FM 方案 24%、FOM 方案 18%、FC 方案 19% 等。内窥镜下手术的应用，使创伤性减少、安全度增大，术后康复增快，近年来发展较快。

各种治疗方法都有各自的局限性：手术治疗属局部治疗，不能防止癌细胞的远处转移及消灭在循环血液中的癌细胞，化疗是全身性的，但其选择性抑制作用不强，且有很多副作用，而中医药既可以调整机体的免疫功能，调动机体的潜在抗肿瘤能力，而且对肿瘤细胞亦具有直接的杀伤作用。单纯中药治疗和中药配合手术及放化疗的综合治疗结肠癌已经取得了较好的疗效，显示出其独特的治疗优势。中医中药作为治疗结肠癌的第四大手段，越来越受到国际医学界的关注。

一、病因病机

结肠癌的形成可有正虚邪实两方面之原因，寒气客于肠外或寒温失节，饮食不节，恣食肥腻、醇酒厚味，或误食不洁之品，损伤脾胃，导致脾之运化失职，升降失司；亦可忧思抑郁，情志不遂，肝失疏泄，则肝木侮土。经云“脾为后天之本，气血生化之源”，今脾为所伤，水谷不化为津而成其湿，遏气阻血，血滞成瘀；湿郁日久，郁而化热，湿热内生，灼津为痰，热毒蕴结，湿热流注大肠，聚痰为积，结而为肿；肿毒结于肠中，则肠之分清泌浊之职失司；热客血脉，迫血妄行，则有失血，而气随血脱，则有气血双亏，湿热邪毒蕴结，久则耗气伤阴。医训“久病及肾”，素体阳虚或脾之温煦作用虚弱者，可有脾肾阳虚之象，素体阴虚或湿郁日久，郁而化热，灼津为痰，流注大肠者，可有伤津耗液，日久伤阴，导致肝肾阴虚之象。为此，痰湿、热毒、瘀滞是结肠癌发病之邪实，而脾肾阳虚，肝肾阴虚，气血亏虚乃其病之正虚。

因此结肠癌之病因病机乃为：正虚之脾胃虚弱、气血亏虚、肝肾阴虚、脾肾阳虚，而其邪实则为湿热内蕴、瘀毒内结。

（一）湿热内蕴

饮食不节，恣食肥腻、醇酒厚味，或误食不洁之品，损伤脾胃，导致脾之运化失职，升降失司，水谷不化为津而成其湿，湿郁日久，郁而化热，湿热内生，灼津为痰，热毒蕴结，湿热流注大肠，聚痰为积，结而为肿。

（二）瘀毒内结

寒温失节，饮食不节，脾胃受损，运化失职，水谷不化，湿蕴化热，热毒蕴结，遏气阻血，血滞成瘀；瘀毒内结，聚而为积，发为肠积。

（三）脾胃虚弱

素体脾虚，或饮食不节，损伤脾胃，脾之运化失职，升降失司，水谷不化，湿邪内生，复伤其脾，乃至脾虚更甚，聚湿成痰，痰湿互结，日久成徵。

（四）气血亏虚

饮食不节，恣食厚味，脾胃受损，运化失职，“脾为后天之本，气血生化之源”，今脾为所伤，则气血生化之源不足；也可因脾胃虚弱，聚湿成痰，湿郁日久，郁而化热，湿热内生，热毒蕴结，热客血脉，迫血妄行，则有失血，而气随血脱，则有气血双亏之象。

（五）肝肾阴虚

素体阴虚或湿郁日久，郁而化热，灼津为痰，流注大肠者，可有伤津耗液，日久伤阴；亦可忧思抑郁，情志不遂，肝失疏泄，肝郁化火，灼津耗液，日久乃至肝阴不足，祸及其肾，乃至肝肾阴虚之象。

（六）脾肾阳虚

素体阳虚，或以上诸多因素导致脾之功能受损，脾之温煦作用虚弱，“久病及肾”，则可有脾肾阳虚之象；也可因为久病导致耗气过多，祸及肾阳，乃至脾肾阳虚。

二、辨证论治

（一）湿热内蕴

主证：腹部胀痛阵作，烦热口渴，下利赤白或泻下脓血，伴有里急后重或肛门灼热，舌质红，舌苔黄腻，脉弦数。

治则：清热化湿解毒。

方药：槐花地榆汤：槐花 10g，地榆 20g，炒黄柏 10g，炒黄芩 10g，炒苡仁 10g，败酱草 10g，白头翁 30g，马齿苋 30g，苡仁

30g。

随症加减：腹硬满而痛者加元胡索15g，川楝子15g，炮山甲15g；热结便秘者加大黄9g，川朴12g，枳实12g；大便下血者加茜草30g，侧柏炭30g，血余炭30g等。

（二）瘀毒内结

主证：腹部刺痛，腹痛拒按，泻下脓血，伴有里急后重，舌质紫黯或有瘀斑，舌苔黄腻，脉涩细数。

治则：清热解毒化瘀

方药：桃红四物汤：桃仁12g，红花9g，归尾15g，乌药12g，五灵脂9g，炒白术12g，败酱草10g，白头翁30g，马齿苋30g，苡仁30g。

随症加减：腹部结块者加夏枯草9g，莪术15g，乳香9g，没药9g，昆布12g，海藻12g；大便下血者加茜草30g，侧柏炭30g，血余炭30g等。

（三）脾虚湿滞

主证：面色少华或萎黄，肢倦乏力，不思纳谷，时有腹胀或腹部隐痛，大便溏薄或夹不消化之物，或胸闷呕恶，舌苔白腻，脉细濡。

治则：健脾益气化湿

方药：香砂六君子汤：广木香12g，砂仁3g，炒苡仁30g，炒党参10g，炒白术12g，云茯苓15g，淮山药12g，炙鸡内金9g，陈皮9g，炒谷麦芽各15g。

随症加减：胸闷呕恶明显者加姜半夏12g，竹茹6g，藿香9g，佩兰9g等；腹泻无禁者加升麻9g，石榴皮15g。

（四）气血两虚

主证：面色无华或苍白，神疲气短，形体消瘦，时有便溏或脱肛下坠，或腹痛绵绵，舌淡苔薄白，脉细或沉细无力。

治则：益气健脾养血。

方药：八珍汤：炙黄芪 20g，炒党参 15g，西当归 9g，大白芍 15g，熟地黄 9g，炒白术 15g，制黄精 9g，炒苡仁 15g，紫丹参 15g，甘草 9g。

随症加减：兼白细胞减少者加补骨脂 9g，鹿角片 9g，仙灵脾 9g 等；心悸失眠者加柏子仁 12g，炒枣仁 12g，远志 9g；纳差食滞者加砂仁 3g，蔻仁 3g，炒谷麦芽各 12g，陈皮 9g；便血者可加艾叶 9g，槐花炭 12g，三七粉 3g 等。

（五）脾肾阳虚

主证：面色萎黄或苍白，腰酸膝软，胃寒肢冷，腹部冷痛，喜温喜按，五更泄泻或污浊频出无禁，舌质淡胖或有齿印，舌苔薄白，脉沉迟或沉细。

治则：补脾温肾为主。

方药：附子理中汤和四神丸：制附子 9g，干姜 9g，炒党参 12g，炒苍白术 15g，肉豆蔻 6g，补骨脂 9g，诃子 9g，吴茱萸 9g，炒苡仁 15g，云茯苓 15g，淮山药 9g。

随症加减：腹泻无度者加石榴皮 15g，罂粟壳 9g；尿少腹水者加大腹皮 15g，泽泻 12g，猪苓 20g，白茅根 30g；便血色黯加灶心土 9g，侧柏炭 15g；肾阳虚明显加仙灵脾 9g，巴戟天 9g，肉桂 3g。

（六）肝肾阴虚

主证：头晕目眩、腰酸腿软，五心烦热或潮热盗汗，口渴咽干，或腹痛隐隐，大便秘结，舌红少苔或无苔，脉细数。

治则：益肝滋肾，润肠通便。

方药：知柏地黄汤合二至丸：知母 15g，黄柏 9g，细生地 12g，云茯苓 15g，山萸肉 6g，粉丹皮 15g，枸杞子 12g，何首乌 12g，泽泻 12g，女贞子 12g，旱莲草 12g，淮山药 12g。

随症加减：便秘偏体虚者加柏子仁 12g，郁李仁 9g，火麻仁

15g；便秘便体实者加生大黄 9g，枳实 9g 等；盗汗潮热明显者加青蒿 30g，地骨皮 12g，碧桃干 12g；兼有腹内结块者加鳖甲 12g，龟版 12g，三棱 12g，莪术 12g。

在实际临床应用中，我们还须根据患者的具体情况及疾病所处的不同阶段，采取辨病与辨证相结合的原则，随证治之，方可取得较好的疗效。

三、经验方和单方

（一）清肠解毒汤

处方组成：苦参 30g，风尾草 30g，地锦草 30g，败酱草 30g，白花蛇舌草 30g，野葡萄藤 30g，生米仁 30g，蛇莓 30g，红藤 15g，赤芍 15g，土鳖虫 l5g，枳壳 10g。

用法：水煎，每日 1 剂，分 2 次服用。

适应症：晚期结肠癌

处方来源：查雪良．清肠解毒汤治疗晚期结肠癌 24 例．江苏中医，1997；18（8）：20

（二）清肠消肿汤

处方组成：八月扎 15g，广木香 9g，红藤 15g，白花蛇舌草 30g，菝契 30g，野葡萄藤 30g，苦参 15g，生米仁 30g，丹参 15、地鳖虫 9g，乌梅 9g，瓜蒌仁 30g，白毛藤 30g，风尾草 15g，贯仲炭 30g，半枝莲 30g，壁虎 4. 5g

用法：水煎，每日 1 剂，分 2 次服用。

适应症：治疗晚期结肠癌

处方来源：刘嘉湘．中医中药治疗结肠癌 50 例疗效观察．中医杂志，1981；12：33 －36

（三）白蛇凤尾汤

处方组成：藤梨根 30g，猫人参 15g，白花蛇舌草 30g，苦参 12g，水杨梅根 15g，生米仁 30g，凤尾草 15g，野葡萄根 30g，白茅根 30g，槐角 15g，草河车 12g，丹参 15g。

用法：水煎，每日 1 剂，分 2 次服用。

适应症：治疗晚期结肠癌

处方来源：王绪鳌. 浙江中医学院学报，1986；1：21

（四）蟾皮蜈蚣煎

处方组成：猪苓 30g，肿节风 30g，莪术 15g，大黄 30g，干蟾皮 6g，蜈蚣 2 条。

用法：水煎，每日 1 剂，分 2 次服。

适应症：结肠癌。

处方来源：《白病良方》（第二集）科学技术文献出版社重庆分社，1983；186

（五）龙术翁连汤

处方组成：苍术 10g，白术 10g，生薏苡仁 30g，云茯苓 10g，厚朴 10g，黄柏 10g，白英 30g，龙葵 30g，藤梨根 30g，败酱草 30g，白头翁 20g，玄胡 10g，川楝子 10g，川连 3g。

用法：水煎，每日 1 剂，分 2 次服。

适应症：结肠癌偏脾虚湿热者。

处方来源：《中医肿瘤学》（上）科学出版社，1983；258

（六）棱莪酱藤饮

处方组成：三棱 10g，莪术 10g，川楝子 10g，木香 10g，厚朴 10g，马尾连 20g，败酱草 30g，红藤 20g，半支莲 30g，土茯苓 30g，藤梨根 30g，马齿苋 30g，白英 30g，儿茶 10g。

用法：水煎，每日 1 剂，分 2 次服。

适应症：结肠癌偏湿热瘀毒者。

处方来源：《中医肿瘤学》（上）科学出版社，1983；258

（七）新加泻心汤

处方组成：柴胡 12g，白芍 12g，枳实 12g，白头翁 15g，败酱草30g，黄连9g，黄柏12g，蚤休24g，半支莲30g，白花蛇舌草30g。

用法：水煎，每日1剂，分2次服。

适应症：结肠癌属湿热蕴结型。

处方来源：《百病良方》（第二集）科学技术文献出版社重庆分社，1983：184

（八）清血软坚汤

处方组成：莪术15g，石见穿30g，夏枯草30g，败酱草30g，当归12g，半支莲30g，白花蛇舌草30g，山甲珠15g，昆布30g，海藻30g。

用法：水煎，每日1剂，分2次服。

适应症：结肠癌便气血瘀阻者。

处方来源：《百病良方》（第二集）科学技术文献出版社重庆分社，1983：185

（九）加味枳术丸

处方组成：柴胡15g，白芍12g，枳实12g，白术15g，茯苓24g，香附12g，半支莲30g，败酱草30g，白花蛇舌草30g。

加减：腹泻时，加黄连10g，苦参15g；便秘时，加芦荟10g，大黄10g。

用法：水煎，每日1剂，分2次服。

适应症：结肠癌偏肝郁虚者。

处方来源：《百病良方》（第二集）科学技术文献出版社重庆分社，1983：184

（十）加味四逆汤

处方组成：人参10g，干姜10g，制附片30g，白芍12g，茯苓15g，白术15g，莪术15g，败酱草30g，石见穿30g，半支莲30g，白花蛇舌草30g。

用法：水煎，每日1剂，分2次服。

适应症：结肠癌偏肾阳虚者。

处方来源：《百病良方》（第二集）科学技术文献出版社重庆分社，1983：186

（十一）参苓术酱汤

处方组成：北沙参30g，麦冬20g，黄芪30g，白术24g，茯苓30g，鳖甲30g，莪术15g，败酱草30g，半支莲30g，白花蛇舌草30g，蚤休24g。

用法：水煎，每日1剂，分2次服。

适应症：结肠癌气阴两伤者。

处方来源：《百病良方》（第二集）科学技术文献出版社重庆分社，1983：185

四、中医治疗进展

（一）辨证施治在结肠癌中的应用

江西龙氏采用辨证论治为主治疗35例晚期结肠癌。治疗组：1. 脾胃虚弱、正气亏损，治拟健脾益气、扶正补虚，药用党参、白术、黄芪、当归、远志、山萸肉、川芎、旱莲草、黄精、补骨脂等；2. 瘀血内停、癥瘕结聚，药用生地、桃仁、红花、枳壳、赤芍、桂枝、茯苓、丹参、三棱、莪术等；3. 阴虚内热、虚实夹杂，治以扶正祛邪，养阴清热解毒，药用鳖甲、黄芪、大黄、石苇、厚朴、阿胶、柴胡、玄参、麦冬、芒硝、半枝莲、蛇舌草、蚤休等。对照组以化疗为主，随访5年，结果显示：中药治疗组生存期最短2个月，最长4个月，中位生存期10.6个月；对照组生存期最短2个月，最长15个月，中位生存期为6.2个月；生存12个月以上者，中药组为31.4%，对照组仅为7.8%（$P<0.05$）。说明中药组的远期疗效明显优于对照组。

（二）辨证与辨病相结合。

结肠癌患者所表现的证型因人而异，况且手术、放化疗本身也对证型有明显的影响。因此治疗必须强调辨证论治。辨病选药就是选择药理实验证实有抗癌作用的中草药。临症多是在辨证分型用药的基础上，加入针对性强的抗癌中草药，如半枝莲、蛇舌草等疗效甚好。辨病与辨证相结合是中西医结合肿瘤学的一个特点，而且肿瘤疾病不同于一般的内科疾病，大多具有病势较急、病程发展快、病情险恶、早期诊断困难、病期与预后密切相关等特点，因此，只有在辨别疾病、诊断出何种肿瘤的基础上，再进一步辨证论治，更切合于临床实际。

瞿氏总结认为：在结肠癌治疗过程中，应始终坚持辨证与辨病相结合的施治原则。先用现代医学的诊断手段明确诊断，再结合中医辨证用药，针对本病不同阶段所出现的不同证侯，分别采用清利湿热、解毒消肿、凉血止痢、祛瘀消癥、扶正固本等为主的治则，以结肠癌代表方加减，对晚期体虚及术后、化疗或放疗后需扶正的患者也根据具体阴阳、气血亏虚的不同，分别选用滋阴、温阳、补气、养血的治法。在辨证的基础上结合实验室的检查所得和药理研究的中药知识而选择用药。

从整体观念出发，以辨病与辨证相结合的原则，选用既符合中医治则，又经药理筛选有抗癌或抑癌作用的清热解毒、利湿、理气化痰的中药组成基本方，同时注意适当加入扶正培本和抑制肿瘤生长的药物进行治疗，从而取得不同程度的症状改善，延长了晚期癌症患者的存活率。

（三）热毒在结肠癌发病中的作用

对于毒邪与结肠癌的密切关系，郭氏亦有相同的感悟。现代医学研究发现，热毒症侯相当于“炎症”的临床表现。由于肿瘤血供不足，引起坏死、液化、溃烂而产生炎症。肿瘤细胞的代谢产物也可刺激体温调节中枢，致使平衡失调，而引起癌性发热。

另外肿瘤的机械压迫，导致结肠管腔受压迫或梗阻，造成全身脏器功能失调及循环障碍，易引起感染，而炎症的存在会降低机体抗癌能力，肿瘤组织及周围炎症会加速肿瘤的生长和恶化。所以消除炎症、清除或降解体内毒素在肿瘤治疗中是一个十分重要的手段。清热解毒法是治疗结肠癌的重要方法。实验室研究筛选出的有效抗肿瘤药物大多属于清热解毒药，如藤梨根、野葡萄藤、水杨梅根、红藤、败酱草、菝葜、虎杖根、蛇舌草、白头翁、凤尾草、白英、龙葵、蒲公英、大黄、夏枯草、马齿苋、半枝莲等。这些药物具有直接的抗病毒作用，而大都没有抗生素的副作用，具有清除癌性毒素的作用和抗肿瘤的活性物质，对肿瘤有一定的直接抑制作用，还能提高机体的免疫功能，间接产生抗肿瘤的作用。

（四）中医治疗结肠癌的临床研究：

1. 术前肠道准备

上海龙华叶氏等以大承气汤（生大黄、玄明粉、枳实、厚朴各9克）为基础，另加清热解毒药物（白花蛇舌草、蒲公英各30g，银花、玄参各9g）煎汤连服3天，术前晚上以该方煎汤灌肠，不再服用泻药及清法灌肠，为38例41～73岁患者进行肠道准备，属优级21例（55%）、良级16例（42%）、差级1例（3%），全部病例无一例并发切口、腹腔、盆腔感染及吻合口瘘。北京东南门医院亦有类似报道。

2. 中药治疗放化疗后的毒副反应：

（1）升血象：

何氏自拟“当归补血黄柏汤”，作为预防结肠癌根治术后联用化疗所致的白细胞减少，用于FMC方案化疗患者全程，并与生血宝口服液组、升白胺片组进行临床对照，结果表明：当归补血黄柏汤组和生血宝口服液组各50例均顺利完成化疗，但生血宝组多有口腻、口苦、口干不欲饮、食欲不振、舌苔黄厚腻，而服用当归补血黄柏汤方者则无此症状。

(2) 减毒增效作用:

北京李乃卿等报道: 选用黄芪、党参制成参芪注射液, 运用补气治则, 来观察肿瘤患者化疗过程中参芪注射液对机体能保护作用, 通过单纯化疗及参芪注射液配合化疗治疗消化道恶性肿瘤176例的临床对比观察, 结果证实: 参芪注射液可以削减化疗药物的毒副作用, 食欲明显增加, 增加体重 ($P<0.001$); 保护机体的造血细胞, 防止化疗中白细胞下降, 治疗组全部完成化疗, 无一例中断; 提高机体的细胞免疫功能, 治疗组用药后巨噬细胞吞噬白分率及吞噬指数明显高于治疗前, 而化疗组明显下降 ($P<0.001$), 治疗组淋巴细胞转化功能明显提高; 降低全血比粘度 ($P<0.05$)。动物实验证明: 治疗组骨髓细胞总数及有核细胞总数以及胸腺重量均数均明显高于化疗组 (P<0、001); 参芪注射液还可以提高化疗造模小鼠的抑瘤率和延长生存期。说明参芪注射液对化疗有明显的增效减毒作用。

雷氏等的研究结果提示: 重用健脾益气、和胃消食的中药可以增进食欲, 改善症状, 增加体重; 放疗后多见津液亏耗之象, 专用大剂滋阴生津之品, 常用中药方剂如香砂六君子汤、增液汤和沙参麦冬汤等。

李氏等观察亦认为中医药调理化疗后胃肠道反应有独到之处, 他们采用中医药防治肿瘤化疗后的部分消化道毒副反应10例共30例次 (用六君子汤合旋复代赭汤化裁加减), 与同期采用西药对照治疗8例共20例次, 作对照分析, 在改善症状, 缩短病程等方面均取得较为满意的效果。

余氏认为: 若在放疗化疗同时, 应用扶正培本治疗, 不但可大大减轻放化疗副反应, 使肿瘤患者能顺利完成疗程, 并且对肿瘤患者稳定机体内环境平衡具有良好的作用。

（五）中西医结合治疗结肠癌

到目前为止，中西医结合治疗结肠癌被认为是最佳方案，早中期应争取作根治术或姑息切除，再配合化疗、放疗，各药辨证治疗，可明显延长患者的远期生存率。

潘氏等对760例晚期结肠癌进行规范性治疗，根据病情不同分别施以根治术和姑息性切除，或仅行改道术，术后配合中医药和化疗，部分配合放疗。中医药治疗以辨证施治为主，但不同阶段、不同治疗措施均有不同的基本方剂：化疗期间主要采用扶正健脾汤辨证加减；放疗期间采用扶正养阴汤辨正加减；在各种攻伐疗法的休止期或后期的巩固治疗则采用扶正解毒汤加减。治疗结果：Ⅰ、Ⅱ、Ⅲ期5年生存率分别为80.5%、56.12%、21.73%，平均5年生存率为52.7%；对术中发现45例肝转移进行中西医结合治疗，5年生存率为22.2%，以上各项生存率及疗效均较同期国内有代表性单位采用西医治疗者为优。

四川郭氏对38例结肠癌术后患者采用扶正抑癌汤（米仁60g，生晒参10g，灵芝10g，三七10g，黄芪15g，白术12g，苦荞头15g，无花果15g，猪苓15g，山慈菇15g，山豆根15g，丹参30g，败酱草30g）加化疗治疗，与31例单纯化疗（对照组）进行对照，结果：治疗组患者体力状况好于对照组（$P<0.05$）；中位生存时间（31.4个月）长于对照组（18.0个月），（$P<0.01$）；治疗组生存率（1、3、5年生存率分别为100%、82.4%、67.5%）高于对照组（1、3、5年生存率分别为：89.7%、61.2%、41.3%）（$P<0.05$）；治疗组复发率（21.05%）低于对照组（48.3%）（$P<0.05$）；治疗组毒副反应发生率低于对照组；治疗组治疗后免疫功能改善（$P<0.05$）。证明，扶正抑癌汤配合化疗在结肠癌术后巩固治疗中，其免疫调节、抑癌、抗复发、延长生存期等作用优于单纯化疗。

浙江郭氏等运用多年经验方肠瘤平（党参12、白术12、甘草6、藤梨根30、水杨梅根30、虎仗根30、山楂肉30、鸡金6）结合手术、化疗，治疗31例结肠癌，1、3、5年生存率分别为100%、80.6%、64.5%，该汤剂能改善患者的体力状况，降低CEA降低水平，并有一定的免疫调节作用。

上海许氏对96例结肠癌术后患者采用扶正解毒中药（党参、黄芪、猪苓、当归、首乌、虎仗、米仁、蛇舌草、半枝莲、夏枯草加减），并与化疗相结合治疗，中西医结合治疗组和化疗对照组，结果显示：治疗组5年生存率为73.6%，优于对照组（50%）（$P<0.05$），中西医结合治疗至今已10年存活者尚有22例。

朱氏将中晚期结肠癌辨证分为脾虚湿滞、气血两虚、脾肾阳虚、肝肾阴虚、湿热淤毒等5种证型，分别采用中药治疗，并结合化疗与免疫治疗，临床观察76例，近期有效率为30.26%，并能缓解主观症状，改善一般状况，减轻放、化疗的副反应，中位生存时间较单纯化疗患者有所延长。

（六）关于结肠癌的实验研究

为了更进一步验证中药抗肿瘤的疗效，借助现代医学的实验研究手段，很多学者还在临床验证的基础上，对中药复方治疗结肠癌的机理作了初步的研究。

孙桂芝等报告，用MFV化疗方案为主配合中药治疗Ⅲ级结肠癌93例，基本方为：黄芪、黄精、枸杞、鸡血藤等，结果，1、3、5年生存率为95.83%、92.11%、54.59%，较有关文献报道高。作者通过实验证实，健脾补肾中药可提高荷瘤小鼠对化疗药物的耐受力，与不用中药组相比，$P<0.05$；并具有保护骨髓功能的作用与单用化疗组比较，$P<0.05$；且具有保护免疫器官的作用可减轻胸腺在化疗后或肿瘤所造成的萎缩程度；同时，具有协同化疗药物抑制肿瘤生长的作用。

李乃卿等运用参芪注射液配合化疗治疗消化道恶性肿瘤，在临床研究证实该药可以起到减毒增效作用的基础上，通过动物实验证实该药能有效提高治疗组小鼠骨髓细胞总数及胸腺重量均数，提高化疗造型小鼠的抑瘤率和延长生存期。

郭勇等通过动物实验发现肠瘤平对 S180、Lewis 及 EAC 有明显的抑制作用，能抗肿瘤的自发转移，对带瘤小鼠的细胞免疫功能有显著的提高。

肿瘤的导向治疗是一种较新颖的治疗手段尽管取得疗效仍有许多困难，但这方面的研究仍在深入。应荣多等设想，将中药中有抗癌作用的有效成分，如羟基喜树碱、秋水仙酰胺、婝玉红及石蒜碱内胺盐等拟制成单抗的偶合物。因为抗体上的药物剂量相当小，使用“间隔”分子作为药物载体，然后再连接抗体，这样连成单抗－载体－药物的趋靶抗癌药，以增加药物剂量（大约 8～10 倍）。因为有些中药成分的抗癌机理有其独特性（如婝玉红可以使肿瘤细胞膜破裂），只要单抗将药物引至癌细胞周围，即可起作用，另外还可采用从中药中提取分离的抗癌成分，制备成偶合物，实施类似联合化疗的方案来对抗肿瘤细胞的异质性等等。

目前手术切除仍然为治疗结肠癌的首选方法，单纯中药治疗结肠癌的临床报道愈来愈少，颇受推崇并被一致公认为最佳方案的是中西医结合疗法。西医对于结肠癌术后的治疗主要是辅助化疗，近年多提倡联合化疗，然数药联用必然会增加药物的毒性反应，化疗患者 3 年、5 年生存率等远期生存率并不比非化疗患者有所提高。而集中西医两家之长的中西医结合疗法，由于它既可以调整和加强患者机体的免疫功能，又可消除肿瘤局部的病灶，既扶正又祛病邪抗癌，使扶正之中邪毒不聚而有利于达到根治肿瘤的目的，因而能更好地提高对肿瘤患者的治疗效果。因此加强对中医药抗结肠癌治则治法、有效方药（单味药和复方）及其制备工艺和质量标准的研究，特别是加强中医药对结肠癌病因病机等病理认识的更深层次的再认识和再总结，以及确实有效的单味中草药和中草药复方抗癌机理的更深层次的基础研究与规范化的前瞻性的临床研究为当务之急和今后的主要研究方向。

五、预后及转归

结肠癌的发病年龄在我国比欧美要提前10余年，总的根治术后5年生存率为50.21%，癌灶局限于粘膜内的则可达96.7%，因此提高对本病的认识，尽可能做到早期发现、早期诊断、早期治疗“三早”尤为重要，不可忽视。

结肠癌的预后与病变的范围，深度，患者治疗时的病程所在，转移情况，并发症的出现与否及处理结果均有关。

若结肠癌患者在治疗之时病属早期，则其预后尚可，反之，若患者在治疗之时已有内脏转移或并发症的出现，则预后不良。

结直肠癌死亡的患者肝转移高达约60～71%，Foster报告结直肠癌孤立性肝转移平均生存16～18个月，而两肝叶广泛转移者其生存仅3～5个月。肝转移后能幸存5年这不足2%。

六、并发症处理

（一）癌性疼痛

此为结肠癌的常见并发症之一，临床可见腹痛，钝痛或反射痛，可伴有坠痛之象，中医治疗可用行气祛瘀止痛法，常用药为金铃子散合桃红四物汤，并可应用中药外敷法，如：蟾酥膏外用。此方乃为上海中医药大学附属龙华医院肿瘤科教授刘嘉湘根据多年的临床实践，应用蟾酥、乌头、冰片等中药经加工提炼而成之巴布剂外用膏，具有良好的疗效。

在目前临床上，单独运用中医中药治疗时，有时所取得的疗效常不甚令人满意，为此，需配合西医的止痛“三阶梯”疗法，即所谓“非吗啡类止痛药—弱吗啡类止痛药—吗啡类止痛药”之治疗方法。具体在应用时可用非吗啡类止痛药如消炎痛类（口服肠溶片或栓剂纳肛)，强痛定；弱吗啡类止痛药如奇曼丁、曲吗多等缓释剂治疗；吗啡类止痛药可用美施康定、路泰等缓释剂治疗。亦可应用硬膜外注药止痛疗法以阻断疼痛。

（二）癌性腹水

此为结肠癌的常见并发症之一，临床可见腹胀如裹，按之有水，或四肢浮肿，中医治疗可用温阳利水法，常用药为五苓散合真武汤，具体可用桂枝、白术、白芍、猪苓、茯苓、泽泻、附子、车前子等。另外可用中药外敷法治疗，如：可用甘遂研末，加冰片混匀后用纱布做局部外敷。或用皮硝研细末，用纱布做局部外敷脐部。

在目前临床上，单独运用中医中药治疗时，有时所取得的疗效常不甚令人满意，为此，需配合西医的其它疗法：可应用西医的穿刺法进行抽去腹水，根据腹水检验结果（找到癌细胞)，给予行腹腔化疗：将 5 - FU 0.5 ~ 1g、DDP 30 ~ 40mg、MMC 8 ~ 10mg、E - ADM 60mg，DXM 5mg 等药物注入腹腔，通常可根据实际情况给予进行周期性治疗，也可将腹水中的肿瘤细胞经过离心后加以分离、灭活、培养后并以白介素诱导而成为具有杀伤活性的 LAK 细胞，再做腹腔回输治疗。也可以活菌沙培林作腹腔注射以消除或减少腹水，但须注意预防过敏反应（青霉素过敏者禁用)。

（三）癌性梗阻

此为结肠癌的常见并发症之一，临床可见腹痛阵作，痛而拒按，不大便，腹有胀感，恶心呕吐，中医治疗可用通府缓急止痛疗法，常用药为承气汤类，具体可用大黄、芒硝、枳实、枳壳、甘草、黄柏、槟榔、芍药等。在具体运用时可用内服配合局部灌肠疗法，根据中医理论“通则不痛”，临床运用中药肛滴在缓解癌性粘连性肠梗阻、缓解消化道恶性肿瘤患者症状、提高晚期消化道恶性肿瘤患者生存质量方面具有一定的疗效。具体可取胃 -

十二指肠引流管一根，经消毒后备用。取250ml洁净输液瓶一只，中药浓煎至150ml后至40℃放入输液瓶中备用。取输液皮条将输液瓶与胃-十二指肠引流管连接后，以石蜡油将待插入管端润滑后，令患者侧卧取胸膝位，将该管自肛门口缓慢插入至少30cm，以输液控制阀控制滴速为60滴/分，以输液方式缓慢将中药滴入，并尽可能使中药在肠中保留时间延长（大于2小时）。

在目前临床上，单独运用中医中药治疗时，有时所取得的疗效常不甚令人满意，为此，需配合西医的其它疗法：可经过X摄片对肠梗阻加以确诊，用西医的泻药硫酸镁、石蜡油等加以治疗，必要时宜进行外科手术加以缓解。常见的肠梗阻松解手术有：1. 外置造瘘，二期肿瘤切除；2. Ⅰ期肿瘤切除吻合，近端结肠造瘘，Ⅱ期关闭还纳）3. 内镜复位（支撑架置入法：在内镜或X光引导下置入可曲性支撑架解除梗阻，然后再行Ⅰ期手术，对无法接受手术者可行姑息性减压术。值得注意的是，腹部平片、血电解质等情况需要定期复查，前后比较。

（四）癌性穿孔

此为结肠癌的常见并发症之一，临床可见腹痛剧烈，突然发作，痛而拒按，中医治疗可用急则治其标，祛瘀止痛等方法治疗，具体可用大黄牡丹汤加减：大黄、牡丹皮、桃仁、红花、赤芍、冬瓜子。在目前临床上，单独运用中医中药治疗时，有时所取得的疗效常不甚令人满意，为此，需配合西医的其它疗法：可借助现代医学之X摄片加以诊断，在确诊情况下可行修补术。癌肿穿孔时，肠腔与游离腹腔相通，可造成弥漫性腹膜炎；若肿瘤穿透临近脏器则可造成内瘘，当肿瘤穿透前腹壁时则可造成外瘘。严重者可造成腹膜癌病：此时可对受累脏器及组织加以切除。

第三节　直肠癌中医辨证论治与康复进展

直肠癌，是常见的恶性肿瘤之一。其发病率及死亡率均呈逐年上升的趋势。在发达国家，直肠癌往往是第1～2位常见的内脏恶性肿瘤，在我国，该病具有一定的地区差异，对于经济发达地区其发病率较高，在性别方面男性较女性为多。其发病原因主要有直肠息肉（其发生率为5～20%），其中犹以家族性遗传性多发性息肉之癌变率为最多。饮食习惯对其发病率也有影响，诸如饮食之中多含脂肪及肉类，缺乏纤维素良性肿瘤的恶变以及慢性的炎性刺激等。

中医之中属于“积聚”、“脏毒”、“肠澼”、“锁肛痔”等范畴。《外科正宗. 脏毒论》中记述：“又有生平情性暴急，纵食膏梁，或兼补术，蕴毒结于脏腑，火热流注肛门，结而为肿。其患痛连小腹，肛门坠重，二便乘违，或泻或秘，肛门内蚀，串烂经络，污水流通大孔，无奈饮食不餐，作渴之甚。凡犯此未得见其有生。”《医学纲目》“凡有小肉突出者，皆曰痔，不独于肛门边生也。”《疮疡经验全书》：“多由饮食不节，醉饱无时，恣食肥腻……纵情醉饱，耽色，不避严寒酷暑，或久坐湿地，久不大便，遂使阴阳不和，关格壅塞，风热下肿乃生五痔。”

现代医学认为其主要临床表现为大便习惯及性状改变：便血、脓血便或粘液便。大便习惯改变常伴有排便不畅，排便困难。有时可伴有里急后重、排便不尽之感、大便形状变为狭窄，有时可伴有腹痛，进行性肠梗阻。其检查可以采用肛指检查，此检查乃为常用而又有效之法，直肠镜及乙状结肠镜检查对于直肠癌的诊断具有较为重要的意义，其直观可分为隆起型、溃疡型、浸润型，而其病理则有管状腺癌、乳头状腺癌、粘液腺癌、未分化癌、腺鳞癌、鳞癌及类癌。而钡气双重造影也具有一定的诊断及鉴别诊断作用。

直肠癌需与痔、肛瘘、阿米巴肠炎、溃疡型结肠炎、血吸虫病加以鉴别。

其常用的治疗方法以手术为主，可有腹会阴切除术、直肠前切除低位吻合、经腹直肠切除结肠肛管吻合术，直肠切除、结肠造瘘术、腹会阴切除肛门成形术、腹会阴切除原位肛门重建术等。在手术之前后可配合放疗，其目的为提高手术的切除率，减少术后肿瘤细胞之残留转移率，其常用者为三明治放疗。直肠癌内脏转移以肝转移为多，对局限在一叶内且能接受手术者可实行切除术。随着各种内窥镜及其配套仪器的开发和应用加上患者对生活质量的要求，内窥镜下手术籍内镜的创伤小、安全度大和术后恢复快等有利因素，近年发展较快。经肛门内窥镜显微手术（Transanal endoscopic micro－surgery，TEM）用于临床。直肠癌手术前后中药应用能改善术前全身情况，增加对手术的耐受性，增强机体对化疗毒副作用的耐受性，维持化疗疗程完成。

直肠癌放射性治疗在术前或术后则可提高其放射效应；手术切除有困难，术后疑有残余病灶者，有手术禁忌症或患者拒绝手术，对于不能进行手术或已有远处脏器转移或复发者可进行姑息性放疗。另外，可进行选择性动脉区域灌注化疗及栓塞术，其术后并发症可有血栓形成（重在预防），肠道穿孔（化疗药物用量过大或血栓形成而致），血管破裂（乃操作粗暴而致）；造影或栓塞后可有轻度腹痛，发热，若栓塞剂误入肠正常动脉内则可造成组织坏死，另外，CO2、YAG 激光在切除固定性肿瘤之中得到了一定的应用，提高了肿瘤切除率，减少了诸如出血、梗阻等并发症的发生。干扰素、肿瘤坏死因子、白介素等的应用为直肠癌的免疫疗法提供了一定的可行性。直肠癌的化疗有效率较低，只能作为辅助疗法，在患者无反指证之前提下，可采用 MOF、FMV、FAM、EPA 等方案。

一、病因病机

直肠癌的形成可有正虚邪实两方面之原因，其外因乃为邪毒，而其内因则为正虚，其中邪毒为瘀毒，食毒，外来毒邪。所谓瘀毒，乃是忧思郁怒，惊恐而致气血运行紊乱，脏腑功能失调，气滞血瘀，瘀久而内生毒邪；食毒者，乃因饮食不节、不洁，或不均衡，食毒内聚，久则伤脾，脾虚而谈痰湿内生，郁结成瘤；外来毒邪，则为化学污染，环境浊气，不良射线外袭而致毒邪内结。饮食不节，恣食肥腻、醇酒厚味，损伤脾胃，导致脾之运化失职，升降失司；脾为所伤，水谷不化为津而成其湿，遏气阻血，血滞成瘀；湿郁日久，郁而化热，湿热内生，灼津为痰，热毒蕴结，湿热流注，聚痰为积，结而为肿；肿毒结于肠中，则肠之分清泌浊之职失司；热客血脉，迫血妄行，则有失血，而气随血脱，则有气血双亏，湿热邪毒蕴结，久则耗气伤阴。素体阳虚或脾之温煦作用虚弱者，可有脾肾阳虚之象，素体阴虚或湿郁日久，郁而化热，灼津为痰，流注大肠者，可有伤津耗液，日久伤阴，导致肝肾阴虚之象。为此，痰湿、热毒、气血瘀滞是直肠癌发病之邪实，而脾肾阳虚，肝肾阴虚，气血亏虚乃其病之正虚。

（一）气滞血瘀

忧思抑郁，情志不遂，肝失疏泄，则肝木侮土。因长期情志不畅、忧愁思虑致肝气郁结、气滞血瘀所致，气为血帅，血为气母，气行则血行，气滞则血瘀，今脾为所伤，遏气阻血，血滞成瘀，瘀久则徵块成矣。

（二）湿热蕴结

饮食不节，恣食肥腻、醇酒厚味，损伤脾胃，导致脾之运化失职，升降失司；脾为所伤，水谷不化为津而成其湿，湿郁日久，郁而化热，湿热内生，灼津为痰，热毒蕴结，湿热流注，湿热邪毒蕴结肠道，与瘀血搏结，聚痰为积，结而为肿。

（三）气血虚

因素体气血不足、或年老气血亏虚、或放疗、化疗、手术后气血耗伤所致，或饮食不节，恣食厚味，脾胃受损，运化失职，“脾为后天之本，气血生化之源”，今脾为所伤，则气血生化之源不足；也可因脾胃虚弱，聚湿成痰，湿郁日久，郁而化热，湿热内生，热毒蕴结，热客血脉，迫血妄行，则有失血，而气随血脱，则有气血双亏之象。

（四）肾阴虚

邪毒郁久化热伤阴，或放、化疗后热毒灼伤阴液，或手术失血过多、耗伤阴血所致，或素体阴虚或湿郁日久，郁而化热，灼津为痰，流注大肠者，可有伤津耗液，日久伤阴；亦可忧思抑郁，情志不遂，肝失疏泄，肝郁化火，灼津耗液，日久乃至肝阴不足，祸及其肾，乃至肝肾阴虚之象。

（五）阳气虚

素体阳虚，或久病、或放、化疗后耗伤阳气所致，或以上诸多因素导致脾之功能受损，脾之温煦作用虚弱，“久病及肾”，则可有脾肾阳虚之象；也可因为久病导致耗气过多，祸及肾阳，乃至脾肾阳虚。

二、辨证论治

直肠癌的中医治疗原则是扶正祛邪,，依据患者不同症侯、不同症型施以不同的治疗原则。在具体的治疗中，要注意祛邪与扶正之间的关系：因为不用祛邪之剂则毒瘤难以排除，而应用祛邪之剂则正气必为其所伤，故此祛邪与扶正之间要相互配合方能取得较为满意的疗效；人体是一个不可分割的统一的整体，而疾病虽说是全身性的，但以局部表现为主。为此，在治疗疾病的过程中须注意整体与局部间的关系，在应用口服中药的同时，须加强局部用药，诸如保留灌肠、局部应用栓剂等。另外，要注意升清与降浊相配合，六腑以通为用，今毒邪在肠，治以清下、温下、润下、下瘀等法以祛邪，根据脏腑升降相应及升清降浊之理，应用升提法，之所谓“升清之所以降浊”。

（一）气滞血瘀

主证：便下血色暗红、腹胀、腹痛，或痛有定处、精神抑郁、局部肿块坚硬如石，舌质暗、边有瘀斑，脉弦细或细涩

治则：疏肝理气，活血祛瘀，解毒散结。

方药：血府逐瘀汤合桃红四物汤加减：延胡索15g，郁金12g，桃仁9g，红花6g，香附9g，木香12g，地榆10g，槐花炭12g，白花蛇舌草30g，白芨12g。

（二）湿热蕴结

主证：里急后重、肛门灼热，解粘液脓血便、气味腥臭，局部肿块坚硬，伴有低热，脘腹痞满，舌红，苔黄腻，脉濡数或弦数。

治则：清热利湿，解毒散结。

方药：白头翁汤合葛根芩连汤加减：白头翁30g，黄芩9g，黄连3g，黄柏9g，秦皮9g，马齿苋12g，地榆15g，木香9g，枳壳15g，白花蛇舌草30g。

（三）气血两虚

主证：肛门坠胀剧痛、便次频繁、形体消瘦、面色无华、气短乏力，舌质红，苔薄白脉沉细无力

治则：益气养血。

方药：八珍汤合补中益气汤加减：

黄芪15g，党参12g，当归9g，白术12g，茯苓30g，升麻9g，柴胡9g，鸡血藤30g，半枝莲15g。

（四）脾肾阳虚

主证：大便溏薄、小便清长、腰膝酸软、形寒肢冷，腹痛纳呆，舌淡胖，苔白，脉沉细弱。

治则：健脾温肾。

方药：四神丸合参苓白术散加减：补骨脂12g，吴茱萸9g，肉豆蔻6g，五味子9g，党参15g，白术12g，茯苓30g，附子9g，赤石脂9g。

（五）阴虚内热

主证：大便干结，夹有脓血或粘液，伴头晕目眩、耳鸣盗汗、腰酸腿软，舌红少苔，脉细。

治则：柔肝补肾，滋阴清热。

方药：知柏地黄汤加减：知母15g，黄柏9g，熟地黄12g，泽泻12g，龟板12g，女贞子9g，山茱萸6g，地骨皮12g，地榆12g，槐花9g，仙鹤草30g。

三、经验方和单方

（一）参蛇洗方

处方组成：蛇床子30g，苦参30g，薄荷10g。

用法：加水1000ml，煮沸后加入大黄10g，再煮2分钟，将雄黄10g，芒硝10g加入盆中，再加入前药熏洗肛门，每晚一次。

适应症：治疗晚期大肠癌

处方来源：四川中医，1989；4：24

（二）乳没苦参煎

处方组成：鸦胆子15g，白芨15g，苦参、白头翁、徐长卿、乳香、没药各30g。

用法：加水1000ml，熬至300～500ml，待温凉后，空针抽取，由远侧端造瘘口推入，隔日一次，3个月一疗程，同时配合肛门熏洗。

适应症：治疗晚期大肠癌

处方来源：四川中医，1989；4：24

（三）白花八莲灌肠方

处方组成：八月扎5g，苦参30g，甘遂1g，五倍子15g，蒲公英30g，白芨15g，白花蛇舌草30g，半枝莲15g，大小蓟15g

用法：上方煎剂保留灌肠，每日一次，每次保留30分钟，一周后改为每日两次灌肠

适应症：治疗晚期大肠癌

处方来源：中医外治杂志.1997；2：32

（四）酱军槐蛇饮

处方组成：槐花、鸦胆子各15g，皂角刺、血竭各10g，白花蛇舌草、生大黄、败酱草各40g。

用法：上药水煎两次混合，取汁200ml，做一次灌肠，保留1～2小时，每周一次。

适应症：治疗晚期大肠癌

处方来源：浙江中医杂志，1990；6：271

（五）通幽消坚汤

处方组成：白花蛇舌草30g，槐花15g，龙葵15g，仙鹤草30g，黄芪15g，穿山甲9g

用法：水煎，每日1剂，分2次服用。

适应症：治疗晚期大肠癌

处方来源：浙江中医杂志，1990；6：271

（六）龙马酱矾煎

处方组成：苦参、五倍子、龙葵、败酱草、土茯苓、黄药子、枯矾、漏芦各30g，马齿苋4g，黄柏10g，山豆根20g，冰片少许后下。

用法：煎汤坐浴浸洗，

适应症：晚期肛门部癌证有菜花样肿物或溃烂

处方来源：郑伟达等．中医治疗肿瘤经验．第 1 版．北京：中国医药科技出版社．1994：92

（七）孟氏临证灌肠一号方

处方组成：苦参、紫草、黄柏、黄芩各 60g，虎仗 120g，藤犁根 250g，大黄、乌梅各 15g。

用法：浓煎成 500ml，每日一次 100ml，睡前保留灌肠；

适应症：晚期肛门部癌证有菜花样肿物或溃烂

处方来源：河南中医．1998；18（5）：269～270

（八）孟氏临证灌肠二号方

处方组成：硇砂 2g，鸦胆子 6g，乌梅 10g，冰片 1g。

用法：辅剂适量，做成栓剂，为一日量，每次一枚，塞肛，每日两次。

适应症：晚期肛门部癌证有菜花样肿物

处方来源：孟毅．直肠癌中医治疗探讨．河南中医．1998；18（5）：269－270

（九）王氏乌梅汤

处方组成：黄柏、紫草、苦参、虎杖、藤梨根、乌梅。

用法：浓煎成 100ml，每日一次 100ml，睡前保留灌肠；

适应症：治疗晚期大肠癌

处方来源：浙江中医学院学报．1986；1：21

（十）二黄清肠汤

处方组成：黄连 9g，黄柏 12g，白头翁 30g，地榆 12g，槐花 12g，苦参 12g，石见穿 30g，露蜂房 15g，蛇蜕 6g，肿节风 30g，龙葵 15g，败酱草 30g，白花蛇舌草 30g。

用法：水煎，每日 1 剂，分 2 次服。

适应症：直肠癌偏湿热下注者。

处方来源：《百病良方》（第二集）科学技术出版社重庆分社，1983；187

（十一）桃红软坚煎

处方组成：桃仁 10g，红花 10g，当归 12g，石见穿 30g，莪术 15g，山甲珠 15g，生大黄 6g，半支莲 30g，白花蛇舌草 30g。

用法：水煎，每日 1 剂，分 2 次服。

适应症：直肠癌偏气滞血瘀者。

处方来源：《百病良方》（第二集）科学技术文献出版社重庆分社，1983：187

（十二）龟蛇养阴煎

处方组成：北沙参 24g，麦冬 12g，五味子 15g，龟板 20g，鳖甲 24g，石斛 15g，甲珠 15g，莪术 15g，石见穿 30g，半支莲 30g，白花蛇舌草 30g。

用法：水煎，每日 1 剂，分 2 次服。

适应症：直肠癌偏气阴两需者。

处方来源：《百病良方》（第二集）科学技术文献出版社重庆分社，1983：187

（十三）益气养阴汤

处方组成：南沙参 15g，北沙参 15g，黄芪 30g，白术 15g，茯苓 24g，陈皮 12g，半支莲 30g，白花蛇舌草 30g，败酱草 30g，蚤休 24g。

加减：食欲不振者，加砂仁 5g，白蔻 10g，山楂 10g，神曲 10g；肛门红肿者，加地榆 10g，槐花 10g，银花藤 15g，蒲公英 15g；肢冷不温、畏寒者，加淫羊藿 10g，仙茅 10g，枸杞 15g，附片 5g（先煎）

用法：水煎，每日 1 剂，分 2 次服。

适应症：直肠癌偏肺气虚者。

处方来源：《百病良方》（第二集）科学技术文献出版社重庆分社，1983：188

（十四）金蛇养血饮

处方组成：八角金盘 12g，山慈姑 30g，蛇莓 20g，八月札 30g，石见穿 30g，败酱草 30g，薏苡仁 30g，黄芪 15g，鸡血藤 15g，丹参 15g，大黄 6g，枳壳 10g。

用法：水煎，每日 1 剂，分 2 次服。

适应症：直肠癌。

处方来源：《辽宁中医杂志》1986；10：14－15

（十五）桑榆青黛丸

处方组成：鲜桑枝 500g，地榆粉 500g，青黛粉 250g，蜂蜜适量

用法：将桑枝节片入铁锅内，加井水 10000ml，煮至 3000ml 时，去桑枝过滤，复煎至 2000ml 时加入地榆粉，武火煮 10 分钟，冷后加入青黛粉，适量米粉，至能做丸为度，每丸 2g，以蜂蜜和下，每日三次，每次三丸，三月为一疗程。

适应症：直肠癌。

处方来源：《陕西中医》1986；6：266

（十六）健脾温肾散

处方组成：厚朴 9g，白术 12g，茯苓 12g，佩兰 9g，肉豆蔻 10g，苍术 9g，太子参 12g，甘草 9g。

用法：水煎服，每日 1 剂，分 2 次服

适应症：直肠癌术后泻下不止

处方来源：《湖南中医杂志》1987；2：封底

四、中医治疗进展

（一）辨证施治的应用

邵氏认为在错综复杂的病情面前，应根据患者体质、精神、饮食、症状表现、舌脉情况综合判断。首分虚实：一般早期，体质健壮，声高气粗，大便脓血秽臭，赤白相兼，多为实证。实证又分湿热下注型、毒邪蕴盛型、瘀血内结型，分别用槐花地榆汤、黄连解毒汤、血府逐瘀汤治疗。虚证又分气血两虚型、脾肾两虚型、肝肾阴虚型，分别用归脾汤、四神丸、知柏地黄丸治疗。

河南刘氏采用益气养血、健脾补肾扶正固本的扶正中药正元汤作为直肠癌术后治疗，并设对照组对比观察，结果：治疗组总有效率95.7%，对照组仅为60.9%，统计学检验，两组疗效差异显著。

（二）重视毒邪在疾病发生发展中的作用

李氏认为总结直肠癌的病理机制，毒邪应该是直肠癌发生的主要病因，包括瘀毒、食毒、外来毒邪。直肠癌形成以后，由于毒邪的广泛性，手术疗法难以彻底清除瘤毒，成为转移、复发的病理基础。因此，解毒祛邪应该是治疗直肠癌的主要方法。

（三）内治与外治相结合

刘氏认为直肠癌治疗，可以根据病情的早晚、正气的盛衰在辨证施治的基础上，主张内治与外治相结合的治疗原则，采取口服药与中药保留灌肠法，在临床上取得了一定的疗效。

（四）重视祛瘀止血法在晚期直肠癌中的应用

李华，胡秀润认为对于无法进行手术而较为晚期的直肠癌患者，可应用祛瘀、收敛、止血之剂铁仙五炭饮以治疗之，方用铁苋菜40g，乌梅炭30g，山楂炭30g，大蓟炭30g，金银花炭30g，白芨15g，莪术12g，藤梨根15g，甘草10g。湿热下注者加苦参、黄连、黄柏、薏苡仁；瘀血内阻者加赤芍、桃仁、地鳖虫；肝肾阴虚加枸杞子、女贞子、熟地黄、石斛；脾肾阳虚可加巴戟天、仙茅、仙灵脾；气血双亏加黄芪、阿胶、白芍、西洋参；疼痛明显者加乳香、没药、延胡索、徐长卿；便频者加升麻、葛根、秦皮、赤石脂；里急后重者加木香、黄连。

（五）局部用药在直肠癌治疗中的特殊作用

口服或肌注用药可以达到调理脏腑，清除病理产物目的，属整体治疗，而大肠癌中尤其是直肠癌，病位在肛门，病灶局限，除手术外，采用肛门内局部给药，既避免了内服药物对胃肠粘膜的刺激，同时，以抗癌渗透力强的药物，通过灌肠，药力直达病所，“药达病所，投之可至”，共奏软坚、散结、破瘀、收敛癌毒的功效，使癌体萎缩、软化，从而达到事半功倍的效果。临床通过局部用药治疗直肠癌十分普遍，已有不少报道。

张氏认为治疗直肠癌需重视局部用药：灌肠方用干蟾皮10g，白花蛇舌草15g，龙葵10g，白英15g，地榆15g，白头翁20g，三七粉10g，蛇床子10g，葱白10g，蜂蜜20g，加水1000ml，浸泡2小时，武火煎取160ml，分两次保留灌肠。

伍文俊等认为：应用中药熏洗肛门之法在治疗直肠癌时具有一定的临床疗效。具体为蛇床子30g，苦参30g，薄荷10g加水1000ml，煮沸后加入大黄10g，再煮2分钟，将雄黄10g，芒硝10g加入盆中，再加入前药熏洗肛门，每晚一次。

郑伟达等应用中药煎汤坐浴浸洗治疗直肠癌，药用：苦参、五倍子、龙葵、败酱草、土茯苓、黄药子、枯矾、漏芦各30g，马齿苋4g，黄柏10g，山豆根20g，冰片少许后下。用法：煎汤坐浴浸洗，适应症：晚期肛门部癌证有菜花样肿物或溃烂。

孟毅将中药加工成栓剂治疗直肠癌在临床上也取得了一定的疗效。处方组成：硇砂2g，鸦胆子6g，乌梅10g，冰片1g。用法：辅剂适量，做成栓剂，为一日量，每次一枚，塞肛，每日两次。适应症：晚期肛门部癌证有菜花样肿物。

（六）中药灌肠法在治疗直肠癌中的应用

伍文俊应用中药煎剂以空针抽取后由远侧端造瘘口推入，隔日一次，3个月一疗程，同时配合肛门熏洗，疗效：12例中10例疼痛明显缓解，分泌物减少，饮食增加。处方组成：鸦胆子15g，白芨15g，苦参、白头翁、徐长卿、乳香、没药各30g。用法：加水1000ml，熬至300～500ml，待温凉后再以空针抽取。

张益民应用中药煎剂保留灌肠治疗直肠癌26例。一月后包块明显缩小，疼痛减轻，病情显著好转，肛诊肿块缩小。处方组成：八月扎5g，苦参30g，甘遂1g，五倍子15g，蒲公英30g，白芨15g，白花蛇舌草30g，半枝莲15g，大小蓟15g用法：上方煎剂保留灌肠，每日一次，每次保留30分钟，一周后改为每日两次灌肠。

王绪鳌应用中药煎剂，采取睡前保留灌肠法治疗直肠癌，药用：黄柏、紫草、苦参、虎杖、藤梨根、乌梅。用法：浓煎成100ml，每日一次100ml，睡前保留灌肠；

五、预后及转归

与患者的年龄、病期、并发症的发生率及缓解与否、CEA等指标动态状况有关。由于年龄越小，其临床症状越不明显，且其分化程度也较差，往往在发现该疾病时，已有转移，故而其年龄越轻越要注意。在发现该病之时如果病程较早，无远处转移之象，则其预后尚可，若在诊断之时其病已属晚期，则其预后为差。就其病位而言，其若在直肠下三分之一之处，由于其复发率较高，故其预后较差。在CEA持续上升的情况下，直肠癌患者的复发率也较高，故而CEA可作为一项重要指标加以密切关注。

注意合理的饮食：以低脂、多纤维为佳；避免相关因素的长期刺激：慢性炎症、肛瘘、血吸虫病等；对于具有家族史的高危人群实行定期检查等。这些措施是预防直肠癌发生、复发的较为有效的措施。

六、并发症处理

（一）癌性疼痛

此为直肠癌的常见并发症之一，临床可见腹痛，钝痛或反射痛，可伴有坠痛之象，中医治疗可用行气祛瘀止痛法，常用药为金铃子散合桃红四物汤，并可应用中药外敷法，如：蟾酥膏外用，具有良好的疗效。

在目前临床上，单独运用中医中药治疗时，有时所取得的疗效常不甚令人满意，需配合西医的止痛“三阶梯”疗法，即所谓“非吗啡类止痛药—弱吗啡类止痛药—吗啡类止痛药”之治疗方法。具体在应用时可用非吗啡类止痛药如消炎痛类（口服肠溶片或栓剂纳肛），强痛定；弱吗啡类止痛药如奇曼丁、曲吗多等缓释剂治疗；吗啡类止痛药可用美施康定、路泰等缓释剂治疗。亦可应用硬膜外注药止痛疗法以阻断疼痛。

（二）癌性穿孔

此为直肠癌的常见并发症之一，临床可见腹痛剧烈，突然发作，痛而拒按，中医治疗可用急则治其标，祛瘀止痛等方法治疗，具体可用大黄牡丹汤加减：大黄、牡丹皮、桃仁、红花、赤芍、冬瓜子。需配合西医的其它疗法：可借助现代医学之X摄片加以诊断，在确诊情况下可行修补术。若肿瘤穿透临近脏器则可造成内瘘；当肿瘤穿入膀胱时则有直肠膀胱瘘；当肿瘤穿入阴道时，则有直肠阴道瘘。值得注意的是，腹部平片、血电解质等情况需要定期复查，前后比较。从而对疾病的进展随时加以掌握。

（三）癌性腹水

此为直肠癌的常见并发症之一，临床可见腹胀如裹，按之有水，或下肢浮肿，中医治疗可用温阳利水法，常用药为苓桂术甘汤合真武汤，具体可用桂枝、白术、猪苓、茯苓、泽泻、附子、车前子等。另外可用中药外敷法治疗，如用皮硝研细末，用纱布做局部外敷脐部。可应用西医的穿刺法进行抽去腹水，根据腹水检验结果（找到癌细胞），给予行腹腔化疗：将 5-FU 0.5～1g、DDP 30～40mg、MMC 8～10mg、DXM 5mg 等药物注入腹腔，通常可根据实际情况给予进行周期性治疗，也可将腹水中的肿瘤细胞经过离心后加以分离、灭活、培养后并以白介素诱导而成为具有杀伤活性的 LAK 细胞，再做腹腔回输治疗。

参考文献

[1] 关玉盘，郝建宇，尚占民．消化疾病临床实践与诊疗进展．北京：人民军医出版社，2010.
[2] 陈星荣．消化系统影像学．上海：上海科学技术出版社，2010.
[3] 林边捷．消化内科医嘱常规与禁忌．北京：人民军医出版社，2010.
[4] 李仲智，申昆玲．内科诊疗常规．北京：人民卫生出版社，2010.
[5] 严耀东．消化科用药．北京：中国医药科技出版社，2010.
[6] 冯桂建．内科疑难病例．消化分册．北京：人民卫生出版社，2010.
[7] 鲁春燕，张建娜．消化系统疾病药物治疗学．北京：化学工业出版社，2010.
[8] 胡大一，刘玉兰．消化内科．北京：北京科学技术出版社，2010.
[9] 邹声泉．胆管病学．北京：人民卫生出版社，2010.
[10] 钱家鸣，王莉瑛．消化疾病．北京：科学出版社，2010.
[11] 范志宁，王新．消化内科临床医嘱手册．南京：江苏科学技术出版社，2010.
[12] 朱权，王曾铎，任旭．消化内科主治医师452问．北京：中国协和医科大学出版社，2010.
[13] 李军，沈承武．消化系统临床药理学．北京：化学工业出版社，2010.
[14] 刘新光．消化内科．北京：人民卫生出版社，2009.

[15] 邓长生. 消化疾病急症学. 北京：人民卫生出版社，2009.
[16] 林三仁. 消化内科高级教程. 北京：人民军医出版社，2009.
[17] 徐细则，周中银，杨继元. 消化系统恶性肿瘤的诊断与治疗. 北京：科学出版社，2009.
[18] 傅志君. 消化系统症状鉴别诊断学. 北京：人民卫生出版社，2009.
[19] 张军. 消化疾病症状鉴别诊断学. 北京：科学出版社，2009.
[20] 隋忠国. 常见消化系统疾病用药指导. 北京：人民卫生出版社，2009.
[21] 张澍田，于中麟. 消化内科临床常见疑难问题及对策. 北京：清华大学出版社，2008.
[22] 陈锡美，黄志刚. 消化内科常见病用药. 北京：人民卫生出版社，2008.
[23] 何晋德，刘玉兰. 消化系统疾病. 北京：中国医药科技出版社，2008.
[24] 李岩. 消化系统与疾病. 上海：上海科学技术出版社，2008.
[25] 刘运祥，黄留业. 实用消化内镜治疗学. 北京：人民卫生出版社，2008.
[26] 林三仁. 消化病学. 武汉：华中科技大学出版社，2008.
[27] 唐丕斌. 实用消化疾病诊疗学. 北京：中国医药科技出版社，2008.
[28] 王一平. 消化疾病. 北京：人民卫生出版社，2008.
[29] 许树长，陈胜良，莫剑中. 消化系统感染性疾病. 上海：上海科学技术出版社，2008.
[30] 杨冬华. 消化系统疑难病例分析. 北京：人民卫生出版

社，2008.
[31] 李益农，杨雪松．消化系统疾病药物治疗学．北京：清华大学出版社，2008.
[32] 章士正．消化系统影像诊断与临床．北京：人民军医出版社，2008.
[33] 唐路宁，田文艳，廖仁昊，等．内科常见病诊断及治疗．西安：第四军医大学出版社，2008.
[34] 邱德凯，马雄，李治平．难治性消化系统疾病．上海：上海科学技术出版社，2007.
[35] 陈筱菲，黄智铭．消化系统疾病的检验诊断．北京：人民卫生出版社，2007.
[36] MitchellC. Posner，EveretTE. Vokes，PaiphR. Weichselbaum. 上消化道肿瘤．北京：中国医药科技出版社，2010.
[37] （美）TheodoreM. Bayless，AnnaMaeDiehl. 胃肠和肝脏疾病治疗学．第5版．北京：人民卫生出版社，2010.
[38] 任登先．内科学．北京：人民卫生出版社，2008.
[39] 张尤历．消化内科疾病诊疗指南．北京：学苑出版社，2008.
[40] 麦灿荣，陈伟光；北京协和医院编．消化内科诊疗常规．北京：人民卫生出版社，2005.
[41] 黄衍强．癌症自然疗法．南京．江苏科学技术出版社，1999
[42] 李岩．肿瘤临证备要．第三版．北京．人民卫生出版社，1998
[43] 中医药防治肿瘤特技集成．北京．北京科学技术出版社，1997
[44] 王永怡．美容　减肥　抗衰　防癌　饮食养生指南．北京．军事科学出版社，1997

[45] 许树强，白兰香．食物疗法．长沙．湖南科学技术出版社，1997
[46] 贾坤．中医癌瘤学．西安．陕西科学技术出版社，1996
[47] 曹希亮．中国养生学．西安．陕西科学技术出版社，1996
[48] 李佩文．中西医结合肿瘤学．北京：中国中医药出版社，1996
[49] 李家庚．中医肿瘤防治大全．北京．科学技术文献出版社，1994
[50] 汤钊猷．现代肿瘤学．上海：上海医科大学出版社，1993.
[51] 张奇文．实用中医保健学．北京．人民卫生出版社，1989
[52] 北京中医学院养生康复文献编委会．中医养生学．上海．上海中医学院出版社，1989
[53] 郁仁存．中医肿瘤学．北京：科学出版，1983.
[54] 潘敏求．中医肿瘤治疗大成．石家庄：河北科技出版社大全，1983
[55] 汉，许慎撰，清，段玉裁注《说文解字注》，上海古籍出版社，1983 年（第二次印刷）
[56] 诸病源侯论校释．北京．人民卫生出版社，1980
[57] 张景岳．类经．北京．人民卫生出版社，1965.
[58] 黄帝内经·素问．北京．人民卫生出版社，1963
[59] 景岳全书．新一版．上海．上海科技出版社，1959
[60] 陆以湉．冷庐医话．上海：上海科学技术出版社，1959.
[61] 张锡纯．医学衷中参西录．石家庄：河北人民出版社，1957.
[62] 骆龙吉撰述，刘浴德、朱练订补．增补内经拾遗方论．上海：上海卫生出版社，1957.
[63] 东轩居士．卫济宝书．北京：人民卫生出版社影印，1956.
[64] 恽铁樵遗著，章巨膺选注．药盦医学丛书．发行者：章巨

膺医家，1952.
［65］刘野樵．奇经直指．湖北：宜昌国医针灸学社，1937.
［66］吴瑭．吴鞠通医案．北京：人民卫生出版社，1960.
［67］朱震亨．丹溪心法．上海：上海科学技术出版社，1959.
［68］陈士铎．辨证录．北京：人民卫生出版社，1960.
［69］张璐．张氏医通．上海：上海科学技术出版社，1963.
［70］孙星衍校．华氏中藏经．北京：商务印书馆，1956.
［71］罗天益在．卫生宝鉴．北京：商务印书馆，1959.
［72］怀抱奇．医徹．上海：上海科学技术出版社，1958.
［73］赵养葵．医贯．北京：人民卫生出版社，1959.
［74］唐容川．血证论．北京：科技卫生出版社，1955.
［75］刘民叔，李鼎．鲁楼医案．北京：中美兴记印刷所印刷，1956.
［76］张振均．嫠正按摩要术．北京：人民卫生出版社，1955.
［77］尔辛，高令山．中西医结合防治癌症的研究．上海：上海科学技术出版社，1985.